Handbook of Genetic Diagnostic Technologies in Reproductive Medicine
Improving Patient Success Rates and Infant Health

生殖医学遗传诊断技术指南
改善生殖结局

（原著第 2 版）

主　编　[西班牙] 卡洛斯·西蒙（Carlos Simón）

　　　　卡门·鲁比奥（Carmen Rubio）

主　译　李友筑　沙艳伟

　　　　严　杰　高　媛

U0288360

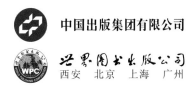

中国出版集团有限公司

世界图书出版公司

西安　北京　上海　广州

图书在版编目 (CIP) 数据

生殖医学遗传诊断技术指南：改善生殖结局：原著
第 2 版 /（西）卡洛斯·西蒙,（西）卡门·鲁比奥主编；
李友筑等主译 . -- 西安：世界图书出版西安有限公司，
2024.11. --ISBN 978-7-5232-1762-7

Ⅰ . R596

中国国家版本馆 CIP 数据核字第 20240Z31Z6 号

书　　名	生殖医学遗传诊断技术指南：改善生殖结局	
	SHENGZHI YIXUE YICHUAN ZHENDUAN JISHU ZHINAN GAISHAN SHENGZHI JIEJU	
主　　编	[西班牙] 卡洛斯·西蒙　卡门·鲁比奥	
主　　译	李友筑　沙艳伟　严　杰　高　媛	
责任编辑	岳姝婷　李　晶	
装帧设计	西安非凡至臻广告文化传播有限公司	
出版发行	世界图书出版西安有限公司	
地　　址	西安市雁塔区曲江新区汇新路 355 号	
邮　　编	710061	
电　　话	029-87285817　029-87285793（市场营销部）	
	029-87234767（总编办）	
网　　址	http://www.wpcxa.com	
邮　　箱	xast@wpcxa.com	
经　　销	新华书店	
印　　刷	陕西金和印务有限公司	
开　　本	787mm × 1092mm　1/16	
印　　张	24.25	
字　　数	480 千字	
版次印次	2024 年 11 月第 1 版　2024 年 11 月第 1 次印刷	
版权登记	25-2024-256	
国际书号	ISBN 978-7-5232-1762-7	
定　　价	268.00 元	

医学投稿　xastyx@163.com ‖ 029-87279745　029-87285296
（如有印装错误，请寄回本公司更换）

Nasser Al-Asmar
Igenomix
Valencia, Spain

Daniela N. Bakalova
School of Biosciences
University of Kent
Canterbury, UK
and
Igenomix UK Limited
Guildford, UK

Nuria Balaguer
Igenomix
Valencia, Spain

Jonah Bardos
Department of Obstetrics and Gynecology and
    Department of Human Genetics
Miller School of Medicine
University of Miami
Miami, FL

Millissia Ben Maamar
Center for Reproductive Biology
School of Biological Sciences
Washington State University
Pullman, WA

Phillip R. Bennett
Institute of Reproductive and Developmental
    Biology
Department of Metabolism, Digestion and
    Reproduction
and
March of Dimes Prematurity Research Centre
Imperial College London
London, UK

Joan Blanco
Genetics of Male Fertility Group

Cellular Biology
Universitat Autònoma de Barcelona
Bellaterra, Spain

Ana Bover
Carrier Screening Research Group
Igenomix
Valencia, Spain

Inmaculada Campos-Galindo
Igenomix
Valencia, Spain

Antonio Capalbo
Igenomix
Marostica, Italy
and
Valencia, Spain

Nerea Castillo-Marco
INCLIVA Instituto de Investigación
    Sanitaria
Igenomix Foundation
Valencia, Spain

Ana Cervero
Igenomix
Valencia, Spain

Ettore Cicinelli
Department of Biomedical and
    Human Oncological Science
    (DIMO)
and 2nd Unit of Obstetrics and
    Gynecology
University of Bari
Bari, Italy

Rossana Cicinelli
Department of Biomedical
    and Human Oncological Science
    (DIMO)

and
2nd Unit of Obstetrics and Gynecology
University of Bari
Bari, Italy

Irene Corachan Garcia
Hospital Clínico Universitario
Instituto de Investigación INCLIVA
and
School of Medicine
University of Valencia
Valencia, Spain

Teresa Cordero
INCLIVA Instituto de Investigación Sanitaria
Igenomix Foundation
Valencia, Spain

Juliana Cuzzi
Igenomix USA & Canada
Miami, FL

Dagnė Daškevičiūtė
Biomedical Research Centre
University of East Anglia
Norwich Research Park
Norwich, UK

Christine de Die-Smulders
Department of Clinical Genetics
Maastricht University
Maastricht, the Netherlands

Antonio Diez-Juan
Igenomix
Valencia, Spain

Azarina Ferro Barbero
PGD Molecular Cytogenetics
Igenomix
Valencia, Spain

Sandra García Herrero
Genomic Precision Diagnostic Unit
Igenomix
Valencia, Spain

Carmen M. García-Pascual
R&D Department
Igenomix

Valencia, Spain
and
INCLIVA Instituto de Investigación Sanitaria
Igenomix Foundation
Valencia, Spain

Javier Garcia-Planells
Genomic Precision Diagnostic Unit
Igenomix
Valencia, Spain

Tamara Garrido-Gómez
INCLIVA Instituto de Investigación Sanitaria
Igenomix Foundation
Valencia, Spain

Claudia Gil-Sanchís
Igenomix
Valencia, Spain

Darren K. Griffin
School of Biosciences
University of Kent
Canterbury, UK

Kathy Hardy
CytoLabs
Bentley, Australia

Terry Hassold
School of Molecular Biosciences
Washington State University
Pullman, WA

Malou Heijligers
Department of Clinical Genetics
Maastricht University
Maastricht, the Netherlands

Arantxa Hervas
CGT
Igenomix
Valencia, Spain

Eva R. Hoffmann
DNRF Center for Chromosome Stability
Department of Cellular and Molecular Medicine
University of Copenhagen
Copenhagen, Denmark

Anna Idelevich
INCLIVA Instituto de Investigación Sanitaria
Igenomix Foundation
Valencia, Spain

Laura Iñiguez Quiles
Igenomix
Valencia, Spain

Nada Kubikova
Nuffield Department of Women's and
    Reproductive Health
University of Oxford
John Radcliffe Hospital
and
Jesus College
University of Oxford
Oxford, UK

Anver Kuliev
Department of Human and Medical Genetics
Herbert Wertheim College of Medicine
Florida International University
Miami, FL
and
Reproductive Genetic Innovation (RGI)
Northbrook, IL

Valentina Lorenzi
Wellcome Sanger Institute
Hinxton, UK

Alba Machado-Lopez
INCLIVA Instituto de Investigación Sanitaria
Igenomix Foundation
Valencia, Spain

David A. MacIntyre
Institute of Reproductive and Developmental
    Biology
Department of Metabolism, Digestion and
    Reproduction
and
March of Dimes Prematurity Research Centre
Imperial College London
London, UK

Diego Marin
Genomic Prediction Inc.
North Brunswick, NJ

Julio Martin
Clinical Applied Development
Single-Gene Disorders Unit
Igenomix
Valencia, Spain

Tantra Martínez Benito
PGD Molecular Cytogenetics
Igenomix
Valencia, Spain

Jose Antonio Martínez-Conejero
Igenomix
Valencia, Spain

Aymara Mas
INCLIVA Instituto de Investigación Sanitaria
Igenomix Foundation
Valencia, Spain

Emilia Mateu-Brull
Igenomix
Valencia, Spain

Fernando Meseguer
Research Laboratory
IVIRMA Global
Valencia, Spain

Marcos Meseguer
IVF Unit
IVIRMA Global
Valencia, Spain

Miguel Milán
Igenomix
Valencia, Spain

David Monk
Biomedical Research Centre
University of East Anglia
Norwich Research Park
Norwich, UK

Inmaculada Moreno
INCLIVA Instituto de Investigación

Sanitaria
Igenomix Foundation
Valencia, Spain

Shahriar Mowla
Institute of Reproductive and Developmental
    Biology
Department of Metabolism, Digestion and
    Reproduction
Imperial College London
London, UK

Irene Muñoz-Blat
INCLIVA Instituto de Investigación Sanitaria
Igenomix Foundation
Valencia, Spain

Luis Navarro-Sánchez
R&D Department
Igenomix
Valencia, Spain

Vanessa Peinado
Igenomix
Valencia, Spain

Andrea Peralta
INCLIVA Instituto de Investigación
    Sanitaria
Igenomix Foundation
Valencia, Spain

Cristian Perez-Garcia
Genomic Precision Diagnostic Unit
Igenomix
Valencia, Spain

Maurizio Poli
Igenomix
Marostica, Italy
and
REPROOMICS
Amsterdam, the Netherlands

Maria E. Póo
Igenomix Mexico
Ciudad de México, Mexico

Noelia Ramírez
Research Laboratory

IVIRMA Global
Valencia, Spain

Svetlana Rechitsky
Department of Human and Medical
    Genetics
Herbert Wertheim College of Medicine
Florida International University
Miami, FL
and
Reproductive Genetic Innovation (RGI)
Northbrook, IL

Marcia Riboldi
Igenomix Brazil and Argentina
São Paulo, Brazil

Lorena Rodrigo Vivó
PGD Molecular Cytogenetics
Igenomix
Valencia, Spain

Maria Ruiz-Alonso
ERA
Igenomix
Valencia, Spain

Marta Sanchez-Delgado
ZMBH-Zentrum für Molekulare Biologie
Universität Heidelberg
Heidelberg, Germany

Maribel Sánchez-Piris
Igenomix
Valencia, Spain

Laura Santa
CGT
Igenomix
Valencia, Spain

Xavier Santamaria
Asherman Syndrome
Igenomix
Valencia, Spain
and
Ob/Gyn Department
Vall Hebron Institut (VHIR)
Barcelona, Spain

Carla Mariaflavia Santarsiero
Department of Biomedical and Human
    Oncological Science (DIMO)
and
2nd Unit of Obstetrics and Gynecology
University of Bari
Bari, Italy

Lucía Sanz-Salvador
Igenomix
Valencia, Spain

Zaida Sarrate
Genetics of Male Fertility Group
Cellular Biology
Universitat Autònoma de Barcelona
Bellaterra, Spain

Blanca Simon Frances
Genomic Precision Diagnostic Unit
Igenomix
Valencia, Spain
and
MedStar Washington Hospital Center
Washington, DC

Joe Leigh Simpson
Department of Human and Medical Genetics and
    Department of Obstetrics and Gynecology
Herbert Wertheim College of Medicine
Florida International University
Miami, FL
and
Reproductive Genetic Innovation (RGI)
Northbrook, IL

Michael K. Skinner
Center for Reproductive Biology
School of Biological Sciences
Washington State University
Pullman, WA

Alyssa Snider
Clinical Genetic Services
Igenomix USA and Canada
Torrance, CA

Mireia Solé
Genetics of Male Fertility Group
Cellular Biology
Universitat Autònoma de Barcelona
Bellaterra, Spain

Laurent C. A. M. Tellier
Genomic Prediction Inc.
North Brunswick
NJ, USA

Alan R Thornhill
School of Biosciences
University of Kent
Canterbury, UK
and
Igenomix UK Limited
Guildford, UK

Jennifer L. M. Thorson
Center for Reproductive Biology
School of Biological Sciences
Washington State University
Pullman, WA

Nathan R. Treff
Genomic Prediction Inc.
North Brunswick, NJ

Diana Valbuena
Igenomix
Valencia, Spain

Ignatia B. Van den Veyver
Departments of Obstetrics and
    Gynecology and Molecular & Human
    Genetics
Baylor College of Medicine
Texas Children's Hospital Pavilion for
    Women
Duncan Neurological Research Institute
    at Texas Children's Hospital
Houston, TX

Roser Vento-Tormo
Wellcome Sanger Institute
Hinxton, UK

Jordi Ventura
University of Valencia
and
Igenomix
Valencia, Spain

Francesca Vidal
Genetics of Male Fertility Group
Cellular Biology
Universitat Autònoma de Barcelona
Bellaterra, Spain

Felipe Vilella
INCLIVA Instituto de Investigación
    Sanitaria
Igenomix Foundation
Valencia, Spain

Amerigo Vitagliano
Department of Biomedical and Human
    Oncological Science (DIMO)
and
2nd Unit of Obstetrics and Gynecology
University of Bari

Bari, Italy
and
Department of Women and Children's Health
University of Padua
Padua, Italy

Liesbeth Vossaert
Department of Molecular & Human Genetics
Baylor College of Medicine
Houston, TX

Dagan Wells
Nuffield Department of Women's and
    Reproductive Health
University of Oxford
John Radcliffe Hospital
and
Juno Genetics
Oxford, UK

Roni Zemet
Department of Molecular & Human Genetics
Baylor College of Medicine
Houston, TX

主　译　李友筑　沙艳伟　严　杰　高　媛

译　者　（按姓氏笔画排序）

王妍君　武汉大学人民医院

王嘉宇　武汉大学人民医院

尹太郎　武汉大学人民医院

代芳芳　武汉大学人民医院

刘文生　云南省第一人民医院 / 昆明理工大学附属医院

刘成武　武汉大学人民医院

刘红丽　厦门大学附属妇女儿童医院 / 厦门市妇幼保健院

汤小晗　哈尔滨医科大学附属第一医院

安　健　厦门大学附属妇女儿童医院 / 厦门市妇幼保健院

纪智勇　厦门大学附属第一医院

严　杰　北京大学第三医院

杜生荣　福建省妇幼保健院

李　博　空军军医大学唐都医院

李友筑　厦门大学附属第一医院，中国农业大学

杨慎敏　南京医科大学附属苏州医院 / 苏州市立医院

肖云山　厦门大学附属妇女儿童医院 / 厦门市妇幼保健院

吴兵平　莆田学院附属医院

吴金香　福建医科大学附属第二医院

余　哲　福建医科大学附属第二医院

邹宇浩　武汉大学人民医院

汪文荣　厦门大学附属妇女儿童医院 / 厦门市妇幼保健院

沙艳伟　厦门大学附属妇女儿童医院 / 厦门市妇幼保健院

沈　晔　厦门大学附属妇女儿童医院 / 厦门市妇幼保健院

张　剑　厦门大学附属妇女儿童医院 / 厦门市妇幼保健院

张　艳　武汉大学人民医院

张钰颖　武汉大学人民医院

张路俄　厦门大学附属妇女儿童医院 / 厦门市妇幼保健院

陈　建　武汉大学人民医院

陈后仰　江西省妇幼保健院

罗韬南　江西省妇幼保健院

周懿熙　厦门大学附属妇女儿童医院 / 厦门市妇幼保健院

孟祥黔　四川锦欣西囡妇女儿童医院

郝大勇　郑州大学第三附属医院

郜　宇　中国农业大学

高　红　厦门大学附属第一医院

高　媛　山东大学附属生殖医院

黄吴建　中国人民解放军联勤保障部队第九〇〇医院

黄秋香　中国人民解放军联勤保障部队第九〇〇医院

黄梓楷　齐齐哈尔医学院

黄燕茹　厦门大学附属妇女儿童医院 / 厦门市妇幼保健院

葛运生　厦门大学附属妇女儿童医院 / 厦门市妇幼保健院

谢　妍　广州中医院大学附属第二医院、广东省中医院

谢远志　福建医科大学附属第二医院

魏晓利　云南大学

全世界约 15% 的育龄期夫妇在生育方面存在困难。然而，妊娠仅仅是需要克服的第一道难关，接下来要面临的且更为重要的是，顺利分娩没有遗传疾病的健康新生儿。人类的活产率约为 30%，而应用体外受精（IVF）技术后这一数据并没有得到显著提高。此外，遗传疾病会影响约 1% 的活产儿，并导致 20% 的儿童住院及 20% 的婴儿死亡。

本书中，我们介绍了基因组时代患者和医生从妊娠前期到儿童期的遗传生殖历程。这一历程将二代测序（NGS）作为精确基因组诊断工具，以了解遗传疾病的潜在机制，预防疾病或生理损伤。非常感谢我们的 91 位同事，他们利用自己独特的专长和经验，精心撰写了 32 章内容，以此带领您踏上遗传生殖之旅。

遗传技术已应用于生殖周期的不同阶段：从妊娠前筛查到妊娠、精子和胚胎遗传学、产前和产后检查；从有创策略到无创策略，例如分析血浆中的胎儿游离DNA 或废囊胚培养基中的胚胎游离 DNA；同时，不要忽略通过母体子宫内膜来确定子宫内膜容受性的个体化窗口，并确定是否存在可能影响胚胎着床及妊娠的健康、失调或病理性微生物群；进行子宫内膜和胚胎之间的关联研究，便于早期发现妊娠并发症，如先兆子痫。在这个新兴且不断发展的遗传学和 IVF 领域，遗传咨询以及围生期和儿科随访对于取得积极的生殖结果至关重要。

我们希望借助这本书让大家认识到遗传学在我们领域的重要性，并全面了解有哪些遗传学检测、何时可以进行检测及如何解读检测结果以进行临床管理，从而帮助实现获得健康新生儿的这一目标。

Carlos Simón

Carmen Rubio

郑重声明

本书提供了相关主题准确且权威的信息。医学是不断更新并拓展的领域，因此相关实践操作、治疗方法及药物都有可能发生改变，建议读者审查相关主题的最新信息，包括产品的制造商、建议剂量、配方、方法和疗程、不良反应及相关措施。作者、编辑、出版者或经销商不对书中的错误或疏漏以及应用其中信息所产生的任何后果负责，关于出版物的内容不作任何明确或暗示的保证。作者、编辑、出版者和经销商不承担由本出版物所造成的任何人身或财产损害责任。

目 录

Contents

基因组学的美丽新世界 第 **1** 章

Sandra García Herrero, Blanca Simon Frances, Cristian Perez-Garcia, Javier Garcia-Planells

引 言

如今，许多基因组实验室已经可以在几天内以低成本获得人类基因组的完整序列。为了做到这一点，必然发生了一场类似于科学和技术大爆炸那样激动人心的革命。

2003 年 4 月，研究者发表了人类基因组序列的第一个手稿。为了实现这一里程碑事件，需要全球近 3000 名研究人员进行紧密的国际合作，历时约 15 年，花费近 30 亿美元的投资。这一合作倡议在 2000 年达到了顶峰，因为其中第一个人类基因组序列测序完成，历时 15 个月，耗资 3 亿美元。

仅仅在 18 年后，几乎所有想要测序的人都可以获得基因组序列了。从经济学角度来说，甚至有免费为我们提供基因组的计划（https://www.personalgenomes.org/），尽管要付出高昂的、无形的、几乎不可察觉的代价，以换取我们的隐私和访问我们个人的、高度敏感的且有价值的基因组数据的机会。基因组数据对于我们个人及亲属来说都是独一无二的，因为它是代代相传的"基因货币"。这种数据交换涉及重要的伦理和监管困境，这不在本书的讨论范围内，Misha Angrist 在他的书 *Here Is a Human: At the Dawn of Personal Genomics* 中完美地描述了这个困境[1]。

尽管科学家通常都比较冷静，但我们可以肯定，基因组学将是科学领域中能切实超出我们梦想和期望的领域之一。我们参与的这场令人印象深刻的基因组革命，使我们能够在更短的时间内不断表征和发现许多遗传性疾病的基因和分子病因，从而提高许多疾病的诊断效率，改善对复杂和遗传异质性疾病的鉴别诊断，最终发展出越来越可靠和灵敏的诊断方法。

变革的主要推动力之一是被称为二代测序（NGS）的基因组测序技术的发展，其中也伴随着不同的技术改进浪潮。这项技术仅在一次检测中就可以读取数百万个序列，使我们能够在几天内就获得个人基因组的完整序列，而且成本还不到 1000 美元（低廉到令人惊讶）。NGS 技术在研究中的逐步应用扩展了我们的临床知识面，提高了与孟德尔疾病相关的基因发现率[2]，允许在复杂疾病中建立基因和遗传标记之间的稳定关联以获得多基因风险评分，并了解这些遗传疾病的复杂分子基础，以及正常细胞转化为恶性癌细胞的机制。所有这些技术和科学的进步正在为我们实现精确和个体化的医疗铺平道路。

全外显子组测序（WES）在临床中被用于对占比超过 30% 的智力障碍、发育迟缓或先天性异常的患者进行个体化诊断[3]，并能对遗传异质性疾病或那些复杂的、以前无法确诊的疾病进行诊断。目前，NGS 技术用于：①在几天内对入住重症监护病房（ICU）的新生儿进行完整的基因分析，以提供最准确的治疗；②在几小时内从母体血液样本中分析胎儿的 DNA，且无需通过使用有创检查而增加不必要的流产风险；③识别肿瘤的基因谱，以便准确地制定治疗方案，为患者提供精确和个体化的治疗；④通过液体活检鉴定突变并对肿瘤类型进行分类，这有助于对先前治疗的患者的疾病进展进行跟踪和监测；⑤识别那些增加常见疾病易感性的变异；⑥预测个别患者对某些药物的反应，避免其不良反应；⑦预测和预防临床情况，这是发达社会医学面临的巨大挑战之一。

鉴于遗传背景对罕见、常见、慢性和多因素疾病发展的影响，基因组医学必须具有高精确度，以便于能够基于高诊断率来指导治疗。为此，我们强调将遗传医学纳入临床决策和治疗方案的重要性。在通往个体化医疗的道路上，基因组精准医疗可以被定义为基因组知识进化的核心，其主要目的是收集来自基因组研究的所有信息，并将其用于对常见遗传和生物学特征的患者风险分层，最终得到准确的诊断，同时通过个体化治疗和建立准确的预后来改善临床管理。

人类基因组序列的初稿为我们提供了一份生命指导手册，它以非常广泛、复杂的格式编写，包含超过 33 亿个字符[4]。作为新项目基础的参考，旨在识别与生物过程相关的基因，以更好地了解人类健康和人类疾病病理学的遗传基础。由于许多原因，科学家、研究人员和临床医生面临多种多样的挑战。其中一个挑战是我们是否有能力根据临床和科学证据读取必要的基因组信息，及时且经济、高效地得出结论。另一个挑战是我们是否能够在已知的生物过程和遗传条件之间建立联系，以便做出临床决策，来指导对具有不同生理、病理生理的多种疾病的个体的治疗和预后。正如我们将在工作中看到的那样，其中一些挑战正在以令人满意的方式得到解决，而大多数挑战尚未得到解决，因为它们需要重要的技术、科学、临床和伦理进步。

虽然 NGS 等分子遗传技术的出现使我们能够建立标准化途径以实现准确诊断是不争的事实，但它也转化为许多不同的基因检测，其中高度的不确定性对我们来说是一个难以解决的挑战。

全外显子组测序（WES）和全基因组测序（WGS）是基于 NGS 开发的，是用于基因诊断的最新技术。毫无疑问，基因组工具，尤其是 WES 和 WGS，提供了疾病的全局视角，增加了我们对遗传编码的潜在机制的了解。与之同时，这些工具还增加了发现与其他健康状况相关的变异的可能性，这些变异可能在医学上是有价值的，也可能没有。出乎意料的是，这些变异是所谓的"次要"或"偶然"变异。报告和管理这些次要变异，以及向患者传达和提供适当临床建议的方式，是基因组诊断的主要挑战。基因组学、高分辨率、高通量技术开辟了新的诊断途径，引入了个体化的临床管理，但在使用、管理和解释这些生成的数据库方面也带来了新的挑战，需要强大的生物信息学支持来进行最终的基因组诊断。

诊断过程包括一系列的步骤、规则和算法，旨在识别潜在遗传疾病的候选变异。为此，必须由训练有素的诊断人员处理大量的数据库、计算（计算机）预测程序和科学文献，这使最终解释非常依赖于此（图 1.1）。

为了在基因组学这个美丽的新世界中安全地前进，我们必须克服一些挑战，为此必须接受全面培训并成为该领域的专家。至关重要的是，通过该诊断过程获得的临床数据由专门从事遗传疾病的临床科学家或医生监督和批准，以最终在疾病和该特定疾病可用的治疗资源范围内提供伦理和临床上适当的建议。

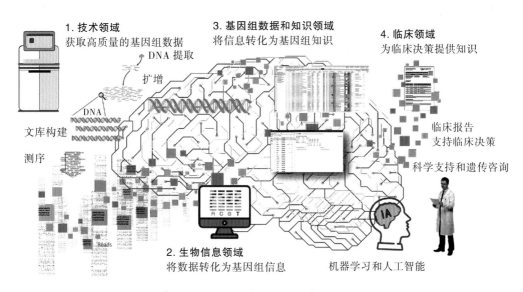

图 1.1　将技术、生物信息学、数据和知识管理及临床管理整合到基因组诊断过程中

技术领域

近年来，基因组技术不断加深人们的印象且持续发展，一直引领着这场基因组革命。自 2005 年 Roche 第一台 NGS 测序仪上市以来，一场重要的为了实现临

床诊断的竞赛开始了。两年后，一项名为 Illumina 的新技术以及其后的其他竞争对手，如 SOLID 和 Ion Torrent（目前由 Thermo Fisher 销售）也加入了这一行列[5]。基于单分子测序的第三代测序技术是一种避免聚合酶链反应（PCR）扩增偏差并产生更长序列的新方法。这项新技术具有明显的优势，但需要注意的是它丧失了检测的敏感性，而这是诊断的一个关键方面[6-8]。最近报道的前景较好的技术是第四代测序，它利用了以前的 NGS 化学原理，将以组织和细胞内核酸序列的原位读取为中心[9]。该技术有望成为实施个体化医疗的重要工具[10-11]。

这场基因组技术竞赛预示着一个令人兴奋和具有挑战性的未来，即研究成为现实。然而，在它应用于临床之前，仍然需要进一步发展，以提高其灵敏度、特异度和临床验证性。

目前，Illumina 测序仪凭借其高质量的测序技术、多功能性和实惠的价格在这场竞赛中处于领先地位。Thermo Fisher 测序仪因其综合解决方案和临床应用优势而紧随其后，最后是 Roche 测序仪。令人遗憾的是，Roche 测序仪尽管一开始具有长读取的优势，仍无法跟上竞争对手的步伐。

这场激烈的竞争使这些诊断技术更容易普及，增加了应用数量和质量，带来了新的方法和思路，提高了准确性，并减少了所涉及的时间和成本。

毫无疑问，未来几年，将有"新玩家"加入这场充满挑战的竞赛。有前景的新测序系统，包括新的第四代测序系统，已经开发出来了，但在价格或灵敏度方面缺乏竞争力。无论如何，只有那些能够提供竞争优势（如价格或简单性）的测序系统，且不影响当前测序系统提供的质量，才能进入这场基因组学诊断的竞争。

需要强调的是，拥有最新一代测序仪并不能保证更好或更准确的诊断。在购置 NGS 机器之前，需要处理很多问题，而且需要掌握相关技能。这些技术的临床应用需要熟练的技术和广泛分子生物学知识，这样才能得出基因组数据。但在将这些原始数据转化为临床有用信息之前，我们还有很长的路要走。

基于焦磷酸测序、合成测序或连接测序、杂交捕获或基因扩增测序板、平均或最小覆盖率、垂直（深度）或水平覆盖率等技术方面的决策时代已经结束。NGS 平台和技术在不断变化，在用于临床诊断之前必须进行调整和验证。对于任何 NGS 平台或兴趣区（ROI）的富集方法而言，我们需要确定我们的方法在临床环境中的性能和诊断效率。目前，任何 NGS 临床方法都不能保证对 ROI 的分析 100% 准确。这可能是由于技术原因，甚至是 DNA 结构本身的内在特征。这就提高了根据检测的临床目标计算分析灵敏度和分析特异度及定义检测限的重要性[12]。

由于这项杰出的技术发展，我们已经学会了如何获得人类的完整基因组序列。目前，我们可以用极低的成本和极短的时间，以极高的精度和分析灵敏度，生成基于基因组的生命指令。

但是我们能理解这些指令吗？我们可以根据这些数据做出临床决策吗？我们能否在适当的时间内准确地管理个人的所有信息？我们如何处理这种不确定性，同时相信最终诊断？

引出新挑战的重要问题必须借助不同的专业和计算技术来解决，它将我们带入令人兴奋的大数据世界。

生物信息学领域

首先，重要的是要记住，人类基因组由每个细胞中的 33 亿个核苷酸组成。如果没有计算技术的最新发展，就不可能阅读或理解如此庞大的信息量[13]。此外，我们的身体由 300 亿个细胞组成的组织构成，因此复杂程度增加，其中基因根据细胞各自的功能进行差异性表达[14]，而在许多细胞的全周期中，会有不同基因发生不同数量的突变[15]。这些推论都为分析生物信息增加了多层的复杂性，从而提高了问题的维度。变量不断累积，将分析推向所谓的"维度灾难"，这意味着随着复杂性的增加，数据的分散性也会增加，因此基本上无法得出统计结论。

因此，使用强大的计算工具对于能够在生发 / 遗传水平上处理这些大数据至关重要。但值得注意的是，在体细胞水平上也同样如此。

一般认为生物信息学工具是侧重于诊断的临床医生的黑匣子，在过去几年中，人们付出了巨大的努力来向生态系统分享新软件和新方法，以及通过课程和教程分享技术知识，最终目标是向非生物信息学人员传授基础知识以及高级统计和计算技术。就像设备在工厂中相互连接一样，串联的生物信息学工具催生了生物信息学路线，并且得益于社区的开源思维方式，每个人都可以免费获得这些知识和技能。

在这方面，生物信息学路线是诊断过程的重要组成部分，因为它们将对疾病管理和患者护理产生重大影响。

现阶段面临的主要挑战如下：

• 面对众多生物信息学算法的可用性及其优缺点，需要充足的专业知识来决定哪种是最合适的组合。

• 生物信息学路线应根据实验室需求、测序平台和生物信息学团队的专业知识进行定制。

• 需要验证路线中可能引入的每项变更，因为缺少这些流程可能会对患者护理产生负面影响。

• 根据临床证据和现有技术，变异注释和分类需要定期检查并在每个数据库进行更新。

• 必须保持过程中用作参考的基因组级别的更新，从而在过程中达到更高的质量。

● 应深入验证基于机器学习和人工智能的自动分类算法的结合，因为经过训练的模型仅适用于以前见过的场景，可能无法正确评估新数据。

如果我们从上一节中断的地方继续诊断过程，测序技术会提供大量数据，这些数据需要多个计算密集型步骤才能进行适当地分析。毫无疑问，数据的计算分析是诊断过程中的关键点。对数据的不当计算处理可能会破坏技术上最佳的测序过程并提供错误的诊断或不准确的结果。

与今天一样，用于 WES 和定制面板分析的常规生物信息学路线必须包含以下步骤：

● 碱基调用和解复用，紧接着为序列中的每个碱基分配质量分数，以及生成原始 FASTQ 文件。

● 与人类参考基因组进行序列比对，为每个序列提供基因组背景以及映射质量评分，然后进行重复读取标记或删除。为了减小其大小，这些序列比对数据存储在二进制比对图（BAM）文件中。

● 通过变异调用来以最准确的方式识别样本和参考基因组序列之间的变异或差异。我们可以通过特定的算法程序识别不同类型的变体：单核苷酸变体（SNV）或小的插入和缺失（indels）。这些数据存储在变异调用格式（VCF）文件中。

● 变异注释，理解为查询不同的数据库以提供有关染色体和基因位置、潜在氨基酸变异、等位基因频率等。利用这些信息，我们能够根据临床意义、证据水平、致病性对变异进行分类和优先级排序等。

● 在复杂变异调用中，评估不同类型变异的存在，例如结构变异（SV）或拷贝数变异（CNV）。尽管存在一种以 VCF 格式存储这些数据并命名变异的标准化方法，但遗憾的是人们并不总是遵循这种方法。

● 应遵循度量计算和修订作为每个样本的质量标准。读取复制、读取目标、平均覆盖率等的数据提供了有价值的信息，用于检测有关样品状态或实验室过程的问题。

所有这些过程都经过不断优化和自动化改进，以在不损失分析质量的前提下获得最短的分析和计算时间。总体目标是提供最大范围水平的信息，而不会使临床医生被现有的大量可用数据库淹没，而偏爱以最准确的方式识别和分类所有临床兴趣变异的信息量最大的数据库。

生物信息学分析在诊断层面非常重要的原因是其特别注意记录每个过程、局限性、数据库更新水平，以及分析临床验证[16]。

在生物信息学分析结束时，我们必须根据相关特征对每个个体中识别出的变异列表进行分类，例如序列质量（不包括测序伪迹）、生物学效应、致病预测和与我们打算诊断的疾病或临床特征的潜在关系。国际指南根据遗传变异的潜在致病性和与疾病的关系为基因变异解释提供指导[17]，协调了所有进行基因诊断的实验室分类标准，并成为实验室认证和基因组分析软件平台质量标准的基础。

如今，不同测序技术提供的基因数据和变异信息量非常大，特别是在进行WGS时，但这些变异的临床和科学证据的质量和水平仍然有限，这使临床解释流程变得困难。例如，如果我们在初次分析12个月后对未确诊个体的整个外显子组数据进行重新分析，则总体诊断率从30%增加到41%[18]，这要归功于12个月内研究和知识的进步以及分类过程的改进。

基因组测序能力和掌握的相关临床知识之间的不匹配导致大量不确定意义的变体（VUS）出现，由于缺乏科学证据，其临床意义尚不清楚。约占所有变异40%的VUS的准确分类，是基因组诊断领域的主要挑战之一。

基因组数据和知识领域

假设我们从高质量的技术流程和生物信息学算法开始，在对它们进行深入的分析和临床验证之后，目前的关注点主要集中于对生物、临床和科学数据的管理、内容的更新，以及得出为我们的基因组检测的临床适应证提供明确答案的结论的简易性。

随着不断发现新基因，变异可能会被重新分类，并且扩展的表型信息变得可获取，因而及时了解最新消息至关重要。知识的指数级扩展以及致病基因和变异的不断被发现，使遗传学家和医生难以及时掌握最新信息。

世界各地的许多实验室和科学联盟正在努力生成基因数据、对变异进行注释和分类，并将这些数据转化为临床可操作的方案。国际数据共享是增加遗传医学知识和提高大量遗传变异的证据水平、促进解释和遗传诊断过程的有效解决方案，但这还不够。

尽管全部进行了国际合作，但基因组和生物学数据太多、太复杂，并且存储在不同的数据库中，必须使用不同的方法进行挖掘。此外，临床数据的记录没有遵循记录患者信息的标准化表型格式和临床定义。

出于这个原因，基因组学已经成为一门数据驱动的科学，它需要复杂的计算模型以及机器学习技术和人工智能（AI）的应用来处理各种来源的大量数据，并同时保持高精度和更短的分析时间。

机器学习算法和AI在基因组学中的应用，可以通过对基因组学专家执行的复杂诊断过程的复制计算机系统的发展，促进根据临床背景改进对基因组数据的解释。

然而，这些过程的质量和性能在很大程度上取决于数据的准确性及其对多个可用信息来源的分类。为此，有必要通过消除来自异常数据的错误、不规律性和缺失部分来清理数据。而这种数据清理过程可能会消耗大约 80% 的数据分析时间。

随着新的技术创新不断出现在数据科学领域，并且它离实际应用似乎越来越近，我们每个人现在都应该知道一些微小的、碎片化的信息，因为数据几乎存在于我们日常行动的每个方面。简而言之，数据结构化和比对之所以重要，是因为数据科学家花费在数据清理上的时间高达 80%，只剩下 20% 用于分析。在存储变量和它们的值之前指定变量是该问题的众多解决方案之一，数据的结构化组织也是如此。

科学家在很大程度上依赖于数据的质量和数量，只有在考虑了所有先前的建议之后才会建立模型，否则将浪费宝贵的时间和金钱来创建一个只能提供无法接近真实值的模型结果，这将导致我们无法真正使用这些强大的技术。

理解和应用数据科学领域的知识需要一个多学科团队，其中不仅包括数学和数据工程领域的专家，还包括可能是最复杂和最专业的领域，即用于创建模型的领域。由于该领域缺乏学科专业人士，不同学科之间缺乏沟通，反而创造了一个诱人的数据语言环境，在这个环境中最终将节省资金并为成功的项目奠定坚实的基础。AI 应该被理解为一种数学工具，用于发现我们常规视力看不到的，甚至很难或不可能从计算机生成的模型中提取出来的高级模式。该领域分为两种不同的模型：监督模型和无监督模型。监督模型通过使用标记数据训练模型并允许其将问题概括为新数据，就像可以将变异分类为致病或良性一样。另一方面，无监督模型是一种在没有先前知识的情况下关联或聚合数据的工具，就像根据其起源组织对细胞数据进行聚集分类一样，而不必从一开始就对其进行标记，将解释权留给科学家。

临床领域

全球传统临床遗传学在短短几十年内发生了巨大变化，从基于视觉显微镜技术（即荧光原位杂交 FISH 或 G 显带核型）的传统非分子技术，到最新的分子高通量技术，如 NGS 技术。

在分子遗传学的发展开始之前，传统的临床遗传学专注于使用为特定基因或突变定制的操作手段来识别单基因疾病，并且在之前是以临床为导向，详细评估患者的既往史和家族史。

新一代测序技术的"爆炸式增长"以及通过一次检测即可获取大量基因组信息的能力，让我们更容易将其广泛应用于临床，而这是几年前无法实现的。从诊断的角度来看，在分析许多疾病时发生了重要的标准转变，这些疾病可能是由不同的基因引起的，或其鉴别诊断非常复杂，或需要通过同时分析多个基因甚至整个外显子组（包括个体的完整基因组），来解决复杂表型或不典型症状的情况。目前，与经典的定义诊断策略和依次分析所涉及的不同基因的方法相比，基因组学是最具成本 – 效益的策略。

此外，基因组技术加快了新应用的开发，促进了在自我感觉良好或无明显症状的人群筛查领域的发展。目前，一些最广泛使用的基于 NGS 的筛查检测侧重于携带者筛查，提前确定一对夫妇将遗传疾病传给后代的风险。另一个例子是新生儿基因筛查检测，作为新生儿生化筛查的补充检测，可以迅速识别那些可能患上遗传疾病且可以进行有效治疗或临床管理的新生儿。

一般而言，筛查的特点是主动向基本健康的人群提供服务，早期临床干预将有利于他们预防疾病的发展、促进其临床管理、获得治疗或采取预防措施。基因组技术产生的高水平数据，为患者提供了太多的信息，因而定义筛查变得十分重要。但有时简单筛查就很好，过多的不可操作信息会产生更多的不确定性并引起患者焦虑，从而提供一个初级预防策略。大量意义不确定的变异（40%）和少数与孟德尔表型相关的基因（24%：总共 19 000 个人类基因中的 4500 个基因[19]），这些基因占据了大量的信息。筛查试验因其预防和临床前性质，缺乏证据支持基因与疾病的关联，具有不确定性，并且在风险预防、生殖方法或新生儿筛查的临床管理等方面的操作性会对患者不利。

在诊断检测方面，由于我们知道患者受到临床状况的影响，因而没有足够证据解释变异和基因的不确定性往往影响较小。虽然基因检测不能提供疾病或病情的精确基因诊断，但其允许我们排除疾病的主要的已知遗传原因，并且患者的临床诊断和演变不会因为基因检测的不确定性而发生变化。

本质上，基因组诊断的最终目标，就像许多其他诊断测试一样，是为了能够针对患者提出的临床问题提供准确的答案，能够高水平地检测出那些可定义表型的变异并且将不确定性程度降到最低。就质量而言，这些方面可以通过临床实用性、灵敏度和特异度来解释。

基因组诊断过程的终点是制定一份报告，收集从根据临床适应证的分析和解释的数据中获得的所有临床有用信息。诊断过程意味着对我们谈及的所有阶段的清楚描述：所用技术的检测的灵敏度、特异度和局限性，所用数据库的算法和更新水平，以及支持临床解释的证据水平。

报告可能是这一复杂过程中最重要的部分，因为它涉及整个过程质量的书面证据，是描述和交流复杂信息的手段，以及向患者保证整个过程已根据最高质量标准完成。描述一份报告必须包含的主要内容是很方便的，因此，当我们编写一份报告或要求收到一份报告时，必须包括这些内容。

根据 Song 等人[20]，报告必须：

1. 准确：WGS 检测结果将对患者及其家人产生深远的临床和个人影响。

2. 不能含糊不清：这些类型的研究结果通常是终身相关的，是患者、医生和其他家庭成员的可靠信息。这些信息在未来往往被其他卫生保健专业人员或实验室使用。出于这个原因，任何含糊不清或不准确的地方都可能在患者层面及家庭其他成员中产生严重影响。无论是积极的结果还是消极的结果，这一点都适用。

3. 清晰：结果必须以清晰的方式呈现，最好是使用标准化的表格格式，以便不同的医疗专业人员和实验室人员能够理解和解释。清晰的结果报告对确保临床决策的制定至关重要。

4. 循证解释：报告应列出得出结论的证据和标准，并引述资料来源。

结果或数据必须由经过适当培训的人员使用基于科学和临床的证据进行解释。由于引入了新的证据或发现，这种解释可能会随着时间的推移而变化，这就是为什么必须相应地参考所有结论的解释，使最新证据与报告日期相吻合。报告应列出支持证据和适用的标准，以得出最终结论。

5. 面向临床问题：我们不应该忘记，这些检测的最终目标是回答临床问题，这应反映在"临床适应证"中。

有时，通过这些技术获得的大量信息会让我们更多地专注于报告，而忘记了这项检测的真正目的，即我们想要回答的临床问题和患者的担忧。关于我们需要提供的信息类型，患者将签署知情同意书，然而我们必须记住，我们没有获得患者的授权来呈现其他方面的额外的不必要信息，我们必须保护患者在不知情的自主权。

6. 透明：我们所掌握的技术和方法的数量和种类、优势和局限性以及关键演变都非常重要。技术类型以及生物信息学路线、处于不同更新阶段的数据库及何时进行分析，都对结果的透明度起着至关重要的作用。这些变量中的任何一个发生任何变化都可能产生完全不同的结果，可能导致错误的诊断，从而改变临床管理策略。

出于这些原因，报告应反映出所使用的方法、参考的数据库及其更新程度、程序的任何内部验证，以及相应的灵敏度、特异度和检测限度。

很明显，基因组革命正在改变越来越多医学专业方面的范式。在儿科和新生儿层面，NGS分析的应用使我们对许多复杂的、异质性的、以往难以确诊的疾病的诊断率超过40%。这种精确的诊断使人们能够及早获得新的和精确的治疗手段，并改善越来越多患者的临床护理。在产前诊断领域，无论在灵敏度还是反应时间方面，我们都可以提高诊断能力。对于那些已经进行超声检查但却很难建立鉴别临床诊断的病例，情况也是如此。而且，在非整倍体筛查和其他常见遗传疾病方面，这些技术允许我们通过母体血液对胎儿进行分析，而不存在有创检查相关的风险。在肿瘤学和病理解剖学中，我们能够了解肿瘤的概况、识别遗传印记，来缩小诊断范围和肿瘤来源、指导治疗、确定预后、预测不良反应或毒性，并将患者纳入相关临床试验，不仅延长他们的生命，还能提高他们的生活质量。

基因组学在预防更常见的疾病方面也有深远的影响，例如包括猝死在内的心血管疾病。药物基因组学等学科增加了科学知识和临床证据，而这是个体化医疗道路所必需的。

个人基因组学还有一个重要的领域，在其中与表型特征、能力甚至性格相关的遗传印记的利用将引起人们的极大关注和兴趣。在这一领域，伦理和监管方面决定了临床疗效的终点和个人利益的起点。

在一个充满希望的未来，我们将看到更强大的技术的整合，如 WGS，这些整合的技术将使数据量和复杂性以数量级方式增长，并将在检测新突变方面为我们提供一系列优势。反过来，这些又需要与之匹配的技术和分析验证过程，以及用于分析、数据更新和管理日益增多的信息量的强大工具。

毫无疑问，这是一个需要不断学习的复杂过程，在这个过程中，我们的知识和经验，以及我们对自己能力和局限性的认识，将使我们能够以更高的复杂度将这个过程付诸现实，并将其提升到更高的水平，即基因组学的美丽新世界。

参考文献

[1] Angrist M. Here Is a Human Being: At the Dawn of Personal Genomics. New York: Harper Collins, 2010.

[2] Bamshad MJ, Nickerson DA, Chong JX.Mendelian Gene Discovery: Fast and Furious with No End in Sight.Am J Hum Genet, 2019, 105(3): 448–455.

[3] Manickam K, McClain MR, Demmer LA, et al.Exome and genome sequencing for pediatric patients with congenital anomalies or intellectual disability: an evidence-based clinical guideline of the American College of Medical Genetics and Genomics (ACMG).Genet Med, 2021, 23(11): 2029–2037.

[4] Collins FS. The Language of Life: DNA and the Revolution in Personalized Medicine. New York: Harper Perennial, 2011.

[5] Liu L, Li YL, Li SL, et al.Comparison of next-generation sequencing systems.J Biomed Biotechnol, 2012; 2012: 251364.

[6] Eid J, Fehr A, Gray J, et al.Real-time DNA sequencing from single polymerase molecules.Science, 2009, 323(5910): 133–138.

[7] Branton D, Deamer DW, Marziali A, et al.The potential and challenges of nanopore sequencing. Nat. Biotechnol, 2008, 26(10): 1146–1153.

本章完整参考文献，请扫描以上二维码在线查看。若需下载，请登录 www.wpcxa.com "下载中心"下载。

细胞层面的遗传学——人类细胞图谱   第 **2** 章

Valentina Lorenzi, Roser Vento-Tormo

揭开人体细胞异质性的"面纱"

人类细胞图谱计划（HCA）是一个成立于 2016 年底的国际联盟，旨在了解人体细胞在基因表达、生理状态和定位中的独特性，并描述其特征 [1-2]（www.humancellatlas.org）。这是一个开放和协作的倡议，汇集了多个学科的专家，并计划分阶段进行。近期，HCA 专注于特定器官和组织的第一批图谱 [3-9] 为完成这个至少包括 100 亿个细胞的图集奠定了基础，可反映这个世界的多样性。

将细胞全面定性并分为不同类型的想法并不是现在才有。长期以来，研究的重点都是根据细胞的形状、定位、生理功能和分子组成进行分类，分类的详细程度越来越高。然而，单细胞基因组技术的进步使我们有可能对人体内的细胞进行高分辨率、无偏倚和系统化的表征，这就是 HCA 的核心内容 [10]。这种革命性的技术，使我们能够对基因组和基因组产物（包括染色质结构、RNA 转录物和单细胞的蛋白质）进行剖析 [11]。

基因组分析技术多年来一直被用于研究组织中的细胞群，即所谓的大体组织样本，直到近几年，这项技术才被应用于研究单个细胞的特征。细胞异质性研究因此取得了巨大进步，并发现了新的细胞类型。这与 HCA 的主要目标是一致的——建立一个包含人体所有细胞类型的综合性目录。

从大量细胞分析到单个细胞分析

人体中没有两个细胞是完全相同的。虽然每个人的细胞都共享同一套遗传指令，但即使在同一类型的细胞中，每个细胞的形态和功能也是独一无二的。这种独特性可以通过精细调节基因表达来实现，也就是说，在一个细胞中，每个基因表达的 RNA 和蛋白质的数量是特定的。

研究基因表达的传统方法是将一个组织中的数千个细胞视为一个单一的、同质的实体。这种方法可以测量细胞群中各个基因的聚合表达水平[12]，对于比较组织在不同条件下的表达特征非常有用，但组织研究会忽略单个细胞的独特性[13]。

过去 10 年见证了新的单细胞测序技术的兴起，这些技术使研究人员能够捕捉到组织内的细胞多样性，这是批量细胞分析无法做到的[14]。这些技术可以测定群体内细胞各个基因的特异性表达水平，从而为新的生物学问题提供答案。例如，掌握分辨组织内单个细胞的方法，可以识别新的细胞类型，并且提高我们对器官发育和体内稳态的认识（图 2.1）。

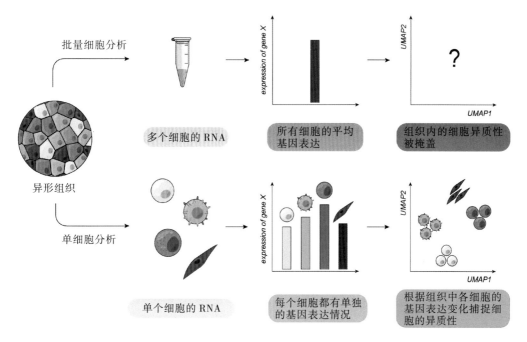

图 2.1　细胞群转录组分析和单细胞转录组分析之间的主要区别示意图。细胞群转录组分析测定组织中所有细胞中每个基因的平均表达量，使其不适合探究细胞的异质性。相反，单细胞转录组分析输出每个细胞特有的基因表达谱，从而可以捕捉到一个组织内的细胞异质性

寻找新的细胞类型

我们对人体细胞类型的了解仍然很有限，如何发现新的罕见的细胞类型是一个重大挑战。事实上，这些细胞类型的稀有性使它们很难通过大量细胞的转录技术被识别，而具有针对性的单细胞分子技术也不适合，因为新的细胞类型是未知的。这就是单细胞测序技术发挥作用的地方，它可以提供对细胞组成的全新且精准的分析。

值得注意的是，2018 年研究者通过单细胞测序技术对人类支气管上皮细胞进行转录组分析时，发现了一种罕见的肺细胞类型，在囊性纤维化中发挥重要作

用[15]。这种细胞被命名为肺离子细胞，可以表达高水平的囊性纤维化跨膜电导调节因子（CFTR）基因。*CFTR* 基因编码一种允许氯离子外流的细胞膜蛋白，在囊性纤维化患者中发生突变，导致黏液在呼吸道中的病理性积聚。目前用于治疗囊性纤维化的药物能够针对 CFTR 蛋白的特定突变，如果能了解哪些细胞辅助该蛋白的产生将有利于提供更精确的治疗。

HCA 的几个项目已经发现了在人类发育过程中发挥重要作用的新细胞亚型[4-5,16]。近期一项研究在单细胞层面对子宫 - 胎盘层面进行了分析，发现蜕膜自然杀伤细胞（dNK）和蜕膜基质细胞的 3 个不同亚群在人类妊娠早期中发挥潜在作用[4]。在该组织中发现的新型 dNK 亚群被认为是在妊娠早期维持免疫调节环境的关键，促进胎盘滋养细胞的侵袭并建立胎盘。这项研究扩展了我们对妊娠早期子宫环境的理解，并对理解妊娠相关病症（如子痫前期或胎儿生长受限）产生直接影响（图 2.2）。

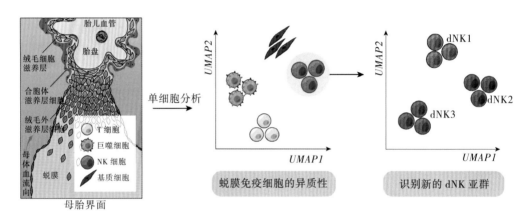

图 2.2　在人类妊娠早期，从母体 - 胎儿层面进行单细胞分析，发现了 3 种新的蜕膜自然杀伤细胞（dNK）亚群。每个 dNK 亚群都被发现在建立胎盘的过程中具有特定的功能

构建一个全面的知识体系

HCA 计划框架内进行的每一项单细胞研究，都获取了细胞如何组成功能性器官的信息。为了充分利用这些新知识进行进一步的基础研究，以及应用于医学转化，有必要将其整合为一个单一、连贯的数据资源。此外，建立细胞图谱意味着可以进行跨细胞、跨组织和跨器官的元分析，从而获得全面的结论，远超单一研究所能收集到的信息。

在实际应用方面，世界各地的研究人员和从业人员都能够使用 HCA 中的人体综合图谱，查询有关器官、组织和细胞的分子和组织特征的信息。白皮书[17]中将 HCA 比喻为谷歌地图：HCA 允许用户在不同的分辨率水平上浏览人体信息，可以根据研究目标进行放大或缩小，以确定构成人体的基本元素的模式和它们之间的相互作用（图 2.3）。

构建一个综合性资源具有挑战性。新的计算工具正在开发中，以整合不同批次的数据集，包括用于处理或测序平台的技术和流程[18-20]。此外，数据发布后必须开放获取，以确保其可获取性。数据协调平台（DCP）试图通过将数据存放在一个基于云服务的平台中来协调数据的可获取性，并将其整合到一个用户友好的门户网站中。

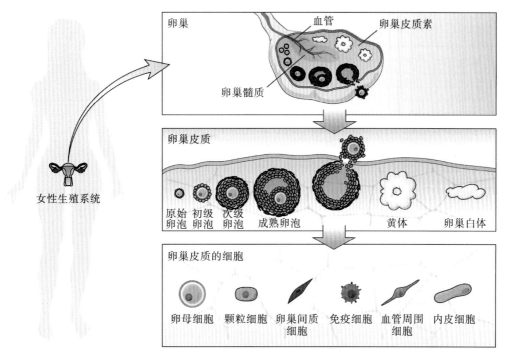

图 2.3　人类卵巢综合图谱的图例。研究人员和从业人员可以在器官、组织和细胞水平上查询这种图谱，以获得有关兴趣结构的分子和组织特征的信息

单细胞 RNA 测序

单细胞测序是一项相对较新的技术，在 2013 年被 *Nature Methods* 杂志评为年度方法[21]。最早适用于大规模的单细胞测序方法是通过 RNA-Seq（单细胞 RNA 测序，scRNA-seq）进行转录组分析[22]。scRNA-seq 标志着细胞定义的巨大进步，因为它在分子水平上提供了全面且无偏倚的细胞特征[23]。

目前可用的 scRNA-seq 实验流程使用的技术，在成本和灵敏度上有很大差异。不同的 scRNA-seq 实验流程的优点和缺点需要根据具体的研究场景来评估[24]。无论使用哪种技术，这些方法都涉及一个工作流程，可以分解为 3 个主要步骤：细胞分离，多腺苷酸化 RNA 的逆转录和 PCR 扩增，PCR 产物的测序。根据细胞分离和转录扩增的方法，这些技术可大致分为 Plate-Based、Droplet-Based 和组合索引方案。此外，scRNA-seq 数据现在可以补充空间数据来研究细胞在组织内的确切位置。

Plate-based 技术

第一个对单细胞转录组进行无偏量化的方案是在使用含裂解缓冲液的单管中发展而来的 [22]。随后，多路复用和机器人技术的运用，使这种方法可以在 96 孔或 384 孔板中处理上百个细胞 [25-29]。最初的方案是通过微吸管分离细胞，并将其放入含有裂解缓冲液的板中。而现在一般使用流式细胞荧光分选技术（FACS）分离细胞。这种方法可以根据选择的细胞表面的蛋白质标记来分离细胞。细胞裂解后，将每个细胞内的 RNA 转化为 cDNA 后进行 cDNA 扩增，并通过二代测序技术（NGS）对 PCR 产物进行测序（图 2.4）。

Smart-Seq2 是 Plate-based 技术广泛应用的一个例子 [30-31]。这种方法的优点是它能对全长转录组进行定量。事实证明，这些信息对于重建高度可变的 T 细胞和 B 细胞受体非常有用，这些受体需要在响应抗原时控制 B 细胞和 T 细胞的克隆扩增 [32-33]。Smart-seq2 也被用来重建 KIR（杀伤细胞免疫球蛋白样受体）的单倍型，这是参与调节细胞激活和抑制状态的关键受体 [4]。Smart-Seq3 是一种新方法，与先前的方法相比具有更高的灵敏度，能够进行同种异体的鉴定 [34]。

Droplet-Based 技术

不同于使用孔板进行反转录和 PCR 反应的 Plate-based 技术，Droplet-Based 技术是使用微液滴包裹单细胞和带有标签的凝胶珠。在液滴中进行逆转录和扩增之后，每个液滴内的 mRNA 被汇集在一起，通过 NGS 进行平行测序，大大增加了单细胞的复用性，常见的方法有 Drop-seq[35] 和 InDrop[36] 等。Droplet-Based 技术最近被 10x Genomics 公司调整并商业化，提升了其在科学界使用的可行性。

单细胞样品和带有标签的凝胶珠会流入一个微流控设备 [37]，其中水和油的混合物使它们被分隔成一个单一的液滴。每个标签都由 3 个部分组成：启动 PCR 反应的 PCR handle，每个凝胶珠独有的细胞标签，以及每个细胞 mRNA 分子不同的独特分子标识符（UMI）。细胞标签和 UMI 是通过随机组合核苷酸产生的。UMI 在 RNA 扩增的步骤中提供了一种去除 PCR 假象（artifact）的方法。一旦凝胶珠和细胞被困在液滴中，裂解缓冲液就会打破细胞膜并释放 mRNA，这些 mRNA 接触到标签并与之连接，使液滴内的每个 mRNA 分子都被标记为相同的细胞标签和不同的 UMI。因此，即使进行大规模的平行测序，也不会丢失每个 mRNA 的来源细胞信息（图 2.4）。

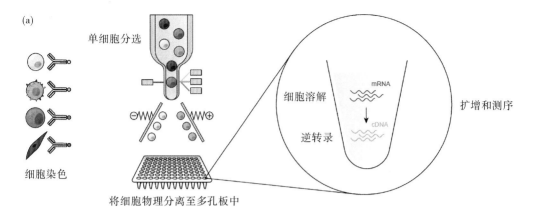

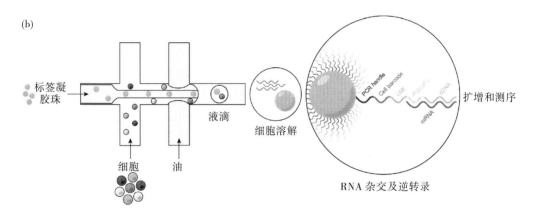

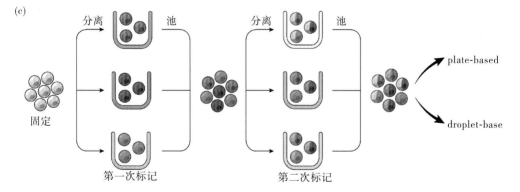

图 2.4　(a) 在 Plate-based 的 scRNA-seq 方法中，使用细胞分类技术将细胞物理隔离到一个多孔板中。细胞裂解、逆转录和扩增是在每个孔中单独进行的。(b) Droplet-Based 的 scRNA-seq 方法采用一种微流控设备，能够形成包裹单个细胞和覆盖有标签的凝胶珠的微液滴。在逆转录和扩增之后，每个液滴内的 mRNA 被汇集在一起进行平行测序。(c) 组合索引方案背后的原理示意图。固定的细胞被随机地分割到一个多孔板中，每个孔都有一个独特的标签。在被贴上第一个标签后，细胞被汇集、打乱，并再次随机分割到同一组孔中。这种所谓的分裂池循环反复进行，直到可能的标签组合的数量远远高于被分析的细胞的数量

Droplet-Based 技术的好处主要在于可以在一次实验中测序大量的细胞，从而减少试剂量和实现多路复用，大大降低了成本。但是 Droplet-Based 技术的灵敏度往往比 Plate-based 技术低，而且只能对转录本的一端进行测序。最近的研究表明，细胞身份的定义高度依赖测序的细胞数量[38]。因此，Droplet-Based 技术是研究异质性细胞群和发现罕见细胞类型的首选策略。

Plate-Based 组合索引方案

Plate-based 组合索引方案 scRNA-seq，是基于细胞标签的概念诞生的，如单细胞组合索引 RNA 测序（sci-RNA-seq）[39] 和基于分割池连接的转录组测序（SPLiT-seq）[40]。这种方法可以对成千上万的细胞进行分析，且无需物理隔离每个细胞。固定细胞后，mRNA 进行原位操作，使其连续添加标签，mRNA 形成了自己独特的标签。它克服了 Droplet-Based 技术分离细胞低效的缺点，减少了所需的标签池（图 2.4，底部面板）。

在 SPLiT-seq 中，甲醛固定的细胞被随机分配到 96 孔板中，每个孔都有唯一的标签。细胞被贴上第一个标签后进行逆转录，在这个阶段，两个细胞有相同标签的概率是 1/96。然后将细胞集中起来，清洗干净，再次在 96 孔板中随机分配。加入第二个标签后，两个细胞具有相同标签的概率为 1/9216（96×96）。这一过程可以反复进行，直到条形码组合的数量远远高于被分析的细胞的数量。细胞最终被裂解，其标记的 cDNA 被 PCR 扩增并测序。

Droplet-Based 组合索引方案

Droplet-Based 技术的低效率限制了可以设计的细胞标签的数量，也就限制了其复用能力。但使用 Droplet-Based 技术进行大规模分析比 Plate-based 技术更有潜力。新开发的 Droplet-Based 组合索引方案，如单细胞组合流体索引（scifi-RNA-seq）[41] 和液滴单细胞检测转座酶可接触染色质的测序（dscATAC-seq）[42]，应用 Droplet-Based 组合索引方案，克服了 Droplet-Based 细胞分离效率低下的限制，能够在大规模分析中充分发挥潜力。

在 scifi-RNA-seq 中，透性化细胞首先在微孔板中通过逆转录进行预索引，与 Plate-based 组合索引方案类似。然后，预索引的细胞被汇集起来，随机混合并用微流控液滴发生器进行封装。大多数液滴中可能含有不止一个的细胞，转录本在液滴内被贴上了第二个标签。因为细胞在第一轮（孔板）和第二轮（液滴）的标签是随机混合的，所以两个标签的组合使单个细胞可以被特异性识别。并且每个液滴可以封装多个细胞，scifi-RNA-seq 的细胞分离效率大大提高。

这两种方法的结合使每个反应中可测序的细胞数量指数级增长，并极大地减少了试剂用量，从而降低了成本。然而，更多的细胞数量也增加了对测序的要求，成本也随之增长。因此，根据用户的预算和要解决的科学问题来选择方法很重要。

测序技术和空间数据的集成

单细胞测序法需要分离细胞，因此会丢失每个细胞在原生组织中的空间位置信息。然而，细胞在组织中的空间组织方式，对于全面了解细胞的特性至关重要。事实上，一个细胞在组织中的"绝对"位置和它与其他细胞的相对位置，往往与细胞的功能有关。将这些信息与 RNA-seq 测量的单细胞基因表达数据相结合，还可以推断出复杂的相互作用，如细胞与细胞之间的交流。目前，scRNA-seq 数据可以与基于图像或基于测序的空间数据整合。

一个常用的基于图像的技术是荧光原位杂交（FISH）。它最初是为检测疾病中的染色体异常而设计的，通过使用与指定区域互补的荧光寡核苷酸探针，将特定的染色体位置可视化[43]。应用原始的分子原理对完整组织中的 mRNA 进行成像被称为单分子 FISH（smFISH），它可以将单个细胞（包括其亚细胞结构）及其在组织中的空间坐标可视化（图 2.5）。基于 smFISH 的空间技术在规模上差别很大，从成像几十个 mRNA/ 细胞，如 RNAscope[44] 和 SABER-FISH[45]，到通过结合标签的方法成像的数百或数千个 mRNA/ 细胞，如 MERFISH[46] 和 seqFISH[47]。通过整合 scRNA-seq 和 smFISH 数据，可将通过转录组的基因表达标注的细胞类型

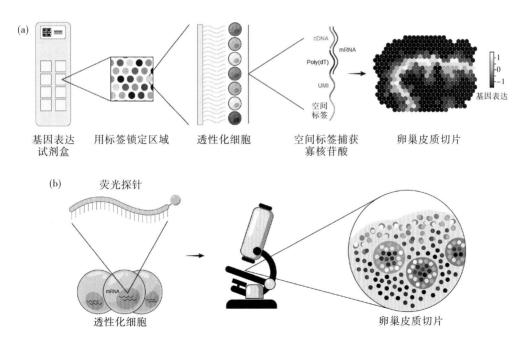

图 2.5　(a) Visium 工作流程的主要步骤示意图，这是一个基于测序的空间技术的例子。组织首先被装载到基因表达载玻片上，然后进行透化，以便所有细胞的 mRNA 能与载玻片上的条形码寡核苷酸结合。(b) 基于成像的空间技术的工作流程的主要步骤示意图。荧光寡核苷酸与透化的组织一起孵化，使其与特定的细胞 mRNA 杂交，随后在显微镜下成像

映射到组织上，组织的结构就可以依据细胞组成及其空间关系进行重建。

最近，基于测序的方法，例如 10x Genomics 商业化的空间转录组技术（Visium），允许整个转录组直接映射到组织上[48]。在 Visium 中，组织切片首先被放置在一个用于测量基因表达的芯片上，该芯片由包含数千个条码点的捕获区组成。每个点由数百万个具有独特空间条码的寡核苷酸组成。组织透化后，mRNA 可以通过扩散与底层斑点上的寡核苷酸结合。在进行逆转录后，通过 NGS 对 cDNA 进行汇集和测序，就像在进行大规模平行 scRNA-seq（图 2.5）。虽然 Visium 技术有很大的前景，但在测量整个转录组的基因表达时分辨率并不能达到单细胞，每个点的大小（约 50μ）是细胞平均大小的几倍（10~50 个细胞 / 点）。为了克服这一限制，来自同一样本的匹配 scRNA-seq，可用于将 Visium 数据从斑点级别的空间分辨率，解构为细胞级别空间分辨率[49-51]。基于测序的空间技术 Slide-seq[52]，采用了由 SOLiD 测序进行空间索引的条形码珠子，以及高清空间转录组学[53]，它使用高密度珠子阵列，通过与互补、标记、解码的寡核苷酸进行多轮杂交来解码每个珠子的位置。

单细胞生殖医学

HCA 在基础和转化研究中的潜在应用是无限的。将人类对生物学的认识提高到更高的分辨率层面后，图谱可以帮助揭示疾病的细胞基础，改进体外模型，改变药物测试。上述应用对于生殖医学尤为重要，因为在生殖医学中，人们对正常组织的生理学功能和许多常见疾病仍然知之甚少，也需要更好的体外模型来加速药物开发和测试的进程（图 2.6）。

单细胞技术

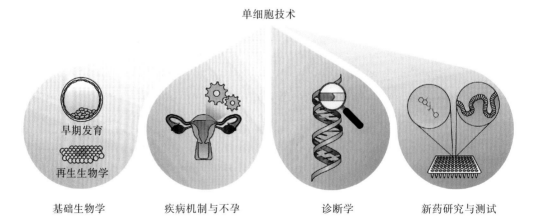

基础生物学　　　疾病机制与不孕　　　诊断学　　　新药研究与测试

图 2.6　单细胞技术对生殖医学的影响。单细胞技术已经阐明了健康生殖系统运作的生物机制，以及一些病理情况。此外，这项技术对开发和测试治疗这些疾病的新药有一定帮助

健康组织的单细胞图谱

在我们研究疾病带来的细胞失调之前，必须要有人体健康组织中细胞的分子状态的参考图。人类的生殖系统负责生产配子和激素，以及容纳和培育胎儿，这些都是高度调节的功能，需要及时激活不同的细胞表型。单细胞转录组学已经帮助揭示了人类生殖系统中细胞的多样性，如不同发育阶段的初级和次级生殖器官，并提示了许多病理状况潜在的细胞机制。

对新生儿、青少年和成年男性初级生殖器官的单细胞分析，阐明了人类精子发生时期的转录组学和发育阶段，并研究了存在于睾丸中的生殖细胞和体细胞之间的信号传导[54-57]。同样，成年卵巢的 scRNA-seq 分析提供了一个在卵泡发育的不同阶段卵巢内外部皮质的细胞类型的分子特征图[58-59]。总的来说，这些数据集是宝贵的资源，可用于剖析男性和女性不孕不育的潜在机制以及其他与生殖系统相关的疾病（如癌症），还可用于开发新的治疗方法和辅助生殖技术。

还有一些图谱研究了女性次级生殖器官，如子宫内膜[4,60-63]和输卵管[64-65]。对整个月经周期的子宫内膜进行活检后单细胞转录组分析，该组织的细胞组成具有高度的异质性，细胞类型和子宫内膜转化阶段有鲜明的特征[4,60-63]。输卵管也会随着月经周期而发生结构变化，并被认为是许多高级别浆液性卵巢癌（HGSOC）的起源细胞。对健康女性的输卵管不同的上皮细胞群进行 Droplet-Based scRNA-seq，发现了其转录程序[64-65]。依据这些转录程序对 HGSOC 进行计算解构，发现来自输卵管的早期分泌性上皮细胞可能是许多 HGSOC 的前体状态[64-65]。

疾病病灶的单细胞图谱

疾病实质是细胞功能及相互作用的破坏。在生殖医学领域的初步努力已经有所成效，例如卵巢癌方向，建立一个非生理状态下的单细胞参考图谱。这有助于发现这些疾病的异质性，探究疾病发展的机制。

在卵巢的众多恶性肿瘤中，HGSOC 在临床上占主导地位，并且具有高致死率和不良预后[66]。在诊断时，1/3 的 HGSOC 患者出现了腹水，腹水中细胞种类众多，为癌细胞提供了促进肿瘤发育的微环境[67]。使用 Droplet-Based 和 Plate-based 的 scRNA-seq 对 HGSOC 患者的腹水样本进行分析，解决了癌症、免疫和间质细胞的表达谱。它揭示了腹水中的癌症相关成纤维细胞（CAF）和巨噬细胞在患者间或患者内存在异质性，并表明 JAK-STAT 信号在恶性细胞和 CAF 中发挥作用。它还帮助重新定义了癌症基因组图谱（TCGA）所描述的 HGSOC 的免疫活性和间质亚型，发现它们分别源于巨噬细胞和 CAF，而不是来自恶性细胞[68]。

改进体外模型

建立恶性细胞和非恶性细胞的发育图谱，对于理解 HGSOC 等疾病的起源和进展非常重要。体内系谱追踪实验研究了小鼠细胞如何分化，但将这些发现运用到人类仍具有挑战性。体外模型提供了一个解决方案，使研究人员能够研究和操控发育过程。然后，当细胞在培养皿中发育或受到干扰时，scRNA-seq 可以无偏和全面地获得转录组水平上发生的变化的信息。

在 JAK-STAT 信号在 HGSOC 患者腹水中发挥潜在作用的提示下，Izar 等人使用 HGSOC 的原发细胞系和患者腹水中衍生的异种移植模型来测试 JAK-STAT 信号抑制的效果[68]。他们用针对 JAK-STAT 信号通路不同节点的化合物进行了药物筛选，并发现一种化合物 JSI-124 具有强大的抗肿瘤活性。综合来看，体内和体外分析的结果显示，抑制 JAK-STAT 信号通路可能是 HGSOC 患者的一种治疗选择[68]。

还有一些值得注意的研究，采用 scRNA-seq 来解决子宫内膜器官的异质性[69] 和原代蜕膜子宫内膜基质细胞的培养[63]。在未来使用体外模型及其相应的体内单细胞参照物进行定量比较，将提高体外模型的效率和准确性[70-71]。此外，这种比较将帮助我们开发更准确的体外模型，反映引起生殖器官形成和分化的基本发育事件。

总结与展望

scRNA-seq 是使用最多的单细胞测序方法，但在测量染色质可及性、DNA 甲基化、细胞表面蛋白、组蛋白修饰和染色体信息时无法达到单细胞分辨率[72]。此外，如本章所述，基于图像和测序的空间技术目前可用于在组织内对细胞进行解剖定位。在定义细胞类型时，整合上述数据或同时测定多种数据是很具价值的。单细胞多模态组学（即不同的单细胞基因组学方法的组合）被评为 2019 年的年度方法（"2019 年年度方法：单细胞多模态组学"[73]）。

未来会证明创建包含基因组多层调控信息的人类生殖系统单细胞参考资料，对进一步剖析生理和病理状况下的细胞机制至关重要。此外，这种多组学图谱可以作为更好的体外模型的框架。总之，单细胞测序技术正在带领我们全面了解身体的复杂性，在 HCA 中就是"一个细胞一个细胞地绘制人体细胞图谱"。

致　谢

感谢 Bio-Graphics 的科学插画家 Antonio Garcia 提供的绘图帮助，感谢 Charlotte Wright、Luz Garcia-Alonso 和 Regina Hoo 极具洞察力的评论。Roser Vento-Tormo 得到了 Wellcome Sanger 核心资金的支持（资助协议编号 WT206194），Valentina Lorenzi 得到了欧盟 Horizon 2020 研究和创新计划的支持（资助协议编号为 874741）。

作者的贡献

Valentina Lorenzi 和 Roser Vento-Tormo 撰写并修订了手稿。

参考文献

[1] Rozenblatt-Rosen O, Stubbington MJT, Regev A, et al. The Human Cell Atlas: from vision to reality. Nature News, 2017, 550(7677): 451.

[2] Regev A, Teichmann SA, Lander ES, et al.The Human Cell Atlas. eLife,2017, 5: 6.

[3] Ordovas-Montanes J, Dwyer DF, Nyquist SK, et al. Allergic inflammatory memory in human respiratory epithelial progenitor cells. Nature, 2018, 560(7720): 649–654.

[4] Vento-Tormo R, Efremova M, Botting RA, et al. Single-cell reconstruction of the early maternal-fetal interface in humans. Nature, 2018, 563(7731): 347–353.

[5] Popescu D-M, Botting RA, Stephenson E, et al. Decoding human fetal liver haemato-poiesis. Nature, 2019, 574(7778): 365–371.

[6] Ramachandran, P, Dobie R, Wilson-Kanamori JR, et al. Resolving the fibrotic niche of human liver cirrhosis at single-cell level. Nature, 2019, 575(7783): 512–518.

[7] Smillie CS, Biton M, Ordovas-Montanes J, et al. Intra- and Inter-cellular Rewiring of the Human Colon during Ulcerative Colitis. Cell, 2019, 178(3): 714–730.e22.

[8] Stewart BJ, Ferdinand JR, Young MD, et al. Spatiotemporal immune zonation of the human kidney. Science, 2019,365(6460): 1461–1466.

[9] Vieira Braga FA, Kar G, Berg M, et al. A cellular census of human lungs identifies novel cell states in health and in asthma. Nature Medicine,2019, 25(7): 1153–1163.

[10] Svensson V, da Veiga Beltrame E, Pachter L, et al. A curated database reveals trends in single-cell transcriptomics. Database: the journal of biological databases and curation, 2020, 28:baaa073

本章完整参考文献，请扫描以上二维码在线查看。若需下载，请登录 www. wpcxa.com "下载中心" 下载。

备孕夫妇的遗传风险

第 3 章

Joe Leigh Simpson, Svetlana Rechitsky, Anver Kuliev

引 言

50 多年来，基于种族的筛查已经可以确定某些疾病的无症状杂合子个体。为了能够通过基因产物（即蛋白质）来区分杂合子和纯合子无症状个体，研究者最初筛选了泰 – 萨克斯（Tay-Sachs）病和血红蛋白病来进行研究。但近年来，很显然种族筛查的临床实用性低于预期，部分原因是并非所有个体都知道自己的种族。而基于 DNA 测序的泛种族筛查现在已经开展起来，从而增加了高危夫妇的确诊率，并且至少已经确定了 5000 种稀有的孟德尔性状的遗传基础，因此具有巨大的潜在益处[1]。此外，已经确定了至少 100 000 个基因组和常见遗传疾病之间的强关联[1]。理想目标是对每次妊娠中的每个胚胎或每个胎儿进行 DNA 测序，尽管不完全可行。高龄产妇胎儿的染色体异常可以在其妊娠期进行无创检测，而高龄父亲与胎儿染色体异常无关，但与单基因疾病的原始突变频率增加有关。

高风险检测的原理

备孕夫妇自然希望知道他们的孩子是否会健康，所以这项技术适用于那些能够自然受孕的人和正在接受不孕不育症治疗的人。但令人担忧的是，有 2%~3% 的活产儿患有严重的先天异常或基因遗传，由于染色体异常（0.6%）、单基因疾病（1%）或多基因遗传疾病（1%），其中一半的婴儿在出生时就表现出明显异常。

理论上，妊娠前风险评估可以对后代进行一级预防。一个很好的例子是给予母亲维生素（叶酸）制剂[2]，母亲服用叶酸可将后代脊柱裂的发病率降低 75%，但其他案例很少有如此大的影响。这种方法的一个主要问题是：在美国，50% 的妊娠是计划外的，即使是计划妊娠，父母也很少提前咨询并采取合适的预防性措施去阻止疾病的发生。而通过胚胎植入前遗传学检测（PGT）技术可以检测出胚胎是否为非整倍体（PGT-A），或是否携带某些可导致单基因病的突变基因（PGT-M）。

一旦确定临床妊娠，就可以使用几种方法来最大限度地增加正常活产。具体方法取决于所关注疾病的病因和孕妇的妊娠阶段。在妊娠早期，可以进行绒毛膜绒毛取样评估；在妊娠中期，可以进行羊膜腔穿刺术得到羊水细胞。通过这两种方法获得的 DNA 可以对目标区域甚至整个外显子区域（WES）或全基因组（WGS）进行测序。 而无创产前检测（NIPT）则利用了母体血浆中游离的胎儿 DNA，来识别染色体异常和可能的单基因疾病。

家族史

家族史有助于确定特定家族中发生染色体异常、单基因疾病和多基因疾病的风险。反过来，这些信息将指导医生对其进行相关的基因检测，以评估发生疾病的风险。家族遗传史包括询问一级亲属（兄弟姐妹、父母或儿女）、二级亲属（侄子 / 侄女、叔叔 / 阿姨、祖父母或孙子 / 孙女）和三级亲属（父母的第一代表兄弟姐妹）的健康状况。同样，也需要询问精子或卵母细胞捐赠者的家庭成员的遗传史。详尽的病史往往会体现出疾病潜在的相关性，但很少需要正式的临床遗传史进行确诊和指导，因为大多数疾病的发现都非常简单明了，一位有经验的生殖医学专家就可以根据相关的特定风险提供建议。如果风险足够低，则可能不需要有创手段或其他检查。三级亲属的出生缺陷很少会引起关注。与普通人群相比，二级或三级亲属中多基因疾病引起的心脏缺陷几乎不会增加风险。然而，患有某些常染色体显性遗传疾病的二级亲属（如祖父母）就可能需要对其孙子或孙女进行体格检查，他们可能会表现出可遗传基因突变的体格特征。例如，出现多发性咖啡牛奶斑，特别是位于腋窝区域的，表明很有可能是神经纤维瘤病。

家族史中有反复流产、死产或异常活产婴儿时，都需要进行遗传咨询和实验室检测。反复流产的女性染色体重排的风险增加，尤其是该患者年龄小于 25 岁并且其姐妹也有流产史[3]，这就需要医生提供建议，并告之具体的诊断方法。

应始终记录父母的生育年龄。因为高龄产妇会增加子代成为非整倍体的风险[4]，虽然父亲年龄的增加几乎不会增加非整倍体子代的风险，但具有细胞学异常（如细胞破损）的精子可能与 DNA 修复缺陷导致的不良妊娠结局有关，已有研究表明单基因突变的风险随着父亲年龄的增长而增加。然而，没有规定超过某年龄阈值将不能捐赠精子或卵母细胞，每个生殖医学机构都应制定并坚持自己的一贯政策。

种族也是一个需要被记录的因素。一些常染色体隐性遗传病非常普遍，因此建议对无症状个体进行广泛的携带者筛查。本章末尾和第 4 章将讨论泛种族筛查，现已能够筛查数百种单基因疾病，以检测携带者来识别高危妊娠。

通常我们认为接受不孕不育症治疗的个体没有遗传病，但真实情况必须得到证实。一个表面上健康但不孕不育的成年人，实际上可能具有轻度表达的单基因疾病特征，无论表达程度如何，这些个体都可能具有能传递给后代的突变基因。在不孕不育症诊疗时可能会首次发现染色体异常，例如 47，XXY 克兰费尔特（Klinefelter）综合征伴无精子症；患有先天性双侧输精管缺失（CBAVD）的男性可能具有囊性纤维化基因的致病性突变，他可能有一个 ΔF508 等位基因和一个异常的 5T 等位基因，如果表现正常的伴侣是 ΔF508 杂合子，则后代中纯合子 ΔF508 囊性纤维化的风险是 1/4。

胚胎或胎儿的形态学或发育异常可能是由于致畸因素（处方药、化疗药物、放射线）干扰造成的，否则他们本该是正常的。虽然相当多的媒体和家长已经关注到了这一点，但实际上很少有已证实的致畸剂。产科和儿科教科书列出了致畸药物、致病病毒和环境毒物，后者常常难以定义，最常见的有害环境毒物是汞、重金属、邻苯二甲酸盐和杀虫剂。这些化合物的环境暴露水平通常不会上升到临床关注的水平，但如果暴露是在职业环境下，情况就可能不同，因此妊娠期女性常需要变动工作内容。

染色体异常和出生缺陷的一级和二级预防

尽管在技术上通过第一极体（PB1）进行妊娠前分析已经成为可能，但非整倍体后代的一级预防通常是不可实现的，因为在这个阶段，受精尚未发生，减数分裂中期的卵母细胞可以复原。但可以通过分析第一和第二极体（PB2）的序列来预测活产结果，PB2 在母体和父体胞核（配子）融合产生受精卵之前被排出。但妊娠前检测筛查到不常见（达 5%）的父系非整倍体是不可能的。另一种形式的一级预防是 PGT-A[5-6]，通过胚胎选择来排除受影响的胚胎，从而可以避免受影响的胚胎植入而无需终止临床妊娠。

二级预防取决于规范的产科诊疗。通常对孕妇的检查是有创产前诊断［羊膜穿刺术或绒毛膜绒毛取样（CVS）］，发现每 200 名活产婴儿中就有 1 名存在染色体异常，而最吸引临床关注的是三倍体活产婴儿[7-9]，这与产妇高龄有关[10-12]，三倍体的出现通常发生在减数分裂期间。产妇 35 岁时 21- 三体的活产风险为 0.30%（3/1000），妊娠中期的患病率（通过羊膜穿刺术评估）为 0.33%，而妊娠早期的患病率（通过 CVS 评估）为 0.39%[11]。妊娠早期较高的患病率反映了针对非整倍体胚胎和胎儿的自然选择[12]。

妊娠特异性流行病学适用于全部的染色体异常及特殊的三体。除了 21- 三体以外，随着妊娠的进展，其他三体的患病率下降会更快[11]。染色体异常造成 50%~60% 的妊娠早期流产，5%~10% 的死产，以及仅 0.6% 的活产婴儿。

复发性非整倍体

在一个非整倍体后代（活产或流产）之后，产生另一个非整倍体后代的风险增加。再次活产三体的可能性约为 1%[12]，因此建议常规进行产前基因诊断。连续流产的染色体结果可以证明非整倍性妊娠可以复发。说明在连续妊娠中，染色体状态不是随机的。相反，单次流产更有可能是复发性非整倍体或复发性整倍体[13-15]。也就是说，如果第一次流产的胎儿染色体是非整倍体，那么第二次流产的胎儿染色体也是非整倍体的可能性就会增加。复发性非整倍体不仅涉及三体，还可能涉及其他染色体异常。这一结果的意义在于，最初的非整倍体产生了致死染色体（如 20 号染色体三体），但随后的流产则涉及活产相关的染色体（如 21 号染色体三体）。因此，任何非整倍体流产后都应进行有创产前基因诊断或 PGT-A。

复发性非整倍性存在合理的生物学解释。减数分裂和有丝分裂受基因控制，而突变可能由失败的 DNA 修复、错误的染色体配对或同源染色体重组引起，染色体分离可导致胚胎出现染色体异常，出现三体流产或三体活产。流产胚胎的染色体情况可以通过从母体血浆中回收所谓的无创染色体游离细胞 DNA 分析来确定。该方法通常用于评估妊娠中的活产 13、18 和 21- 三体，但也可应用于所有妊娠中的所有染色体，包括那些导致流产的染色体。

染色体易位

进行有创产前诊断或流产后产物分析后，可以进行核型分析以确定染色体重排。其中，染色体易位是指不同染色体的区域交换，母亲年龄不会影响它的发生，也不会出现表型异常。如果怀上一个出现新发染色体结构改变（即父母双方都没有染色体重排）的孩子，则在下一次妊娠中，另一个子代受影响的风险为 1%。生殖系嵌合体很好地解释了这一种情况，这种异常的指示病例可能是由单个亲本配子引起的。临床上平衡易位最常出现在反复流产或孩子有先天缺陷的夫妇身上，其复发的可能性远高于原始的 1%。

染色体相互易位涉及两条或多条染色体之间的染色体物质交换，断裂常发生在长臂或短臂的不同位置，故特定染色体片段的重复或缺失决定了表型，如果没有明显的表型改变，则称易位是平衡的。罗伯逊易位涉及两个近端着丝粒染色体之间的融合[13-15,21-22]。因为近端着丝粒染色体的基因组主要集中在长臂上，而短臂非常小且仅编码核糖体 RNA，所以两条近端着丝粒染色体常有效融合，因此在具有正常表型的罗伯逊平衡易位中，是 45 条染色体，而不是通常的 46 条。

在经历反复流产的夫妇中，通常建议进行染色体核型或微阵列比较基因组杂交技术（array CGH）。如果检测到染色体异常，则在辅助生殖技术（ART）周期中成功妊娠的可能性会大大降低，因为染色体分离会导致胚胎染色体数量不平衡，从而无法足月妊娠。表 3.1 显示了一对夫妇（其中一方发生了染色体易位）的一组胚胎，需要通过 PGT-SR 选择。

表 3.1　具有染色体 4 和 17[46，XY，del（4；17）（q35；q23）] 相互异位的一对夫妇的胚胎关于非整倍体（PGT-A）和染色体重排（PGT-SR）的植入前基因检测情况

周期	胚胎	结果	解释	胚胎移植
1	4	复杂的染色体异常	不平衡 / 异常	否
2	1	46，XY，del（l7）（q23.1;q25.3）	不平衡 / 异常	否
	2	46，XY/NGS（1–22）X2，（XY）X1	正常 / 平衡的男性	是
	4	45，XY，−21	非整倍体	否
	5	复杂的染色体异常	不平衡 / 异常	否
	10	45，XX，−14	非整倍体	否

易位携带者的频率和管理

在经历反复流产的夫妇中，有 2% 其中一方表现出平衡易位 [7, 16]。Stephenson 和 Sierra 研究了 1893 对夫妇，发现其中 51 对有结构重排 [16]。在 51 对中有 28 人发生交互易位，12 人发生罗伯逊易位，7 人发生倒位，4 人发生其他重排（例如，过多的着丝粒异染色质）。女性的平衡易位频率高于男性，如果存在死产或异常活产的家族史，则频率更高。易位杂合性与高龄产妇或连续流产无关。在 1 次、2 次或 3 次流产后，检测到平衡易位的可能性并没有实质性的差异。

平衡易位导致异常活产的可能性

在染色体正常分离的情况下，如果父母中有一方是平衡易位，则后代可能不平衡也可能平衡，故需要进行医学检测后才能给予不同的处理。在 2 次或 3 次的流产（无论是否连续）后，一般推荐检测父母核型。英国皇家妇产科学院（RCOG）[17]、欧洲人类生殖和胚胎学会（ESHRE）[18] 及 Anton[19] 认为：平衡易位的可能性很低（2%），它所导致异常活产的可能性与染色体倒位一样低 [19]。因此，检测亲本核型可能不具有低成本 – 效益。Franssen 等人做了一个很有用的表格，以评估在经历反复流产的夫妇中检测到平衡易位的可能性，并且同时考虑母亲的年龄、之前的流产次数以及是否有流产的同胞，其中，一对夫妇（女方年龄小于 25 岁）的平衡易位可能性最高，因为女方经历了多次流产，且还有一个流产的同胞 [3]。

理论风险与经验风险

虽然可以推断具有平衡的染色体相互易位的父母生出具有不平衡易位后代的

理论风险，但经验数据显然更有用，因为理论风险常大于经验风险[20]，所以临床适用性较差。然而，经验数据并不总是可用于染色体相互易位，因为即使涉及相同的两条染色体，甚至是相同的臂（短臂或长臂），染色体断点都很可能会有所不同。因此，只能从不同染色体易位的汇总数据中进行归纳。

相较而言，罗伯逊易位的经验数据更常见。对于 t（14q；21q）易位的女性，不平衡易位后代的经验风险约为 10%，而同样具有这种异位的男性的风险则低于 2%。除 21 号染色体以外的其他染色体的罗伯逊易位显示出较低的活产经验性风险，在 t（13q；14q）易位中，13- 三体的活产风险为 1% 或更低。与 t（14q；21q）相比，较低的活产风险可能反映了涉及 13、14、15 或 22 号染色体的三体或单体比涉及 21 号染色体的致死率更高。

在父母平衡易位的情况下，影响经验风险的一个变量是识别模式，如果通过反复流产确定父母染色体平衡易位，则活产后代不平衡易位的风险为 3%，但当后代异常活产时则可确定为其不平衡易位风险为 20%。

易位携带者活产的累积可能性

不同于染色体分离不平衡，由于多次流产而确定易位的夫妇有可能获得任何活产后代，他们成功妊娠的累积可能性（65%~70%）与普通人群的活产率没有本质区别[8, 16]。然而，可以成功妊娠的时间（5~6 年）比没有易位的夫妇要长得多[21]。对于年轻夫妇来说，花费更多时间备孕可能并不令人担忧，但对高龄夫妇来说，时间将平均延迟 5~6 年则是大问题，所需时间的增加反映了给定周期中不平衡易位胚胎的比例很高。如表 3.1 所示，在 PGT-SR 和 PGT-A 检查的队列中，几乎所有胚胎染色体不平衡易位的情况并不少见。因此，建议使用 PGT-SR 检查以实现整倍体胚胎的成功妊娠。

染色体倒位

染色体倒位在机制上与易位不同，但也会导致临床上的反复流产或异常活产。倒位个体在表型上是正常的，但他们染色体上的基因顺序是颠倒的。当单个染色体有两个断裂点时，就会出现这种情况：在臂间倒位中，一个断裂发生在短臂上，另一个断裂发生在长臂上；在臂内倒位中，两个断裂都发生在同一条臂上（短臂或长臂）。在任一倒位中，都会发生 DNA 修复，但在此过程中，所涉及的染色体片段会倒置 180°，因此，相关染色体上的基因序列也被颠倒了[22]。例如，原始基因序列 ABCDEFGH 可能变成 HGFEDCBA。Stephenson 和 Sierra 在 1893 对反复流产的夫妇中发现了 7 次倒位（0.37%）[16]，而 Goddijn 在 1324 对夫妇中检测到 9 次倒位（0.68%）[8]。可以基于基因条带序列改变，通过核型检测足够长度的倒位，重要的是，仅基于 DNA 数量的微阵列比较基因组杂交技术

（CGH）或二代测序（NGS）平台无法识别平衡倒位，因为DNA含量是保持不变的，但基于单核苷酸多态性（核型图）的分析则可以提供更多信息。

倒位杂合子出现临床不良结果的机制起源于细胞分裂。在有丝分裂或减数分裂中，会有染色体交换以确保有序的染色体分离，即使有一个基因序列被倒位，这个过程仍然会发生，从而造成了一些染色体区域被复制，而另一些则缺乏[22]。根据涉及不同染色体的汇总数据，有臂间倒位的女性有7%的异常活产风险，而男性有5%的风险[9]。与易位类似，通过表型正常的先证者确定的臂间倒位，比通过表型异常的先证者确定的臂间倒位更有可能生出表型正常的活产儿。

在臂内倒位中，重组后的染色体会显示出大的重复或缺陷区域。从理论上讲，不平衡染色体活产儿的可能性很低，因为大多数这样的重组染色体都是致死的，据报道，不平衡染色体存活后代的综合概率为4%[19]。

单基因疾病的风险

蛋白质编码区被定义为外显子，编码人类基因组中的21 000个基因，占基因组的1.5%。现已发现至少5000种遵循孟德尔遗传的疾病起源于外显子[1]。其余98.5%的基因包含非编码DNA，被认为负责基因调控，非编码区（内含子）可以分隔编码基因或散布在有显著临床意义的外显子基因之间。在单个基因位点，可能会出现许多不同的基因突变；而在双重杂合子中，两个不同的等位基因可能显示不同的不利的碱基突变；两个不同的基因位点（复合杂合子）也可能存在影响单一表型的等位基因致病突变。因此，外显子和内含子都是正常表型所必需的。

新生儿筛查

过去只有发病的孩子出生后，或其他家庭成员发生此类事件后，才会发现有单基因疾病风险的夫妇。但在20世纪50年代，某些地区已经开始通过新生儿筛查计划检查受影响的儿童。目前，美国每个州都强制要求针对35种或更多遗传疾病进行此类立法[23]，每年至少有5000名无症状的美国新生儿通过新生儿筛查计划被确诊，筛查发现每300名新生儿中就有1名需要接受特殊饮食治疗，其中5种最常见的新生儿疾病是：①耳聋，一个高度异质性疾病；②先天性甲状腺功能减退，同样也是异质性疾病；③囊性纤维化，虽然只涉及一个基因但具有分子异质性；④镰状细胞性贫血，常发生在非裔美国人中，通常由β-珠蛋白基因（Glu6Val）的单一致病突变引起；⑤中链酰基辅酶A脱氢酶（MCAD）缺乏症，也是异质性的。与筛查的35种疾病中的大多数一样，后3种是单基因代谢疾病，但值得注意的是，通过脉搏血氧仪筛查的心脏异常频谱与之不同[24]。

通过新生儿筛查检测到的先天性代谢异常，是基于检测到异常的基因产物蛋白质或二次代谢产物确定的。举个例子，苯丙酮尿症（PKU）是通过串联质谱法检测苯丙酮酸来确诊的。尽管许多 DNA 突变是导致大多数新生儿疾病的原因，但与基因产物（蛋白质）检测相比，基于 DNA 的检测在某种程度上是不具有优势的，因为很少百分百检测到致病 DNA 的突变。相比之下，基于蛋白质的检测（如泰 - 萨克斯病）只需一个可靠的定量终点（泰 - 萨克斯病的氨基己糖苷酶 A 活性），就可以直接或间接进行检测。但检测 DNA 的方法可以用于补充一些基于蛋白质的诊断算法。

基于种族的携带者筛查

对于后代有患单基因疾病风险的夫妇来说，在妊娠前知道这种风险显然是更有利的。大多数常染色体显性遗传和 X 连锁隐性遗传疾病的致病突变是已知的，但还有很多未知突变。可以通过妊娠前 DNA 测序评估遗传风险，这对于至少 1000 种明确定义的常染色体隐性遗传病来说是可行的；而在妊娠期则可以采用产前基因诊断，也可以进行靶向或全基因组测序（WGS）或全外显子组测序（WES）。

50 多年来，研究人员一直致力于在无症状个体中识别常染色体隐性突变遗传病的杂合子。如果夫妇双方都是同一疾病的杂合子突变，那么其后代是纯合子的风险为 25%，后代可能患上疾病。通过携带者筛查，杂合子识别可达到 ≥ 95% 的检出率，筛查测试的阴性结果大大降低了个体是突变基因携带者的可能性。

理想情况下，夫妇双方将同时接受筛查，但携带者筛查也可以从风险更大的一方开始（基于家族史或种族）。如果一方是基因突变的杂合子，则另一方也应该被筛查；如果双方都是携带者，则应告知这对夫妇他们能做的选择：有创产前诊断（CVS 或羊膜穿刺术）、PGT-M、供体配子（卵子或精子）。

如果一对夫妇被证明有患常染色体隐性遗传病的风险，那么他们的其他亲属也可能有风险，所以他们的家庭成员，特别是兄弟姐妹或有前伴侣关系的后代，将受益于携带者筛查。若已知一名家庭成员存在潜在风险，则应实施这项筛查。但重要的是，必须先获得已知具有突变等位基因的人的许可，然后才能将其基因检测结果透露给他人，最好与受基因突变影响的夫妇沟通，这样他们可以向亲人解释这项检查以及为什么要做这项检查。

最初，因为 DNA 测序尚未开发，只有基于蛋白质的方法适用于基因筛查。在 DNA 测序可用之前，美国妇产科学院（ACOG）认为仅有少数疾病适合基于种族的携带者筛查[25]，而美国医学遗传学和基因组学学会（ACMG）则建议相似但不相同的疾病也可以进行筛查。

第一个携带者筛查计划是针对犹太人血统的泰 - 萨克斯病。这项研究从 20 世纪 70 年代开始，利用了在纯合正常（100% 活化）、杂合突变（50% 活化）或纯合突变体（3% 或更少）中由致病基因编码的氨基己糖苷酶 A 的活性不同，也利用了氨基己糖苷酶基因（编码氨基己糖苷酶 B）不同，从而可以根据基因产物氨基己糖苷酶 A 和 B 的相对比例来进行携带者的检测。

除此之外，最初的携带者筛查计划也包括血红蛋白病[25]。其中镰状细胞贫血症普遍存在于非裔或非裔美国人中，每 12 人中就有 1 人是镰状细胞性贫血的杂合子（即具有镰状细胞的表型）。大多数非裔或非裔美国人后裔受影响，是因为编码血红蛋白的 β－珠蛋白基因 6 号密码子错义突变，这是一种单碱基的致病性变异，导致 β－珠蛋白中的缬氨酸被谷氨酸取代。来自中东的少数病例也有其他血红蛋白病突变，但无论是什么种族，都可以通过血红蛋白电泳（评估基因产物蛋白质的运动性）来检测杂合性，血红蛋白电泳还用于筛查 β 地中海贫血携带者，这种血红蛋白病在希腊人、意大利人（尤其是西西里人）、土耳其人、阿拉伯人、伊朗南部人和亚洲的印度人中更为常见。携带者检测基于非缺铁性贫血的症状，特征是平均红细胞体积小于 80 fL（小细胞低色素性贫血）和正常的铁饱和水平。血红蛋白电泳将显示血红蛋白 β 降低，但血红蛋白 F 升高是 β 地中海贫血的特征[26]。而现在针对该疾病已经有了标准的基于 DNA 的检测方法。

基于 DNA 的扩大化泛种族携带者筛查

目前，基于 DNA 的筛查使普遍的泛种族携带者筛查成为可能，而分子技术的进步更使 DNA 测序成为可能。这样，夫妇双方就不必是同一种族或具有相近的风险[27]，并且可以同时筛查数百种疾病。ACOG、美国遗传咨询协会（NSGC）、ACMG 和美国围产儿保护基金会都支持泛种族筛查[28-29]。ACOG 明确指出：种族特异性、泛种族和扩大化携带者筛查是妊娠和产前携带者筛查的可接受策略[28]。这些建议取代了 ACOG 曾在基于蛋白质的种族携带者筛查时代提出的意见[26]。

基于 DNA 的筛查实际上开始于 20 世纪 90 年代，当时人类基因组计划正处于发展中，尽管其基础条件比现在更加有限。泰－萨克斯病携带者的筛查最初仅依赖氨基己糖苷酶 A，但在大多数德裔犹太人的泰－萨克斯病病例中，只有少数是由碱基突变造成的，筛选这些突变时发现了携带者具有高杂合子频率。德裔犹太人其他的常染色体隐性遗传病也可以进行类似的筛查，因此，ACOG 建议对海绵状脑白质营养不良（Canavan disease）和家族性自主神经功能障碍症进行携带者筛查[25]，并考虑其他在该种族中常见的疾病：Ⅳ 型黏脂贮积症，A 型鞘磷脂沉积病，范科尼贫血 A、B、C 型，布卢姆综合征，戈谢病（GBA），朱伯特综合征，家族性高胰岛素血症（ABCC8），枫糖尿病（BCKDHA、BCKDHB、DBT），以及厄舍综合征。除了海绵状脑白质营养不良和家族性自主神经功能障碍症，ACMG 还建议筛查 A 型鞘磷脂沉积病和布卢姆综合征。这些疾病的基因组可检测出 95%~99% 的杂合性，同样的方法后来被应用于携带其他突变基因的泛种族夫妇。

从此，为了对有较高遗传疾病风险的夫妇进行检测，基于 DNA 的筛查就开展起来了。囊性纤维化是第一个单独在一个致病突变基因面板上进行筛查的此类疾病。不同种族的囊性纤维化患病率不同：高加索人杂合子概率为 1/25，德裔犹太人为 1/24，非裔美国人为 1/65，西班牙裔美国人为 1/46，亚裔美国人为 1/94[30]。AMCG 和 ACOG 联合开发了一个泛种族的基因面板（DNA panel），由囊性纤维化基因携带者中最常见的 23 种突变组成[30]。但值得注意的是，专家组并没有试图涵盖全部的囊性纤维化基因突变（数百个）。

基于 23 种突变基因面板的筛查最初仅用于高加索人和德裔犹太人。在这两个种族中，基于初始 23 种基因突变面板的杂合子检出率分别为 88% 和 94%，而在其他种族群体中检出率较低，因此这项筛查计划只是初步证实了它的可行性。但后来 ACOG、ACMG 和 NSGC 更新了建议，现在可以向所有种族提供囊性纤维化携带者筛查[31-33]。

在如今扩大化的泛种族筛查之前，已经确定了另外两种被 ACMG 或 ACOG 推荐进行 DNA 筛查的疾病：脊髓性肌萎缩症（SMA）和脆性 X 综合征（FMR1）。在多数人群中，常染色体隐性遗传病 SMA 的杂合子率为 1/40~1/60，但在西班牙裔中较低[34]。该疾病的致病基因编码运动神经元生存蛋白 1（SMN1）。长期以来，ACMG 坚持建议进行人群筛查[34]，但 ACOG 建议仅对有阳性家族史的夫妇进行筛查[28-29]。SMN1 携带者的筛选比较复杂，因为在 5 号染色体的每个拷贝上，SMN1 作为两个单独的功能拷贝重复存在，所以每个个体总共有 4 个功能拷贝。如果 DNA 分析报告个体具有 2 个 SMN1 拷贝，则会令人感到困惑，这可以解释为每个同源染色体具有一个突变等位基因（反式）拷贝，或单个染色体具有两个突变等位基因（顺式）拷贝但在同源染色体中没有拷贝。在后一种情况下，如果另一方同样提供缺乏野生型 SMN1 基因拷贝的染色体，则没有拷贝的染色体可能会导致胚胎受影响。

另一种一直在探索的遗传病是 FMR1，这是男性最常见的遗传性智力障碍疾病（1/3600）。该病的分子基础涉及密码子 CGG 重复序列的扩增，在未受影响的个体中，CGG 的平均重复数为 32~33，如果 CGG 重复超过 200 个，则几乎所有男性和大多女性都会出现智力低下。男性减数分裂中 CGG 扩增数不会增加，但在女性减数分裂中会增加。所以，在 CGG 重复数少于 200 个的女性中，减数分裂可能使 CCG 数量增加，并导致其男性后代遗传到具有超过 200 个 CGG 重复的等位基因。ACOG、ACMG 和 NSGC 都建议对有脆性 X 综合征家族史的女性进行筛查检测，但不建议对一般人群进行筛查。在美国，没有已知风险因素的女性脆弱 X 基因携带率为 1/257[35]，但建议对以色列人群进行脆性 X 基因携带者筛查。在生殖相关方面，具有 55~199 个 CTT 重复（前突变）但未表现出智力低下的女性，其卵巢功能早衰的风险增加（15%）。

泛种族携带者筛查中的遗传咨询

如今泛种族扩展携带者筛查（ECS）涵盖了如此多的遗传疾病，以至于为每对夫妇提供要筛查的每种疾病的所有信息已不再实际。幸运的是，供应商提供了实用的手册和在线信息，以配合筛查和解释检测结果。一种实用的方法是推迟针对特定疾病的详细咨询，直到一对夫妇被证明有患特定疾病的风险。

第4章详细介绍了可用的平台和分子方法学。大约有400种可能的候选基因[36]，筛查由一个或多个平台（供应商）提供。所以DNA测序的成本不再是决定要筛查的疾病数量和决定要询问的致病等位基因数量的主要障碍。检测基因拷贝数变异（CNV）可提高携带者检出率，尤其是传统方法难以测序的基因，例如FMR1、SMN1、21-羟化酶缺乏所致先天性肾上腺增生及 α 地中海贫血，而且对于囊性纤维化和 Duchenne/Becker 型肌营养不良，检出率接近 100%[36-37]。

虽然没有为泛种族面板规定具体疾病数量，但并不是疾病种类越多越好，因为随着疾病数量的增加，复杂性也会增加。例如，在一项研究中，筛选的前 18 种疾病占突变的 84%，而接下来的 73 种疾病仅增加了 11%[38]。此外，必须考虑到临床意义未知的变异（VUS）随检测不断积累。尽管如此，扩大携带者筛查的价值是毋庸置疑的。Hogan 等人使用了一个面板，就检测出 1/22 夫妇有患某病的风险，且 1/300 的胎儿将受到影响[37]。

扩大携带者筛选和成年期疾病的体外受精

携带者筛查的最初目标是识别有儿童发病风险的妊娠，目前这仍然是主要目的。然而，扩大携带者筛查以识别纯合子后代幼年发病风险的夫妇，可能会在无意中识别出具有另一种成年期发病风险的杂合子个体。例如常染色体隐性遗传病范科尼贫血（FAN），或常染色体隐性遗传性共济失调毛细血管扩张症（ATM），这两种疾病的儿童期发病情况都是由 DNA 修复缺陷引起的，但只有纯合子胎儿有患这些儿童期疾病的风险。然而，在筛查过程中也发现杂合子女性患乳腺癌的风险增加。在另一种情况下，接受乳腺癌治疗的女性可能会通过基因面板进行检测，以确定癌症易感基因的存在，10%~15% 的乳腺癌病例是由可遗传的癌症易感基因导致的。

美国国家癌症研究所（NIH）列出了 31 种家族性癌症易感综合征[39]，大多数是成人发病和常染色体显性遗传。当家庭成员（如母亲）被诊断患有癌症并进行了致病基因和可遗传突变检测时，通常生殖医学和体外受精方面的问题会引起关注。尽管受影响的夫妇通常已超过生育年龄，但她的后代通常还在生育年龄并且希望生育，如果突变是常染色体显性遗传（如 BRCA1），则病例的女儿有 50% 的可能性遗传了该突变，她很可能希望避免将家族突变等位基因遗传给她的后代（病例的孙子）。所以，PGT-M 是首选的产前诊断方法，有一半或更多的高危夫妇选择 PGT-M。对于任何单基因疾病，绒毛取样或羊膜腔穿刺术都可以检测到受影响的胎儿，但最终可能需要终止临床妊娠。而 PGT-M 通过在妊娠前选择未受影响的胚胎进行移植来避免这种情况，从而不必担心以后需要终止临床妊娠。因此，近年来因遗传性癌症而进行的 PGT-M 周期数增加了 2 倍。

在寻求 PGT-M 治疗成年期发病的家庭中，分子异质性通常存在并且必须加以考虑，这与许多儿童期发病的情况形成鲜明对比，尤其是某些种族中高患病率的疾病（如泰 - 萨克斯病）。绝大多数携带者是数量有限的致病突变。例如，在非裔美国人的镰状细胞贫血症病例中，几乎所有病例都涉及编码部分血红蛋白 A 的 β - 珠蛋白基因的 6 号密码子。而成年期疾病癌症的情况通常不同，它多以常染色体显性遗传方式遗传。在生殖基因发展中，我们为 151 个具有 BRCA1 致病变异的家庭和 119 个具有 BRCA2 致病变异的家庭进行了 PGT-M。在 BRCA1 变异的 151 个病例中，有 71 个（47.0%）高危家庭中显示 187delAG 的单一缺失，而在其他 14 个家庭（9.3%）中，致病变异为 5385insC。在一个以上的家庭中发现了 6 个其他变异，但仅在一个家庭中发现了 44 个其他变异。有 BRCA2 变异风险的 119 个家庭的频谱相似，最常见的 BRCA2 致病变异是 6174delT，存在于 51（42.9%）个高危家庭中。但在两个不同的家庭中发现了另一种致病性 BRCA2 变异，且仅在一个家庭中检测到了另外 46 个其他变异。

在其他成年期发病的常染色体显性遗传疾病中也会出现相同的临床诊断结果。最常见寻求 PGT-M 的疾病是遗传性心脏病长 Q-T 综合征（LGT1、LGT2、LGT8）、肥厚型心肌病（CMH1、CMH4、CMH8）和扩张型心肌病（1A、1DD、1E、1G 型）。在这些常染色体显性遗传疾病中，常常因为一名家庭成员出现运动费力而被诊断，所以育龄亲属通常更倾向于通过 PGT-M 进行产前基因诊断。

对常见复杂疾病的基因筛查正在越来越多地被探索，相关疾病包括出生时单个器官系统的结构性缺陷（如腭裂、髋关节发育不良、心脏异常），其一级亲属的复发风险为 2%~5%；在某些成年期发病的疾病（如高血压、糖尿病）中，则有 10%~15% 的复发风险，这些疾病被认为是许多不利基因累积作用的结果。这说明个体异常风险的比值比基于风险等位基因的存在与否。

后代患长期威胁生命的疾病的风险增加 10%~15% 时，就适合使用 PGT-M。但在预测具有常见复杂疾病风险的胚胎结局时，目前的一个障碍是致病等位基因的数量在很大程度上仍然未知。有人进行了一项涉及先天性巨结肠疾病的描述性研究，这是一种传统上仅根据性别和受累结肠长度（长段或短段）进行分层，计算经验风险从而提供咨询的疾病。Tiligman 等人在 190 个指示病例和 47 名一级受累亲属中发现了大量高危等位基因或拷贝数目变异[40]，并通过对最常见的致病变异进行计量，得到可以解释的比值比，从而对存在风险的妊娠进行预测。在这些常见的复杂疾病中，虽然将胚胎分为受影响和未受影响的表型似乎有争议，但选择最不可能受到影响的胚胎是明智的。

参考文献

[1] Collins FS, Doudna JA, Lander ES, et al. Human Molecular Genetics and Genomics - Important Advances and Exciting Possibilities.N Engl J Med,2021,384(1):1–4.

[2] Viswanathan M, Treiman KA, Kish-Doto J, et al.Folic Acid Supplementation for the Prevention of Neural Tube Defects: An Updated Evidence Report and Systematic Review for the US Preventive Services Task Force. JAMA,2017,317(2):190–203.

[3] Franssen MT, Korevaar JC , Leschot N J , et al. Selective chromosome analysis in couples with two or more miscarriages: case-control study.BMJ,2005,331(7509):137–141.

[4] Morris JK, Wald NJ ,Mutton DE ,Alberman E . Comparison of models of maternal age-specific risk for Down syndrome live births.Prenat Diagn,2003,23(3):252–258.

[5] Zegers-Hochschild F, Adamson GD, Dyer S, et al.The International Glossary on Infertility and Fertility Care, 2017. Hum Reprod, 2017, 32(9) :1786–801//Feertil Steril,2017,108:393–406 （Simultaneous Publicatiosa）.

[6] Kuliev AM, et al. Practical Preimplantation Genetic Diagnosis. 3rd ed. London, Heidelberg, New York: Springer-Verlag,2020.

[7] Simpson JL, et al. Fertil Seril, 1981,36:584–590.

[8] Goddijn M, Joosten JHK ,Knegt AC, et al. Clinical relevance of diagnosing structural chromosome abnormalities in couples with repeated miscarriage. Hum Reprod, 2004,19(4):1013–1017.

[9] Pettenati MJ, Rao PN , Phelan MC, et al.Paracentric inversions in humans: a review of 446 paracentric inversions with presentation of 120 new cases. Am J Med Genet,1995,55(2):171–187.

[10] American College of Obstetricians and Gynecologists. Obstet Gynecol,2016,127:e123–137.

[11] Benn PA. In Genetic Disorders and the Fetus. 6th ed. （Milunsky A, Milunsky JM, eds.）. Oxford, Chichester, Hoboken: Wiley-Blackwell, 2010: 194–312.

[12] Snijders RJ, Nicolaides KH. Ultrasound Markers for Fetal Chromosomal Defects. NewYork: Parthenon, 1996.

[13] Warburton D,Kline J, Stein Z, et al.Does the karyotype of a spontaneous abortion predict the karyotype of a subsequent abortion? Evidence from 273 women with two karyotyped spontaneous abortions. Am J Hum Genet, 1987, 41(3):465–83.

[14] Warburton D,Dallaire L, Thangavelu M, et al.Trisomy recurrence: a reconsideration based on North American data. Am J Hum Genet, 2004, 75(3):376–85.

[15] Simpson JL, Gabbe SG, Niebyl JR, et al. In Obstetrics Normal and Problem Pregnancies. 7th ed,2017:578–94.

本章完整参考文献，请扫描以上二维码在线查看。若需下载，请登录 www.wpcxa.com"下载中心"下载。

单基因疾病的携带者筛查　第 **4** 章

Julio Martin, Arantxa Hervas, Ana Bover, Laura Santa, Ana Cervero

引　言

众所周知，遗传变异在人类疾病中发挥重要作用：人类基因组中的一些 DNA 变化或基因类型可以解释单基因疾病的发生，同时也在复杂性状的发生中起作用。DNA 测序和遗传学研究在医学实践中的应用加快了检测和解释变异的过程；然而，为了防止有患病风险的胎儿的出生和改善患者的生活，仍需要进行重要研究工作。使用基因检测，如扩大携带者筛查，将有助于降低患孟德尔遗传类型的重大疾病的概率并减少其带来的影响。这些筛查检测可以识别因可追溯的单基因突变而发病的个体及有妊娠风险的夫妻。

携带者筛查是妊娠前和产前护理的重要组成部分

单基因检测最早于 20 世纪 60 年代提出，用于苯丙酮尿症的特定携带者检测，随后是高危人群的镰状细胞性贫血和泰 – 萨克斯（Tay-Sachs）病的检测。

在对囊性纤维化和地中海贫血等其他疾病进行筛查后，发现这些疾病的患病率显著下降[1-2]。此外，随着对遗传学知识的掌握加深，我们已能够破译近 6000 种疑似孟德尔遗传的疾病，其中约 2000 种是隐性疾病（https://www.omim.org/statistics/entry；最后一次更新是在 2021 年 9 月），这使妊娠前大规模检测成为可能。

通过基因筛查预防孟德尔遗传疾病具有临床意义。这些遗传疾病共占婴儿死亡的 20% 和儿科住院的 10%[3-4]。随着二代测序（NGS）和生物信息学的进步，对大量从未检测过的遗传病进行同时、高效、低廉的检测成为可能，让全面的妊娠前筛查可行性增强。利用 NGS 技术，每个研究人员、遗传学家或临床医生都可以通过选择适当的方法对 DNA 或 RNA 进行测序以分析基因变异[5]。在本章中，我们将讨论利用 NGS 技术对引起孟德尔遗传病的基因进行全面测序，并将其应用于个体检测以及确定携带者的概率及其后代的风险，以确保最终获得健康婴儿。

已知信息

携带者筛查（CS）是指对健康的、无症状的个体进行基因检测，以确定此人是否有与隐性遗传病相关的基因突变；除此之外，女性还会接受 X 连锁疾病的基因检测。CS 可以用来检测单个疾病、少量的特殊疾病或数百种疾病。而同时对多种疾病进行检测被称作扩展性携带者筛查（ECS），它可以识别绝大多数基因突变的个人或者有可能生出带突变基因的孩子的夫妇。必须注意的是，尽管某个个体的突变基因检测为阴性，但他仍有成为真正携带者的残余风险（RR）。RR 将随疾病流行率、检出率、种族等其他因素改变而有所不同。

CS 的目的是为个人提供有意义的信息，根据他们的个人价值取向来考虑自己的生育选择范围[6]。之前，妊娠前 CS 仅被推荐用于高发病的特定人群的少量基因突变的检测。而最常见的筛查疾病是囊性纤维化、血红蛋白病、与德裔相关的疾病、脊髓性肌萎缩，以及女性脆性 X 综合征[7]。CS 包括的疾病由专业协会指南推荐，其推荐标准基于病情严重程度、种族或民族、患病率、携带者概率、检出率和残余风险（RR）。在社会种族多样性的背景下，目前 CS 发展趋势与全种族基因检测相一致。事实上，一些学者认为基因检测应利用当今的手段和技术来尽可能地检测基因突变[8]。虽然传统的和基于种族的检测具有更高的突变检测率且更具成本 – 效益，但它们却不适合混合或未知种族背景的患者[8-9]。

基于 NGS 的基因分析的优点是可以设计一种全面的检测方法来检测所有患者，而不限于患者的临床病史和种族[10]。对于遗传病而言，包括目前扩展版遗传病筛查的大多数疾病都是常染色体隐性遗传的，而在女性群体中检测则增加 X 连锁遗传的疾病[11]。此外，推广全种族携带者检测在使用配子捐献者的体外受精中运用广泛[11-12]。

需要筛选哪些遗传条件？

许多研究致力于描述和（或）确定遗传条件的选择标准。传统方法通常侧重于显著影响预期寿命或生活质量的情况，包括认知或身体残疾，需要终身治疗的疾病，胎儿、新生儿或儿童的早期发病，以及明确的严重表型疾病[11]。因此，ECS 的遗传检测大多遵循临床标准和专业协会对疾病 / 基因纳入的建议，即临床效用、疾病流行率、疾病严重程度、检测准确性和成本，以及报告具有高渗表型的变异。事实上，人们对于高频和严重的变异，包括某些种族特有的变异，已经达成很好的共识。然而，在不同的基因板块中，有相当一部分的基因内容存在很大的差异性。例如，多基因板块的纳入标准可以考虑由几个基因的突变引起的情况，但是常见的是，一些罕见（低发病率）的基因与相对常见的疾病的发病机制相关。

同样地，双基因效应是另一种需要考虑的情况，使某些低流行基因也可以包括在内，以充分检测这种遗传类型。此外，要排除与成人发病表型相关的疾病，并应深入考虑是否广泛检测具有高等位基因频率和中等表型的基因 / 变异（例如，HFE 相关的血色病、Serpina1 / alpha-1 抗胰蛋白酶等）。这在一定程度上解释了为什么一些扩大的基因板块还包括罕见的、与临床表现差异很大的基因。此外，这可能会影响实验室指标的计算，包括对载体频率和检测率的粗浅了解。因而对于一些被检测的基因，检测结果为阴性后的 RR 的计算是局限的。最近的一项研究[13]提出了一种计算这些和其他实验室指标的方法。作者建议，开展 CS 的实验室应该对报告的结果和使用的方法进行评估，从而促进实验室之间的客观比较。人们普遍认为 CS 应该只报告致病和可能致病的变异，而忽略了不确定（或未知）的变异（VUS）。

总之，重要的是，测试者应遵循指南进行检测，以确保向个人和预期的家庭提供重复操作可获得的信息[14]。

早期的研究使用基于 NGS 的方法来筛选 400 多个严重的常染色体和 X 连锁隐性儿童疾病基因，这些基因大多数是与严重疾病相关的基因，但也有一些与低发病率且症状较轻的疾病相关[15]。后来，其他作者通过模拟人群进行计算，来证明通过使用 ECS 降低了遗传病的概率和医疗成本[16]。据报道，与未经检测的人群相比，基于 NGS 的检测使患遗传病的儿童的发生率显著降低了 61%。尽管仍未明确其长期影响，但基于 NGS 的 CS 检测既能预防高危人群又能预防普通人群的遗传疾病是毋庸置疑的[17]。

方法和变异的解释

阵列杂交方法最初被用于扩展性携带者检测[18]。这是一种高性价比的检测，但它同时也是一种具有显著分析限制的呆板的方法，例如对每个基因的分析仅限于某些突变。与之相反的是，阵列杂交方法中有关变异的解释是简洁明了的，因为在阵列上只有致病变异才会被检测出来。由于其分析的限制性，很大一部分携带者检测不到，所以基于阵列的检测的临床应用受到限制。

另一方面，靶向捕获和 NGS 在重新测序人类外显体和基因组方面表现出有效性和可扩展性[15, 19-20]，在敏感性和特异性以及 CS 的操作可行性方面具有极好的分析准确性[9, 12, 15, 21-22]。

对于变异的解释，现在大多数检测者使用他们自己的标准来确定检测结果的临床影响，根据或遵循公认的变异的分类标准和指南[23]。一种可能的方案是首先选择数据库中已有的致病或可能致病的变异 [即 ClinVar[24] 和（或）HGMD[25]]。对这些已知的致病变异进行整理后，可以对大量的研究结果进行自动化的变异分类。有充分的医学证据表明，这些基因突变与患者的变异相对应。第二步是评估等位基因频率，将检测到的变异分为常见变异或罕见变异。通常，将 1000 基因组项目（www.1000Genes.org）中 dbSNP（www.ncbi.nlm.nih.gov/SNP）或内部数据库中等位基因频率 >1% 的变异定义为常见变异，这些变异通常具有多态性，但不包括那些明确致病的变异。等位基因频率 < 1% 的变异是罕见的变异。第三步是要考虑突变类型及其功能影响、合子性、疾病流行率、患者与对照组的检测等。在关于突变类型方面，罕见的错义单核苷酸变异（SNV）和框内小插入或缺失（indels）编码序列的等位基因频率低于相应疾病的预期患病率，且在对照组中未检测到纯合子状态，在患者中未出现或者出现了但不是明确的致病因素的这类变异可以或者通常被归为意义不明的变异（VUS）。罕见变异的等位基因频率 < 1%，小于相应的疾病患病率，但它具有严重的功能障碍（移码缺失、无义 SNV 和剪接位点变异），在对照组中能够检测到纯合子状态，这类变异被归为可能致病变异。上述有关变异的分析必须辩证对待，因为它们仅为个人想法或仅代表一般的情况。在最终的变异分类方式得到公认前，每次对变异的解释分析都需要深入理解。

临床结果

有几篇使用基于 NGS 的 CS 的临床前和临床验证报告已经发表[9, 12, 21-22]。其中所有研究在临床前验证方面都非常相似：对一组以前使用不同方法（通常是 Sanger 测序）特征的 DNA 样本进行了重新分析。例如，在我们最早的一项研究中[12]，所选取的 DNA 样本中，我们所研究的 27 个基因的突变均为阳性。总体而言，研究的分析灵敏度 > 99%，估计临床灵敏度为 98%。

对于临床结果，在不同考虑下可能会发现不同的载体负担，如基因 / 突变内容、方法、决策树分类序列变异等。我们对那些在生育诊所接受携带者检测作为妊娠前筛查的个人进行了初步研究[12]，共对患者和配子捐赠者进行了 2570 次测试，总共检测到 1796 个独特的致病或可能的致病变异，并定义了 13 785 个 VUS。在接受研究的 2570 例患者中，2161 例（84%）至少有一种致病变异呈阳性。平均每份样本的载体检测中有 2.3 个隐性或 X 连锁的突变。此外，对于使用自己配子的夫妇来说，在 138 对夫妇中，发现 7 对夫妇携带了同一基因中一个致病或可能致病的变异体，占所有受检测夫妇的 5%。在这样的情况下，建议在检测后遗传咨询期间进行植入前遗传检测（PGT-M）。此外，在 287 例女性患者中，有 6 例 X 连锁疾病患者，约占总队列的 2%，这里同样建议进行 PGT-M。微生物学检测结果为阴性的配子捐献者同时接受核型分析和脆性 X（仅限女性）检测；核型异常的个人不进行进一步检测，并被禁止作为捐赠者。另有 18 名女性捐赠者被剔除在外，因为她们携带了 X 染色体中包括脆性 X 染色体在内的致病或可能致病的变异。这些女性占需要进行检测的人群的 1.94%，她们收到了包括遗传咨询在内的有关不良结果的信息，并被劝阻参加捐赠者计划。其余的捐赠者被纳入一个盲法匹配、信息控制的数据库中。按照要求，配对系统总是显示一组与请求配子捐赠的患者在基因上匹配的捐赠者。盲法匹配的系统使我们将 VUS 变体包括在分配匹配捐赠者的标准内，但该系统不鼓励将携带有已知致病变异患者与同一基因具有 VUS 变异的捐赠者进行匹配，反之亦然。

局限性

遗传病患者是世界上有特殊卫生保健需求人群的重要组成部分 [4]。我们可以预想到，随着基因知识的拓展和技术的进步，通过提供有关携带者状态的信息，我们可以帮助个人、家庭乃至整个社会。尽管目前有 ECS 后的生殖结局，然而当 ECS 推广到一般人群时，仍需要证据来证明这些结果的临床效应。此外，我们必须促进世界范围内对遗传性疾病的流行病学研究，特别是在资源有限的发展中国家，因为之前的大多数流行病学研究都是在欧洲或北美的人群中开展的。这些研究结果将告诉我们目标致病基因、相关的携带者比例，以及与 CS 计划的实施相关的其他指标。另一个可以提高的领域与 RR 计算有关 [13]：准确制定检测率和 RR 可以为想生育的夫妇提供足够的临床实用和支持。最后，近年来，我们看到与搜索、聚合、分析等相关的生物信息学工具取得了很大进展，其中也包括与变异解释相关的知识分享；这些工具对我们理解人类 DNA 变异产生了积极影响 [26]。然而，现在仍然缺乏对很大一部分遗传变异的临床解释，特别是与临床可变的表型或不完全外显的表型。这对遗传学家和临床医生提出了挑战，即如何建议和指导对携带非决定性检测结果的患者 / 夫妇进行医疗管理。由于在捕获和（或）测序效率方面的技术差异，不同研究之间的不同解释限制了对大量人类基因的载体负担提供确定的估计。

总　结

携带者筛查是妊娠前护理的重要组成部分，其目的是识别有遗传风险的夫妇。如今，高通量的基因分型和测序方法（即 ECS），可以同时有效地筛查许多疾病。这里所说的全面或扩展的载体基因测试建立在第二代 DNA 测序平台提供的许多优势的基础上。

适当和准确的检测前后遗传咨询是至关重要的。个人和夫妇必须了解基因检测的目的、所分析的疾病及其严重性，以及当检测结果为阴性时，仍存在 RR。

此外，必须告知他们有些由于自发性突变、不在检测方式内的突变引起的疾病及未被检测出来的罕见疾病。

对于配子捐献者，可能需要另外的方式。配子捐献者通常是为了捐献而去生殖诊所的年轻人，但他们本身可能并不希望接受基因疾病的检测。即使在检测前咨询并同意进行基因检测，潜在捐献者可能根本不会考虑成为某种突变携带者的可能性。因此，如果检测结果是阳性的，基因咨询师可能不得不解决潜在捐献者被排除在捐献计划之外的问题。在这种情况下，检测后的遗传咨询必须强调一般受检者没有临床风险，但同时也必须指出这些信息对未来家庭计划的临床意义（图4.1）。

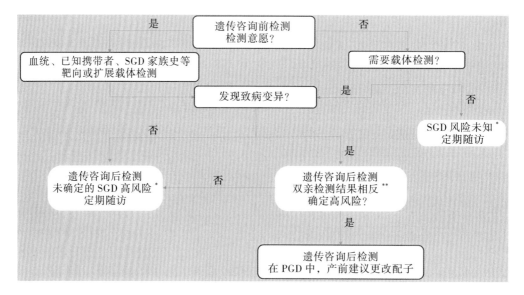

图4.1　载体筛查的算法。在本算法的所有过程中，都假定了家庭的意愿。*：在本算法的所有过程中都假定了家庭的愿望，这指的是未来后代在 AR 和 XL 条件下的风险。**：检测伴侣的结果是假定的。AR：常染色体隐性遗传病；SGD：单基因遗传病；XL：X 连锁遗传病

参考文献

[1]　Castellani C, Picci L, amanini A, et al.Association between carrier screening and incidence of cystic fibrosis. JAMA, 2009,302(23):2573–2579.

本章完整参考文献，请扫描以上二维码在线查看。若需下载，请登录 www.wpcxa.com "下载中心" 下载。

不育男性的减数分裂异常 第 **5** 章

Mireia Solé, Francesca Vidal, Joan Blanco, Zaida Sarrate

减数分裂的概述

减数分裂是精子发生的关键过程，其最终目的是产生含有单倍体遗传物质的配子。有文献专门对这一过程进行了大量详尽地修订。在减数分裂中，DNA复制之后是连续的两次细胞分裂，使染色体数量减少了一半[1-16]。第一次减数分裂是染色体数目减半，涉及同源染色体向相反两极的分离，而在第二次减数分裂中，姐妹染色单体分离（图 5.1）。第一次减数分裂的前期 I 包含高度复杂的事件，包括不同的亚期（细线期、合线期、粗线期、双线期和终变期）。在前期 I，同源染色体配对，联会复合体组装和拆解，同源染色单体之间发生互换，这一现象称为减数分裂重组。在雄性减数分裂中，特别是在合线期和粗线期，染色体 X 和 Y 形成一种特殊的结构，称为性泡。在前期 I 末期，染色体二价体出现交叉，这是基因重组的明显表现。紧接着，在中期 I，二价体达到最大凝聚，交叉仍然可见，二价体排列在赤道板上，在后期 I 将同源染色体分离到相反的两极。第一次减数分裂的结果是产生了两个单倍体细胞（每个染色体有两个姐妹染色单体）。在第二次减数分裂中，在没有 DNA 复制的情况下，姐妹染色单体之间的着丝粒周围凝聚力丧失，导致形成了每条染色体只含一条姐妹染色单体的单倍体细胞。

减数分裂过程受到高度调控，涉及不同的细胞控制机制（调定点），旨在检测染色体重组和分离中的异常。如果存在染色体配对异常，重组相关的调定点会阻止细胞完成这一阶段[2, 17]，此阶段的生精阻滞与重组和（或）同源染色体融合缺陷有关[8, 18]。纺锤体组装相关的调定点调节从中期到后期过渡，并将细胞保留在中期 I 或 II，直到所有二价体或染色体都正确定位到纺锤体[19-21]，这是正确分离的先决条件。

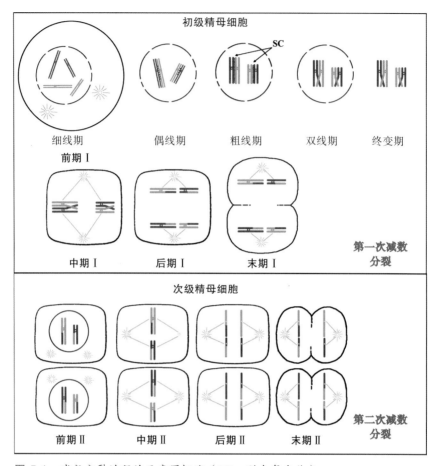

图 5.1　减数分裂过程的示意图概述（SC：联会复合体）

研究方法

　　减数分裂细胞遗传学研究致力于检测仅影响生殖系统的异常，因此，这类研究是在睾丸组织细胞中进行的。通常在局部麻醉的情况下取组织进行活检，并根据后续的分析类型使用恰当的方法进行分解。自 20 世纪 80 年代以来，研究者已经开展了几种细胞遗传学技术，这些技术从根本上解决了联会复合体的研究和减数分裂染色体的分析问题 [22]。

　　联会复合体和 MLH1 重组灶的免疫染色已用于评估粗线期的同源染色体联会和染色体重组的情况（图 5.2）[23]。此外，利用着丝粒特异性多色荧光原位杂交（cenM-FISH）或亚端粒标记对每个联会复合体进行染色单体识别，有助于更好地理解正常和异常场景下的联会过程 [24-26]。然而，这些研究在临床上的应用有限，本章不再讨论。

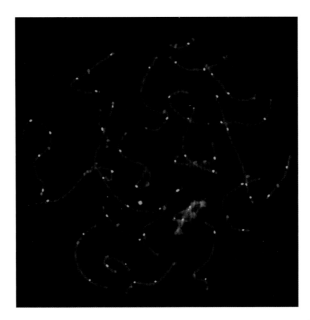

图 5.2　人粗线期精母细胞。联会复合体免疫标记为红色（SYCP3），着丝粒标记为蓝色（CREST），MLH1 重组灶为绿色（图片由 V.Peinado 提供）

相比之下，一些实验室已经开始使用统一染色对减数分裂染色体进行研究。简而言之，该方法是将睾丸组织在低渗溶液（0.075 M KCl）中机械解聚，然后用甲醇：醋酸（3：1）固定细胞，将获得的细胞悬液滴于载玻片上，用利什曼（Leishman）染色（20%）进行光学显微镜鉴定（图 5.3）。这种方法可以分析前期Ⅰ、中期Ⅰ和中期Ⅱ的染色体特征，识别这些阶段的减数分裂异常（图 5.4）。

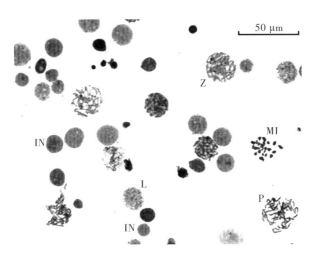

图 5.3　人睾丸组织中的生精细胞的利什曼染色。IN：间期核；L：细线期；Z：合线期；P：粗线期；MI：中期Ⅰ

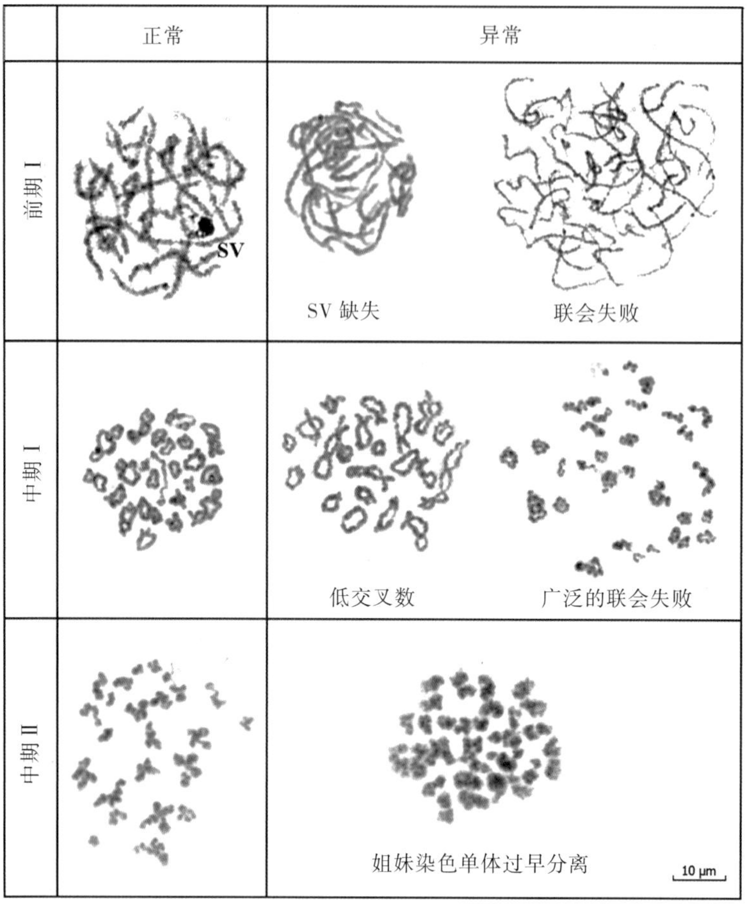

图 5.4　人睾丸活检组织利什曼染色的减数分裂图形。SV：性泡

采用多重荧光原位杂交方案（M-FISH）可以实现中期Ⅰ和中期Ⅱ染色体的明确鉴别（图 5.5）。由于成本和成果不相匹，这种方法仅局限于研究领域，但其为使用统一染色描述的染色体减数分裂异常的特征提供了新的数据[28-29]。

减数分裂异常的分类

异常的减数分裂分为两类：联会失败和联会后失败。联会失败是指早期Ⅰ期的染色体异常配对，没有形成性泡，联会复合体异常，中期Ⅰ的交叉数目大幅减少[30-31]。联会后失败是指直到粗线期都存在一个明显的正常染色体配对，表现为性泡形成，但在一些联会复合体中有明显的异常，在中期Ⅰ中交叉计数较低。在中期Ⅰ中的二价体中，异常可能影响其中的一个、几个或大部分[31-32]。此外，这些异常可能涉及所有细胞或与正常细胞系共存[22]。

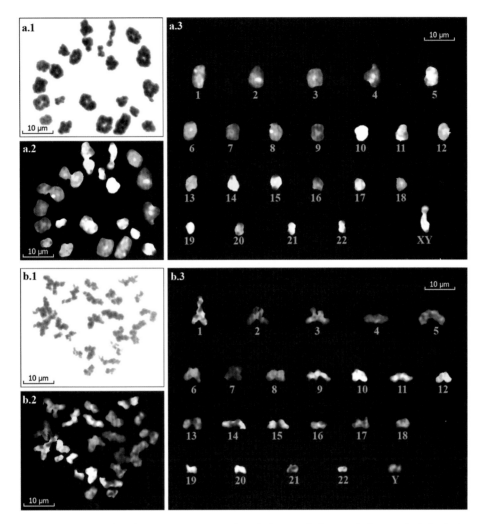

图 5.5　用序列利什曼染色和 M-FISH 方法鉴定中期Ⅰ和中期Ⅱ的染色体。中期Ⅰ（a）。中期Ⅱ（b）。a.1，b.1：利什曼染色；a.2，b.2：M-FISH 图像；a.3，b.3：M-FISH 核型

　　在临床方案中，对统一染色的分析使我们能够得出"正常减数分裂"或"异常减数分裂"的诊断。在正常减数分裂中，所有生精阶段的细胞数量都以正常的比例存在，显示出正常的细胞特征。在减数分裂异常时，一定比例的生精细胞出现异常（减数分裂停滞），这类异常通常是由于前期Ⅰ或中期Ⅰ细胞的积累。但如果观察到交叉计数低或存在单价体等异常，也会发生减数分裂异常。

低交叉数

　　交叉的二价体（同源染色体）数量的减少会影响它们中期在赤道板的偏向，从而影响后期Ⅰ期同源染色体的分离[1]。当调定点无法阻止这一现象的发生时，

精子中带有异常染色体的细胞比例就会增加 [33]。

不同的研究者描述了男性不育与低交叉数之间的关系 [22, 34-40]，低交叉数影响了这些个体的生育契合度 [41-44]。利用 M-FISH 技术，研究发现由中等和大型染色体形成的二价体最容易出现这种现象 [28]，但由于这些染色体的基本交叉数目多于两个 [35]，所以这种减少很少导致单价体的存在。因此，精子荧光原位杂交研究并没有显示出中等和大型染色体中染色体异常率增加的倾向 [40]。在大多数情况下，至少有一个交叉的存在似乎保证了减数分裂过程中染色体的正确分离。

单价体的存在

同源染色体之间缺乏交叉互换就会影响它们在中期 I 的定向，导致分离错误，进而形成染色体异常的配子 [45]。

几项研究发现，在不育个体中存在单价体 [22, 35, 40]。它是由于交叉染色体，通常是性染色体和小的常染色体数量的极度减少而产生的异常，是精母细胞中最常见的能被观察到的异常。在前期 I 期，同源染色体配对、联会和（或）重组过程中的缺陷可能导致染色体不发生交叉互换 [5, 7]。由于小的常染色体（F 和 G 组）和性染色体通常表现为单一的交叉 [35]，因而这些染色体通常被视作单价体 [38]。精子的 FISH 研究发现性染色体和 G 组染色体（特别是 21 号染色体）的非整倍体率最高，而这一研究也与上述减数分裂的异常不谋而合 [40]。

减数分裂停滞

不同的研究都描述了不育患者的减数分裂停滞的现象，表现为某些生精阶段出现了异常的染色体比例 [22, 46]。粗线期和中期 I / 后期 I 调定点的激活将阻止并消除异常减数分裂的细胞 [47]。根据异常的严重程度和调定机制的有效程度，精子发生可能完全或部分停止，导致无精子症或不同程度的少精子症。精子数量的减少与染色体异常率的增加有关，而这可能与低效的调定机制相关。

减数分裂异常与男性不育的关系

现有的数据显示，异常的减数分裂通常发生在不育男性中 [22]。对 1100 名不同精液改变（从无精子症到正常精子）和核型正常的患者进行的终变 / 中期 I 期研究表明，6%~8% 的男性出现了染色体联会异常 [48]。在对 103 名患有严重少弱精子症的不育男性的研究中，异常减数分裂的发生率更高（17.5%）[49]。一项研究表明，有长期不育史或既往体外受精失败的 60 名正常精子男性中，有 27% 的男性染色体联会异常 [22]。然而，在一项利用 M-FISH 表征减数分裂异常的研究中，31 例男性不育患者中染色体联会异常的比例高达 48.4%，尤其与少精子症相关。

由上可知，进行减数分裂研究的最佳人选是具有正常核型和原因不明的不育男性，特别是患有无精子症、长期不育或体外受精失败（胚胎相关、无受精卵、反复失败）或严重少精子症的不育男性[48]。

男性不育临床诊断中的减数分裂研究

技术的局限性

虽然该技术价格便宜、速度快，但它很难对减数分裂的图像进行分析，需要有经验的人员进行分析。此外，样本方面也往往有一些限制，如获得的材料数量很少，分裂中的细胞很少，或者在前期 I 出现部分停滞的情况下，可供分析的中期 I 和中期 II 的精母细胞数量很少。此外，统一染色体染色以及中期 I 和中期 II 染色体的（不明显的）特征外观，使识别受特定异常影响的染色体变得困难重重。另一个限制是，获得的制剂的特性有时候与细胞遗传学的分析不相容。

最后，重要的是为了确保分析结果的准确性，要为不同的减数分裂异常建立实验室内部正常阈值。

结果的解释

减数分裂的研究能确定精子发生的减数分裂相是否正确进行，然而在此过程中观察到的异常并不总是与精子异常率增加相关。在这一方面，当减数分裂和精子 FISH 研究进行比较时，74% 的患者中观察到交叉的异常细胞明显减少，而这可能是因为减数分裂调定点的激活会选择性地清除联会异常的细胞[50-51]。即便如此，异常减数分裂的诊断也不得不视作减数分裂染色体配对、重组和（或）分离异常的证据，而这代表精子发生受到了影响。

考虑以上所述，应告知被诊断为减数分裂异常的个体其生殖风险，强烈建议他们进行精子 FISH 研究（见第 6 章），以确定精子发生结束时染色体异常的结果。

男性不育研究的新视角

三维荧光原位杂交（3D-FISH）[52] 和原位染色体构象捕获测序（Hi-C）技术[53]（包括确定和量化物理上接近的基因位点之间的相互作用）的应用，已经证明了基因组结构的功能相关性。染色体在细胞核内的非随机定位使基因的转录和调控、细胞的发育和分裂等细胞功能的基本生物学过程受到时空控制。在这种背景下，越来越多的人认为染色体区域可以成为不同疾病[54]甚至不孕不育症的潜在有效诊断工具[55-56]。

越来越多的文章用与不育相关的参数定义了男性生殖细胞和个体精子染色体定位的变化[57]。例如，研究表明不育患者精子核中特定染色体的分布发生了变化：精液参数受损[58]，非整倍体率增加[59]，非整倍体率增加和少精子症[60]，不活动精子的人群[61]，以及互易位携带者[62-63]。此外，在携带罗伯逊易位的不育患者[64-65]和带有性染色体单价体的不育患者中观察到中期 I 的二价体分布发生了变化[66]。这一发现似乎将染色体的正确定位和精子发生的正确进展联系在了一起。不仅如此，它还表明精子核中适当的染色体结构对早期胚胎发育至关重要[67-71]。受精后，核膜分解，精子染色质通过与母体细胞质环境相互作用，在染色质重塑中推进而启动解凝[72]。因此，染色体在精子核中的纵向定位可以决定染色质结构域解聚和重塑的速度[67-71]。同样地，染色体的相对位置将促进或阻止特定的染色体间的接触[73]。因此，在精子核中染色体的定位将成为额外的控制表观遗传的方式，它将影响早期胚胎的基因表达模式[67-71]，并可能对卵胞质内单精子注射（ICSI）获得的婴儿中发生的二次形成异常有影响[74]。

总体而言，对于染色体定位与男性不育的密切关系，男性生殖细胞和精子中的异常基因组结构可能是一个可被检测的有助于解释不育的因素。然而，调控基因组空间分布的分子机制以及该机制如何参与精子发生、发育仍不清楚。因此现在有许多研究者正在研究该机制是如何发挥作用的。以 3D 基因组结构作为一种诊断工具还只是一个新兴的想法，在其应用之前还有很长的路要走。

致　谢

这项研究得到了项目 GJ515013（西班牙巴塞罗那自治大学）和 PI21/00564（西班牙科学与创新部卡洛斯三世研究所）的支持。

参考文献

[1] Petronczki M, Siomos MF, Nasmyth K, et al. Un ménage à quatre: the molecular biology of chromosome segregation in meiosis. Cell, 2003,112(4):423–440.

[2] Burgoyne PS, Mahadevaiah SK, Turner JMA..The consequences of asynapsis for mammalian meiosis. Nat Rev Genet, 2009,10(3):207–216.

本章完整参考文献，请扫描以上二维码在线查看。若需下载，请登录 www.wpcxa.com "下载中心"下载。

精子的染色体分析

第 **6** 章

Lorena Rodrigo Vivó, Tantra Martínez Benito, Azarina Ferro Barbero

引 言

目前，有 10%~15% 的育龄夫妇受到不孕不育问题的影响。1992 年，世界卫生组织（WHO）报道男方因素引起的不育占 10%~30%[1]。大多数与男性不育相关的因素都涉及遗传因素，例如染色体异常和遗传缺陷，它们会影响生殖系统或精子发生。男性减数分裂过程中的染色体联会、DNA 重组和修复错误会引起同源染色体在减数分裂 Ⅰ 期或姐妹染色单体在减数分裂 Ⅱ 期出现异常分离，从而导致精子数量染色体异常，如非整倍体或二倍体。

调节精子减数分裂的检查点机制可以消除有缺陷的精子细胞，以确保精子具有正常的染色体含量。因此，精子发生可以在任何一个成熟阶段被不同程度地阻滞，部分阻滞导致少精子症（精子数量减少），完全阻滞导致无精子症（没有精子）。但是，如果这些控制机制缺失，异常细胞就可以逃脱检查点并产生染色体异常的精子。

在严重男性因素不育症的夫妇中，卵胞质内单精子注射（ICSI）可增加妊娠的概率。然而重要的是，ICSI 妊娠的产前诊断表明新发的性染色体非整倍体和结构重排的发生率升高[2-3]。在这些妊娠人群中，染色体畸变大多数由不育男性精子质量引起[6-7]。有 2%~26% 核型正常的不育男性的染色体异常仅仅局限于生殖细胞[8-9]，这使精子染色体研究尤为重要。

1970 年，一种对特定染色体区域进行差异染色的技术开创了精子染色体分析的新领域。据此，总的非整倍体率约为 38%，性染色体率为 1.4%，常染色体平均率为 2%[10]，但这些率被认为过高，主要是由于该技术染色特异性较差。1978 年，一种技术被开发用于将精子与没有透明带的仓鼠卵母细胞融合[11]。1982 年这种技术作为染色体分析的标准[12]，提供了有关精子完整染色体含量的信息。然而，这种技术复杂、费力，只能分析受精的精子。在 80 年代中期，利用放射性同位素标记的特定 DNA 探针的原位杂交技术被开发出来[13]，随后在 20

世纪90年代，用荧光素标记探针，使荧光原位杂交（FISH）技术可以显示精子染色体[14]。

精子染色体的分析方法

精子非整倍体检测是通过 FISH 探针直接与精子核内特定的 DNA 序列结合，通过使用荧光显微镜观察杂交信号，可以在精液、附睾和睾丸精子核中识别出染色体数目的异常。对不同染色体的多探针的同时使用，可以对大量精子进行快速和相对简单的评估，能够检测染色体结构和数量的异常[15-16]。在进行 FISH 检测之前，精子被固定并铺在玻片上，不能重叠，而浓缩核染色质的鱼精蛋白之间的二硫键被还原剂破坏，使细胞核去致密化，允许 DNA 探针结合。然后，精子双链 DNA 和 FISH 探针通过在高温下孵育变性。最后，DNA 探针和精子核被共同孵育，杂交形成互补的双链（图 6.1）。

精子中的 FISH 通常使用着丝粒、位点特异性和亚端粒荧光 DNA 探针进行检测。这 3 种探针的特定组合旨在研究特定结构重排的分离。然而，在性染色体异常的携带者和正常核型不育男性中，分析最广泛的染色体是 13、18、21、X 和 Y 染色体。这些染色体的非整倍体不会影响活产率（图 6.2）。

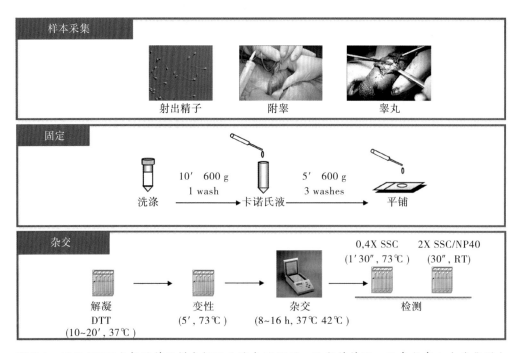

图 6.1　用于 FISH 分析的精子样本提取和准备流程图。从射精精液、附睾或睾丸中采集样本后，精子被固定并铺在玻片上。使用特异性荧光标记探针进行杂交

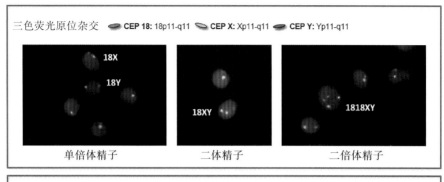

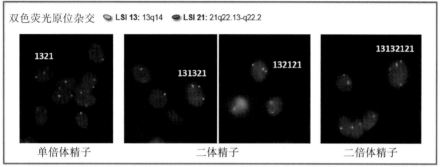

图 6.2　荧光显微镜对 FISH 信号的评估。染色体 18、X 和 Y 采用 3 种 FISH 与着丝点探针（CEP）杂交，染色体 13 和 21 采用双 FISH 与位点特异性探针（LSI）杂交。对每一个常染色体和性染色体（X 或 Y）都有一个信号的精子被认为是正常的单倍体；单个染色体有两个信号，其余每个染色体有一个信号的精子被认为是异常二体；所有分析的染色体都有两个信号的精子被认为是异常的二倍体

在核型正常的男性中，精子总非整倍体率估计为 6%，性染色体和常染色体的二体率分别为 0.31% 和 0.12%[16]。由于这种低的非整倍体率，在临床应用中，每个样本至少应该评估 1000 个精子；然而，在精子数量较少的情况下，如隐精子症和无精子症，这个评估的数量可能更少。当结果显示，与正常精子可育男性相比，异常精子的发生率、染色体异常精子数量 [非整倍体和（或）二倍体] 显著增加，则认为 FISH 结果异常。

适应证

目前，精子的 FISH 分析被用于男性不育症的诊断，从而评估染色体缺陷传给后代的风险。在以下情况下，具有正常和异常核型的不育男性应考虑进行精子非整倍体的评估：

1. 核型异常的不育男性

● 性染色体数量异常的携带者：患有克兰费尔特（Klinefelter）综合征的男

性（47,XXY）或 47,XYY 存在精子数量少、质量差和染色体结构异常的风险[17-20]。Blanco 等报道，这些人的精子中的性染色体非整倍体的发生率为 1%~20%，二倍体精子发生率为 1%[21]。

- 染色体结构异常的携带者：平衡染色体重排的携带者，例如罗伯逊易位或相互易位和倒位，在配子发生过程中会经历不同程度的改变，可以是正常精子、少精子，甚至是无精子。精子发生后，精子可以在可变范围内染色体不平衡[22]。精子罗伯逊易位的发病率为 10%~40%，相互易位发病率为 50%~65%，倒位携带者发病率为 1%~55%[23]。

2.核型正常的不育男性

- 睾丸减数分裂受损：减数分裂粗线期细胞的低重组率与精子高非整倍率有关[24]，主要是性染色体[25]。事实上，精子中没有重组位点的性囊泡细胞和性染色体二倍体之间有显著的相关性[26]。此外，Peinado 等最近的研究表明，81.2%的非梗阻性无精子症男性，其重组水平低于输精管结扎后的梗阻性无精子症对照组，所有分析的染色体二倍体增加了 4 倍[27]。

- 精子参数改变：据报道，少弱精子症男性的非整倍体和二倍体精子发生率比正常男性精子更高[28-35]。性染色体受影响最大，并且非整倍体的发生率似乎与少精子症的严重程度直接相关，性染色体受影响最大，并且非整倍体的发生率似乎与疾病的严重程度直接相关，在精子浓度小于 $5 \times 10^6/mL$ 的患者中非整倍体的发生率更高[36-46]（图 6.3）。在无精子症患者的睾丸精子中发现同样的相关性，主要是在非阻塞性无精子症患者中[37,44,47-51]，高达 42% 的患者有异常的 FISH 结果[52]。

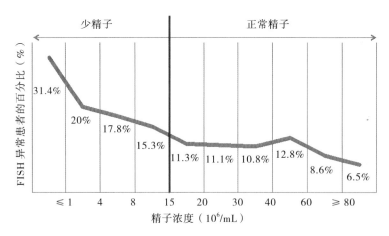

图 6.3 精子浓度对 FISH 结果的影响。精子浓度与精子非整倍体增加的患者百分比呈负相关。数据来自 Rodrigo 等人[46]

目前尚不清楚异常精子活力或形态异常是否与非整倍体有关。即使对来自同一样本的运动精子和非运动精子进行 FISH 分析[53-54]，也未发现弱精子症和减数分裂错误之间的相关性[42]。然而，重度弱精子症，特别是涉及精子鞭毛的特殊畸形，与精子减数分裂缺陷密切相关[35,55-56]。此外，非整倍体和多倍体的发病率增加似乎与畸形精子症和特定的形态缺陷有关，如大头精子和多尾精子[57-62]。

● 化疗和放疗：大多数化学疗法或放射疗法具有性腺毒性，并在不同程度上影响精子发生，具体取决于治疗的类型和持续时间。有研究表明，在治疗 6 个月后，二倍体精子和常染色体、性染色体非整倍体精子的数量比治疗前增加了 5 倍[63-65]，一般来说，在治疗后 18~24 个月二倍体精子和常染色体、性染色体非整倍体精子的数量会恢复到正常水平[66]。最近的一项研究结合精子 FISH，发现霍奇金淋巴瘤患者在癌症治疗后非整倍体和染色体结构畸变增加[67]。另外一些研究也表明了霍奇金淋巴瘤和精子发生障碍之间的联系，治疗前非整倍体精子显著增加[68-69]。这些研究说明癌症发生本身就诱发减数分裂异常。

● 不明原因的复发性流产史：大约 66% 的流产异常核型可能来自男性[70]。在复发性妊娠丢失（RPL）患者中报道了减数分裂异常[8,49]和精子非整倍体[42,71-76]。大多数报告都描述了精子性染色体二倍体发生率升高，并且在供卵复发性流产的患者中也观察到二倍体发生率升高[72]。此外，在 RPL 夫妇中，男性精子非整倍体异常的比例更高[77]。然而，随着流产次数的增加，染色体异常精子水平升高的患者比例可能会降低，当临床病史超过 4 次时，提示其他病因流产[46]。

● 反复种植失败史：染色体异常的精子与卵母细胞结合可能导致植入失败[30]。一项针对 3 个或更多 ICSI 周期失败的患者的研究表明，精子性染色体二倍体率增加了 31.6%[42]。此外，还有研究表明精子中 FISH 异常与 ICSI 周期中临床妊娠率和着床率降低之间存在关联[78-80]。

● 既往妊娠伴染色体病：父系后代染色体异常的男性，如唐氏综合征（21 三体）、克兰费尔特综合征（XXY 三体）和特纳综合征（X 单体），精子非整倍体的发生率为 1%~20%[81-84]。

精子染色体异常的临床影响

精子 FISH 分析作为一种临床诊断工具，可为不孕不育症夫妇的生育决策提供临床预后评估价值。因此，对于一个异常的 FISH 结果，应该根据它对临床结果的影响程度来进行评估。

考虑到临床结果时，染色体异常的精子增加与接受 ICSI 周期的不孕不育症夫妇的妊娠率降低和流产风险增加有关。Rubio 等人（2001 年）比较了 108 个精子 FISH 结果正常患者的 ICSI 周期和 23 个精子 FISH 结果异常患者的 ICSI 周期的结果：两组受精率相近（71.5% vs. 74.5%），但 FISH 正常的患者妊娠率较高

（36.5% *vs.* 23.6%），流产率较低（54.8% *vs.* 80.0%）[42]。同样，Burrello 等人（2003年）研究了 48 例接受 ICSI 周期的患者，非整倍体精子有较高发生率（>1.55%）的患者，其妊娠率（34% *vs.* 75%）和着床率（13% *vs.* 34%）较低，但受精率和胚胎质量在两种情况下相似[79]。最近，Rodrigo 等人回顾性分析了 1527 对实施常规体外受精/ICSI 周期的男性不育夫妇的生殖结局[46]。与精子 FISH 结果正常的患者相比，精子 FISH 结果异常的患者胚胎移植率显著降低（73.2% *vs.* 82.6%），平均移植胚胎数显著增加[（2.3 ± 0.9）*vs.*（2.1 ± 0.7）]，临床妊娠率显著降低（18.1% *vs.* 36.3%），着床率显著降低（8.9% *vs.* 22.8%），流产率显著增加（62.5% *vs.* 34.9%）。Nicopoullos 等也发现 ICSI 后未成功妊娠的夫妇中男方的精子非整倍体率（2.37%）明显高于成功妊娠的夫妇中男方的精子（1.18%）[80]。此外，Petit 等发现，与在 1~3 个 ICSI 周期后妊娠的患者相比，在 ≥ 4 次 ICSI 周期后未妊娠的妻子的丈夫具有更高的精子非整倍体和二倍体发生率[78]。此外，精子非整倍体率每增加 1%，临床妊娠、流产和活产的概率分别降低 2.6 ×[80]、3.6 ×[46] 和 0.4 ×[46]。

在考虑胚胎结局时，着床前非整倍体基因检测（PGT-A）可用于评估精子染色体异常率高对胚胎染色体构成的影响。一些报告描述了更高的异常胚胎率，注意到性染色体非整倍体和嵌合体的高发生率[17,85-90]。据报道，少精子症、无精子症、精子 FISH 异常或减数分裂受损患者的异常胚胎比例为 43%~78%[17,86-94]。伴有 Y 染色体微缺失的严重少精子症或隐精子症患者也有较高的非整倍体胚胎发生率，主要是单倍体 X[95]。值得注意的是，不同类型的精子非整倍体似乎对胚胎染色体构成有不同的影响：性染色体二倍体的精子比例的增加与胚胎非整倍体的增加相关（13 三体综合征、18 三体综合征、唐氏综合征、克兰费尔特综合征、特纳综合征，以及三体 XXX 和 XYY），但二倍体精子的增加与三倍体胚胎的增加相关，这些胚胎大多在分娩前流产[17]。

对于易位携带者，异常配子的百分比似乎与异常胚胎的百分比相关[96]。此外，对于核型正常但严重男性因素不育的患者，249 个 PGS 周期的回顾性分析显示，随着非整倍体精子百分比的增加，异常胚胎的百分比呈线性增加[97]。

考虑到后代时，患有唐氏综合征、克兰费尔特综合征或特纳综合征的孩子的父亲可能会表现出精子染色体异常的增加，这与在他们的孩子身上观察到的染色体病变有关。两例父源性唐氏综合征患儿的父亲，其精子 21 号染色体二倍体率分别为 0.75% 和 0.78%（81 例）。对流产夫妇或性染色体异常（特纳综合征或克兰费尔特综合征）携带者的儿童的类似研究，也报道精子性染色体非整倍性高发生率（0.20%~24.7%）[82-84,98-100]。

临床生殖咨询

如果在精子中发现异常的 FISH 结果，应该向夫妇提供遗传咨询。此外，根据观察到的精子异常的严重程度，可以提出几种临床方案（图 6.4）：

1. 如果 FISH 表明精子非整倍体显著增加，PGT-A 可能有助于提高健康妊娠的可能性[86-88]。在一项回顾性研究中，与正常精子 FISH 结果的患者相比，进行 PGT-A 周期分析 9 条染色体的精子 FISH 异常患者显示出更高的妊娠率（44.0% vs. 31.5%）和着床率（36.2% vs. 24.9%）。有趣的是，无论 IVF/ICSI 还是 PGT-A，精子中 FISH 正常的患者都有相似的临床结果；然而精子中 FISH 异常的患者在 PGT-A 后显示出更好的临床妊娠率和着床率[46]。此外，对男性不育夫妇的所有 24 条染色体进行非整倍体筛选，获得了更好的临床结果，83.6% 的周期产生至少一个整倍体胚胎进行移植，每次移植的临床妊娠率为 62.9%，着床率为 54.2%，抱婴率为 50.9%[94]。

2. 在严重减数分裂损伤导致异常精子水平极高的情况下，应考虑供精，以获得更好的临床结局和健康后代。

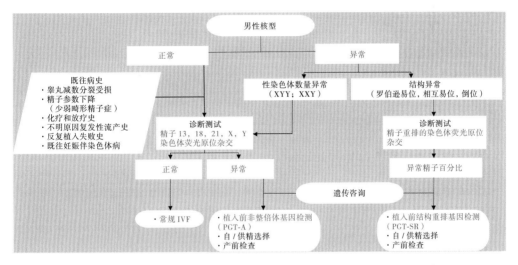

图 6.4　男性因素不育的检测方案算法。FISH：荧光原位杂交；IVF：体外受精；PGT-SR：植入前基因检测结构重排；PGT-A：非整倍体植入前基因检测

优势和局限性

精子 FISH 是一种无创的方法，可以轻松、快速地分析数千个精子，即雄性减数分裂的产物，以发现染色体缺陷。高特异性 DNA 探针已经商业化，对于来自同一患者的不同样本，可以研究所有染色体。然而，精子中的 FISH 并不是对所有 24 条染色体的全面分析，其结果只涉及被检测的特定位点。因此，它无法检测到 DNA 探针标记的染色体片段以外的异常。

对于临床应用，每个被分析的染色体应至少对 1000 个精子进行评估；然而，在精子数量较低的射精样本和无精子患者的睾丸样本中可能无法操作。除了抽样限制外，FISH 还受到技术问题的影响。例如，信号的缺失（即零体），在分析中通常不考虑，因为它可能代表杂交问题。此外，大多数用于 FISH 分析的技术都由人工操作，评价往往是主观的。标准化和自动化的精子非整倍体评估是减少实验室间差异和建立临床参考的必要条件。在没有参考的情况下，强烈建议使用内部对照进行精子非整倍性比较。

总　结

精子 FISH 分析是一种对不孕不育症夫妇有预后价值的临床诊断工具。精子染色体异常可转化为临床不良结局，包括不孕不育或给后代带来遗传风险。因此，当发现精子非整倍体率很高时，应该向夫妇提供遗传咨询及临床选择，包括 PGT-A。

参考文献

[1] World Health Organization. WHO Technical Report Series 820. Recent Advances in Medically Assisted Conception. Geneva, 1992.

[2] Van Steirteghem A, et al.Follow-up of children born after ICSI. Hum Reprod Update, 2002, 8(2):111–116.

[3] Bonduelle M, Van Assche E, Joris H, et al. Prenatal testing in ICSI pregnancies: incidence of chromosomal anomalies in 1586 karyotypes and relation to sperm parameters.Hum Reprod, 2002,17(10):2600–2614.

[4] Van Opstal D, Los FJ, Ramlakhan S, et al. Determination of the parent of origin in nine cases of prenatally detected chromosome aberrations found after intracytoplasmic sperm injection. Hum Reprod,1997,12(4) :682–686.

[5] Meschede D, Lemcke B, Exeler JR, et al. Chromosome abnormalities in 447 couples undergoing intracytoplasmic sperm injection--prevalence, types, sex distribution and reproductive relevance. Hum Reprod,1998,13(3):576–582.

[6] In't Veld P, Brandenburg H, Verhoeff A, et al. Sex chromosomal abnormalities and intracytoplasmic sperm injection. Lancet, 1995, 346(8977):773.

本章完整参考文献，请扫描以上二维码在线查看。若需下载，请登录 www.wpcxa.com "下载中心" 下载。

精子表观遗传学、表观遗传学诊断和跨代遗传 第 **7** 章

Jennifer L.M.Thorson, Millissia Ben Maamar, Michael K.Skinner

引 言

　　精子是高度特化的细胞，它含有父系基因组并与卵母细胞形成受精卵，从而将遗传信息传递给下一代。多年来，人们一直认为精子仅提供了 DNA，但现在越来越多的证据支持精子表观基因组对男性生育力和后代健康的重要性和相关性。精子 DNA 甲基化、组蛋白改变和非编码 RNA，都能导致后代具有可观察性的表观遗传学改变[1-4]。此外，已证明精子对不同的环境暴露特别敏感，这将影响胚胎发育和后代健康[4]。几项研究表明，这种环境损害会引起精子表观基因的变化，而这种变化可遗传给后代[4-11]。最近的数据显示，不同的精子表观遗传突变（DNA 甲基化、非编码 RNA、组蛋白修饰和保留）为评估男性不育症和对后代病因的潜在影响提供了预测诊断工具[8, 12-18]。本章将重点介绍不同的表观遗传因素、表观遗传诊断方法、跨代遗传的概念，以及表观遗传学在男性不育症中的潜在用途。

表观遗传学修饰

　　个体常通过基因表达改变对环境做出反应，这些变化通常由表观遗传过程介导。此外，产生个体细胞类型的机制，也就是允许一种细胞分化并发育成另一种细胞类型，也是主要由表观遗传机制介导的。表观遗传学被定义为"与 DNA 序列无关的，DNA 周围调节基因组活动的，对有丝分裂稳定的因子或者生物学过程"[19]。一个细胞中有好几个不同的表观遗传因子或过程，可以控制细胞中的基因组活化并调节基因表达，包括 DNA 甲基化、组蛋白修饰 / 保留、染色质重塑、非编码 RNA（ncRNA）和 RNA 甲基化（图 7.1）。

DNA 甲基化

DNA 甲基化是第一个被描述的表观遗传。DNA 甲基化涉及一个小的化学基团（甲基），它通过 DNA 甲基转移酶（DNMT）酶促连接到 DNA 上，在大多数物种中是在与鸟嘌呤相邻时的胞嘧啶碱基处[20-21]，产物是 5- 甲基胞嘧啶（5mC）（图 7.1）。而在哺乳动物中，向 CpG 位点添加甲基会导致与 DNA 结合的转录因子发生改变（通常是抑制），而向 CpG 位点去除甲基会促进参与基因表达的蛋白质的募集[22]。此后也有研究者描述了 DNA 中胞嘧啶的其他化学修饰，但不常见且功能未阐明。TET 家族蛋白酶可以连续将 5mC 氧化为 5hmC（5- 羟甲基胞嘧啶），这是 DNA 去甲基化的前体[23]。从广义上讲，5mC 的存在通常会抑制 DNA 转录，而 5hmC 则允许转录[24-25]。除上述机制外，胞嘧啶还有其他表观遗传修饰的功能正在研究中。此外，DNA 腺嘌呤的表观遗传修饰 N（6）- 甲基腺嘌呤，曾被认为仅存在于原核生物中，但现在已在与 RNA 甲基化相关的哺乳动物胚胎干细胞中进行了研究[26]。

组蛋白修饰和保留

DNA 围绕组蛋白形成核小体，并且可以进行组蛋白的化学修饰从而影响基因表达（图 7.1）。组蛋白经常发生翻译后修饰，它们形成了一种复杂的分子机制，随后引起基因表达和下游生物学功能的调节[27]。许多不同的组蛋白翻译后修饰相互作用，并产生组合模式影响基因表达，已知的组蛋白修饰包括赖氨酸乙酰化、赖氨酸和精氨酸甲基化、精氨酸瓜氨酸化、赖氨酸泛素化、赖氨酸类泛素化、ADP- 核糖基化、脯氨酸异构化及丝氨酸 / 苏氨酸 / 酪氨酸磷酸化[28]。

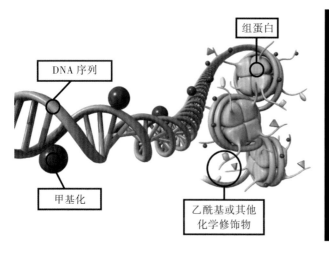

组蛋白

DNA 序列

甲基化

乙酰基或其他
化学修饰物

**表观遗传机制
和标记**

· DNA 甲基化
· 组蛋白修饰
· 染色体结构
· 非编码 RNA
· RNA 甲基化

图 7.1　表观遗传机制和标记。*改编自参考文献 [98]*

包括人类在内的许多物种的精子发生过程中，组蛋白在其减数分裂后从 DNA 中去除，而 DNA 将与鱼精蛋白缩合，形成高度紧凑的核蛋白复合物[29]。人类精子中有 5%~15% 的组蛋白保留在核小体中，其余的则浓缩在核鱼精蛋白复合物中[30-31]。环境暴露可以改变精子中的组蛋白保留位点并显著增加位点数量[32]，所以精子中鱼精蛋白相关区域和组蛋白相关区域中基因的差异分布就产生了重要的表观遗传信息，这些信息将被传递到卵母细胞和受精卵[33-34]。

染色体结构

DNA 扭曲、盘绕和进一步压缩成染色质结构，也是一种表观遗传因素[35]（图 7.1）。DNA 的三维结构可以使基因组的某些区域进行转录，或者使增强子区域靠近启动子以影响基因表达。生物发育过程中的许多重大事件，尤其是配子发生和受精，都与生殖细胞染色质的重塑相关[36]。而染色质修饰是发育和繁殖中至关重要的表观遗传修饰，DNA 与鱼精蛋白的缩合，以及组蛋白的去除使精子转录沉默，从而使 DNA 有效地传递到卵母细胞。

非编码 RNA（ncRNA）

ncRNA 分子也可以作为表观遗传因子[37]（图 7.1），这些不编码蛋白质的小 RNA 分子可以作为功能性 RNA 来调节基因表达。作为表观遗传因子的 ncRNA 分子具有促进 DNA 和蛋白质相互作用的二级结构，但不依赖于 DNA 序列，因此大部分 ncRNA 不会为了发挥作用而依赖与特定 DNA 或 RNA 区域互补的核苷酸序列。长链非编码 RNA（lncRNA）[38]和短链非编码 RNA（sncRNA）是两种主要类型。但 sncRNA 有许多亚家族，例如转移 RNA 衍生的小 RNA（tsRNA）[39]，它们是精子中存在 ncRNA 的例子，可以作为影响后代的表观遗传因素[39-40]。

RNA 甲基化

类似于 DNA 和组蛋白的表观遗传修饰，RNA 的化学修饰也具有动态调节作用[41]（图 7.1）。目前已知最普遍的哺乳动物 RNA 修饰是 N6- 甲基腺嘌呤（m6A），它是可逆甲基化的信使 RNA（mRNA）[42]。RNA 的甲基化改变了其结构，从而改变了功能并影响 RNA 与蛋白质或 DNA 的结合。大量不同种类 RNA 的甲基化导致 RNA 功能的多样性，包括 RNA 的生理、生化、代谢稳定以及进一步发挥重要功能的过程[43]。

表观遗传改变（表观突变）和男性不育

在过去的 40 年里，男性不育症患者数量以惊人的速度增加，这场危机需要新的预防、诊断和治疗方法[44]。据估计，目前每 20 名男性中就有 1 名面临生育能力下降的问题[45]。从接触有毒物质的增加到肥胖率的升高，无数的环境因素可以用于解释男性不育症患者增加的现象[46]。从分子机制来看，导致上述结果的原因可能包括表观遗传改变[47]。

DNA 甲基化

特发性男性不育症与精子质量降低或数量减少有关。Navarro-Costa 首次描述了 DNA 甲基化破坏与异常人类精子之间的关联[48]，该团队提出了男性精子发生缺陷与种系基因中异常表观遗传学改变（表观突变）之间的相关性。从不育诊所采集的劣质精子中分离出的 DNA 在许多序列上表现出异常甲基化，这表明男性生殖系编程不当[49]。Poplinski[50] 将表现出特发性不育症的男性与正常男性的精子 DNA 甲基化进行了比较，该研究小组在患有特发性不育症的男性中发现了异常甲基化模式，并发现这些异常模式可能会传递给通过辅助生殖技术（ART）获得的孩子，也发现了差异 DNA 甲基化区域与男性患者使用卵泡刺激素（FSH）作为治疗特发性不育症有关[51]。除此之外，还有研究发现精子中组蛋白甲基化改变也会对男性的生育力产生累积的不利影响[52]。近年来研究者已经努力开发出了能够识别异常 DNA 甲基化的诊断工具，并将应用于临床[18, 51]。

组蛋白修饰和保留

在精子发生过程中，组蛋白被鱼精蛋白取代时，会经常维持鱼精蛋白 1（P1）与鱼精蛋白 2（P2）的严格比例，该比例在哺乳动物中受到严格监控且高度保守[53]。Aoki[54] 发现不育男性群体中 P1/P2 比值降低，揭示了任一类型的鱼精蛋白浓度异常都与男性不育密切相关。在正常的精子发生过程中，并非所有组蛋白都被鱼精蛋白取代，会有一个程序化的模式决定组蛋白的去留。而不育男性的精子组则表现出随机或异常的组蛋白保留，以及组蛋白保留水平升高[52, 55]。

当组蛋白与鱼精蛋白交换时，组蛋白的乙酰化是精子发生的正常部分。在不育男性中，精子发生受损与精子细胞中组蛋白乙酰化的降低有关，这会导致组蛋白与鱼精蛋白的不正确交换[56]。在不育男性中发现了有关发育的基因启动子存在异常的组蛋白乙酰化，这将对表观遗传信息向卵母细胞的传递产生不利影响[57]。

染色质修饰

众所周知，染色质的结构会影响基因表达，并且对于正常的精子发生至关重要。非同源染色体变异的增加与男性不育密切相关[58]，而且对前体精子细胞中染色质重塑进行的任何干扰，都会对精子发生产生负面影响并最终导致男性生育能力下降[59]。

非编码 RNA（ncRNA）

精子 RNA 代表一部分从父系生殖细胞传递到卵母细胞的表观遗传信息。来自特发性不育症男性的精子 RNA 元素（SRE）中发现，大约 30% 的人表现出所需 SRE 的不完整[60-61]。短链 ncRNA 在精子发生中起重要作用，并且近年来发现其与男性生育障碍有关（在参考文献 [62] 中进行了综述），而长链非编码 RNA（lncRNA）也在精子活力和生育力中发挥作用[63]。Zhang[64] 明确阐述了对人类精子发生和精子功能至关重要的 lncRNA，以及其导致的男性不育症。

RNA 甲基化

人类精子的生育能力和精子中 N6– 甲基腺嘌呤（m6A）水平的改变有关[65]。相关研究人员认为，m6A 水平升高可能是精子活力下降的危险因素，而且精原干细胞（SSC）的损耗也与 m6A 的减少有关，从而导致精子发生异常[66]。

表观遗传的跨代传递

环境已被证明是影响生命体生理的最关键因素之一。暴露于一种或多种环境因素（如营养、毒物、压力）会影响转录，从而引起病理改变或表型变异。如上所述，表观遗传是生物体通过改变基因表达来响应环境变化的分子机制。实际上，大多数环境因素和毒物不具备改变 DNA 序列或促进基因突变的能力[67]，但是环境能够显著影响表观遗传过程，进而影响基因表达和生物的生长发育。一些人类和动物模型研究表明，在特定的发育窗口暴露于某些环境毒物，特别是当表观基因组重新编程的时候，会对精子建立表观基因组所涉及的机制产生影响。由于已经证明精子表观基因组对个体的生育能力至关重要，因此它的任何变异都可能与男性不育有关[68]。此外，一些表观突变也被证明可以通过精子传递给子孙后代，这就是表观遗传跨代传递的概念[4, 6, 69]。因此，环境就是通过表观遗传学的分子机制直接改变了生命体生理[70]，而反应环境因素改变特定染色体位置上的表观遗传因子则称为"表观突变"[71]。

这些环境诱导的表观遗传变化可以传递给后代，并可能导致后代基因表达及表型发生变化，即使后代没有持续的直接环境暴露。这种跨代遗传被定义为"在没有任何持续的直接暴露或基因操作的情况下，表观遗传信息在世代之间的生殖系（精子或卵子）传递"[71]。2005 年，Anway 等人研究了农业杀菌剂长春唑啉的毒害作用，并发现其具有表观遗传跨代传递现象（图 7.2）[6]。主要研究过程是：首先 F0 代妊娠雌性大鼠在胎儿性别决定窗口期暴露于环境毒物长春唑啉，在观察到 F1 代睾丸异常的情况下，确定了暴露对 F1 代的直接影响；并且在 F2 代中，雄性也表现出相同的睾丸缺陷；当 F2 代动物繁育出 F3 代时，则有超过 90% 的雄性后代患睾丸疾病[6]。异常睾丸的发生率并没有随着代数增加而减少，并且还是很高，表明这是一种不同于经典遗传过程的非孟德尔现象。当 F3 代受到长春唑啉影响的雄鼠与野生型雌鼠杂交时，跨代遗传表型保持在相同的概率；而当 F3 代受到长春唑啉影响后的雌鼠与野生型雄鼠杂交时，却出现了表型丢失[6]。研究人员推测跨代遗传现象是通过男性生殖系（精子）传递的，这种现象也会发生在暴露于不同毒物的女性身上，跨代遗传表型以亲本等位基因的方式传递，类

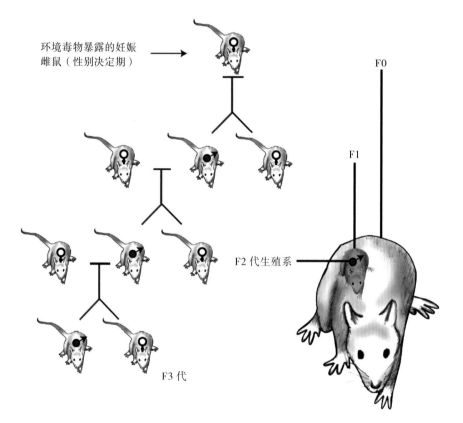

图 7.2　表观遗传跨代传递。概括来说，环境诱导的胎鼠原始生殖细胞表观遗传重编程，引起表观突变的生殖系传递，从而所有体细胞的基因表达发生改变。这可能导致 F1、F2 或跨代的 F3 代的表型变化或疾病易感性增加。F0、F1、F2 代有直接暴露，具有混杂因素，而 F3 代没有直接暴露，所以是跨代遗传。改编自参考文献 [4]

似于印记基因 [72]（图 7.3）。

区分直接环境暴露与生殖系介导的变异，对研究跨代遗传现象至关重要。当 F0 代妊娠雌鼠暴露时，F1 代胎儿及其将要提供给 F2 代的生殖细胞也直接暴露。因此，在 F0、F1 和 F2 代中观察到的影响是由于直接暴露毒性引起的，也就是说这是由环境诱导的表观遗传变化。而第一个表现出跨代表观遗传效应而没有任何直接暴露毒性的是 F3 代（图 7.2）[69]，因为跨代遗传需要将精子或卵母细胞传递给后代，所以它们是生殖细胞介导的。

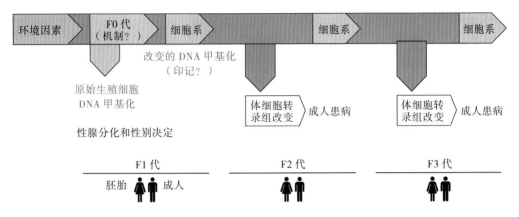

图 7.3 生殖系在表观遗传跨代传递中的作用。概括来说，环境诱导的原始生殖细胞表观遗传重编程，通过表观突变的生殖系传递，使所有体细胞具有改变的转录组，从而导致疾病易感性增加。改编自参考文献 [4]

精子表观遗传生物标志物 / 病理学诊断

男性不育症的精子表观遗传学诊断

分子诊断正在改变人类疾病的诊断和治疗方法。在生殖健康方面，不孕不育症病例中有 50% 与男性因素有关 [73]。目前主要通过精液分析来诊断男性不育症，用光学显微镜评估精子浓度、活力和形态 [74]。然而，除了少精子症、无精子症或寡精子症的情况外，精液分析不能很好地预测男性的生育能力 [75-76]。

几项独立研究表明，人类精子 DNA 甲基化谱的改变与生育力下降和胚胎发育异常风险增加相关 [6, 77-78]。2015 年，Aston 等人发现异常精子 DNA 甲基化模式可用于评估男性生育状况和胚胎质量 [76]。Illumina Infinium 阵列生育力测试是一种评估男性生育潜力和胚胎发育质量的方法，它通过测量基因组中有限数量的位点（CpG 岛）的 DNA 甲基化，并将这些 DNA 的甲基化水平与正常男性的平均水平（取自精液参数正常且有正常妊娠史的夫妻的男性的 156 份精液样本的平均值）进行比较。Abbesi 等人通过亚硫酸氢盐测序和 Illumina 的 Infinium 技术分析人类甲基化水平，来识别精子中的异常 DNA 甲基化模式，从而扩展了这项技术，只需要建立和遵循适当的质量控制程序，就可以适用于临床表观遗传学工作[18]。最近也发现了一项针对男性不育症患者 DNA 甲基化改变的全基因组分析，可以为男性不育症提供更可靠、更准确的诊断[51]。未来的研究和诊断学将需要使用全基因组分析来开发疾病的最佳诊断方法。

临床上治疗男性不育症的一种很有前景的方法是内分泌疗法，例如 FSH，类似于目前在女性中使用的疗法[79]。虽然这种治疗成功刺激了女性的卵子发生，但在不育人群中刺激精子发生的反应具有更大的可变性[80]。最近的一项研究表明，对 DNA 甲基化的全基因组分析确定了男性不育患者中的标志物 DMR 的存在。通过这个分子标志物，可以将正常夫妇与不育人群进行有效区分，并且重叠最小，显示了这种分子生物标志物的潜力[51]。上述的这些结果进一步支持了表观遗传生物标志物诊断工具对男性不育患者的潜在用途。

跨代遗传疾病的精子表观遗传诊断

已经证明各种环境暴露（如压力、化学暴露和营养）可促进从植物到人类的多种生物体中成人发病的表观遗传的跨代遗传[4]。这些表观遗传变化可用作暴露和疾病的潜在生物标志物[81]，而且一些环境暴露和毒物已被证明会促进疾病表观遗传的跨代遗传[6-11]。近期研究还表明，亲代的环境暴露可以促进不同 DNA 甲基化区域（DMR）、不同的保守位点（DHR）和非编码 RNA 的改变[2-3]。农用杀菌剂长春唑啉[82-83]、杀虫剂 DDT（双对氯苯基三氯乙烷）[13, 84]、除草剂阿特拉津[8]和除草剂草甘膦[85]，均已被证明可促进表观遗传的跨代遗传疾病。此外，不同 DNA 甲基化的独特表观遗传特征，与在跨代遗传的 F3 代男性和女性中观察到的病理变化有关[8, 13, 82]。

研究进一步调查了动物个体，在跨代遗传的 F3 代中观察到的特定病理变化（如睾丸疾病），与每种疾病和环境暴露所致的特定 DMR 相关。同时确定了许多跨代遗传疾病病理学的特异性 DMR，这表明为特定疾病和特定暴露建立表观遗传生物标志物是可能的[8, 13-17, 85]。大多数研究都确定了跨代遗传睾丸疾病的生物标志物/诊断，表明男性不育症和睾丸疾病（包括跨代遗传引起的）也许都可以通过表观遗传诊断来检测。

全基因组关联研究（GWAS）发现了与人类病理相关的特定基因突变，然而，这些基因突变通常出现在不到 1% 的患病人群中。相比之下，在啮齿动物模型中，表观遗传改变的概率似乎更高，并且出现在大多数患病个体中[8, 13-17, 85]，所以现在需要解读这些动物研究以期将来对人类进行研究。但这些研究也揭示了一些可能的新方法，来诊断和预防可能通过跨代表观遗传现象传播的疾病（图 7.3）。

从上述内容可知，表观遗传生物标志物与病理学高度相关，它们与医学诊断的结合将促进预防医学的发展，这将不仅用于不孕不育症的诊断，还可以用于许多不同的疾病诊断。

辅助生殖技术、不育症和表观遗传学

在过去的 60 年里，男性不育症的发病率有所下降[86-90]。男性生殖系统的几个参数有所改变，例如精子数量和质量下降[87]、睾丸癌发病率增加[88]、尿道下裂和隐睾病例增加[86]。近年来的研究将这种改变与环境暴露而不是遗传因素联系起来，因为精液质量下降的速度很快且男性不育症的发生率升高[87, 91-92]。从前文可知，异常甲基化模式和异常鱼精蛋白插入会影响男性生育能力。而且低甲基化的基因启动子区域的 CpG 岛通常特别容易受到特定基因（如 *DAZL* 和 *MTHFR*）或印迹基因座的异常甲基化的影响，各种形式的不育症都与这些区域的表观遗传异常有关，男性精子缺陷也与其相关[93]。异常的 DNA 甲基化对印记基因是有害的，因为它们直接从亲本生殖系遗传，并且被认为与跨代遗传现象有关。而且，与精子数量正常的男性相比，少精子症患者（每 1 mL 精液中精子少于 1000 万个的男性）已被证明含有更多的 DNA 甲基化异常[94]。但引人深思是，这些印迹基因座被怀疑在体外受精（IVF）治疗期间遗传给后代[95]。

在精子发生过程中，表观遗传障碍也可能发生，这也许是导致男性不育的一个因素。在鱼精蛋白替代组蛋白的关键步骤中，许多表观遗传调节子通过组蛋白变异、特定组蛋白修饰及其相关的染色质重塑共同促进父本基因重组和包装，此步骤中的任何缺陷都可能与男性不育有关[96]。此外，在男性不育症中观察到的不同 DNA 甲基化模式通常伴随着鱼精蛋白比例的改变，并表明其与表观遗传表型之间的相互作用。组蛋白保留在整个基因组中偶尔发生，并且印迹基因座处组蛋白保留的丧失也与男性不育有关[52]。近年来，辅助生殖技术的使用有所增加，了解引起男性不育因素的表观遗传过程将有助于正确诊断，并有助于开发用于 IVF 的精子选择技术[97]。

总　结

在过去的 20 年里，我们对表观遗传学的了解大大增加。其中，DNA 甲基化和组蛋白修饰都是生殖系中两个经过充分研究的表观遗传修饰。然而，组蛋白保留、ncRNA 和 RNA 甲基化也正在成为有助于理解表观遗传机制的潜在重要因素。跨代遗传带来了新的思考层面，它涉及非基因遗传形式，疾病病因的非基因因素，环境因素（饮食、压力或化学损伤）如何间接影响基因组活动和疾病发生的分子机制，以及疾病的跨代表观遗传和表型变异的存在。虽然许多环境条件（如毒物或肥胖）或许可以解释男性不育症的增加，但有证据表明，推动这种变化的分子机制也涉及表观遗传改变。未来，预计分子生物学的不断进步将加强对男性不育症患者的诊断和管理，并改善一般治疗选择并促进其发展。并且，已有许多研究表明，可以开发表观遗传诊断并将其应用于病理学和疾病。但现在需要扩大临床试验，以帮助验证并将这项新技术应用于男性不育症的管理和治疗。

参考文献

[1] Jenkins TG, Aston KI, James ER, et al. Sperm epigenetics in the study of male fertility, offspring health, and potential clinical applications. Syst Biol Reprod Med, 2017, 63(2):69–76.

[2] Skinner MK ,Maamar MB, Sadler-Riggleman I, et al. Alterations in sperm DNA methylation, non-coding RNA and histone retention associate with DDT-induced epigenetic transgenerational inheritance of disease. Epigenetics Chromatin, 2018,11(1):8.

[3] Ben Maamar M, Sadler-Riggleman I, Beck D, et al. Alterations in sperm DNA methylation, non-coding RNA expression, and histone retention mediate vinclozolin-induced epigenetic transgenerational inheritance of disease. Environ Epigenet,2018,4(2):1–19.

[4] Nilsson E, Sadler-Riggleman I, Skinner MK. Environmentally induced epigenetic transgenerational inheritance of disease. Environ Epigenet,2018,4(2):1–13.

[5] Nilsson E, et al. In Transgenerational Epigenetics. 2nd ed. (Tollefsbol T). Elsevier, 2019:13–24.

[6] Anway MD, Cupp AS, Uzumcu M, et al. Epigenetic transgenerational actions of endocrine disruptors and male fertility. Science, 2005,308(5727):1466–1469.

[7] Guerrero-Bosagna C, Settles M, Lucker B, et al.Epigenetic transgenerational actions of vinclozolin on promoter regions of the sperm epigenome. PloS One, 2010, 5(9):1–17.

[8] McBirney M, King SE, Pappalardo M, et al. Atrazine induced epigenetic transgenerational inheritance of disease, lean phenotype and sperm epimutation pathology biomarkers. PloS One, 2017, 12(9):1–37.

[9] Anway MD, Skinner MK. Transgenerational effects of the endocrine disruptor vinclozolin on the prostate transcriptome and adult onset disease. Prostate, 2008,68(5):517–529.

[10] Manikkam M, Tracey R, Guerrero-Bosagna C, et al. Pesticide and insect repellent mixture (permethrin and DEET) induces epigenetic transgenerational inheritance of disease and sperm epimutations. Reprod Toxicol, 2012, 34(4):708–719.

[11] Manikkam M, Tracey R, Guerrero-Bosagna C, et al. Plastics derived endocrine disruptors (BPA, DEHP and DBP) induce epigenetic transgenerational inheritance of obesity, reproductive disease and sperm epimutations. PloS One, 2013,8(1):1–18.

　　本章完整参考文献，请扫描以上二维码在线查看。若需下载，请登录 www. wpcxa.com "下载中心"下载。

人卵母细胞和植入前胚胎的非整倍体

第 8 章

Eva R. Hoffmann

引 言

人类非整倍体的历史背景

30 年来，人们普遍认为人类有 48 条染色体。20 世纪 50 年代，核型分析技术的完善促进了人们对人类有 46 条染色体的发现，包括 X 和 Y 性染色体[1]。Jacobs 和 Strong（1959 年）利用改进的细胞遗传学技术报道了男性的克兰费尔特综合征是由于多出了一条 X 染色体引起的[2]。同年，Jejeune、Gauthier 和 Turpin[3-4]以及 Jacobs 小组[5]独立发现唐氏综合征是由多出的 21 号染色体引起的。Ford 及其同事[6]发现特纳综合征是由于女性缺失了一条 X 染色体（45，X），并且还报告了第一个嵌合体个体（XXY/XX）[7]。1959 年报道的这些研究激发了人们对非整倍体研究的热情[8-12]，并开始对自然流产和活产进行流行病学和大规模队列研究（图 8.1）。在自然流产中，近 50% 是染色体异常，主要是由于非整倍体（占 1/3），但三倍体也很常见[13]。迄今为止，最全面的队列研究是由 Terry Hassold 和 Stephanie Sherman 发起的美国国家唐氏综合征项目[14]。

基于人群的研究揭示了人类非整倍体的 3 个重要方面。首先，达到临床认可的三体妊娠主要来自母亲，其发生率随着母亲年龄的增长而增加。染色体还显示出不同的衰老特征，表明卵母细胞的一般衰老特征和染色体特有的易感性之间存在复杂的相互作用[15]。其次，除了母亲的年龄，重组已成为影响卵子染色体型式的一个关键因素[16]。因此，特定染色体的特异性重组模式可能与年龄的非整倍体曲线相关。与重组的重要性一致的是，较高的母体（而不是父体）重组率与生殖成功率的提高（更多的孩子）有关[17]。这意味着在胎儿发育过程中发生的重组会影响几十年后成熟个体排卵时卵母细胞内染色体分离。第三，更大规模的队列研究发现了其他流行病学因素，包括社会经济地位的作用[18]。这就提出了一个重要的问题，即生活方式和健康问题如何影响人类卵子的质量和胚胎发育。

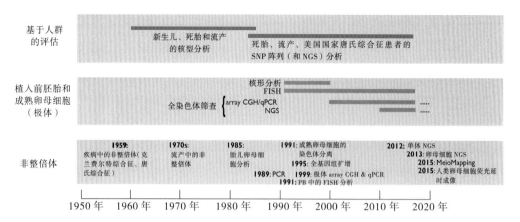

图8.1 非整倍体在人类健康中的重要性和检测方面的历史发展概述。SNP：单核苷酸多态性；NGS：二代测序；FISH：荧光原位杂交；阵列CGH：比较基因组杂交；qPCR：定量聚合酶链反应；MeioMapping：从卵母细胞和匹配的极体的同一细胞中恢复染色体内容和遗传变异（SNP）

人类非整倍体的 U 形曲线

最近对人类卵母细胞和植入前胚胎的研究表明，非整倍体的发生率随母体年龄的变化呈 U 形曲线（图 8.2）[19-20]。青少年的非整倍体率最初很高，然后在20~30 岁下降，在女性到 35 岁左右再次增加。U 形曲线在植入前胚胎中也很明显，由于在植入前的发育过程中发生额外的与年龄无关的有丝分裂错误，非整倍体的程度要比卵母细胞高得多[19, 21-26]。U 形曲线在妊娠失败 [27] 以及 21 三体的活产中也很明显 [28]，并且与卵母细胞减数分裂期间的染色体错误形成的人类生育力曲线一致 [27]。

与活产相比，卵母细胞和植入前胚胎中的非整倍体发生率要高得多。这是因为对染色体组与胚胎和早期胎儿发育不相容的胚胎进行了选择，例如常染色体单体和复杂的非整倍体，他们的多条染色体受到影响 [29]。非整倍体胚胎可能会因为它们异常触发蜕膜细胞中的钙信号而植入失败 [30]。

基于人群的评估严重低估了配子和胚胎中的染色体非整倍体（图 8.3）[24, 26, 31-41]。根据不同研究中女性的年龄分布，这一范围反映了非整倍体率的曲率。然而，不同方法的使用也可能影响非整倍性率估计值的可变性。例如，在某些情况下，基于荧光原位杂交（FISH）的评估受到次优处理的困扰 [42]。尽管如此，卵子捐献计划（即来自年轻女性的卵细胞的活产率与捐献者的年龄相当，而与接受者的年龄相反）已经明确表明卵子中的染色体错误是导致不孕和流产的原因 [43-44]。

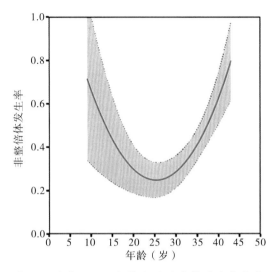

图 8.2　非整倍体妊娠的 U 形曲线。不同年龄女性的非整倍体发生率。红线表示建模曲线，灰色区域表示 95% 的置信区间。数据来自参考文献 [19]

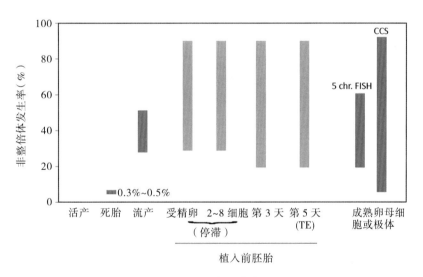

图 8.3　报道的非整倍体发生率的可变性。数据来自参考文献 [24，26，31，33-41，151-152]

人卵母细胞、植入前胚胎中单体和三体的染色体特异性效应及不平等作用

对卵母细胞和植入前胚胎的基因组研究表明，卵母细胞和植入前胚胎的 U 形曲线最好采用二次方程建模；因此，卵母细胞或植入前胚胎中非整倍体的增加并不存在特定的拐点。然而在产前分析中，指数期发生在 35 岁左右，这导致了高龄产妇年龄分类。曲线上的差异反映了胚胎中所有染色体的评估（图 8.4），

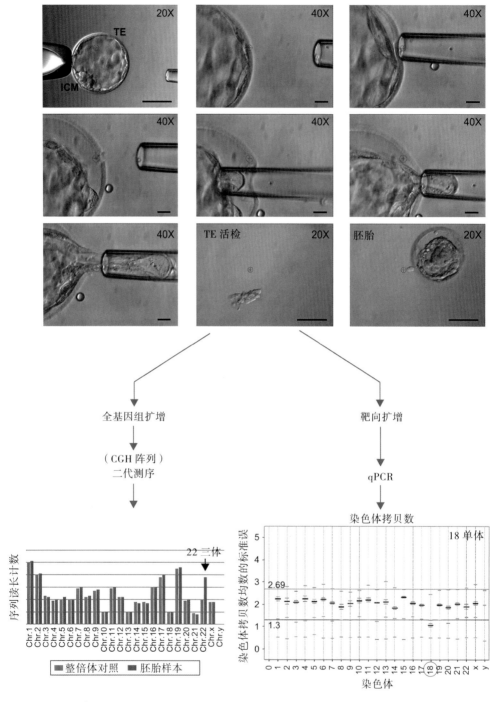

图 8.4　囊胚滋养外胚层标本中染色体含量的检测。从滋养外胚层取 5~10 个细胞进行活检。一种使用全基因组扩增和二代测序相结合（左），而另一种则使用 qPCR 方法（右）。利用全基因组扩增法获得了包括卵母细胞和极体在内的单细胞的序列和染色体含量。数据来自参考文献 [19，50-51]

而人类妊娠曲线中非整倍性的指数升高高度依赖于 13、16、18 和 21 号染色体，这些三体被植入并发展为受孕产物，包括活产。临床上不同的曲线很重要，因为高龄产妇年龄分类并不适用于卵子和植入前胚胎中产生的非整倍体。

在人类卵母细胞中，并非所有染色体的非整倍体风险及其与母体年龄相关的曲线都是相同的 [19, 24-26, 45]。这包括特定染色体的非整倍体优势，尤其是最大的染色体（1~5 号），在青少年中错误分离 [19]，而两个最小的染色体 21 和 22，以及 15 和 16，往往容易在高龄产妇中出错。还有一些染色体，如 13 号染色体，最初在青少年中错误率很高，随后有所改善，然而在高龄产妇中又显示出较高的非整倍性。但一般来说，染色体大小与年龄相关的非整倍性呈负相关 [26]。

对卵母细胞和胚胎的非整倍体的直接评估使人们对其起源有了新的见解。辅助生殖技术（ART）治疗中的几个重要发现包括：单体的非整倍性发生率至少比三倍体常见 [23, 26, 31, 33, 46]。相比之下，在自然妊娠中，唯一可存活的单体是 45，X0（特纳综合征），这表明在植入期和妊娠期染色体异常胚胎受孕的选择或发育潜力较差 [29, 47]。植入前胚胎中单体的优势可能是由于 DNA 损伤修复不良导致染色体丢失，因为最近的研究显示 Cas9 双链断裂导致近 50% 的人类胚胎染色体丢失 [48-49]。

卵母细胞和植入前胚胎 U 形曲线的影响特征

当同时评估来自单个减数分裂的 3 个细胞时（MeioMapping），可以准确推断出由于减数分裂错误导致的人类卵子中非整倍体的起源 [50-51]。这种"三重奏"分析显示，减数分裂 I 期间的错误可以通过减数分裂 II 的补偿性错误来"纠正"，从而产生整倍体卵子 [20]。大约一半的分离错误导致非整倍体卵子，而在其余情况下极体受到影响 [50-51]。因此，在分析没有可用极体信息的胚胎或胎儿时，我们只捕捉到减数分裂 I 期间发生的一半分离错误。

对于植入前胚胎，U 形曲线的形状在很大程度上取决于胚胎取样所处的发育阶段。由于有丝分裂错误（合子后）导致的高非整倍体率最初是使用荧光原位杂交鉴定出的 [52]。利用基因组学评估，第 3 天卵裂期胚胎被报道具有高非整倍体率，经常以混乱的核型为特征 [26, 53-54]。相比之下，第 5 天的胚胎核型混乱的比例较低，这被认为是由于在第 3 天卵裂阶段对染色体高度不稳定的胚胎进行了选择 [26]。与此一致的是，植入前胚胎在第 3 天的停滞率相对较高（20%~30%），尽管其中一些也是整倍体胚胎 [54]。

染色体不稳定和胚胎停滞的原因目前尚不清楚。一项全基因组关联研究表明，PLK4 的常见变异可能导致早期植入前胚胎的有丝分裂不稳定，但尚未就特定 PLK4 等位基因如何改变细胞分裂进行功能评估和机制研究。胚胎分裂期间的 DNA 损伤也可能导致卵裂期胚胎的高停滞率 [48-49, 56]。这与成熟卵母细胞中细胞周期和 DNA 损伤反应基因的转录上调是一致的[57]，这些基因驱动前 2~3 次有丝分裂，直到胚胎基因组激活（EGA；图 8.5）[58]。

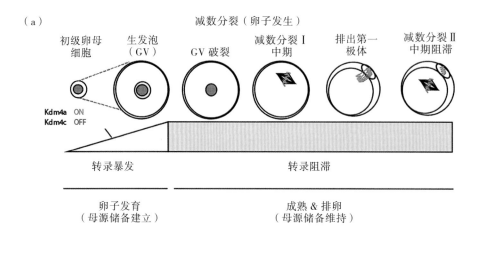

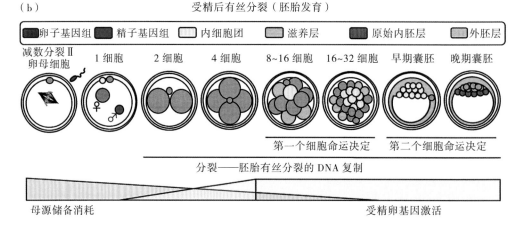

图 8.5　人类胚胎发育。人类胚胎植入前发育过程中的重要事件概括。由 Aditya Sankar 博士提供

　　其他因素也可能导致文献中报道的植入前胚胎中非整倍体的高度可变率[59]。其中包括方法学差异，例如用于治疗女性的激素刺激是否会影响非整倍体率[60-63]、培养基类型以及用于评估染色体含量的技术，这在参考文献 [64] 中进行了综述。在卵母细胞供体中也观察到不同中心的非整倍体率存在很大程度的差异[65]，这表明非整倍体率的差异可能并非特定于接受生育治疗的女性患者。对于自然妊娠，也可以看到不同地区非整倍体率的差异[66]。了解这些差异是否具有生物学意义很重要，因为它们可能会揭示对非整倍体起源的新见解。随着检测全染色体和"节段"非整倍体的方法得到改进，我们的重点将转向了解导致植入前胚胎染色体不

稳定的生物学现象及其对胚胎的功能影响（表 8.1）。

表 8.1　人类生殖不同阶段非整倍体的估计发生率和类型

发育阶段	发生率	最常见的	参考文献
卵母细胞	20%~90%	± 15，± 16，± 18，± 19，± 21，± 22	[31，35，39，50–51，137]
·全染色体非整倍体	55.0% 的非整倍体	ND	
－ 三体	45.0% 的非整倍体	NA	
－ 单体	4%~30% 的非整倍体卵母细胞	NA	
·复杂的非整倍体	ND	NA	
·倍性改变	ND	NA	
·UPD	ND	NA	
·致病性 CNV	ND	NA	
·VOUS	NA		
·嵌合体			
植入前胚胎	25%~90%	± 15，± 16，± 18，± 19，± 21，± 22	[24，38，40，45，55，138–139]
·全染色体非整倍体	50% 的非整倍体	ND	
－ 三体	50% 的非整倍体	单倍体、三体	
－ 单体	5%~30% 的非整倍体卵母细胞		
·复杂的非整倍体	＜ 2%	ND	
·倍性改变	＜ 2%	NA	
·UPD	ND	NA	
·致病性 CNV	ND	ND	
·VOUS	4%~5%		
·嵌合体			
POC（流产 ≤ 12 孕周）	40%~70%	＋ 13，＋ 14，＋ 15，＋ 16，＋ 17，＋ 18，＋21，＋ 22，45X	[140–144]
·全染色体非整倍体	85% 的非整倍体	NA	
－ 三体	15% 的非整倍体	三倍体	

续表

发育阶段	发生率	最常见的	参考文献
– 单体	缺失	ND	
· 复杂的非整倍体	< 2%	del 7q11.23, del/dup 8p23.1, del 15q11.2q13, del/dup 17p11.2, del17q21.31, del 22q11.2	
· 倍性改变	< 2%	dup 4q35.2, dup 8p22, del 15q11.2, dup 15q13.3, del/dup 16p13.11, del16p11.2, dup Xp22.11	
· UPD	2%~5%	2, 8, 16, sex, structural（7, 13, 18, 20, 21）	
· 致病性 CNV	2%~3%		
· VOUS	< 2%		
· 嵌合体			
持续妊娠（ >12 孕周 ）	< 5%	+ 13, + 18, + 21, 45X, 47XXX, 47XXY	[144–147]
· 全染色体非整倍体	95% 的非整倍体	NA	
– 三体	5% 的非整倍体	三倍体	
– 单体	缺失	ND	
· 复杂的非整倍体	0~0.01%	del 7q11.23, del/dup 8p23.1, del 15q11.2q13, del/dup 17p11.2, del 17q21.31, del 22q11.2	
· 倍性改变	0.01%	dup 4q35.2, dup 8p22, del 15q11.2, dup 15q13.3, del/dup 16p13.11, del 16p11.2, dup Xp22.11	
· UPD	约 0.5%	16, sex, structural （7, 13, 18, 20, 21）	
· 致病性 CNV	2%~3%		
· VOUS	< 0.5%		
· 嵌合体			
新生儿	0.1%~4%	+ 13, + 18, + 21, 45X, 47XXX, 47XXY	[146–150]
· 全染色体非整倍体	95% 的非整倍体	NA	
– 三体	5% 的非整倍体	NA	

发育阶段	发生率	最常见的	参考文献
– 单体	缺失	ND	
·复杂的非整倍体	缺失	del 7q11.23, del/dup 8p23.1, del 15q11.2q13, del/dup 17p11.2, del 17q21.31, del 22q11.2	
·倍性改变	< 0.01%	dup 4q35.2, dup 8p22, del 15q11.2, dup 15q13.3, del/dup 16p13.11, del 16p11.2, dup Xp22.11	
·UPD	约 0.5%	Sex	
·致病性 CNV	2%~3%		
·VOUS	< 0.5%		
·嵌合体			

CNV：拷贝数变异；NA：不适用；ND：未确定；POC：概念产品；UPD：单亲二体；VOUS：未知意义的变体

母体染色体错误的起源

卵母细胞和精母细胞通过称为"减数分裂"的特殊分裂将其染色体数量减半。尽管精子和激活的卵母细胞中的染色体含量相同，但它们向成熟配子的发育是高度二态的。原始生殖细胞在胎儿发育过程中迁移到生殖嵴，而性腺环境决定了这些细胞是诱导减数分裂（卵母细胞）还是保持停滞直到青春期（男性）[20]。小鼠研究表明，由于胎儿卵巢中存在视黄酸，胎儿卵母细胞会启动减数分裂和分化[67-68]。胎儿卵母细胞复制其 DNA，形成凝聚在一起的姐妹染色单体。在减数分裂前期 I，同源染色体排列和重组[69]，形成二价染色体结构（图 8.6）。然后卵母细胞进入长时间停滞直到初潮，此时单个卵泡成熟并且卵子完成第一次减数分裂。卵巢内的卵母细胞数量从胎儿发育到更年期开始减少。500 万 ~700 万个胎儿卵母细胞中只有 450 个完成第一次减数分裂，受精后姐妹染色单体继续分离的更少，这导致了第二次减数分裂的完成[70]。

在减数分裂 I 期间，姐妹染色单体的着丝点是同向的，因此它们被拉到纺锤体的同一侧。同时，沿着染色体臂的姐妹染色单体之间的内聚力被释放，使同源染色体分离。相比之下，着丝粒附近的内聚力受到保护，直到减数分裂 II 才被释放以允许姐妹染色单体分离（图 8.6）。

源自雌性减数分裂的非整倍体传统上被分类为减数分裂 I 或减数分裂 II 错误，这取决于额外的染色体是否包含来自两条或只有一条母体染色体的遗传信息

（染色体指纹；图 8.7）。与减数分裂 Ⅱ 相比，减数分裂 Ⅰ 错误更常见[50-51]。对人类卵母细胞的直接细胞学评估[71-73]或通过基因组特征分析揭示了减数分裂 Ⅰ 的 3 种错误类型：减数分裂 Ⅰ 不分离[73]，姐妹染色单体体早熟分离或预分离[74-75]，减数分裂 Ⅱ 不分离，以及最近的反向分离[19, 51, 76]。

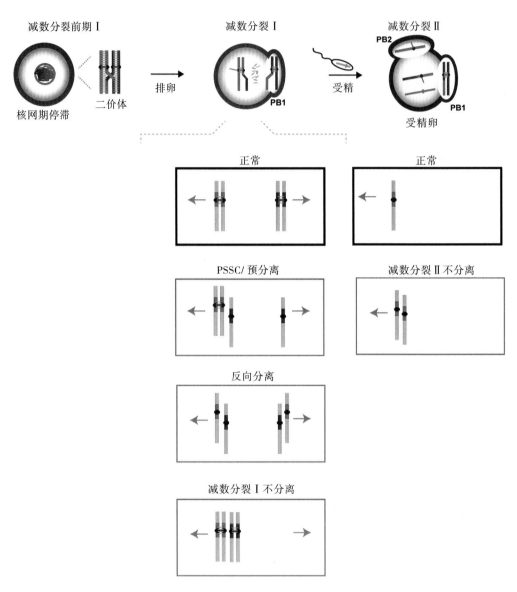

图 8.6　人类女性减数分裂中的染色体分离错误。这两条染色体分别用红色和蓝色表示。重组发生在胎儿卵母细胞中，一旦形成二价染色体，这些卵母细胞就会停滞。它们的形成取决于两个姐妹染色单体之间的重组和内聚力。当 SNP 可用于辨别遗传变异时，可识别不同的染色体分离模式。数据来自参考文献[50-51]

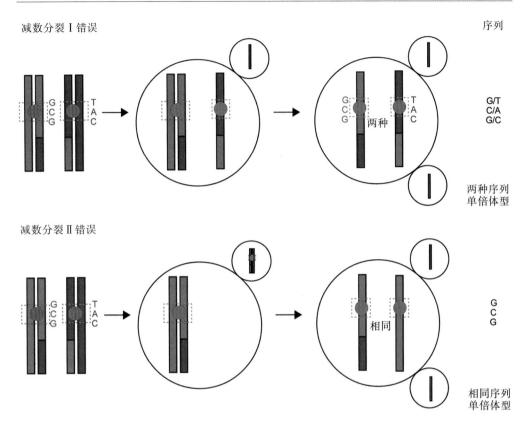

图 8.7　染色体指纹可以推断额外染色体的来源。同源染色体之间的重组导致遗传物质的改组。然而，因为重组在着丝粒附近被抑制，染色体的起源被保留了下来（灰色框，红色和蓝色）。着丝粒周围的单核苷酸多态性等遗传标记可用作染色体指纹。减数分裂 I 错误导致两条母体染色体具有来自蓝色和红色染色体的信息（上图）。相反，减数分裂 II 错误导致两条母体染色体的染色体指纹相同

卵母细胞减数分裂 I 的错误类型取决于女性年龄

　　对卵母细胞和极体的研究最令人惊讶的发现之一是，受影响的染色体不仅取决于女性的年龄，而且还取决于错误的类型。减数分裂 I 不分离在青少年中很普遍，并且这种发生率随着年龄的增长而降低。姐妹染色单体早熟分离（PSSC），也称为预分裂，在 20 岁以上的女性中出现的概率是典型减数分裂 I 不分离的 2~10 倍，并且随着母亲年龄的增长呈线性增长。在高龄产妇中，反向分离是最常见的错误类型[19]。

反向分离：一种新的分离模式

　　所有三种减数分裂细胞的染色体指纹图谱已证实同源染色体在减数分裂 I 分

离，姐妹染色单体在减数分裂Ⅱ分离（经典减数分裂）。指纹识别依赖于在着丝粒附近的交叉（或重组）受到抑制的假设，因此两个姐妹染色单体共享相同的遗传标记，如单核苷酸多态性。减数分裂Ⅰ后，卵母细胞应该含一条染色体的两条姐妹染色单体，第一极体应该含有其同源染色体的两个姐妹染色单体。然而，Ottolini 等人（2015 年）发现，第一极体经常包含两个非姐妹染色单体，即来自母体两条染色体的染色体指纹。与两个独立的预分离事件的预期发生率相比，该事件发生的概率增加 100 倍以上，这表明了一个共同的起源。此外，亦有报道称在减数分裂Ⅱ时，两个非姐妹染色单体以一种弱偏好的平衡方式分离，使卵母细胞和极体各自包含一个染色单体。因此，总体而言，整个减数分裂是染色体平衡的。然而分离的模式却是相反的：姐妹染色单体在减数分裂Ⅰ中分离，随后在减数分裂Ⅱ中同源物分离（图 8.8）。报道还显示，只有一条或几条染色体在卵母细胞内遵循反向分离模式[19, 51]。这表明在整个卵母细胞的普遍老化效应中，染色体特异性易受非整倍体的影响。

延时成像揭示染色体"老化"缺陷先于分离错误

主要挑战之一是确定染色体在减数分裂Ⅰ中产生的错误类型受什么影响。对固定染色体的分析表明，本应在胎儿卵母细胞中建立的二价染色体构型要么没有正确建立[69,77-79]，要么在成年卵母细胞内经常退化。特别是单价体和姐妹染色单体之间的内聚力损失被报道为"脆弱"的交叉构型（图 8.9）。小鼠卵母细胞的延时成像显示，单价染色体存在减数分裂Ⅰ不分离以及 PSSC/ 前分裂的风险[80]。在人类中，用荧光标记卵母细胞内着丝粒和微管蛋白的 mRNA 时，最新的延时成像显示姐妹染色单体着丝粒经常在减数分裂Ⅰ"反转"。因此，姐妹染色单体着丝粒不是同向的，而是从相反的纺锤极附着在微管上。当两条染色体都表现出这种行为时，就会出现完全倒置的构型。当只有一个同源物受到影响时，会出现半倒置构型。在一些情况下，单价染色体形成与姐妹染色单体着丝粒的双向性有关（图 8.8）。此外，单价染色体形成先于双向性，这表明反向的着丝粒可能是对二价染色体劣化的反应[19, 81-82]。

二价染色体的内聚力和结构完整性的丧失与年龄有关，是人类卵母细胞"染色体老化"的一种表现[83-85]。然而，目前尚不清楚内聚力丧失的分子机制。啮齿动物的研究表明，粘连蛋白复合物的负载可能仅限于胎儿发育[86-88]，在长时间分裂停滞期受到影响[89-90]。有趣的是，SMC1β（一种减数分裂粘连蛋白复合物的特异性成分）是单拷贝的，不足以维持小鼠卵母细胞的二价染色体结构[91-92]。减数分裂粘连蛋白复合物的缺失是否导致人类卵母细胞内聚力的丧失尚不清楚，因为粘连蛋白复合物的丢失似乎不会优先影响失去二价结构的染色体[93]。由于只有一部分粘连蛋白复合物被认为介导有丝分裂细胞中的姐妹染色单体内聚[94-95]，

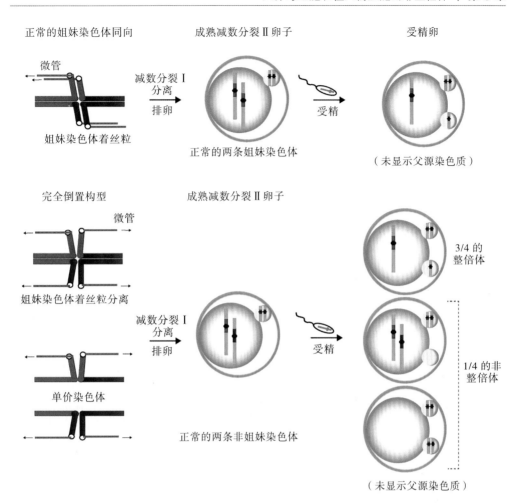

图 8.8 反向分离——人类减数分裂中的一种新分离模式。对卵母细胞及其匹配极体的基因组分析表明，反向分离是人类卵母细胞中最常见的非标准分离模式。在第一极体中不是单一的染色体和基因型，通常存在两个非姐妹染色单体（紫色和红色）。延时成像显示，姐妹染色单体着丝点通常在两条染色体上分离，称为"完全倒置"，这种构型先于反向分离

因此在长时间的分裂停滞期间，粘连蛋白复合体（SMC3 的乙酰化形式）的内聚功能可能受到影响。在最近的一项全基因组关联研究中，粘连蛋白基因的常见遗传变异与 21 三体风险有关[96]。

重组影响了女性的染色体分离

小鼠和人类卵母细胞中单价染色体的形成先于分离错误，这一发现可以解释重组在非整倍体中的重要性[19, 81-82, 97]。在基于人群的研究中，重组模式的改变和母亲年龄仍然是影响人类妊娠中非整倍体的两个主要因素[16]。虽然女性减数

分裂的缺陷更明显，但重组模式的改变也会影响精子中的染色体分离[98]。随着染色体指纹、单核苷酸多态性（SNP）阵列和二代测序技术的出现，重组模式也能开展研究。在胎儿发育过程中发生的重组被推断为以复杂和染色体特异性的方式影响染色体的分离。对流产和三体个体的研究揭示了与非整倍体风险增加有关的3种模式：重组失败（非交换或非交叉），靠近染色体末端（端粒）的重组点，以及着丝粒附近的重组。

与减数分裂错误和非整倍体相关的重组模式具有高度的染色体特异性。所有3种重组模式都与21号染色体的分离错误有关，而18号染色体则主要是由于非交换模式[16]。由于重组与姐妹染色单体内聚在减数分裂 I 后期分离之前将同源染色体物理连接，因此非交换对或非交叉被认为更容易发生典型的减数分裂 I 不分离（图8.9）。非交叉会产生单价染色体，对胎儿卵母细胞的分析表明，高达8%的胎儿卵母细胞在一条或多条染色体上缺乏 MLH1 焦点，最小的染色体（21和22）具有特殊的脆弱性[99]。

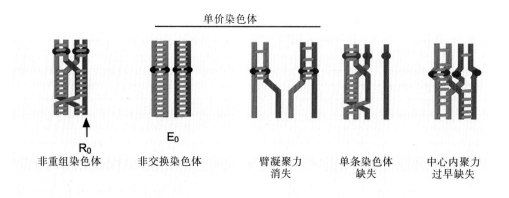

图 8.9　减数分裂中脆弱的染色体构型

重组率在胎儿期确定并影响成年卵母细胞的染色体分离

最近对单个卵母细胞的研究允许在 DNA 序列水平上对重组和染色体分离进行推断[50-51]。重组率较高的卵母细胞更有可能是整倍体。因此，在围着床期对非整倍体受孕的选择可以解释为什么与母亲年轻时出生的兄弟姐妹相比，年龄较大的母亲所生的孩子往往具有更高的重组率[17]——非整倍体卵子往往重组率较低，因此不能发育成健康的婴儿。一种模型是：随着年龄相关的内聚力耗竭，具有多个交叉的染色体对更可能随着卵母细胞的年龄增长而保持其二价构型（图8.10）。

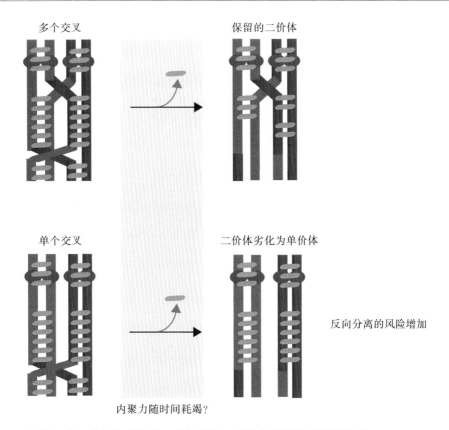

多个交叉

保留的二价体

单个交叉

二价体劣化为单价体

反向分离的风险增加

内聚力随时间耗竭？

图 8.10　随着卵母细胞年龄的增长，重组保护二价染色体结构的假设模型

　　MeioMapping 还揭示了重组的一些意外特征及其对染色体分离的影响。通常情况下，交叉是以每个二价染色体为基础考虑的，因此如果两个同源染色体之间发生交叉，染色体分离将以高准确度进行，这被称为"专性"交叉[100]。然而，Ottolini 等人（2015 年）发现，单个染色体上的情况也会影响其分离。没有参与重组反应的非重组染色单体（尽管它的姐妹染色单体参与了重组反应）是脆弱的，其经历 PSSC/ 前分裂的风险增加（图 8.9）。随着获得卵母细胞途径和新的单细胞技术的进步，这些发现开辟了新的研究领域。

　　矛盾的是，尽管整体重组率较高，但与精母细胞相比，胎儿的卵母细胞具有更脆弱的结构[69]。然而，卵母细胞在交叉率方面显示出极端的异质性[77]，两个最小的端着丝粒染色体 21 和 22 经常没有 MLH1 焦点[79, 99, 101]。这种不交换的模式在精母细胞中几乎从未见过[79, 101]。因此，尽管女性生殖细胞中的重组率较高，但它们在染色体对中的分布似乎不太受调控。有人提出，交叉模式的缺陷是由于交叉过程的低效[78]，这将在几十年后的成年生活中产生脆弱的交叉结构，增加染色体错误的风险。

人类女性减数分裂中的纺锤体天生易出错

在有丝分裂细胞中，纺锤体的形成主要由中心体驱动，中心体是微管组织中心（MTOC），微管从中心发出并通过其着丝粒捕获染色体。然而，在许多物种中，卵子发生是非中心体驱动的，尽管 MTOC 已经形成[102]。在人类卵母细胞中，MTOC 并不明显，纺锤体的形成是由染色体驱动的。第一个减数分裂 I 中期需要惊人的 12~15 h[83, 103]，而且纺锤体是非常不稳定的[103]。虽然纺锤体的不稳定性与染色体错误分离有关，但人类卵子发生的这一特点似乎与年龄无关[103]。

微管是由 α 和 β 微管蛋白亚基组成。最近，*TUBB8*（仅在卵母细胞和植入前胚胎中表达的主要 β 微管蛋白）的突变被证明与成熟阻滞[104]以及卵母细胞和胚胎的分裂缺陷有关[104-106]。*TUBB8* 特别有趣，因为它在灵长类分支中进化，因此可能导致小鼠和人类卵母细胞纺锤体动力学的显著差异。

人类卵母细胞的一般衰老特征

研究可能导致非整倍体的人类卵母细胞衰老特征的方法主要来自小鼠卵母细胞或人类细胞系中识别的因子的转录比较或免疫细胞学染色[57]。纺锤组装检查点（SAC）在小鼠卵母细胞中是必不可少的，以促进精确的染色体分离[107]，在人类卵母细胞中 SAC 被认为是受卵母细胞老化的影响[108]。同样，组蛋白 H4K12 或 H3K9 上乙酰化标记的去除对人类卵母细胞的染色体压缩很重要，并与减数分裂的异常有关[109-110]。在高龄产妇的卵母细胞中，组蛋白 H4 乙酰化水平较高[109]，这表明老化卵母细胞去除组蛋白乙酰化标记的能力普遍下降。总之，几种细胞和染色体的因素共同导致了人类卵子中高水平的非整倍体。了解非整倍体需要先进的方法。最近一项关于人类卵母细胞非整倍体风险的研究确定了激光激酶的潜在遗传变异，激光激酶对染色体正确地附着在减数分裂纺锤体上非常重要[111]。尽管这种变异可能很罕见，但对有非整倍体受孕风险的女性进行精准医疗也许能成为一种可能[112]。

植入前胚胎中的有丝分裂染色体错误

有丝分裂中的染色体分离错误导致了嵌合体胚胎。目前对人类胚胎中嵌合体的发生率有争议[64, 113]，但与我们对导致人类卵母细胞非整倍体的基本生物学机制的日益了解相反，对植入前胚胎中细胞分裂和染色体分离错误的分析不足。许多模型是从细胞系有丝分裂中获得的知识推断出来的[114]。然而，伦理法规、谱系示踪及单细胞基因组学的技术挑战限制了我们在胚胎中直接观察的能力。特别是，用于推断基因功能的经典功能丧失和功能获得分析在胚胎中具有挑战性。这个研究领域可能会在未来几年迅速发展，因为一些国家已授予伦理许可，允许使用 CRISPR-Cas9 进行基因编辑。尽管存在局限性，但通过使用植入前遗传学诊断和筛查（PGD/PGS）来预防非整倍体受孕和单基因疾病的遗传，并获得了对胚胎染色体非整倍体的重大了解。

目前出现的情况是：DNA 损伤、细胞损耗[56]和非整倍体[115]导致 20%~30%的植入前胚胎发育停止。单个卵裂球可以显示高度混乱的核型（嵌合体；图 8.11），特别是在卵裂阶段[26, 53, 116-117]。共聚焦显微镜显示，正常受精的受精卵可以进行三极分裂，这将产生高度混乱的染色体核型[118]。

4 个正常的卵裂球

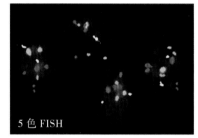

5 色 FISH

单一非整倍体

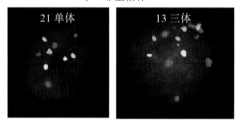

21 单体　　　13 三体

有丝分裂灾难？

复杂非整倍体　　　三极有丝分裂

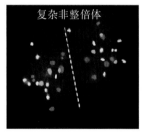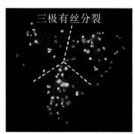

图 8.11　人类植入前胚胎的三极有丝分裂和"混乱的"核型。针对 5 条染色体的 FISH 技术。染色体以高度混乱的方式分离到 3 个子细胞中

扩张的囊胚比卵裂阶段的胚胎嵌合更少，包含更少的混乱核型[26]。然而，包括影响多条染色体的"复杂"事件在内的减数分裂非整倍体可以持续到囊胚阶段[23, 26, 51, 119]。第 5 天囊胚中全非整倍体的嵌合率相对较低，这与绒毛活检中的低水平（低于 1%）相吻合[120]。因此，非整倍体本身似乎并不影响植入前的发育。

然而，新出现的情况是复杂的，因为临床报告中患者和卵母细胞捐献者的非整倍体率都有很大变化[59, 65]。目前还不清楚是什么因素导致了这种差异性，但了解其原因是至关重要的，特别是对于植入前遗传学诊断而言[121]。

有丝分裂非整倍体紊乱变异的全基因组关联研究

首次全基因组关联研究（GWAS）鉴定影响植入前胚胎非整倍体的常见变异。利用来自 4700 名个体的约 46 000 个胚胎（包括第 3 天和第 5 天的胚胎）的非整倍体数据，McCoy 及其同事发现在所使用的统计显著性阈值下，与假定的母体减数分裂起源和母体基因型没有关联。然而，他们发现 4 号染色体上有一个 600 Kb 的低重组区域［数量性状位点（QTL）］与多个复杂的有丝分裂起源的非整倍体有关（遵循父系染色体，因为精子的减数分裂错误率非常低）。该 QTL 包含 PLK4 的常见变体，PLK4 是一种调节中心体数量的 polo 样激酶，其失调可导致大规模染色体错配分离[122-123]。重要的是，正是母体的 PLK4 变异影响了有丝分裂的染色体分离，这与母体因素驱动人类植入前胚胎的初始有丝分裂的模型是一致的[58, 124-125]。尽管 QTL 包含其他 7 个基因变体，但 PLK4 是一个有吸引力的候选基因，因为它调控中心粒复制，这是中心体周期的一个关键部分，而且还在小鼠和牛胚胎的初始细胞分裂期间介导纺锤体的形成[122-123]。因此，PLK4 变体可能导致三极纺锤体的形成，从而导致紊乱的核型（图 8.11）。重要的是，已经观察到源于正常受精的人类胚胎的三极纺锤体[118]。

对中国人群中 PLK4 的 rs2305957 小变体的首次跟踪临床研究显示，在接受体外受精的 AA 基因型女性以及早期复发性妊娠丢失的女性队列中，rs2305957 小变异与囊胚的形成有显著关联[126]。然而，耐人寻味的是，尽管 AA 基因型的女性在接受体外受精时囊胚形成率下降，但移植的囊胚的着床率、早期流产率和活产率不受小变体的影响。一种可能性是 rs230597 是一个主要引起异常细胞分裂而导致胚胎停育的危险因素，因此发育到第 5 天的胚胎在基因组上是稳定的。虽然不能排除这种情况，但这样的模型不能解释为什么携带 rs2305957 等位基因的女性会有较高的早期妊娠丢失风险。要确定 PLK4 变异与维持胎儿发育的非整倍体之间可能存在的联系，需要对染色体结构进行进一步研究。另一种可能是 QTL 内的其他变异导致基因组不稳定或胚胎丢失，因为其中几个基因与细胞周期调控或胚胎发生有关。随着功能研究变得可行，评估微小变异等位基因的功能并确定 PLK4 的改变是否真的发生在人类卵母细胞中或在早期分裂期间，是评估因果关系的关键下一步。

非整倍体和胚胎停育

复杂且常紊乱的非整倍体与早期植入前胚胎的胚胎停育有关，这表明严重非整倍体的胚胎可能具有较差的生存能力。事实上，导致细胞和基因组严重缺陷的异常细胞分裂可能会导致胚胎停育[56, 76]。在这种情况下，非整倍体是其他细胞缺陷的结果，非整倍体可能导致胚胎停育或影响胚胎发育。非整倍体对胚胎发育的影响和非整倍体细胞对特定组织的分配是通过产生嵌合体来研究的[127-134]。关于携带单一染色体非整倍体的细胞，没有或很少证据表明非整倍体细胞会优先分配到胎盘前体系（滋养层）或胎儿。即使通过抑制纺锤体组装检查点的成分而产生紊乱的核型，也没有证据表明非整倍体细胞被主动分配到特定谱系中[135]。然而，在具有紊乱染色体的小鼠胚胎中，囊胚显示出细胞数量的减少，其机制可能取决于谱系。胎儿谱系中的非整倍体导致细胞凋亡，而衰老则限制了胎盘谱系内的非整倍体[135]。阐明人类胚胎是否显示类似的机制，特别是什么原因导致两个不同谱系的细胞凋亡与衰老，将是一件有趣的事情。

未来方向

在本章中，我们在群体遗传学知识的背景下回顾了人类非整倍体领域的现有发现和新兴主题。我们设想，在技术推动下研究非整倍体及其与其他细胞特征（如表观遗传学），将加深我们对基因遗传的认识。早期的胚胎分裂主要受母体因素的制约，直到胚胎基因组的激活[124, 136]。由此可见，成熟卵母细胞及早期胚胎的发育程序的稳健性对生殖系的基因组稳定性很重要。随着目前胚胎学、干细胞和基因编辑技术的进步，可能很快就能利用其中一些工具从根本上了解非整倍体的机制和细胞原因，非整倍体影响了很大比例的人类妊娠并限制女性的生殖期限。

致　谢

感谢我的同事们，他们为确保本章内容的准确性提供了专业的知识。Alan Handyside 和 Antonio Capalbo 是共同作者，对本章更新的初稿做出了贡献。Aditya Sankar 提供了图 8.5。我们对那些因篇幅限制而无法引用其作品的同事表示歉意。ERH 是由诺和诺德青年研究员奖资助的。

参考文献

[1]　Tjio JH, et al. Hereditas,1956, 42(1/2):U1–6.

本章完整参考文献，请扫描以上二维码在线查看。若需下载，请登录 www.wpcxa.com "下载中心" 下载。

从卵母细胞到胚胎的表观遗传学

第 **9** 章

Dagnė Daškevičiūtė, Marta Sanchez-Delgado, David Monk

引　言

在哺乳动物的配子发生过程中，基因表达发生巨大变化，在这些细胞完全成熟之前停止。在小鼠中，受精后不久表达恢复，在称为合子基因组激活（ZGA）的过程中（注意，这里我们使用合子的最严格定义，即第一次卵裂之前的单细胞阶段），其中发育重要的基因从单细胞晚期阶段开始表达。受精是胚胎产生的第一步，需要在母体 – 合子转变（MZT）期间形成全能胚胎之前连续完成多个复杂过程。配子配对是两个终末分化的单倍体配子融合形成合子，随后是表观遗传重编程、基因组激活和母体来源转录物的消耗，从而产生卵裂期胚胎的非特质化细胞。卵裂球在卵裂过程中为实现初始特征化和囊胚形成，其全能性会逐渐丧失，使内细胞团（ICM）形成。它将发育成适当的胚胎，以及滋养外胚层（TE），即胚胎外组织和胎盘的前身。最近描述这些机制的研究受益于低输入和单细胞技术的进步和创新，表明尽管时间上有细微的差异，但这些事件在哺乳动物物种之间是广泛保守的（表 9.1）。在本章中，我们将描述在哺乳动物植入前发育过程中的表观遗传调控的最新进展，包括全面的 DNA 去甲基化、父系鱼精蛋白交换、组蛋白修饰的重新分布和高阶结构的逐渐形成，以及调控 ZGA 和胚胎基因组激活（EGA）的明确步骤。此外，我们讨论了它们对辅助生殖周期中胚胎选择的影响，以及这些协调过程中的错误是否会导致辅助生殖周期中观察到的胚胎发育阻滞。

表观遗传机制

DNA 甲基化和组蛋白修饰最终控制染色质的可及性和包装，从而允许基因表达或抑制其表达。DNA 甲基化是甲基对 DNA 中胞嘧啶（5mC）残基的碳 5 原子的共价修饰。该反应由 DNA 甲基转移酶（DNMT）催化[1-2]。在哺乳动物基因

表 9.1　人和小鼠植入前发育过程中关键母体 – 合子转变（MZT）事件的时间比较

MZT 事件	人类	小鼠
第一次分裂	受精后 27~30 h	受精后 16~20 h
植入阶段	受精后 6~8 h	受精后 4~4.5 d
基因组激活	4~8 细胞	2 细胞
DNA 去甲基化	2 细胞后期[13]	1 细胞阶段[14]
组蛋白重塑	取决于组蛋白修饰；卵母细胞或合子中没有非典型 H3K4me3[43]	取决于组蛋白修饰；卵母细胞衍生的非典型 H3K4me3 分布至 2 细胞阶段[44-45]
染色质可及性	卵裂阶段染色质可及性增加，启动子的可及性与初始基因组的激活相关[56-57]	
高阶染色质结构	在精子中没有分区；在卵裂阶段逐渐形成拓扑相关域（TAD）[61]	在精子中有分区，但在卵母细胞中没有；在卵裂阶段逐渐形成 TAD[58-60]
内细胞团（ICM）的印记维持	部分 ICR 需要 ZFP57[34]	ZFP57 对所有 ICR 都不可少[31]

组中，5mC 主要出现在 CpG 二核苷酸的环境中，在两条 DNA 链上呈对称模式。非 CpG 甲基化很少见，仅限于特殊细胞类型，包括卵母细胞和神经细胞[3-4]。总体而言，5mC 分布是双峰的，大部分基因组被高度甲基化，而 CpG 岛通常未被甲基化。CpG 岛是富含 CpG 二核苷酸（200~2000 bp，GC 含量 >50%，观察到预期的 CpG 比 >60%）的离散区间，通常与转录起始位点重叠。5mC 被认为是一种抑制性标记，尤其是在异染色质、着丝粒和着丝粒周围重复等功能元件以及基因启动子和转座元件中。DNA 甲基化对于哺乳动物发育至关重要，涉及不同谱系的基因沉默、X 染色体失活、印记和保护整体基因组的完整性[5]。

　　为了被包含在细胞核内，每个细胞中 2 m 长的 DNA 需要被有效地包装。为了实现这一点，体细胞和卵母细胞中的 DNA 被包裹在由一种组蛋白八聚体（每种类型的两个亚基：H2a、H2b、H3 和 H4）组成的核小体周围。在精子中，70%~80% 的基因组由鱼精蛋白组成；然而，富含 CpG 的序列保留了组蛋白[6]。有趣的是，每个组蛋白都有一个突出的 N 末端尾部，可以通过大量的翻译后修饰进行修饰，包括乙酰化和甲基化[7-9]。这些组蛋白修饰具有不同的功能，并且位于整个基因组的特定位点。

DNA 甲基化过渡状态和重编程

　　作为可通过细胞分裂遗传的稳定表观遗传标记，5mC 不仅是维持细胞身份的重要组成部分，而且对基因组稳定性至关重要。然而，表观基因组，包括整体DNA甲基化，需要重新编程才能允许后续发育。在哺乳动物发育过程中会发生两波去甲基化和随后的再甲基化（图9.1a）。第一波发生在生殖细胞发育期间，另一波在受精后立即发生，以确保多能状态。精子和卵母细胞都被认为是身体最终末分化的细胞类型，需要清除这些单倍体细胞的相关表观遗传特征才能使其获得全能性[10]。胚胎重编程的关键事件包括从配子遗传的大多数5mC标记的擦除（除了印迹基因座和一些反转录转座子序列[11]），以及在囊胚植入过程中建立胚胎甲基化模式[12]。

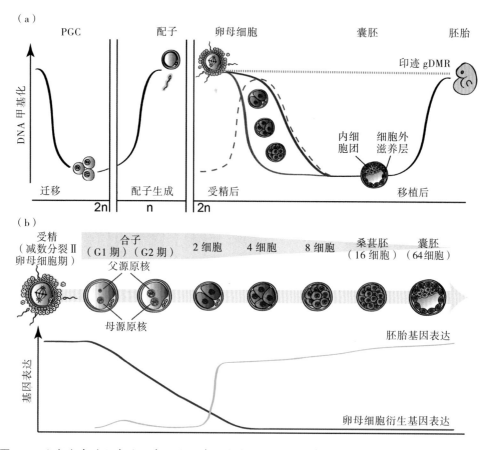

图9.1　小鼠发育过程中的甲基化动力学。（a）该图的左图表示在胚胎发育期间原始生殖细胞（PGS）迁移到性腺嵴期间发生的甲基化的擦除，随后中间图显示了配子中的性别特异性甲基化建立。受精后，胚胎基因组甲基化在母源和父源原核中被异步擦除。源自精子的父系基因组通过5mC氧化为5hmC的组合去甲基化并在复制过程中被稀释，而源自卵母细胞的母系基因组在复制期间被动丢失。植入后，胚胎基因组被重新甲基化。灰色虚线表示5mC和印迹ICR的保留。黑色（总体）、蓝色（精子来源）和红色（卵母细胞来源）实线代表全局5mC模式，而虚线表示5hmC。X轴描绘了哺乳动物的发育阶段；Y轴表示整体DNA甲基化量。（b）随着卵母细胞衍生的转录物降解和胚胎基因组激活，随后的卵裂细胞分裂（绿线）的全能性下降

在受精的小鼠卵母细胞中，现在称为"合子"，两个亲本基因组在母源和父源原核内空间分离。甚至在第一次细胞分裂完成之前，母系和父系衍生的 DNA 就具有不对称的 DNA 甲基化谱，父系基因组在 10~11 易位（TET）蛋白家族进行的酶介导反应中经历了独立于复制的主动去甲基化[13-14]。人类胚胎中的甲基化动力学是相似的，除了最大的去甲基化发生在从受精到 2 细胞阶段[15-16]。TET 家族共有 3 个成员：TET1、TET2 和 TET3，它们都能够将 5mC 氧化为中间状态，包括 5- 羟甲基胞嘧啶（5hmC）、5- 甲酰基胞嘧啶（5fC）和 5- 羧基胞嘧啶（5caC）（图 9.2a）[17]。父系基因组去甲基化由 TET3 进行，TET3 在卵母细胞中大量表达，并在受精卵中高水平存在[18-20]。5fC 和 5caC 是氧化去甲基化过程的重要中间体，其数量低于 5hmC，并且与 5hmC 不同，它们在体细胞组织中不富集。尽管 5fC 和 5caC 都具有通过碱基切除修复被胸腺嘧啶 DNA 糖基化酶（TDG）主动去除的潜力[21]，但实际上它们显示出父系原核逐渐下降，因此复制耦合的去甲基化模型受到青睐，因为氧化的 5mC 衍生物不被 DNMT1 识别[22]。

受精后，母系和父系衍生的基因组都暴露于相同的细胞环境中，但两个原核显示出不相等的甲基化动态，母系基因组受到卵母细胞衍生因子 DPPA3 的保护，免受 TET3 介导的去甲基化（图 9.2b）[18, 23]。DPPA3 与母体富含的 H3K9me2 特异性相互作用，但不与抑制 TET3 募集的父原核相互作用[19, 23-24]。最终，母体去甲基化是通过复制依赖性稀释实现的[25]，这主要是由于 DNMT1 及其辅助因子 UHRF1 的核排斥[26]。因此，两个亲本基因组上的 5mC 水平在胚泡阶段达到最低，随后在植入后发育过程中发生广泛的重新甲基化。这些动态变化在哺乳动物的发育过程中基本保持一致，而人类的动态变化则稍慢一些[27]。

虽然我们已经讨论过父系基因组在受精后第一个 S 期完成之前经历了广泛的 5mC 损失，但最近的研究表明，母系衍生的 DNMT3A 也是合子父系基因组低水平从头甲基化的原因[27]。该过程被认为是维持父系甲基化印迹区域的甲基化所必需的[28]。

印记基因之谜

尽管在植入前胚胎的表观遗传重编程后导致广泛的全局低甲基化，但印记控制区（ICR）的甲基化标记并未受到影响。这组独特的基因，其特征在于它们的亲本单等位基因表达，是从一个配子遗传的差异等位基因甲基化的结果[29]。最近的研究表明，精子和卵母细胞之间存在广泛的相反甲基化[30]；然而，除印迹 ICR 外，大多数已成功去甲基化。在某些情况下，这些 ICR 决定了所有后续体细胞组织中的经典印记，而大量源自卵母细胞的母体甲基化间隔仅在胎盘中存活[10, 30]。

尽管 DNMT1 的核排斥对于卵裂期胚胎的被动去甲基化是必不可少的，但遗传证据表明它仍然是维持 ICR 甲基化所必需的，这表明它并不完全保留在细胞质中。数量有限的 DNMT1 和 DNMT3A/B 通过 TRIM28/KAP1 共抑制复合物靶向 ICR，该复合物由于锌指蛋白（ZFP）ZFP57 和 ZNF445 而表现出序列特异性[31-34]（图 9.2c）。ZFP-KAP1 复合物包括 TRIM28/KAP1 支架蛋白、组蛋白甲基转移酶 SETDB1、核小体重塑组蛋白去乙酰化复合物（NuRD）、异染色质蛋白 1（HP1）和 DNA 甲基化机制，所有这些都负责沉默转座因子，其潜在的序列特异性归因于针对不同反转录转座子家族的 ZFP 的独特组合[35]。一旦被招募到序列中，转录抑制由 H3K9me3 和 DNA 甲基化介导[36]。ZFP 已被证明不仅识别转座因子，而且正如 ZFP57 和 ZNF445 所强调的那样，越来越多的这些蛋白质也与基因组中的单拷贝区域结合[33-34]。

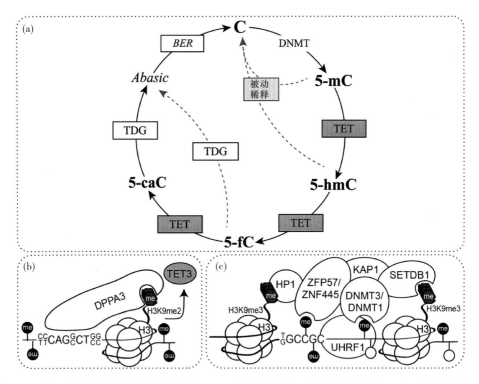

图 9.2 在胚胎重编程过程中保护印迹 ICR 不被去甲基化的蛋白质复合物。（a）去甲基化的动态途径，突出了氧化中间体。（b）保护 ICR 序列免受 DPPA3 因子介导的 TET3 介导的去甲基化。（c）由锌指蛋白 ZFP57 和 ZNF445 募集到 ICR 的 KAP1/TRIM28 共抑制复合物维持印记。在这两个示例中，都显示了共有结合序列

除了 ZFP-KAP1 共抑制复合物介导的 ICR 甲基化标记的维持之外，阻止它们被擦除的机制也很重要，特别是对于有限数量的从精子继承甲基化的父系甲基化 ICR。上述 DPPA3 保护母体甲基化 ICR 及 H19 和 Rasgrf1 ICR 的甲基化，可

能是由于与 H3K9me2 结合并且对 TET3 不敏感 [23, 37-38]。

组蛋白不对称修饰

组蛋白修饰是整个植入前胚胎发育过程中影响转录因子（TF）与基础染色质相互作用的关键调控信号。直到最近，我们对组蛋白修饰重编程的了解还仅限于免疫荧光染色的观察结果，没有已知的精确基因组定位 [39]。然而，用于绘制组蛋白修饰的低输入和高分辨率技术的发展，例如 ChIP-seq、CUT&Run 和 CUT&Tag [40-42] 允许组蛋白修饰划分植入前胚胎中不同的基因组特征 [43-46]（图 9.1）。例如，H3K4me3 是主动启动子的标志；H3K27me3 是一种抑制性组蛋白标记，优先占据发育基因的启动子；而 H3K27ac 被广泛用于区分活性增强子 [7]。有趣的是，在小鼠中，几种组蛋白修饰在卵母细胞和早期植入前胚胎中显示出非典型分布和功能，包括 H3K4me3 和 H3K27me3，它们显示出广泛的结构域而不是明显的富集峰，它们是短暂遗传的并调节合子表达 [40, 45, 46]。

H3K4me3 是一种组蛋白修饰，主要局限于具有未甲基化基因启动子的 DNA 区域，这些启动子在胚胎中具有转录活性，类似于体细胞组织 [13, 46]。与组蛋白乙酰化不同，组蛋白甲基化不会通过改变电荷来改变染色质 DNA 相互作用，而是促进结合转录激活 TF，如 CHD1 和 CFP1 [47]，同时阻断转录抑制因子，包括 NuRD 复合物 [48]。在小鼠受精后，父本基因组中的 H3K4me3 迅速耗尽，而覆盖母本基因组中启动子和远端序列的非规范形式持续存在，直到 ZGA，在此基础上，通过双细胞阶段重新建立具有典型特征 [40, 44]。由于 H3K4me3 重塑迅速，这意味着尚未确定的卵母细胞衍生的组蛋白去甲基化酶必须负责重塑。出乎意料的是，人类卵母细胞中的 H3K4me3 映射确定了启动子中的定义峰，这与定义非规范分布的广泛分布不同，表明在人类中没有观察到这种模式 [43]。

H3K27me3 是一种与基因抑制相关的基于多梳状结构的组蛋白修饰 [49]，可以从调节增强子功能和谱系特异性基因的卵母细胞遗传 [50]。在小鼠受精卵中，位于母本和父本基因组启动子区域的 H3K27me3 丢失，随后整个父本基因组的快速擦除伴随着母本启动子的选择性耗竭 [50]。最近，已经在小鼠植入前胚胎中描述了卵母细胞衍生的母体 H3K27me3 介导的印记，包括 Gab1、Phf17、Sfmbts 和 Slc38a4 [50]。这发生在 DNA 未甲基化的启动子区域，但是短暂的植入后丢失反映了 H3K27me3 和 5mC 在调节印记中的互补作用。在人类植入前发育过程中，H3K27me3 卵母细胞和胚胎谱与小鼠不同。到 8 细胞分裂阶段，人类胚胎在两个亲本基因组上都表现出完全擦除 [43]，与基本上不存在的 H3K27me3 介导的、不依赖种系 5mC 的时间印记一致 [51-52]。H3K27me3 也出现在基因间区域，它广泛存在并可能参与转录抑制，补偿重编程过程中 5mC 和 H3K9me3 的缺乏。这对于富含重复序列的序列尤其重要，例如长末端重复（LTR）反转录转座子，必须对其进行适当调节以避免重组、自我复制和基因组不稳定。由于 5mC 在受精后不久大部分去甲基化，LTR 的沉默需要从 5mC 转换为抑制性组蛋白修饰，包括 H3K27me3 和 H3K9me3[53]。H3K9me3 标记的启动子在受精时被擦除并在植入后阶段重新建立，表明独特的序列和 LTR 具有不同的调节机制，可能涉及 ZFP-KAP1 复合物。

受精后进行组蛋白交换的鱼精蛋白

成熟精子的染色质与卵母细胞和体细胞染色质明显不同，因为大部分 DNA 不与组蛋白相关或排列在核小体中，而是与鱼精蛋白复合，导致比基于核小体的结构 6~20 倍的压实度[54]。这种压实不仅是促进运动所必需的，而且还有助于防止 DNA 损伤，因为成熟精子缺乏 DNA 修复机制。在精子发生过程中，鱼精蛋白取代了 70%~80% 的组蛋白，这导致表观遗传标记中的空白，在一定程度上限制了这些表观遗传信号的父系传递。在受精时，高度压缩和转录的静止精子染色质需要重塑为去浓缩状态，以促进合子发育和亲本原核的融合。尽管是一个重要事件，但我们对鱼精蛋白去除的时间和调节却知之甚少。受精后，精子 DNA 被去浓缩并膨胀到大约是成熟精子核大小的 3 倍，从而形成父系原核。这些事件被认为与从父系染色质中完全去除鱼精蛋白并与必须在复制和开始转录之前完成的典型和变体组蛋白交换一致。卵母细胞通过提供谷胱甘肽（减少蛋白质之间的二硫键）以及提供组蛋白和伴侣蛋白库，在从父系染色质中去除鱼精蛋白方面发挥着关键作用。随后，父系原核具有相对"幼稚"的染色质结构，其中包含最小的抑制性组蛋白标记，这些标记最终影响早期分裂阶段的高阶染色质结构，并与小鼠受精卵中大部分转录发生在雄性原核内的观察结果一致[55]。

受精后染色质重塑

染色质重组对于将精子和卵母细胞衍生的基因组重编程为多能状态至关重要。开放染色质与转录激活密切相关，部分与重新定位或耗尽的核小体和 TF 结合有关。最近，使用 ATAC-seq（使用测序分析转座酶可接近染色质）的研究揭示了小鼠发育过程中染色质可接近性的情况[56]。与报告的 5mC 和组蛋白修饰的不对称性相比，两个亲本基因组似乎具有相对同步的染色质谱，除了印迹基因座和主要在 EGA 之前位于 CpG 岛启动子的开放染色质（图 9.1a，b）[57]。

高阶染色质相互作用的建立

间期细胞的细胞核包含组织成分层结构的染色质，这是大多数生物事件（包括转录）的关键。DNA 可以形成环，使远端调节元件与启动子非常接近。这些循环事件被限制在称为拓扑相关域（TAD）的自相互作用基因组区域内。最近开发的基于 3C（染色体构象捕获）方法的低输入 Hi-C，揭示了植入前发育过程中基因组结构的动态特性[58-59]（图 9.3a）。M Ⅱ 小鼠卵母细胞的减数分裂染色质通常缺乏 TAD 结构，而精子同时存在 TAD 和 A/B 区室，这在很大程度上分别对应于基因丰富和抑制性染色质间隔，并可能反映鱼精蛋白的包装[58]。受精后，较高的顺序结构逐渐形成，母系基因组的建立弱于父系，TAD 的形成依赖于 DNA 复制而不是 EGA[59-60]（图 9.3b）。在人类中，精子缺乏三维基因组结构和 TAD，这主要是由于 CTCF 的缺乏，CTCF 仅在 EGA 后表达，与 TAD 和 A/B 区室一致[61]。与小鼠不同，TAD 建立在前植入胚胎似乎是 EGA 依赖性的，这表明建立染色质结构的机制在哺乳动物物种之间有所不同[59-61]。

激活胚胎基因组

受精后转录的第一次检测发生在小鼠受精卵中，称为 ZGA。这在哺乳动物中是独一无二的，因为它发生在第一次卵裂之前，基因组激活通常在 4~8 个细胞的胚胎中开始，称为 EGA（图 9.1b）。小鼠中的基因组激活分为发生在单细胞阶段的次要 ZGA 和发生在 2 细胞阶段的主要波。次要波期间产生的转录本是相当混杂、低水平和全基因组的，通常导致转录本低效剪接和多腺苷酸化[62]。虽然次要 ZGA 在小鼠中的意义仍不清楚，但其可能反映了机会性转录随着基因组的表观遗传重置，产生了一些具有重要功能的转录本。D4Z4 重复序列位于 chr4q35 的亚端粒区域，每个重复单元包含 DUX4 双同源框 TF 的开放阅读框，在小鼠和人类中都充当转录激活剂[63]。D4Z4 重复序列通常高度甲基化并富含 H3K9me3，但在植入前重编程期间，这些标记暂时耗尽，允许 DUX4 表达暴发[64-65]。染色质免疫沉淀实验（ChIP-Seq）表明 DUX 优先结合特定的基因和内源性逆转录病毒元件（ERV）对于早期胚胎，结合谱与染色质可及性的间隔重叠[64]。然而，目前尚不清楚 DUX 是否充当先驱因子，与异染色质结合并随后使其可接近，可能是通过核小体重塑和乙酰化在组蛋白上的沉积[66]。DUX4 TF 不仅仅负责基因组激活和其他尚未确定的先驱必须涉及因素 / TF。这些可能是母系衍生的 mRNA，可能被翻译上调，而其他可能在转录水平上受到调节。在所有情况下，这些早期激活剂在受精时都不存在，这表明必须谨慎控制它们的活性以防止过早的转录激活。

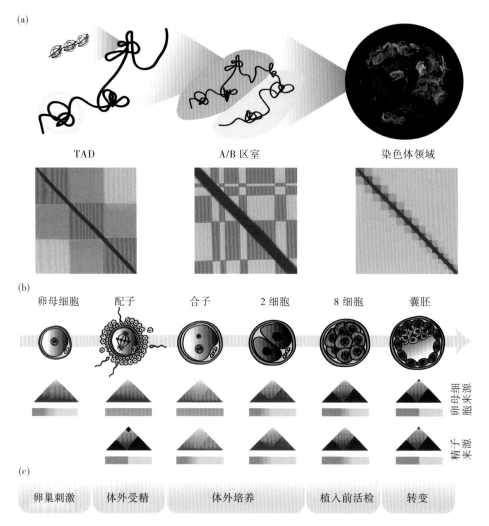

图 9.3　小鼠母体向胚胎转变过程中的高阶基因组组织。（a）（从左到右）染色质在增强子和启动子之间形成长程相互作用。拓扑相关域（TAD）包括经常组织成自相互作用域的基因组区域。由常染色质和异染色质定义的具有相似表观遗传特征的 TAD 组织成与活跃转录相关的 A 区室，而 B 区室富含抑制区域。每条染色体在细胞核内都占据不同的区域，这一点从单条染色体的涂片中可以看出。对于每个渐进结构，显示了具有代表性的 Hi-C 接触图。（b）小鼠植入前发育过程中的染色质动力学。（c）与对辅助生殖很重要的人类发展相关阶段的比较

卵母细胞衍生转录物的消耗

　　如上所述，为了使胚胎在最初的重编程阶段之后发育，必须表达新形成的基因组。然而，与 ZGA/EGA 并行的是另一个同样重要的过程，即母体产物的降解（图 9.1b）。这两个事件不是独立的；相反，母体和合子因素在调节 MZT 的各

种机制方面存在复杂的相互作用。与转录激活类似，母体来源的转录本的清除是发育初始阶段的一个协调和渐进的过程[67]。一些转录本在受精后不久就被清除，而另一些转录本仅在卵裂发育过程中转录的主要开始后才降解。母体 mRNA 加工由多种不同的 RNA 结合蛋白复合物控制，这些复合物识别母体 RNA 中的序列，通过切割、去腺苷酸化和脱帽促进其降解。最近，新的调控机制，如 N6- 甲基腺苷 RNA 修饰[68]，已被认为是 MZT 期间 RNA 稳定性的重要决定因素。

未来的临床应用

在配子发生和早期胚胎发育期间，整个表观基因组都会发生主要的表观遗传变化，因此这些复杂的过程偶尔会因遗传或随机环境原因而出错也就不足为奇了。此外，某些辅助生殖技术（ART）完全有可能无意中改变配子和（或）胚胎表观基因组，并可能对后代产生不利的医疗后果。配子中的表观遗传机制及其导致的特征在很大程度上仍然隐藏在视野之外，阻碍了配子的预选。已经表明有生育问题的个体的配子可能具有异常甲基化谱，包括印迹基因座，这在后代中可能很明显[69]。同样，有充分证据表明，特定的基因组间隔在雄性减数分裂和保留组蛋白。鉴于逃避普罗特氨基化的基因可能在早期胚胎发育中表达[6]，异常保留完全有可能直接影响基因组激活和胚胎的活力。最近的研究表明，在寻求 ART 的患者发育停滞的卵裂胚胎中观察到参与母体 RNA 清除的因子表达降低，导致母体转录物异常积累[70]。这些问题可以在未来通过利用低输入和单细胞技术，允许在卵裂球或 TE 活检后进行胚胎筛查，并选择性转移显示适当的基因组激活、谱系定型和完整染色体的胚胎。

概念验证技术的发展允许同时分析来自单细胞的 DNA 和多聚腺苷酸化捕获的 RNA。通过利用基因组和转录组测序（G&T-seq）[71]，胚胎表达谱分析和并发基因组测序均可用于跟踪适当的基因组激活、潜在的突变状态和拷贝数变化。G&T-seq 协议最近进行了调整，因此分离的基因组 DNA 可以进行亚硫酸氢盐转化并用于甲基化分析（单细胞甲基化和转录组测序；scM&T-seq）[72]。虽然这些方法尚处于起步阶段，但未来的应用可能允许监测 EGA 和完成表观遗传重编程。此外，通过利用额外的单细胞多组学技术，例如平行核小体、甲基化和转录组测序（scNMT-seq）[73]，可以监测基因组激活、DNA 甲基化和染色质可及性的基本过程，以确保完成 MZT。目前，这种类型的方法尚未上市，并且仅限于全球少数实验室，但使用这种先进方法可以帮助产前诊断和 ART。最终，未来通过极体活检对卵母细胞进行检测，或通过单细胞测序对胚胎细胞进行检测，可以选择健康的胚胎进行移植，并降低先天性遗传疾病的发生率。

致　谢

Monk 实验室由欧盟 Horizon 2020 研究和创新计划的 H2020 HUTER 项目根据第 874867 号赠款协议资助。Dagnė Daškevičiūtė 是 BBSRC NRP DTP-PhD 奖学金的获得者，Marta Sanchez-Delgado 获得了 EMBO 博士后奖学金（ALTF-934–2019）。

参考文献

[1]　Okano M, Bell DW, Haber DA, et al. DNA methyltransferases Dnmt3a and Dnmt3b are essential for de novo methylation and mammalian development. Cell, 1999, 99(3):247–257.

[2]　Kaneda M, Okano M,e Hata K, et al.Essential role for de novo DNA methyltransferase Dnmt3a in paternal and maternal imprinting. Nature, 2004,429(6994):900–903.

[3]　Lister R, Pelizzola M, Dowen RH, et al. Human DNA methylomes at base resolution show widespread epigenomic differences. Nature, 2009, 462(7271):315–322.

[4]　Shirane K, Toh H, Kobayashi H,et al.Mouse oocyte methylomes at base resolution reveal genome-wide accumulation of non-CpG methylation and role of DNA methyltransferases. PLoS Genet, 2013, 9(4):e1003439.

[5]　Monk D. Germline-derived DNA methylation and early embryo epigenetic reprogramming: The selected survival of imprints. Int J Biochem Cell Biol, 2015, 67:128–138.

[6]　Hammoud SS, Nix DA , Zhang H, et al. Distinctive chromatin in human sperm packages genes for embryo development. Nature, 2009, 460(7254):473–478.

[7]　Kouzarides T. Chromatin modifications and their function. Cell, 2007, 128(4):693–705.

[8]　Nicetto D, Zaret KS. Role of H3K9me3 heterochromatin in cell identity establishment and maintenance. Curr Opin Genet Dev, 2019, 55:1–10.

[9]　Mikkelsen TS, Ku M, Jaffe DB, et al. Genome-wide maps of chromatin state in pluripotent and lineage-committed cells. Nature, 2007, 448(7153):553–560.

[10]　Sanchez-Delgado M, Court F, Vidal E, et al. Human Oocyte-Derived Methylation Differences Persist in the Placenta Revealing Widespread Transient Imprinting. PLoS Genet, 2016, 12(11):e1006427.

[11]　Smith ZD, Chan MM, Mikkelsen TS, et al. A unique regulatory phase of DNA methylation in the early mammalian embryo. Nature, 2012, 484(7394):339–344.

[12]　Argelaguet R, Clark SJ, Mohammed H, et al.Multi-omics profiling of mouse gastrulation at single-cell resolution. Nature, 2019, 576(7787):487–491.

本章完整参考文献，请扫描以上二维码在线查看。若需下载，请登录 www.wpcxa.com "下载中心" 下载。

胚胎动力学与非整倍体 第**10**章

Fernando Meseguer, Noelia Ramírez, Marcos Meseguer

引 言

在本章中，我们将阐述与辅助生殖实验室胚胎选择中胚胎形态动力学相关的一些重要研究进展。首先，我们将介绍胚胎选择技术的发展及其优缺点。其次，我们将描述形态动力学参数和预测算法在改善辅助生殖治疗结局中的作用。接下来，我们将定义非整倍性并解释可用于检测非整倍性的技术，以及诊断方法的重要性。随后，我们将讨论能够预测胚胎倍性相关的形态动力学参数和算法。最后，我们介绍限制患者使用该技术的局限性及形态动力学领域未来发展的前景。

形态学与形态动力学

经过生殖医学和产科领域专家们多年的研究和努力，全球首例试管婴儿 Louise Brown 于 1978 年出生[1]。从那时起，随着该领域的发展，通过辅助生殖技术（ART）出生的婴儿数量逐渐增加[2]。然而，尽管有这些进步，其治疗失败率仍然较高，这表明仍需要持续改进 ART[3]。可以通过移植一个以上的胚胎来降低辅助生殖的失败率，但这同时会增加多胎妊娠的可能性以及由此带来的各种风险[4]。由于胚胎评估和选择技术的优化，单胚胎移植（SET）的策略已被广泛应用，临床妊娠结局没有受到任何影响[5]。

绝大多数医院进行胚胎选择时仅考虑胚胎的形态参数，尽管这种方法缺乏可靠的标准并且具有一定的主观性[6]。这种评估方式基于对胚胎在显微镜下的形态学观察，对每个胚胎进行质量评级。在第 3 天评估胚胎质量，可以观察以下形态学参数：卵裂球数目、细胞碎片、卵裂球对称性、多核，以及是否存在其他形态的改变，如透明带异常、空泡或任何其他类型的细胞质异常。在第 5 天对囊胚的质量评估中，其评价的形态学参数是滋养外胚层（TE）细胞的扩增程度、数量、排列紧密性和大小均一性，以及内细胞团（ICM）细胞的致密性和面积。更高质量的囊胚具有更大的囊胚腔、大量排列紧密和大小均匀的 TE 细胞，以及面积在 1990~3800 μm^2 连接紧密的 ICM[7-8]。

IVF 实验室目前的研究趋势是尽可能地减少移植胚胎数量，以尽量降低多胎妊娠发生的风险；因此，选择最佳的胚胎进行移植至关重要[9]。尽管与第 3 天的胚胎移植相比，基于囊胚形态评级的第 5 天移植带来了某些方面的改进，但囊胚选择仍然是一种主观的方法。由于观察者自身和观察者之间的差异，导致胚胎形态和胚胎着床能力之间没有很强的相关性。这是因为对于不同分期的囊胚没有足够详细的定义，以及关于确定其观察的确切时间仍存在争议[2]。此外，在显微镜下观察期间，胚胎会暴露在不受控制的外界环境中[10]。为了减少上述限制和不利的影响，延时摄影技术（TL）出现了，它是一种能够通过分析胚胎形态动力学参数对胚胎发育过程进行动态观察和客观研究的技术[11]。第一个延时摄影系统出现于 1997 年，从那时起，许多公司向市场投放了新颖的延时摄影系统[12]。如今，市面上有不同类型的延时系统，每一种都有各自的技术特点。然而，最广泛使用的延时摄影系统是 EmbryoScope 和 Geri 及其各自的 plus 版（表 10.1）。

将 TL 系统引入临床应用的第一步，是验证它是不是一个安全可靠的培养箱。有许多研究证实了 TL 系统的安全性，因为使用该技术培养的胚胎的发育情况和普通培养箱相比并没有差异[14-19]。

使用延时成像培养箱的一大优势是能够以动态的方式观察胚胎发育的整个过程。这些动态变化无法通过传统的静态评估观察到，而使用传统的培养箱会错过太多关于胚胎发育的信息，例如不规则卵裂、囊胚腔塌陷和重新膨胀、原核消失和囊胚开始形成的时间等[20]。此外，这项技术显著增加了我们对有关 ART 知识的认知[11]。

自延时技术引入临床以来，研究者已经开发了一系列基于形态学和形态动力学参数的算法。多年来，这些算法已经从预测能否发育到囊胚（对于第 3 天的胚胎选择和移植至关重要）发展到可以预测活产（LB）和胚胎染色体倍性。不同的作者描述了一系列能够根据形态和胚胎分裂时间预测胚胎植入潜能的算法。具有最大预测能力的定量参数是第二次细胞分裂的持续时间（cc_2）或 3 细胞的分裂时间（t_3）减去 2 细胞的分裂时间（t_2）（$cc_2=t_3-t_2$），以及 5 细胞的分裂时间或第 4 次细胞分裂的时间（t_5）[21-26]；其次是第二次细胞分裂的同步性（S_2）或 4 细胞分裂时间减去 3 细胞分裂时间（$S_2=t_4-t_3$）[21, 22-24]；原核消失时间（t_{PNf}）[25-29]。然而，这些算法考虑的预测参数仅关注胚胎发育早期的形态动力学变量。其他作者专注于创建能够预测 LB 的算法，他们也常关注胚胎发育后期的形态动力学参数。在这种情况下，Fishel 等对 1810 个囊胚移植周期进行了一项大规模的队列研究。他们的研究证实使用胚胎选择算法而不是传统的形态学评分可以增加患者

表 10.1 市场上可用的延时摄影系统的技术特征[13]

技术特征	PRIMO VISION VO+	MIRI TL	EEVA	EMBRYOSCOPE D	EMBRYOSCOPE +	GERI / GERI +
	Primo Vision VO+	MIRI TL	EEVA	Embryoscope D	Embryoscope +	Geri / Geri +
光学	亮场	亮场	暗场	亮场	亮场	亮 / 暗场
集成培养箱	否	是 / 桌面	否	是 / 混合式	是	是 / 某面
聚焦界面	3~11	4	1	7	11	11
胚胎拍照频率	照片 / 自定义 (10'~60')	照片 / 5'	照片 / 5'	照片 / 10'	照片 / 10'	照片 / 10'
患者容量	1 × 镜头	6 × 系统	1 × 镜头	6 × 系统	15 × 系统	6 × 系统
胚胎数 / 患者 & 培养	9~16/ 单孔培养	14/ 单孔培养	12/ 分组培养	12/ 单孔培养	16/ 单孔培养	16/ 单孔培养
数据分析	人工	半自动	实时全自动	人工 / 自动	人工 / 自动	人工 / 半自动

的 LB。该算法考虑了胚胎发育早期的形态动力学参数，例如 t_2、cc_2 和 t_2/t_5-t_2，以及胚胎发育后期的形态动力学参数，例如从受精到开始囊胚形成的时间（t_{SB}）和囊胚的持续时间 [$d_B=t_B$（囊胚形成时间）$-t_{SB}$][30-32]。预测活产的其他形态动力学参数是两细胞的消失时间和扩张的囊胚直径达到 160 μm 的时间点（$t_{expB}2$）[33]。对于这些参数，Rienzi 等研究者增加了到达桑葚胚的时间（t_M）和滋养外胚层的质量[34]。

尽管上述算法能够预测临床结局，但它们并未考虑到胚胎非整倍体的风险。

非整倍体与诊断：植入前基因检测（PGT-A）

非整倍性被定义为细胞中染色体数量异常，是人类最常见的染色体异常类型（普遍认为临床妊娠中有 5% 的概率出现非整倍体）[35-36]。在植入前的胚胎中，非整倍体起源于减数分裂和有丝分裂的染色体分离错误，但潜在的细胞机制仍不清楚[37-38]。这些遗传异常与生育能力下降有关，因为它们会损伤胚胎的发育、降低胚胎的种植率并增加流产的风险[39]。

导致胚胎非整倍体的风险因素有很多，但最明确的是女性高龄（AMA）[40-41]。具体而言，在女性绝经前，30 岁女性的卵母细胞非整倍体率仅有 30%，而 40 岁以上女性的非整倍体率就上升到了 90%[42]。研究将这种非整倍体率的急剧增加与卵母细胞衰老过程中所经历的分子水平和细胞水平的缺陷联系起来，如线粒体功能障碍、端粒缩短、粘连蛋白功能障碍及减数分裂纺锤体异常等[43]。

此外，重要的是要考虑到非整倍体是先天性出生缺陷的主要遗传原因[40, 44]。大多数非整倍体的胚胎是不能活产的，但一些非整倍体胚胎仍能活产，从而导致出生婴儿的染色体异常疾病的发生。最常检测到的非整倍体涉及整个染色体的拷贝数变化，例如 13 三体、18 三体、21 三体、性染色体三体（47XXX、47XXY、47XYY）和 X 单体[44-46]。这些染色体非整倍体会导致严重影响儿童健康和生活质量的综合征（MedGen UID：56261、56262、4385、113140、4403、473794、21734）。为了避免移植具有非整倍性的胚胎及其可能产生的后果，有人提出了非整倍性胚胎植入前基因检测（PGT-A）。

PGT 于 20 世纪 90 年代初推出，从那时起，进行遗传分析的技术一直在不断发展[47-49]。起初，这项测试从聚合酶链式反应（PCR）方法开始，几年后被分裂间期荧光原位杂交（FISH）方法取代。目前，全基因组技术已成为新的候选方法，主要在 PGT-A 中应用。二代测序（NGS）正在逐渐取代 FISH 和 PCR 成为金标准方法。继续使用 PGT-A，指南推荐以下适应证[50]：

- 高龄产妇（AMA）。
- 复发性植入失败（RIF）。

- 严重的男性因素（SMF）。

- 复发性流产（RM）：最近的一项循证指南描述了有 RM 病史的夫妇自然受孕率很高[51]。出于这个原因，他们不推荐 PGT-A 用于没有遗传原因的 RM。

在这些患者中，PGT-A 的目的是提高每次胚胎移植的临床妊娠率并降低流产率[52-53]，以及生育没有染色体疾病的健康孩子。此外，研究证实 PGT-A 可以增加选择性单胚胎移植的应用并缩短患者获得妊娠时间[54]。

如今，PGT-A 技术已作为临床服务在全球范围内应用。对于有多个胚胎的患者，与单纯的 IVF 相比，PGT-A 结合 IVF 治疗缩短了试管婴儿治疗的总时间，并减少了胚胎移植失败的概率和流产率[55-57]。在过去 10 年间，PGT-A 检测技术克服了应用的局限性，取得了重大进步。NGS 技术是对 23 对染色体进行检测，检测效率高，与 TE 活检相结合可提高胚胎嵌合体的检出率[58]。但 PGT-A 仍然是一项有创检测技术，其成本 – 效益受到质疑，活检胚胎的数量取决于 ART 周期的情况。为了克服这些限制并优化胚胎选择的方法，许多研究评估了多种方法的组合。形态动力学参数与 PGT-A 相结合，为改善胚胎筛查和选择提供了有希望的策略[59]。

最后，有许多论文和研究基于经验和科学证据描述了 PGT 的实践指南和建议[54-55, 60-67]。研究者的主要目标是标准化胚胎活检的操作和 PGT 的其他技术要点，包括关于开展 PGT 组织机构的建议和 IVF/PGT 生殖中心的基本要求。但是，PGT 技术的执行应符合不同国家的相关法律和伦理规范，因此这些建议可能会有所不同。关于接受这种有创技术的决定存在几个伦理问题[68-70]。宗教也起着决定性的作用，因为一些宗教信仰认为 PGT 是一种产前选择[71-72]。此外，在某些国家 / 地区，当地法律明确禁止实施 PGT 技术。德国就是这种情况，1990 年提出的胚胎保护法，其中颁布了一些可能阻碍 PGT 实施的法规[73]。该立法指出，在 PGT 周期中并不能移植体外受精技术产生的所有胚胎，并将每个活检细胞看作能够发育成新个体的完整胚胎。在这些情况下，由于法律、伦理或宗教原因不允许实施 PGT 技术时，使用延时摄影预测非整倍体可能是一个不错的选择。

形态动力学和非整倍性

延时摄影技术可以克服 PGT-A 的缺点，使用形态动力学参数预测胚胎染色体倍性。Chávez 的研究小组开展了一项关于胚胎倍性和胚胎发育时间之间关系的早期研究[74]。在他们的研究中，观察到整倍体胚胎从第一次细胞分裂到 4 细胞阶段具有精确的分裂时间，而仅有 30% 的非整倍体胚胎在正常时间窗口内分裂。研究结果表明，大多数具有异常细胞分裂时间的胚胎，其染色体也是异常

的 [21, 75-77]。目前的文献详细介绍了胚胎发育各个阶段的形态动力学参数及其与胚胎染色体倍性的关系。

原 核

在体外受精治疗中发生并可评估的第一个胚胎发育事件是原核的出现。成功受精的人类卵母细胞包含两个原核和两个极体 [78]。人们普遍认为，单原核和三原核胚胎也可以继续发育到囊胚阶段，但它们很可能是非整倍体。原核消失时间（t_{PNf}）是一个早期形态动力学参数，也可以预测临床结局。虽然一些研究结果显示，t_{PNf} 与通过 TE 活检的方法对 23 对染色体微阵列评估的非整倍体之间没有直接关联 [79]，但其他研究显示，正常胚胎的原核消失的平均持续时间明显短于异常胚胎 [80-82]。一些研究表明，与染色体倍性最相关的形态动力学参数是原核持续时间（$d_{PN}=t_{PNf}-t_{PNa}$），以及第一次胞质分裂的开始，与整倍体胚胎相比，非整倍体胚胎的时间更长 [83-84]。尽管如此，原核出现时间和第二极体排出时间在正常和异常胚胎之间没有显著差异 [80]。

胚胎发育早期的形态动力学参数

最初，胚胎发育的早期阶段可以用于检测胚胎发育的最相关的形态动力学参数。由于很难跟踪数量较多的细胞，之后的分裂事件的确切时间变得越来越难以通过手动和图像分析来确定。此外，细胞往往会相互重叠覆盖，因此有必要在几个焦平面上跟踪细胞。最后，图像中的对象（细胞和碎片）越多，就越难计算细胞数目并确定它们是否发生了分裂。由于这些原因，超过 6 个细胞的分裂变得越来越难以观察 [21]。

一些研究者没有观察到早期形态动力学参数和非整倍体率之间的相关性 [82, 85-87]，而其他研究者使用延时成像系统 EmbryoScope 和 Geri 发现，第一次和第二次有丝分裂之间的时间，第一次胞质分裂的持续时间延长，第三次分裂同步时间缩短（$S_3=t_8-t_5$）与胚胎的非整倍性相关 [74, 88-89]。此外，另一项研究结果显示，早期分裂阶段的时间 t_5-t_2 和 cc_3 与胚胎染色体整倍性相关 [90]。随后，Minasi 及其同事观察到，与非整倍体胚胎相比，整倍体胚胎发育到 4 细胞阶段时间明显更早。此外，与非整倍体胚胎相比，整倍体胚胎的第二次分裂同步时间（S_2）更快 [91]（表 10.2）。

Swain 在 2013 年进行了一项回顾性的研究，探讨胚胎形态动力学和非整倍性之间的关系。Swain 得出结论，形态动力学参数结合胚胎形态有助于选择整倍体胚胎。然而，这种方法的准确性并不理想。此外，在其他文献中也有报道和他的研究结论不一致的结果 [79]。

表 10.2　早期形态动力学参数分析人类囊胚的整倍体与非整倍体

阶段	正常胚胎（N=197）平均持续时间（小时）（均值 ± 标准差）	非正常胚胎（N=263）平均持续时间（小时）（均值 ± 标准差）	P 值
t_{PB2}	4.0 ± 2.2	4.5 ± 1.8	$P > 0.05$
t_{PNa}	10.6 ± 3.4	10.8 ± 3.2	$P > 0.05$
t_{PNf}	24.5 ± 4.3	25.8 ± 5.6	$P < 0.05^{*}$
t_2	28.3 ± 7.2	30.6 ± 9.7	$P < 0.05^{*}$
t_3	38.7 ± 7.0	39.7 ± 8.5	$P > 0.05$
t_4	40.5 ± 7.2	41.5 ± 8.2	$P > 0.05$
t_5	52.3 ± 8.6	50.1 ± 9.6	$P < 0.05^{*}$
cc_2	10.5 ± 4.2	9.1 ± 4.9	$P < 0.05^{*}$
cc_3	13.5 ± 5.6	10.8 ± 7.0	$P < 0.05^{*}$
S_2	1.8 ± 3.3	2.1 ± 4.0	$P > 0.05$
t_5-t_2	23.9 ± 7.4	20.1 ± 8.6	$P < 0.05^{*}$

注：Chawla 等人进行了回顾性队列研究（n=460 个活检胚胎，并通过 CGH 微阵列进行分析）。结果表明，正常胚胎的 t_2 平均持续时间明显短于异常胚胎。此外，在他们的研究中观察到正常胚胎的 t_5、cc_2、cc_3、t_5-t_2 的平均持续时间明显高于异常胚胎 [80]。

*：具有统计学意义；t_{PB2}：第二极体外观；t_{PNa}：原核出现；t_{PNf}：两个原核均消失；t_2：分裂为 2 个细胞；t_3：分裂为 3 个细胞；t_4：分裂为 4 个细胞；t_5：分裂为 5 个细胞；cc_2：第 2 个细胞周期从 2 到 3 个细胞的持续时间；cc_3：第 3 个细胞周期 cc_3 的持续时间（t_5-t_3）；S_2：第二次分裂同步；t_5-t_2：t_5 和 t_2 之间的时间差

胚胎发育后期的形态动力学参数

正如我们所见，早期胚胎动力学能够预测胚胎的发育和临床妊娠结局。然而，这些早期的形态动力学参数不能准确预测胚胎的倍性，结果仍然存在争议。胚胎后期的形态学事件和形态动力学参数可能会提供进一步的信息和提示 [79]。

尽管如此，关于囊胚形成时间预测胚胎染色体倍性的能力已有截然不同的结果发表。虽然一些研究观察到胚胎发育后期的形态动力学参数不能预测胚胎的非整倍性 [87, 92-93]，但另外一些研究结果与此相反。Melzer 观察到，与整倍体胚胎相比，非整倍体胚胎发生致密化的速度更快 [94]。相反，这些结果与 Campbell 的结果不一致；她的研究结果显示，非整倍体胚胎开始致密化（t_{SC}）的时间比整倍体胚胎晚 [82]。Huang 的课题组进行了另一项关于晚期形态动力学参数与胚胎染色体倍性是否有相关性的研究。他们证明了囊胚扩张时间与胚胎染色体倍性有直接相关性。整倍体囊胚的扩张时间明显快于非整倍体囊胚 [95]。此外，胚胎晚期动力学参数，例如囊胚开始形成的时间（t_{SB}）、囊胚开始扩张的时间（t_B）、囊胚完全扩张的时间（t_{EB}）和囊胚孵出的时间（t_{HB}）在整倍体和非整倍体囊胚也有差别，但并没有改善临床结局[91]（表 10.3）。

在一项平行研究中，Desai 观察到类似的结果，他们证明染色体的整倍性与 t_{SB}、t_{EB} 和 t_{EB}-t_{SB} 的时间间隔显著相关[96]。Campbell 也得出了相同的结论：晚期胚胎形态动力学参数（t_{SC}、t_{SB} 和 t_B）增加了选择整倍体胚胎的概率[82]（表 10.4）。

表 10.3　整倍体和非整倍体人类囊胚的形态动力学参数分析[91]

形态动力学参数	整倍体囊胚 (N = 294)			非整倍体囊胚 (N= 634)			P 值
	N	均值	95%CI	N	均值	95%CI	
t_{SB}	266	103.4	102.2~104.6	598	105.0	104.0，106.0	0.007
t_B	263	110.2	108.8~111.5	593	112.8	111.7，113.9	<0.001
t_{EB}	222	118.7	117.0~120.5	493	122.1	120.7，123.4	<0.001
t_{HB}	174	133.2	131.2~135.2	328	137.4	135.7，139.1	<0.001

t_{SB}：开始形成囊胚的时间；t_B：达到扩张囊胚的时间；t_{EB}：囊胚完全扩张的时间；t_{HB}：囊胚孵出的时间；CI：置信区间

表 10.4　评估每个动力学组活检的胚胎的整倍体率，进行卡方分析比较差异[96]

动力学参数	整倍体	95% CI	P 值
$t_{SB} < 96.2$ h	48.1%	42~54	< 0.05
$t_{SB} > 96.2$ h	37.6%	33~42	
$t_{EB} < 116$ h	46.8%	42~51	< 0.001
$t_{EB} > 116$ h	30%	25~37	
$t_{EB} - t_{SB} < 13$ h	47.7%	43~52	< 0.001
$t_{EB} - t_{SB} > 13$ h	31.5%	26~37	

t_{SB}：开始形成囊胚的时间；t_B：达到扩张囊胚的时间；t_{EB}：囊胚完全扩张的时间；t_{HB}：囊胚孵出的时间；CI：置信区间

模型风险和算法

算法是通过一组有序且有限的操作，用以找到解决问题的方案。在我们的研究领域，问题主要涉及不孕不育症，如 ART、解剖学二态性、形态动力学等。有一些方法可以用于设计算法。在胚胎学领域，绝大多数算法都基于层次模型，其数据被组织成树状结构。在这些模型中，根据胚胎的形态和形态动力学参数对胚胎进行分类；然后观察这些参数与临床结局之间是否存在相关性[21]。然而，Desai 使用了另一种模型来预测临床结局，称为"加法算法"。通过加分或减分确定胚胎的整体形态动力学评分（最大值为 4.0 分，最小值为 –2.0 分）：

- 减分：$cc_2 \leqslant 5$ h（–1），存在多核（–0.5），存在不规则分裂（–0.5）。
- 加分：t_5=45.8–57.0 HPI（受精后多少小时）（+1），s_2=0.0–0.1 h（+1），s_3=1.4–7.0 h（+1），$t_{SB} \leqslant 100$ HPI（+1）。

在 Desai 算法中，起初通过形态学评级筛选胚胎，再通过选择形态动力学评分最高的胚胎进行移植[29]。

总体来说，该算法的设计包括两个阶段：首先是算法的生成，这个阶段使用胚胎选择基于标准形态学评估的案例来构建分层或加法分类模型。第二个阶段包括标准形态评估及胚胎选择的相关形态动力学标准，在这个阶段，对模型的预测能力进行评估[23]。

基于能够预测胚胎倍性的风险模型的两种分层算法在参考书目中脱颖而出。一个基于胚胎发育的早期阶段，另一个侧重于胚胎发育的后期阶段。一方面，Basile 及其同事阐述了一种算法，该算法考虑了 t_5-t_2 和 cc_3 的时间间隔，将胚胎分为 4 个等级（A~D）。如果 t_5-t_2 > 20.5 h，胚胎被归类为 A 或 B；反之，如果 t_5-t_2 < 20.5 h，胚胎被归类为 C 或 D。如果 cc_3 的值在 11~18 h，根据 t_5-t_2 将之分类为 A 或 C。同样的，如果 cc_3 的值不在 11~18 h，则根据 t_5-t_2 将胚胎分类为 B 或 D[90]（图 10.1）。

因此，根据胚胎的形态动力学评分，可以将它们分成不同的等级组别。研究

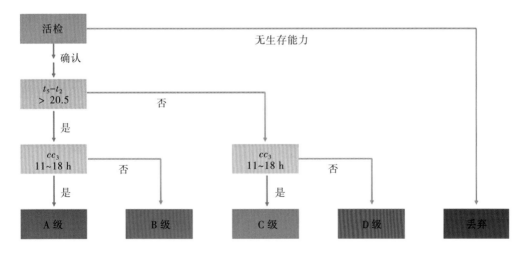

图 10.1　基于可用于活检的胚胎 t_5-t_2 的间隔时间和第 3 个细胞周期持续时间（cc_3）的胚胎分级。该算法根据染色体正常胚胎的预期百分比将胚胎分为 4 类[90]

者观察到不同评分组别之间，正常整倍体胚胎的百分比显著下降（A=35.90%，B=26.40%，C=12.10%，D=9.80%）[90]（图 10.2）。

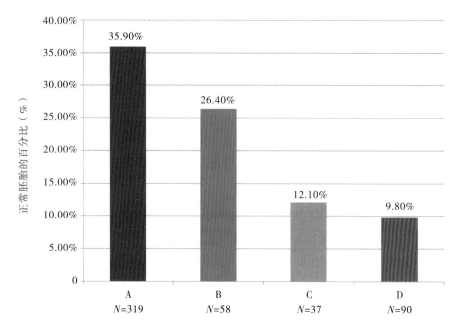

图 10.2　正常胚胎百分比与 Basile 算法等级之间的相关性

另一方面，在 Campbell 的研究中，观察到胚胎后期（t_{SB} 和 t_B）的形态动力学与其染色体状态之间存在相关性。考虑到这些参数，他们使用 97 个活检胚胎来开发这个风险分类模型。该模型将胚胎非整倍性风险分为 3 类：低风险、中风险和高风险。首先，如果 t_B < 122.9 h，则胚胎被归类为低风险或中风险。相反，如果 t_B > 122.9 h，则胚胎被归类为高风险。其次，如果 t_{SB} < 96.2 h，则胚胎被归类为低风险，如果 t_{SB} > 96.2 h，则胚胎被归类为中风险[82]。

在表 10.5 的基础上，我们开发了一种分层算法，根据胚胎的形态动力学参数将胚胎分为 4 组（图 10.3）。

此后不久，同一研究小组使用他们的非整倍性风险模型来评估该模型对未经活检和 PGT-A 的 IVF 患者的有效性和潜在影响。计算每个风险等级的临床结果，包括胎心搏动（FHB）以及活产（LB）。在 88 个胚胎的队列研究中，与中危险组（25.5% 和 19.2%）相比，低风险组 FHB 和 LB 的比例（72.7% 和 61.1%）显著增加。同样，与高风险组（FHB 0 和 LB 0）相比，中风险组的 FHB 和 LB 也显著增加[81]（表 10.6）。

表 10.5 非整倍体风险分类及非整倍体的相关发病率和概率

风险等级	定义	N	发生率	P 值
低	$t_B < 122.9$ h 和 $t_{SB} < 96.2$ h	36	0.36	0.37
中	$t_B < 122.9$ h 和 $t_{SB} > 96.2$ h	49	0.69	0.69
高	$t_B > 122.9$ h	12	1.00	0.97
合计		97	0.61	0.61

注：修正后的 Akaike 信息准则为 296，工作特性曲线下面积为 0.72，插补 =1。N：胚胎数量；发病率：非整倍体胚胎的发病率；P 值：使用递归分割导出的非整倍体胚胎风险分类估计的概率

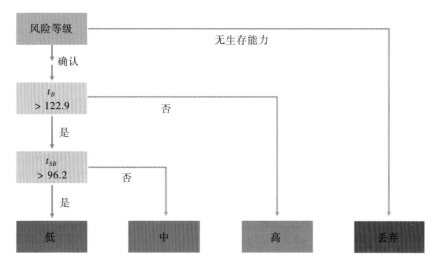

图 10.3 基于可用胚胎、囊胚形成时间（t_B）和开始囊胚形成的时间（t_{SB}）的胚胎分级。该算法根据染色体正常胚胎的预期百分比将胚胎分为 4 类[82]

表 10.6 各非整倍体风险等级胎心搏动率和活产率的比较（所有胚胎均为 KID）

风险等级	FHB KID		LB KID	
	胚胎数	FHB KID 率	胚胎数	LB KID 率
合计	88	42.0	46	39.1
低	33	72.7**	18	61.1*
总	51	25.5**	26	19.2*
高	4	0	2	0
AUC	0.75		0.74	

注：LB KID 数据仅根据能够完全获得的治疗信息进行计算（从胚胎移植开始超过 10 个月）。FHB：胎心搏动；KID：已知植入数据；LB：活产；AUC：ROC 曲线下的面积。**：$P < 0.0001$；*：$P < 0.01$

这些研究表明，当通过形态动力学参数预测胚胎染色体倍性，并在胚胎选择算法中考虑这些参数时，临床结局会得到改善[81]。此外，根据 Basile 的说法，这些形态动力学参数可以被视为验证胚胎选择算法的特定标记[90]。

面临的阻碍

然而，随后的两篇文章观察到延时摄影获得的胚胎动力学参数不能用于选择整倍体囊胚。2014 年 Kramer 和 2015 年 Rienzi 研究证明了 Campbell 和 Basile 模型都没有成功[92-93]。这是因为这两种算法中使用的数据库都是从他们自己的诊所获得的。上述情况也表明，许多变量可能会影响胚胎的形态动力学参数，例如卵巢刺激方案、患者年龄、培养的温度、pH、培养液的品牌及实验室培养条件[97]。因为没有通用的算法，这一事实解释了使用自己诊所的胚胎去修改和验证所有先前报道的算法的必要性。

然而，Vitrolife 公司开发了一种称为 KID Score D5 的算法；有人提议将其作为一种可能的通用算法[98]，因为它是使用来自 24 个不同诊所的数据库开发的[99]。该算法的数学细节受版权保护，尚未公布[100]。此外，该算法能够自动进行注释，减少时间、工作量以及观察者间和观察者自身的主观性，因为该算法在相同的标准下评估所有胚胎[2]。KID Score D5 整合了胚胎发育所有阶段（PN、t2、t3、t4、t5、tB、ICM 和 TE）的形态动力学参数，能够找到其评分与胚胎染色体状态之间的相关性[98]（表 10.7）。

表 10.7　整倍体与非整倍体胚胎的 KIDScore D5 均值 ± 标准差

KIDScore D5 版本 3			
整倍性	均值	标准差	N
整倍体胚胎	5.25	1.87	879
非整倍体胚胎	4.59	1.80	1058

该算法给出的分数在 1~10，最佳胚胎是得分最高的胚胎。因此，当算法的分数增加时，其是整倍体的概率也会增加[98]（图 10.4）。

尽管 KID Score D5 算法和非整倍体风险模型可能有助于选择整倍体胚胎，但目前这种方法的准确性还不是很理想[79]。此外，如上所述，关于使用形态动力学参数预测胚胎倍性存在较大争议[84]。由于这些原因，形态动力学仍然无法取代 PGT-A 等用于识别整倍体胚胎的分子技术。这是由于诊所之间的实验室条件和临床用药方案不同，整倍体和非整倍体胚胎之间的动力学参数会有很多重叠，以及胚胎动力学参数和算法仅有中等预测能力[96]。

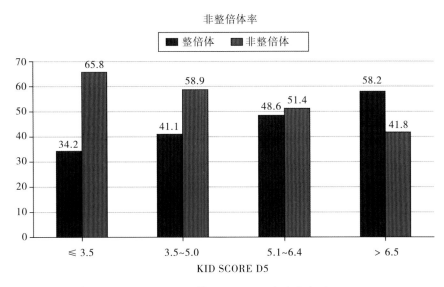

图 10.4　非整倍体率与 KID SCORE D5 算法得分之间存在负相关

　　胚胎活检是 PGT-A 的一项基本操作流程，它具有一定的侵入性，需要高素质的技术熟练的工作人员进行操作[80]。因此，形态动力学可能是避免年轻患者胚胎活检和进行 PGT-A 治疗或减少活检胚胎数量的有用工具[79]。此外，这对于无法使用 PGT-A 的患者来说是唯一的机会[101]。即使立法允许胚胎活检，延时算法的应用也可能是一种更经济的选择。在这种方法中，将对所有胚胎进行观察，但它仅能识别出相对低风险的非整倍体胚胎[102]。

总　结

　　自从在临床中引入延时摄影系统以来，许多作者开发了一系列算法，这些算法考虑了形态动力学参数来成功预测临床结局。本章的一部分重点是使用形态动力学参数预测胚胎的非整倍性。虽然一些作者已经表明形态动力学参数和非整倍体率之间存在相关性，但其他研究者没有观察到这种相关性。Campbell 和 Basile 的研究小组根据可以预测非整倍性的形态动力学建立了两个非整倍性风险模型。然而，当 Kramer 和 Rienzi 对这两种算法进行分析时，他们得出的结论是这些算法无法预测胚胎染色体倍性。这是因为 Campbell 和 Basile 用于开发算法的数据库来自他们自己的诊所。实验室条件也可能影响胚胎发育的时间。Vitrolife 的算法 KID Score D5 可以克服这个缺点，因为它是使用来自 24 个不同诊所的数据库而开发的。此外，该算法可以预测胚胎非整倍性。目前，延时算法和形态动力学均没有足够的准确性来取代 PGT-A。尽管如此，对于由于伦理或宗教信仰以及法律或经济限制而无法使用 PGT-A 的患者来说，这仍是一个不错的选择。

未来展望

　　胚胎选择领域的未来前景会越来越趋向自动化。因此，这将会减少实验室工作的时间和数量，以及观察者自身和观察者之间主观评估的差异。最近人工智能等新工具应用到了胚胎选择的领域。机器学习和深度学习是人工智能在这方面的最新应用。后者允许从庞大的数据库中识别单个数据，对其参数进行微小地更改以更接近事实或真实数据[103]。虽然机器学习模型使用一系列规则来学习，但深度学习能够使用"试错"模型不断重复而达到学习的目的。生物神经系统通过相互连接的神经元处理信息，深度学习是受这种方式的启发而设计的模型[104]。因此，使用深度学习的算法可以分析来自 TL 系统的原始视频，而无需注释形态动力学参数[105-106]。所提出的人工智能方法超越了对单个变量的研究，并向 TL 技术提供的庞大数据库中的多个隐藏参数的研究方向而发展[107]。与延时摄影系统一起，人工智能可以改善胚胎染色体倍性的预测，它们构成了一种能够替代 / 补充 PGT-A 的无创方法，从而克服其带来的所有问题。

参考文献

[1]　Steptoe PC, Edwards RG. Birth after the reimplantation of a human embryo.Lancet, 1978, 312(8085):366.

[2]　Adolfsson E, et al. J Bras Reprod Assist, 2018,22(3):228-237.

[3]　Aparicio B, Cruz M, Meseguer M. Is morphokinetic analysis the answer? Reprod Biomed Online, 2013, 27(6):654-663.

[4]　Van Voorhis B, Mejia RB. Single-embryo transfer point-it is the way forward. Fertil Steril, 2017,108(5):757.

[5]　Cutting R. Single embryo transfer for all. Best Pract Res: Clin Obstet Gynaecol, 2018,53:30-37.

[6]　Arav A, Aroyo A, Yavin S, et al.Prediction of embryonic developmental competence by time-lapse observation and 'shortest-half' analysis. Reprod Biomed Online, 2008,17(5):669-675.

[7]　Gardner DK, Vella P, Lane M, et al.Culture and transfer of human blastocysts increases implantation rates and reduces the need for multiple embryo transfers. Fertil Steril, 1998, 69(1):84-88.

[8]　ASEBIR. Criterios ASEBIR de Valoración Morfológica de Oocitos, Embriones Tempranos y Blastocistos Humanos. 3o. Góbalo, editor. Madrid, 2015.

[9]　Milewski R, Ajduk A. Time-lapse imaging of cleavage divisions in embryo quality assessment. Reproduction, 2017,154(2):R37-53.

　　本章完整参考文献，请扫描以上二维码在线查看。若需下载，请登录 www. wpcxa.com "下载中心"下载。

植入前非整倍体遗传学检测（PGT-A） 第**11**章

Daniela N. Bakalova, Darren K. Griffin, Maria E. Póo,
Alan R. Thornhill

引 言

　　植入前非整倍体遗传学检测（PGT-A）旨在避免新生儿遗传疾病的发生，降低流产的同时提高每个移植胚胎或治疗周期的活产率（LBR）。非整倍体是指一个个体的染色体总数偏离通常的 23 对（46 条染色体）的现象。大体上可以表现为染色体增加一条（三体），染色体缺失一条（单体），或以上情况的组合（例如，双三体、复杂的非整倍体）。在人类体外受精（IVF）的胚胎中经常可以观察到非整倍体，它是早期妊娠丢失和 IVF 失败的主要原因[1]。事实上，大量人类胚胎的染色体筛查数据表明，IVF 形成的胚胎大约有一半是非整倍体[2]。因此，PGT-A 可以帮助接受 IVF 治疗的患者识别并选择性移植具有明显正常染色体核型的胚胎（整倍体）。

　　PGT-A 的发展一直备受争议。最初人们主要是担忧荧光原位杂交（FISH）存在技术限制，该技术只能识别 13、18、21、X 和 Y 染色体（以及后来的 16 和 22 号染色体）的非整倍体。而且对于在小面积荧光探针板上分析极体或是来自卵裂期胚胎的单个细胞这一固有问题同样存在疑问。尽管 FISH 可筛查的染色体范围扩大了，但是它在常规临床应用中的检出率仍不理想。随着诊断技术的转变，依靠阵列比较基因组杂交技术（aCGH）和二代测序（NGS）技术，PGT-A 试验的数据结果也得到了改善。这些新方法可提供更高的分辨率、可信度并覆盖更多条染色体，作为检测单细胞中整套染色体的非整倍体的分析方法，它们超越了传统且更为全面，这些方法还能鉴定囊胚的多细胞滋养层上的部分非整倍体和嵌合体，这类样本理论上更具有代表性。第二个担忧在于卵裂期胚胎活检对胚胎发育潜能本身的损害，后来由于囊胚形成率的提高推动了滋养外胚层活检技术的应用，使这一问题得以解决。

　　虽然 PGT-A 技术的应用仍然存在争议，但是鉴于非整倍体是导致人类流产和 IVF 失败的主要原因，PGT-A 依然是值得我们考虑和讨论的一种治疗方式。

该技术的应用也许能够增加单胚胎移植的比例，帮助避免多胎妊娠的发生及其导致的相关的临床问题[1]。

在本章中，我们利用 PGT-A 的现有数据评估了该技术的发展史、现状及未来走向。我们对该治疗方案的临床应用的优势和局限性进行了综述，并就围绕它的一些伦理问题展开了讨论。

PGT-A 的发展史及其现状

20 世纪 50 年代初 Seidel 创建了胚胎活检技术，Gardner 和 Edwards 应用该技术对兔子的囊胚进行了第一次性别鉴定。20 多年后，PGT 技术才首次应用于 IVF 患者[3-4]。Gardner 和 Edwards 成功检测到了巴氏小体（去活化的性染色质）的存在，并利用它来确定植入前胚胎的性别[5]。

1990 年，首个 PGT 临床病例取得成功，当时采用聚合酶链反应（PCR）技术对被诊断为女性的胚胎进行了鉴定（由此避免性染色体连锁疾病的发生）[6]。Handyside 等人扩增了 Y 染色体特异性重复序列，以检测夫妇的胚胎中是否存在 Y 染色体，从而避免肾上腺脑白质营养不良和 X 连锁智力障碍继续传递给这些高风险人群的子代。如果琼脂糖凝胶上没有出现对应的条带，则判定该胚胎为女性胚胎可以用作移植，以此消除 X 连锁遗传病的传递。在第一个治疗周期，患者成功妊娠并确定是一对正常的女性双胞胎。1992 年，Handyside 仍旧采用 PCR 方法对首例单基因 [囊性纤维化——常染色体隐性遗传（AR）疾病]PGT 病例进行了随访，报告了首例单基因病的植入前遗传学检测（PGT-M）健康新生儿的诞生[7]。

尽管利用 PCR 进行性别鉴定使 PGT 取得了初步成功，但 PCR 技术本身容易出现假阳性或假阴性结果[8]。在发生第一次 Y 染色体特异序列扩增失败进而导致胚胎性别鉴定错误之后，PCR 技术被荧光原位杂交（FISH）技术所取代[9]。FISH 采用与染色体 DNA 互补的荧光核酸探针使特定区域可见，并利用荧光显微镜进行观察。利用 FISH 的 X 和 Y 染色体特异性探针鉴别男性和女性胚胎，其诊断模式也会因此不同。FISH 技术首次临床应用于性别鉴定一年后，被用于非整倍体的检测[10]。

由于可利用的荧光染料种类较少，FISH 只能同时筛选一部分染色体。因此，该方法首先选择的是最常见的可活产的非整倍体相关的染色体：13、18、21、X 和 Y 染色体[11-13]，之后又增加了与早期妊娠丢失相关的两条染色体，即 16 和 22 号染色体。据报道，使用这种组合探针式 PGT-A 可降低影响活产的非整倍体综合征的发生率，但它能否显著提高种植率尚无定论[13]。

虽然导致流产的通常是某些特定的染色体的非整倍体，但在胚胎阶段，非整倍体可以发生在任何一条染色体上。因此，PGT-A 需要更广泛的平台，以便发挥其临床效用的同时将其推广并为人们所接受。到了 21 世纪后期，新技术的发展推动了从 FISH 分析方法向综合染色体筛查（CCS）方法的转变。CCS 是一个"包罗万象"的术语，包括阵列比较基因组杂交（aCGH）、实时荧光定量 PCR（RT-qPCR）和二代测序技术（NGS）。就使用情况而言，NGS 是目前首选的分析平台。这些技术除了能够识别所有染色体的拷贝数差异外，还可提供更高的分辨率和其他的核型信息，如检测部分非整倍体和胚胎嵌合 [14]。

胚胎活检策略的演变

迄今为止，所有的 PGT 技术都要求获取 IVF 过程中的植入前胚胎或卵子的 DNA；根据胚胎的发育阶段和特定疾病所需方法的不同来决定通过有创活检方式获得极体（PB）、卵裂球还是滋养外胚层细胞（TE）。图 11.1 总结了每种策略的优点和局限性。

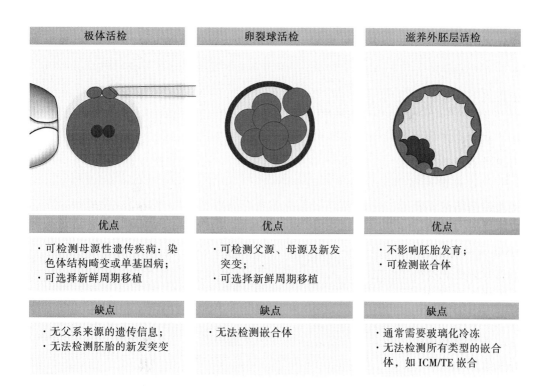

图 11.1　活检方法简介及其相关的优缺点（由 Igenomix 提供）

第一和第二极体活检

极体是减数分裂的副产物，极体检测的出现代表了间接对卵母细胞进行遗传分析的方法的诞生。取出第一极体（PBⅠ）、第二极体（PBⅡ）或两个极体一同取出对胚胎的后续发育影响不大，因为它们并非胚胎继续发育所必需的。尽管不需要动用胚胎细胞是极体活检的一大优点，但极体活检的适用性仍存在争议，因为使用该方法时存在较高的假阳性和假阴性错误率[15]。通常选择在受精当天通过机械或激光辅助方式破坏 MⅡ卵母细胞和（或）受精卵的透明带，再从中取出极体[16]。一些研究表明，这种透明带穿孔的方式不影响胚胎发育和胚胎质量［如卵母细胞裂解和（或）激活］[16-19]。一些研究团队利用 PB 活检结合 FISH 和 aCGH进行非整倍体筛查，所得新生儿结局与卵裂期活检的结果相似，虽然有一些研究人员对此并不赞同，但仍然可见其临床应用的价值[20-24]。尽管如此，临床上利用 PB 活检进行 PGT 检测正在逐渐减少，也许是因为该技术耗时较长（需要同时分析 PBⅠ和 PBⅡ）且在诊断上存在局限性。事实上，由于这种 PGT 的分析对象是雌性减数分裂的废弃产物，因此该方法无法检测到父系来源及合子后有丝分裂的非整倍体；由此可能导致胚胎被错误归类并引发相关的临床、伦理和经济后果。此外，ESTEEM 试验还强调了该技术的其他缺点，包括由于 DNA 频繁降解将降低其诊断的准确性，以及因无法识别胚胎中的嵌合体而影响其预测价值[24]。

卵裂球：卵裂期胚胎活检

卵裂期活检是指从第 3 天胚胎中抽取 1 个卵裂球，该胚胎至少包含 6 个细胞（通常为 6~8 个细胞）且碎片率较低（< 20%）。这一过程通常借助于无 Ca^{2+} / Mg^{2+} 的溶液使细胞间黏附发生可逆性松动[25]，再通过激光辅助、机械或 Tyrode 酸法给透明带钻孔后进行活检。一些资料表明这些方法不会对临床结局产生负面影响[26-29]。其中激光法活检最为普遍，可能是因为 Tyrode 酸产生的透明带的孔径大小不稳定，而激光法的孔径相比而言更加标准可控。然而，卵裂球活检目前仍有争议，因为有证据否认该技术的有效性，认为卵裂球活检会导致胚胎的持续种植率降低（从 50% 下降到 30%）。这意味着活检过程将使一定比例的正常胚胎受到严重损害，导致它们无法成功妊娠[30]。据推测，这可能与无 Ca^{2+}/Mg^{2+} 溶液有关，在小鼠中进行的多项研究表明，Ca^{2+} 缺失将导致细胞骨架重塑，进而影响细胞紧密化[31]。总之，这些证据表明，卵裂期活检过程可能会对胚胎造成极大的损伤。

采用卵裂球活检的方式可以同时鉴定来源于母系和父系的非整倍体：这一点比 PB 活检更具优势。此外，卵裂球活检是行新鲜胚胎移植（FET）周期的首选方法。第 3 天的卵裂球在 8 细胞阶段进入停滞期，在此期间将进行细胞生长，DNA 复制和蛋白质的合成[32]。这种状态会维持较长的一段时间，为胚胎发育至囊胚（第5天）之前进行胚胎植入前的遗传学分析预留足够的时间方便在此之后进行移植。

然而，卵裂球活检受到单细胞分析技术的限制，例如单细胞分析技术的扩增失败率高，同时也担心存在错误（非代表性）的信号结果。有可靠证据证明，卵裂期胚胎的染色体异常率较高[33]。嵌合体是指胚胎中存在两种或两种以上染色体不同的细胞系的现象，其主要是受精后的有丝分裂异常导致，错误发生得越早，胚胎中异常核型的细胞比例就越高。因此，如果只能取卵裂期的一个细胞，那么就存在该卵裂球无法代表整个胚胎的风险——这将导致假阳性或假阴性结果。为了解决这一问题，可以在胚胎发育至第 3 天时抽取 2 个细胞，但这将导致细胞数量减少 25%~33%（分别从 8 细胞或 6 细胞的卵裂期胚胎中取出 2 个细胞），这将对胚胎的发育潜能和临床结局产生不利影响[31]。

一些研究结果及两项随机对照研究证明，在良好的操作下所得的临床结局是较为理想的，包括与未经检测的第 5 天囊胚相比活产率有所提高[36]。然而，一篇 meta 分析总结了几项研究结果后发现，与未经 PGT-A 的 IVF 患者相比，采用卵裂球活检行 PGT-A 检测并不能提高整体的活产率[37]。值得注意的是，本段开始提及的两项随机对照研究中有一项使用的是更全面的 aCGH 方法，而后面的meta 分析采用的是过时的 FISH 检测方法。由此再次证实了卵裂球活检的成功取决于良好的实验室技术。

滋养外胚层：囊胚活检

2004 年，de Boer 等人首次报道滋养外胚层（TE）活检技术成功应用于临床的案例，紧随其后，2005 年另一团队报道了该技术首例活产婴儿的诞生[38-39]。从那以后，TE 活检成为最广泛应用的 PGT-A 的活检方法，并且在很大程度上取代了 PB 和卵裂球活检。这一进步主要是由于培养条件的改善显著提高了囊胚形成率，以及玻璃化冷冻和低温保存技术的进步克服了种植窗狭窄造成的胚胎保存的问题[25, 38]。滋养外胚层活检通常选择第 5 或第 6 天的胚胎，偶尔会有第 7 天的胚胎。胚胎这时已经进入囊胚阶段，并经历了第一次细胞分化形成了两种细胞系：内细胞团（ICM）和滋养外胚层（TE）。ICM 将会发育成胎儿，而 TE 将形成胎盘，故如果操作得当，从 TE 收集细胞应该不会对胚胎发育造成直接的损害[40]。

TE 活检具有以下优势：首先，适宜活检的囊胚通常包含 60~100 个细胞，从中取出 2~10 个细胞不会影响胚胎的活力。事实上，Scott 等开展的一项随机对照试验（RCT）研究表明，与卵裂球活检不同，TE 活检不会影响胚胎的种植潜能或其进一步发育[40]。此外，与卵裂球活检相比，TE 活检所获用于分析的细胞数目更多有利于减少扩增失败、等位基因脱扣（ADO；一种涉及选择性等位基因扩增的现象）及误诊的发生[41]。如前所述，染色体异常易出现在胚胎发育的早期，而在囊胚期的概率较低，因此 TE 活检有利于提高检测到的整倍体胚胎的比例。而且，样本中细胞数增多也可显著减少非典型结果的产生。

此外，利用囊胚活检行 PGT-A 关键还需要严格有效的低温保存技术，这可能是影响该方案的一个重要因素。已有研究证明，玻璃化冷冻的胚胎和新鲜周期的胚胎所获得的活产率及新生儿结局没有显著差异。正是有了这一结论后，各项研究和 RCT 才又进一步证明了利用囊胚活检行 PGT-A 的益处在于通过成功鉴别整倍体胚胎及施行相应的选择性单胚胎移植（eSET）策略，从而增加种植率和分娩率，同时减少多胎妊娠的发生[42-43]。

无创 PGT-A（niPGT-A）无需直接从胚胎中获取遗传物质，其应用前景令人兴奋。随着检测手段和临床胚胎实验技术的不断发展和革新，一种常规应用于临床的无创 PGT-A 方法将很快成为现实，这将在本书的其他章节做更为详细的介绍。

检测方法

理想的 PGT-A 检测需要依赖全基因组和非靶向筛查技术，这些技术需能够在合理的时间和成本范围内准确、可靠且可重复地检测所有染色体。从仅能提供少数染色体的部分信息的 FISH 技术到基于 aCGH、qPCR、NGS 和 SNP 的多种检测手段，可筛查人类胚胎中的非整倍体的方法有很多。非整倍体筛选技术的发展为人类胚胎的遗传研究开辟了更全面详细的视角。总之，这些技术将有助于患者进行 PGT-A 治疗时移植更倾向为整倍体的胚胎。

荧光原位杂交（FISH）

FISH 技术是利用变性后的双链 DNA 经退火与互补序列杂交的一种细胞遗传学检测方法[44]。针对特定的染色体区域的探针标记将与固定在载玻片上的样品杂交，并通过荧光显微镜进行观察。利用 FISH 进行 PGT-A 检测需要从胚胎中活检一个或多个细胞。一个荧光信号代表存在一条染色体，相反信号缺失则表明染色体的缺失，但显然这种仅对单个细胞而不是数百个（或数千）细胞进行诊断的方法，它的准确性可能会受到质疑。

在 20 世纪 90 年代早期，临床上首次引入了 FISH 技术对植入前胚胎进行检测，使用的是 X 和 Y 染色体探针来识别有性染色体连锁遗传病风险的家庭，随后又使用早期 PGT-A 方案筛查与活产缺陷相关的一些常见的染色体中散发的非整倍体。不久之后，又扩展到了 16 和 22 号染色体，即两种常见于早期妊娠流产中的染色体异常。这些更为全面的检测方案所获的原始数据显示，尽管妊娠率没有显著提高，但种植率翻了一番[45]。然而，这些检测手段都必须采用多轮杂交，而且需要保证单核样本的形态和完整性能够进行准确和一致的染色体分析。由于信号重叠、探针失效和核组织的影响，后续的杂交技术想要扩大到对所有的 23 对染色体进行筛查将面临巨大的挑战[8]。综合这些问题（以及研究胚胎活检造成的特异性损伤）便可解释为何 21 世纪初进行的 RCT 没能证明使用卵裂期活检和 FISH 可以改善活产率，由此导致人们就 PGT-A 临床应用的问题产生了更广泛和持久的担忧[44-45]。

尽管如此，目前一些实验室仍将 FISH 用于鉴定由平衡易位引起的部分非整倍体，尤其是用于检测涉及染色体端粒附近的其他筛选方法无法检测到的小片段异常[46]。

第一代全基因组扩增技术

新技术的发展推动了 FISH 技术的进步，从仅能分析一定数量的染色体发展到能够同时筛选 23 对染色体。用于 PGT-A 分析的原始材料非常有限，每个细胞大约有 6 pg 的 DNA。由于 DNA 数量极少而无法进行一次以上的 PCR 扩增，因此需要借助全基因组扩增（WGA）使其能够更全面地代表整个基因组 DNA 进而有效地进行全面的染色体筛查（CCS）分析。常用的 WGA 扩增方法包括基于 PCR 技术、基于多重置换扩增（MDA）技术及混合型三种。基于 PCR 的方法包括简并寡核苷酸引物 PCR（DOP-PCR）。该方法结合 DOP 引物通过退火和扩增以及两个循环实现延伸，将 DNA 含量从皮克级上升到微克级。MDA 法则利用的是高保真噬菌体 DNA 聚合酶，使双链 DNA 变性并扩增单链模板。混合法的代表则是多重退火环状循环扩增（MALBAC）；虽然此方法需要耗费更多的人力，但可以保证整个基因组合理统一[1]。

比较基因组杂交技术：CGH

比较基因组杂交（CGH）技术是依赖 WGA 的一项技术。CGH 技术利用荧光标记基因组中待检测和参考的 DNA，每个 DNA 都用不同的荧光色素标记，再与载玻片上固定的中期染色体共杂交。这使整个基因组的染色体拷贝数变得可见[22]。CGH 技术早在 1999 年就首次应用于 IVF，经过 WGA 扩增后成功对单个卵裂球进行了分析[47]。

尽管与 FISH 相比，中期 CGH（mCGH）的基因组覆盖范围更大，但该技术自身也面临着挑战。首先，研究表明背景荧光的存在影响了该技术的分辨率，导致染色体的特定区域出现遗漏。其次，该技术无法检测平衡易位及包括倒位在内的其他染色体结构重排，因为这些结构变化与整个染色体的增加或减少无关[48]。此外，mCGH 不仅耗时还需要大量人力成本[21]。该技术的苛刻要求意味着 IVF 中心必须低温保存待检测的胚胎从而为分析预留足够的时间，因此采用 mCGH 行 PGT-A 检测是不能进行新鲜的 IVF 移植的。但是，现如今大多数医院的 PGT

周期的标准做法也是将胚胎冷冻起来，因此，mCGH 的这一局限性仅针对少数病例。在 21 世纪初 mCGH 首次应用于临床时，冷冻方案还不够先进，所以许多人对此感到担忧。

此外，mCGH 无法检测染色体易位（染色体的一端发生断裂并连接到另一条染色体上）和单亲二倍体（两条同源染色体都来自同一亲本的现象）[1]，因为待检测 DNA 的比例仍与参考 DNA 一致。

尽管 mCGH 技术存在以上诸多限制，但其为分析全染色体提供了必要的手段，且该技术不需要利用 FISH 进行可信度较低的顺序杂交，同时也为发展更先进的 CCS 方法奠定了基础。

微阵列比较基因组杂交

微阵列 CGH（aCGH）技术与传统的 mCGH 一样，需经过多个 WGA 扩增循环后，以整倍体 DNA（绿色）作为参考，分析比较荧光标记的待检测临床样本（红色）的染色体拷贝数变化[1]。与玻片法 CGH 方法不同，aCGH 通常在人工的细菌染色体（BAC）或寡核苷酸微阵列上进行杂交，染色体覆盖度约 1Mb（百万碱基：一种 DNA 的测量单位，等于 100 万个核苷酸）。之后通过软件观察并分析特定的染色体位点上红色和绿色荧光的比例。与 mCGH 一样，aCGH 也是依据荧光信号的相对强度来判断染色体的情况。如果某个特定位点的红绿荧光比值较高，则表明待测（样本）DNA 的染色体含量增加，说明是一个三体。相反，如果绿色信号的比例较高，则表明待测样本的 DNA 的染色体含量减少，说明这是一个单体。代表染色体情况的信号是由分析软件通过计算原始数据的标准偏差比自动生成的。aCGH 除了能识别整个染色体的缺失和（或）重复以外，还可以检测亚染色体结构的不平衡及部分非整倍体。

意料之中的是，aCGH 与 mCGH 一样无法检出包括易位、单亲二体以及其他染色体区域的净含量未发生变化的染色体异常。此外，aCGH 的显示方式是二进制的，无法测定染色体额外的重复或损失，这意味着 aCGH 无法区分染色体的一个或多个拷贝的存在或缺失，从而限制了其检测三倍体的能力。尽管存在这些限制，但对 IVF 中心而言，aCGH 的染色体分析技术是革命性的，来自世界各地的数以百计的团队成功地将该技术应用于极体、卵裂球和囊胚活检样本[49]。aCGH 无需对显微镜载玻片上的单个细胞核进行固定和定位，同时经过自动扫描（而不是显微镜）后利用客观的全自动信号软件进行分析，以上都为溶液体系的检测提供了有力的支持。

单核苷酸多态性微阵列：SNP

人类基因组的许多区域都有发现的 DNA 序列变异称为单核苷酸多态性（SNP），它在人群中是高度可变的。与 aCGH 一样，SNP 芯片法也需要利用 DNA 杂交和荧光显微镜。但是，SNP 阵列能够对人类基因组中存在的 3 亿个特定的多态性位点进行检测（通常微阵列密度为 100 K 到 1 M）；这为待测样本提供了一个基因型，随后该基因型与已知的母本和父本 SNP 位点进行比较，根据特定位点预测杂合子模式的方法来判定样本的染色体倍性[50]。SNP 芯片与应用于 PGT-A 的传统的芯片技术相比，后者只能检测特定染色体区域的缺失和重复，而 SNP 芯片可以同时判定样本的染色体倍性、染色体异常的亲本来源、单亲二倍体（UPD）以及某些特定的人为错误，如等位基因脱扣（ADO）等。

该技术的缺点在于其分辨率有限并且需要以双亲的样本作为参考。鉴于许多与流产和种植失败有关的染色体异常源于新发突变，而通常使用的 SNP 阵列的分辨率较低无法识别这些新发突变，由此将会导致漏诊和不良妊娠结局的发生。此外，就 SNP 分析本身所需的条件而言，它要求提供双亲的 DNA 作为待测胚胎的参考，使该过程更加耗时且昂贵。但是，一些团队已经成功地将 SNP 阵列应用于非整倍体的筛查[51-53]，并且 SNP 阵列技术可以同时进行 PGT-A 和 PGT-M（单基因病的植入前遗传学检测）检测。

PGT-A 技术升级：二代测序技术

二代测序（NGS）是目前最新和最常用的非整倍体筛查方法。NGS 是最近开发的测序平台的统称，这些平台可以从少量细胞（如从 TE 活检样本中）获得非整倍体数据结果，且具有快速、可靠、准确、样本量大的优点，因此更加经济实惠。与 aCGH 相似，大多数 NGS 也都是先从 WGA 开始的。随后，在每个样本上标注特异的识别序列。从每个胚胎中提取的 DNA 样本带上标记后可以合并到一起同时处理，节省时间和成本。测序之后，每个样本与已知的用于参考的人类基因组进行比对。NGS 技术可以识别非整倍体以及大片段的缺失和重复，并且特定染色体区域的倍性状态可自动生成信号。

VeriSeq PGS（SBS-Illumina）和 Reproseq（Ion Torrent-Thermo Fisher）是目前主要的两种用于 PGT-A 的商用 NGS 平台，它们根据核心测序技术的不同使用不同的基础捕获信号的方法。在测序阶段，Illumina 采用的是"边合成边测序"（SBS）平台富集 DNA 模板，该模板由带有荧光标记的核苷酸构成，再利用专业相机的光学检测法来确定这些核苷酸的存在 / 缺失。Ion Torrent 平台则是利用一种基于 pH 值的检测方法：当核苷酸插入到模板 DNA 上时将释放 H^+，从而引起周围溶液 pH 值的变化，通过测定 pH 值的相对变化来计算插入的核苷酸的数量，进而读取信号。尽管两种平台使用的测序方法不同，但是所得的数据结果是极为相似的。

与 aCGH 相比，NGS 在临床结局上有了改善，并且与之前的技术相比，NGS 检测到的嵌合体的比例更低（约 10% 的检出率）[54]。事实上，最近的一项研究证实使用半自动 NGS 检测不同程度的嵌合型非整倍体（0、40%、60%、100%），其信号获取率达 100%（18/18）并且与构建的模拟不同程度的嵌合体细胞系模型的一致性为 94.4%（17/18）[55]。该研究小组还证实在检测完全非整倍体方案中，半自动 NGS 同样可以达到 100% 的信号获取率（96/96）并且一致性可达 100%（96/96）。

多项研究证据表明，采用 TE 活检再结合 NGS 检测手段行 PGT-A 可降低每次移植的流产率，缩短妊娠所需时间并提高胚胎的种植率[56]。此外，NGS 在检测单基因病的同时还能分析使用后的培养基中的胚胎细胞的游离 DNA（cfDNA）[57-58]。因此，NGS 是当前公认的首选 PGT-A 检测技术，可获得最佳的 IVF 治疗结局。

PGT-A 的适应证：数据分析结果

高龄女性

高龄女性（AMA）仍然是 PGT-A 技术最普遍推荐的受用人群[59]。根据辅助生殖协会（SART）的数据显示，从 2014 起，美国的 PGT 周期在总 ART 治疗周期中的占比逐年递增，从原来的 13% 上升到 27%（2016 年），其中大多数为 PGT-A[60]。相比之下，人类受精与胚胎学管理局（HFEA）同一时期的数据显示，英国的 PGT-A 治疗周期仅占其 IVF 周期的 2%，但其中 64% 的 PGT-A 是应用于 AMA[60]。随着女性年龄的增加，非整倍体的发生率和流产率将不断升高，女性患者一旦达到 35 岁就被认为是 AMA。年龄超过 35 岁的女性的非整倍体率显著增加，并且 43 岁以后女性患者的非整倍体发生率将超过 70%（图 11.2）。

PGT-A 的治疗效果一直备受争议，由于其证据相互矛盾，所以其效果还有待进一步观察。一篇 meta 分析对 5 项使用 FISH 行 PGT-A 的 RCT 进行评估，这些研究中 AMA 皆为 PGT-A 检测的指征，综述结果认为与对照组的女性（525 名）相比，PGT-A 组的女性（537 名）整体而言并未受益。PGT-A 组的活产率和持续妊娠率显著降低（18% vs. 26%），而两组之间的流产率差异可以忽略不计（11% vs. 12%）[37]。此外，两组均有出现宫内死亡和活产三体新生儿的案例。然而，这篇 meta 分析所纳入的研究广受批评，因为这些研究的纳入标准存在缺陷，此外胚胎活检方法以及所采用的检测平台这三者一起会对数据的整体结果产生影响。事实上，另有一些研究支持将 PGT-A 临床应用于 AMA 患者。一组研究人员报道发现采用 FISH 平台对 41~44 岁年龄段的女性行 PGT-A，其活产率明显高于传统

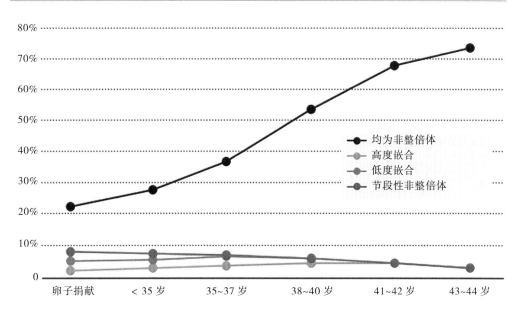

图 11.2　女性年龄与非整倍体发生率的概况。检测发现随着女性年龄的增加，受检胚胎的非整倍体的比例也在不断地升高（由 Igenomix 提供：于 2019 年分析关于滋养外胚层活检的内部数据）

的囊胚移植组（32.3% *vs.* 15.5%）。由于 FISH 存在技术限制，该研究小组后来又采用了 aCGH 这一更全面的染色体筛选方法并设计了 RCT 来验证他们的假设。结果与他们最初的研究相一致：与形态学方法选择胚胎相比，利用 PGT-A 的方法可以获得更高的活产率，且首次移植的活产率分别为 52.9% 和 24.2%，每例患者的活产率分别为 36.0% 和 21.9%。此外，他们还证明了 PGT-A 组的流产率显著低于对照组（2.7% *vs.* 39.0%）[61]。STAR 试验是迄今为止最大的研究 NGS 对 PGT-A 益处的多中心 RCT，该试验显示采用 NGS 技术行 PGT-A 对所有年龄段的女性总体而言均无益处，但与对照组相比，35~40 岁亚组的女性的持续妊娠率（OPR）显著提高（51% *vs.* 37%）[62]。最近发表的一篇针对 11 项 RCT 的 meta 分析得出了相同的结论，即对于年龄大于 35 岁以上的患者行 PGT-A 可提高其活产率，但对较为年轻的女性则似乎无效[62]。此外，另一团队的研究结果认为行 PGT-A 的囊胚移植组的活产率较非 PGT-A 组增加了一倍以上（32.3% *vs.* 15.5%）[62]。

　　尽管 RCT 方面的证据有限，但是 HFEA 的"真实世界数据"报告称，新鲜和冻融周期的活产率（每个胚胎移植）分别为 26% 和 34%[60]。上述研究强调由于 AMA 的胚胎非整倍体的风险较高，PGT-A 的临床应用将使这部分人群获益。若缺少非整倍体筛查，许多患者可能会经历反复流产进而导致 IVF 治疗的多次失败。这不仅是经济上的挑战，还会给患者造成精神负担并引发潜在的医疗并发症。因此，对于有 AMA 适应证的患者，PGT-A 可能会为其提供一个更经济有效的妊娠途径。

复发性流产

有关复发性流产（RPL）的定义虽有不同，但一般诊断为连续 2 次或 2 次以上在妊娠 24 周之前的流产[63]。据估计，普通人群中自然流产的发生率约为 15%[63]。对于 RPL 的病因的诊断解释有数种，其中 2%~4% 的流产由父母的染色体平衡易位导致[63]。也有证据表明，有过非整倍体流产史的患者，其胚胎的染色体异常的概率要远高于对照组（65.8% *vs.* 34.0%）[64]。

Bianco 等人研究了自然流产与其随后非整倍体妊娠之间的关系。在纳入研究的 46 939 名女性中，有过 3 次或 3 次以上流产史的女性，其非整倍体的风险显著高于无流产史的女性，即从 1.39% 增加到了 2.18%[65]。Rubio 等人证实，与自然受孕（NC）相比，有非整倍体流产史的夫妇行 PGT-A 检测将会改善其流产率（9% PGT-A，28% NC）[23]。一项系统性综述对不明原因的复发性流产夫妇行 PGT-A 后的妊娠结局进行了研究，结果发现与 NC 对照组相比，PGT-A 组的种植率和持续妊娠率明显提高（分别为 52.63% *vs.* 19.15% 和 61.54% *vs.* 32.49%）[66]。

相反，最近一项研究比较了 PGT-A 组及非 PGT-A IVF 治疗组的结果。据报道，两组比较的每例患者的活产率（活产数 / 移植患者总数）无显著差异（PGT-A 组为 26.8%，IVF 组仅为 21.1%）。有趣的是，两组间流产率（流产周期数 / 临床妊娠周期数）的差异也可以忽略不计（PGT-A 组为 14.3%，IVF 组仅为 20.0%）。但是，PGT-A 组的每个移植胚胎的活产率（活产数 / 胚胎移植数）提高了（52.4% *vs.* 21.6%），且生化妊娠丢失率也明显降低（12.5% *vs.* 45.0%）[66]。

与非 PGT-A 的胚胎移植周期相比，复发性流产女性行 PGT-A 可显著提高临床妊娠率和活产率，因此在经历过反复流产的患者中使用 PGT-A 的建议得到了部分人的支持[67]。

反复种植失败

关于反复种植失败（RIF）目前并没有明确的定义或通用标准适用于每一对经历 ART 失败的夫妇。RIF 通常是从经历过 3 次或 3 次以上 IVF 治疗失败，移植了 10 个或更多的胚胎的患者中被"诊断"出来的[67]。RIF 的病因尚未完全阐明，但人们认为亲代的染色体核型并不是唯一的影响因素，并且胚胎和子宫内膜之间的协同作用可能在胚胎着床方面扮演着重要角色[68]。

一项观察性研究显示，与未行 PGT-A 组相比，利用 CGH 行 PGT-A 的 RIF 患者的临床妊娠率和种植率显著增加（分别是 68.3% *vs.* 22.0% 和 68.3% *vs.* 21.2%）[69]。Rubio 等人进行了一项 RCT，研究利用 FSIH 行 PGT-A 对 RIF 患者的临床益处，结果显示与传统囊胚移植相比，PGT-A 组的活产率略有提高，但没有统计学差异（47.9% *vs.* 27.9%）。此外，有其他研究报道经 PGT-A 治疗的 RIF

患者其流产率显著降低，临床种植率和持续种植率明显升高[70-71]。

男性因素不育

男性因素在决定 IVF 治疗结局、胚胎种植及妊娠率方面也发挥着关键作用。研究表明，稀少和畸形精子等质量较差的精子中染色体异常的发生率较高[72]。显然这在一定程度上可以预见，尽管一些不育男性的染色体核型正常，但他们的精子的染色体异常率仍会增加[73]。

一篇大型综述的研究结果表明，当男方精子的 FISH 诊断结果为异常时，夫妇利用 aCGH 和 NGS 平台行 PGT-A 来选择胚胎可以改善临床结局[74]。此外，一项纳入 266 对存在严重男性因素（SMF）不育夫妇的回顾性研究显示，与非 PGT-A 组相比，PGT-A 组的活产率、种植率和临床妊娠率均有改善的趋势（分别为 55.6% vs. 51.1%，65.6% vs. 64.2%，62.2% vs. 58.0%）[75]。最近的一项包含 101 个治疗周期的 RCT 研究也许最能证明 PGT-A 对严重男性不育患者的重要意义，该研究结果显示与对照组（每毫升中精子 <200 万个）相比，PGT-A 组的流产率显著降低（6.6% vs. 26.3%）且持续妊娠率显著提高（65.8% vs. 29.8%）[56]。

这些研究结果可以证明：与质量正常的精子相比，异常的精子产生的囊胚，其活检样本出现性染色体异常的概率会更高[56]。

预后良好的患者的胚胎种植率和妊娠率

证据表明，非整倍率随着年龄的增长不断升高——值得注意的是，即使是在较年轻的患者（女方年龄 30~35 岁）中检测到的胚胎的非整倍体率也可达 44.9%~47.0%[2, 49]。这些染色体异常是导致妊娠丢失的主要原因，因为大多数染色体倍性畸变都不能活产。

对于预后良好的患者，TE 活检后利用 aCGH 或 NGS 技术行 PGT-A 也许能提高患者整体的妊娠率。一项 RCT 显示，与利用常规形态学方法选择胚胎相比，非整倍体风险不高的人群采用 CCS 后每个胚胎移植的临床妊娠率显著升高（70.9% vs. 45.8%）。该研究还揭示了非整倍体筛查的其他优势：aCGH 组非整倍体的发生率较低（2.6% vs. 9.1%）[49]。

在第二项 RCT 中，预后良好的患者（年龄 ≤ 42 岁，AMH 水平 ≥ 1.2 ng/mL）被随机分为两组：一组是利用 qPCR 行 PGT-A 后施行整倍体单囊胚移植（SET），另一组则选择未经检测的双胚胎进行移植（DET），发现患者的持续妊娠率相似，但 SET 组的种植率更佳[76]。另一项由 Scott 等人开展的 RCT 中，不孕不育夫妇被随机分为 PGT-A 组（使用 qPCR）或非治疗组。所有女性患者的 AMH 水平均 ≥ 1.2 ng/mL，且 IVF 失败的次数不超过一次。结果显示，整体活产率为 57%（403/707）且流产率为 15.25%（72/475）。总之，这些证据充足的 RCT 试验可证明，对于预后良好的患者，无论采用何种分析平台进行 PGT-A 选择胚胎都优于依据形态学的方法。

从最终结果看 PGT-A 的优势

临床结局

一些反对 PGT-A 的学者认为，能够证明 PGT-A 提高了 IVF 患者活产率的随机试验或高质量的证据仍然有限[76]。上述说法是有一定根据的，因为 RCT 往往关注的是次要结局（流产率和种植率）[42, 49, 61]，或者由于研究的是累计 LBR，所以没有展示其他有利的结果。而 PGT-A 的支持者通常认为衡量一个技术能否改善 IVF 的治疗结局，还应该包括流产率和妊娠所需时间等参数。而某些监管机构认定哪些证据适用于效果评估，包括"仅采用 RCT"的方法，则可能导致有意义的非 RCT 数据被忽略。尽管英国生育监管机构长期以来一直对 PGT-A 的效果持怀疑态度，但它们自身的验证结果显示，所有年龄层的患者行 PGT-A 获得的 LBR[除以移植胚胎数（图 11.3）和移植周期数（图 11.4）] 均显著高于非 PGT-A 周期，由此可见非整倍体筛查效果明显[62, 77-78]。

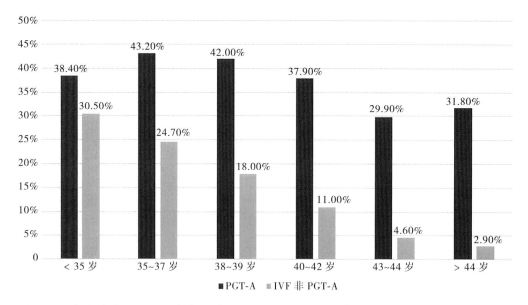

图 11.3　每个移植胚胎的活产率汇总。数据显示女性年龄在 35~37 岁时 LBR 最高，可达 43.2%。之后活产率开始降低，到 43~44 岁时，降至最低点 29.9%。年龄超过 44 岁的女性患者活产率会有轻微的上升，可达 31.8%。但需要注意的是，该组患者仅移植了 22 个胚胎[82]（经作者许可使用）

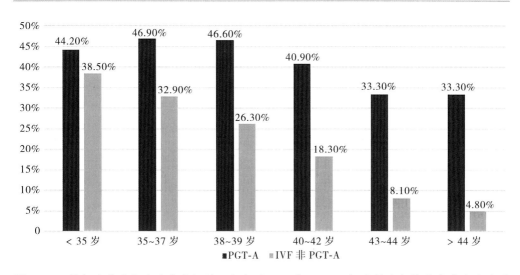

图 11.4　每个治疗周期的活产率汇总。数据显示：非 PGT-A 组的所有年龄段中每个治疗周期的 LBR 显著高于每个移植胚胎的 LBR，且与 PGT-A 组相比有更为明显的增加。但是，PGT-A 组的每个治疗周期的 LBR 始终高于非 PGT-A 组[82]（经作者许可使用）

妊娠所需时间

接受 IVF 治疗的夫妇往往面临着巨大的精神压力和经济负担。年龄对女性患者的影响最明显，因为 35 岁以后女性的卵巢储备功能开始减退，随之而来的是卵子（随后是胚胎）的非整倍体率升高。通过 PGT-A 鉴定整倍体胚胎后进行选择性移植，可以显著缩短妊娠所需时间。最近一项涉及 AMA 的回顾性队列研究表明，与对照组相比，PGT-A 组的临床妊娠获得活产儿所需时间更短（104.8 d vs. 140.6 d）[79]。这在 Rubio 及其同事进行的 RCT 中得到了进一步的证实，在该试验中，接受 PGT-A 治疗的患者妊娠所需时间明显缩短[61]。优先移植染色体正常的胚胎也许能帮助夫妇在更短的时间内孕育健康的后代，这对 AMA 可能更加有利。同样值得注意的是，缩短妊娠所需的时间意味着减少了治疗周期和移植周期的次数，也许会因此减少 ART 治疗所需的费用及患者的精神负担。

单胚胎移植与冷冻保存

多胎妊娠与早产、宫内生长受限、围产期死亡及母婴并发症等多种不良妊娠结局相关[80]。研究强调没有充分证据能够证明同时移植多个胚胎可以提高妊娠率[80]。为了降低多胎妊娠可能引发的临床（和经济）问题，英国的指导方针建议尽可能只移植一个胚胎。为此，PGT-A 的问世使患者能够根据染色体的整倍体情况选择最合适的胚胎进行移植，这就是所谓的"选择性单胚胎移植（eSET）"。最重要的是，并没有证据证明 eSET 会对累计 LBR 造成负面影响[81]。事实上，有研究表明，eSET 一直保持着较为理想的临床妊娠率，同时伴随着多胎妊娠率的降低[41, 43, 82]，这意味着利用囊胚选择结合 PGT-A 检测再通过 eSET 能够有效改善 IVF 的结局。此外，图 11.4 显示与常规 IVF/ICS 周期相比，采用 PGT-A 检测并因此推迟进行胚胎移植后所得临床结局上的差异。

此外，采用 PGT-A 检测也许可在一个周期内获得数个整倍体胚胎，将未使用的优质胚胎冷冻保存有利于患者做好生育规划。保证他们将来仍有可供移植的整倍体胚胎，也许会提高这些准父母的幸福指数。

PGT-A 的成本 – 效益

尽管越来越多的证据证明了 PGT-A 的应用价值，而且这项技术也应用得越来越广，但 PGT-A 的相关问题仍然存在：PGT-A 究竟是 IVF 治疗的一种昂贵的辅助手段，还是具有成本 – 效益的解决方案？进行 IVF 治疗时联合 PGT-A 的整体费用将比常规囊胚移植增加 8%[61]，因此考虑这种额外的支出能否带来好处至关重要[82]。

一项研究表明，40 岁以下的患者行 PGT-A 毫无成效[83]。然而，Neal 等人的一项研究表明，PGT-A 整体而言可以节省每个活胎的成本，减少流产和移植失败的概率并缩短治疗所需时间[84]。此外，一项评估 PGT-A 效果的 RCT 将临床结局纳入考量后认为，与非 PGT-A 周期相比，在欧洲采用 PGT-A 可使每个婴儿的成本降低 12%，在美国可降低 10%[36]。一些证据表明，PGT-A 仅对特定的患者群体而言经济、有效。研究表明，对于 AMA 这一 PGT-A 最普遍的适应证而言，从非整倍体筛查中获益最多的也许是至少有一个胚胎可用于分析的 AMA 患者[85]。从 PGT-A 中获益最多的是 AMA 患者与另一个观点，即 PGT-A 在 AMA 这个非整倍体率最高的群体中的效果最佳，这两个观点恰好达成了一致。所以，投入成本用于鉴别可移植或保存的胚胎及缩短妊娠所需时间也许就可因此避免在储存胚胎或无效治疗上的花费，同时还能减少自然流产和非整倍体妊娠这些可能导致不良的孕产妇结局的发生。

同样值得我们考虑的问题还包括处理与流产、多胎妊娠有关的费用，以及反复流产所带来的精神负担。对一些患者而言，PGT/A 检测缓解了他们的精神压力，这远比该技术所带来的任何经济负担重要。

PGT-A 的局限性及其他注意事项

嵌合体诊断的准确性及其临床应用

染色体嵌合是指胚胎中存在两种或两种以上染色体不同的细胞系，通常为合子后分离异常所导致。通过检测平台进行 PGT-A 筛查，可以鉴别出 TE 活检样本中的嵌合体。

由于检测平台的技术限制，以及 TE 活检取材于单个、随机的组织样本不一定能代表整个囊胚的原因，我们很难确定嵌合体的真实发生率。嵌合体可能发生在 TE 或 ICM，因此活检获得的所有细胞可能与胚胎的其他部分细胞拥有不同的染色体组成。对于只存在于 ICM 中的非整倍体细胞系依靠 TE 活检的方式将会导致漏诊，反之亦然，这是造成 PGT-A 在诊断上的不确定性的主要原因。产生的后果包括无法活产的胚胎被用作移植，或具有生殖潜力的胚胎被丢弃。尽管如此，接受 PGT-A 治疗的患者仍比未治疗的患者拥有更好的结局，包括更高的妊娠率和种植率，以及更低的流产率 [40, 49, 86]。

近年来，一些研究提出在没有整倍体胚胎可供移植的情况下选择嵌合体胚胎是否可行的问题。一组研究发现，相较于高比例嵌合体胚胎（≥ 50%），嵌合比例较低的胚胎（< 50%）且取卵的患者年纪较轻则成功率较高(LBR: 低比例嵌合：高比例嵌合为 44.5% *vs.* 36%; MR: 低比例嵌合：高比例嵌合为 5.1% *vs.* 30.7%)[87]。此外，一项双盲试验比较了均匀整倍体、低比例嵌合和中等程度嵌合的胚胎移植后的 LBR，结果未发现明显差异（分别为 43.4%、42.9% 和 42%）[88]。简而言之，低比例嵌合的胚胎预后颇佳，不应丢弃。

最后，还有重要一点值得我们关注：由于各种测试平台的不一致性和平台本身的背景干扰，某些结果中出现的嵌合体可能是人为造成的。这将会导致正常的胚胎被丢弃进而增加妊娠所需的时间，直至在后来的 IVF 周期中获得更多的可利用胚胎为止。关于人类胚胎中的嵌合现象内容较为复杂，在本书的其他章节有更为详尽的介绍（见第 13 章）。

有创活检

目前，PGT-A 检测前都需要先进行有创活检，该过程较为复杂，必须由训练有素的胚胎学家来完成，如果操作人员的技术不娴熟，对胚胎伤害的风险会增加。例如，STAR 试验已经证明实验室操作规范的变化将如何导致不同中心之间检测到的整倍体胚胎比例的差异 [62]。据推测，这种变化使这项研究整体而言没有获得有意义的结果 [62]。

虽然胚胎孵化（溶解透明带促进胚胎孵出）是一个自然过程，但是我们通常利用激光热消融来辅助孵化一小部分透明带使胚胎形成细胞凸起以便于活检。研究表明，这一过程将会影响胚胎发育，使胚胎推迟致密化由此形成的囊胚较小、透明带较厚 [31]。而且据估算，激光可以将培养液的温度提升至 80℃，但有研究认为由经验丰富的胚胎学家执行此操作不会对胚胎发育和临床结局造成不利影响。

一项配对 RCT 发现卵裂期活检的胚胎种植率降低，但是囊胚活检不影响胚胎的发育潜能也不会降低胚胎的种植率。答案在于与卵裂期活检（6~8 个细胞中抽取 1~2 个）相比，囊胚活检获取的细胞比例更低（100 个细胞中抽取大约 5 个）[31]。

伦理相关问题

胚胎的伦理地位

丢弃被认为不适合移植的非整倍体或高比例嵌合的胚胎，仍然是人们普遍担忧的问题。在一些文化背景中，胚胎拥有与人类同等的伦理地位[89]，丢弃胚胎等同于剥夺一个活人的生命，这种伦理立场限制了 PGT 的使用。对此有人提出建议：利用 PGT-A 技术给胚胎排序替代原来的挑选。运用此方法，胚胎可以按移植的先后排好顺序。排列优次顺序使每个胚胎都有可移植的机会，被丢弃的胚胎也会明显减少，这在伦理上也更容易被接受。

在现实中，无论是否进行 PGT-A 检测，许多具有潜在活力的胚胎被丢弃已经成为常规 IVF 操作的一部分，这往往是主观质量评估造成的结果（例如，将"形态学差"的胚胎丢弃而不是冷冻保存以供将来临床使用）。

生育自主权

准父母应当有权利行使独立的、完全知情的生育决定，无论是选择非整倍体筛查还是使用未经检测的胚胎。但在一些情况下，医院和政府监管机构会限制 PGT-A 的使用，例如在北欧国家，尽管 PGT-A 技术已经取得了较大进步，但立法机构仍持怀疑态度，并经常对其潜在益处提出疑义。目前，只有冰岛和芬兰有在临床上进行染色体异常的检测，而丹麦和瑞典仅在当地伦理当局批准的情况下，可在研究中施行该检测项目。目前挪威全面禁止使用 PGT-A。这意味着，与可进行 PGT-A 治疗的其他国家相比，这些国家的非整倍体检测的应用受到严重限制[90]。尽管这些规定限制了患者的选择，但监管机构认为 PGT-A 的益处尚未得到充分证明。

社会关注的有关 PGT-A 的其他问题还包括：该技术的施行似乎意味着受非整倍体综合征（如唐氏综合征）影响的个体是不受欢迎的。有部分群体认为，减少非整倍体综合征患儿的出生数量将导致相关机构缩减对这部分人群的研究资金的投入，并降低相应的护理标准[91]。

但是，我们必须认识到行 PGT-A 的最终目的是帮助不孕不育的夫妇成功妊娠，如果放弃检测，则可能导致患者流产的同时还要承担相应巨大的精神和经济负担。

流产和妊娠丢失的心理影响

人们将活产作为衡量 IVF 辅助治疗是否成功的标准是可以理解的，但是有关降低流产和反复妊娠丢失的指标也不能被忽视。反复妊娠失败可能会让原本满怀希望的准父母持续焦虑，同时内心充斥着无法缓解的悲伤和内疚，还可能会打击他们对妊娠的信心及参与治疗的积极性 [92]。如果仅靠碰运气，在非 PGT-A 周期中患者可能直到第 3 次甚至以后的移植周期中才移植到整倍体胚胎，而 PGT-A 的目标是在第一个周期就从中挑选一个整倍体胚胎进行移植。为经历过生育困难的夫妇提供 PGT-A 检测还可能给他们带来其他潜在的帮助，避免他们受更多不良结局所带来的精神负担。

反之，我们也需要考虑到假如经 PGT-A 检测后发现所有胚胎都是非整倍体，我们告知患者没有可存活的胚胎用于移植将会造成何种影响。尤其是对于高龄女性或那些没有经济条件再次接受 IVF 治疗的患者来说，这将更加困难。由于嵌合结果的真实发生率和临床意义尚不明确，若因胚胎被诊断为嵌合体导致患者无胎可用，这将会给我们带来更多的挑战。对于一些患者而言，担忧嵌合体胚胎是否能够成功移植所造成的精神负担可能会超过不良妊娠结局带来的影响。因此，我们需要借助遗传咨询、知情同意和个案评估，来确定哪些患者最适合进行 PGT-A 检测。

总　结

尽管有关 PGT-A 技术的争议一直不断，但是随着近年来 IVF 实践技术（胚胎培养和超低温冷冻保存技术的改进）以及检测实验室（开发的更高分辨率的平台和改进的分子 / 分析技术）的不断进步，PGT-A 的可信度和有效性得到了提升。近期有大量研究表明，与单靠传统的形态学评分方式相比，检测胚胎染色体异常的优势在于可提高每次移植的种植率和妊娠率，降低每个患者的流产率，还可缩短妊娠所需时间。考虑到女性高龄是导致胚胎染色体异常的主要原因，随着越来越多的夫妇选择晚育，PGT-A 的应用价值也将得到证明。虽然 PGT-A 技术无法保证生育的孩子一定健康，但它为实现胚胎活产提供了一个关键的客观评估方法。利用优先选择整倍体胚胎和单胚胎移植相结合的策略可以避免移植与不良结局密切相关的非整倍体胚胎，同时几乎遏制了多胎妊娠这一 IVF 治疗后最高风险因素的产生。

未来：无创 PGT-A 的应用前景

按现有的指南规定，PGT-A 必须利用有创活检方式获得足够的样本，以准确、可靠地识别胚胎的染色体异常。虽然已有研究证明 TE 活检对胚胎而言是安全的，但因活检过程较为复杂，如果操作不当仍然可能会对胚胎造成损害，进而影响胚胎发育和妊娠的机会。此外，有创胚胎活检还需要配备技术娴熟的胚胎学家及专业的设备，也就意味着该过程不仅耗时且成本高昂。而且，对未达到实验室特定质量标准的、主观评价不合格的胚胎，我们通常不予活检而是将其丢弃。幸运的是，近来一项新技术的诞生为无创胚胎非整倍体检测开辟了新的途径，即通过检测使用过的囊胚培养液（SBM）中的胚胎细胞游离 DNA（cfDNA）来判断胚胎的染色体倍性。但是有人提出这些 DNA 是胚胎进行非整倍体校正机制所丢弃的细胞产生的。尽管如此，无创 PGT-A 技术正逐步在临床上推广应用，本书的其他章节会详细介绍该技术。

参考文献

[1]　D. Griffn, et al. Preimplantation Genetic Testing: Recent Advances in Reproductive Medicine. CRC Press, 2020.

[2]　Fragouli E, Alfarawati S, Spath K, et al. The origin and impact of embryonic aneuploidy. Human Genetics, 2013,132(9): 1001-1013.

[3]　Edwards R,Gardner RL. Sexing of live rabbit blastocysts.Nature, 1967, 214(5088): 576-577.

[4]　Tarkowski A, Wróblewska J. Development of blastomeres of mouse eggs isolated at the 4- and 8-cell stage. Journal of Embryology, 1967,18(1):155-180.

[5]　Sanders K, et al. Journal of Fetal Medicine, 2017, 4:51-56.

[6]　Handyside A, Kontogianni EH, Hardy K, et al. Pregnancies from biopsied human preimplantation embryos sexed by Y-specific DNA amplification. Nature,1990,344(6268): 768-770.

[7]　Handyside A, Lesko JG, Tarín JJ, et al.Birth of a normal girl after in vitro fertilization and preimplantation diagnostic testing for cystic fibrosis. New England Journal of Medicine, 1992, 327(13): 905-909.

[8]　Munne S, Márquez C, Magli C, et al. Scoring criteria for preimplantation genetic diagnosis of numerical abnormalities for chromosomes X, Y, 13, 16, 18 and 21] Molecular Human Reproduction, 1998, 4(9): 863-870.

[9]　Kontogianni E, et al. In Preimplantation Genetics(Verlinsky Y, Strom C). Plenum Press, 1991: 139-140.

[10]　Delhanty J, Griffin DK, Handyside AH, et al.Detection of aneuploidy and chromosomal mosaicism in human embryos during preimplantation sex determination by fluorescent in situ hybridisation, (FISH). Human Molecular Genetics, 1993,2(8):1183-1185.

本章完整参考文献，请扫描以上二维码在线查看。若需下载，请登录 www.wpcxa.com "下载中心"下载。

染色体结构重排的植入前遗传学检测 第12章

Inmaculada Campos-Galindo, Vanessa Peinado

引 言

　　不育症是一种多因素导致的疾病，其发病率不断升高[1-2]。染色体异常在其病因中起着重要作用[3]，这种畸变在不育个体中的发生率是普通人群的2~3倍[4-5]，也是导致妊娠丢失、种植失败和先天畸形的原因。事实上，不育症在染色体异常个体中的发生率是普通人群的25倍[6-8]。因此，染色体分析是评估不育症（夫妻双方）的重要环节，可以最大限度地提高妊娠率，减少染色体或基因异常向子代的传递。

　　细胞遗传学是研究染色体的结构与功能，利用正常染色体的恒定形态和大小检出染色体异常[9]。核型分析是一种实用的细胞遗传学方法，通过体外培养和显带技术，在细胞分裂中期分析染色体的结构和数目，鉴定个体、组织或细胞系正常或异常的染色体组成[10]。目前，外周血染色体核型分析仍是检测不育症夫妇染色体是否异常的一线方法。

　　染色体结构重排可以是遗传自双亲之一的携带者，也可以是新发在形成受精卵的配子中[11]。染色体结构重排表明染色体的固有结构发生了变化。染色体结构重排有两种常见类型：平衡型，即没有遗传物质的缺失或获得；不平衡型，即遗传物质发生缺失或获得（表12.1）。染色体结构重排的携带者出现生育问题、反复妊娠丢失（RPL）、子代先天异常和精神发育迟缓的风险增加。因此，当不育夫妇被确诊为异常核型时，植入前染色体结构重排检测被广泛应用。

染色体结构重排和携带者的风险

平衡染色体结构重排携带者

　　平衡性染色体结构重排，即杂合重排时没有发生遗传物质的缺失或获得，是

表 12.1　平衡性和不平衡性染色体结构重排

		重排		ISCN 命名法	示例
染色体结构重排	平衡性	易位	相互易位	t	46，XY，t（3；21）（p25；q22.1）
			罗伯逊易位	rob/der	45，XX，der（13；14）（q10；q10）
					45，XX，rob（13；14）（q10；q10）
		倒位	臂内倒位	inv	46，XY，inv（1）（q25q42）
			臂间倒位		46，inv（4）（p12q13）
	不平衡性	缺失		del	46，X，del（X）（q27）
		重复		dup	46，XX，dup（16）（q12.1）
		标记染色体		mar	47，XY，+mar
		等臂染色体		i	46，XY，i（18q）

普通人群中最常见的染色体畸变类型，在产前样本中发病率为 0.4%，在新生儿中发病率为 0.2%[12-13]。有过重复体外受精（IVF）、反复种植失败（RIF）或 RPL 的不育不孕症夫妇，其染色体结构重排的发生率高于 5%[6-7]。此外，约 2% 的不育男性是染色体结构重排的携带者，这比在普通人群中观察到的发生率高 6 倍[14]。

易位携带者

易位是指染色体间的重排涉及两条不同染色体，可能发生在非同源染色体之间，是最常见的染色体重排类型。易位，即两条或两条以上染色体发生断裂，断裂片段相互交换位置。遗传性易位通常对携带者无害，但是携带者在配子形成时，减数分裂分离中会产生较高比例的不平衡配子，形成不平衡的胚胎[18-19]。不平衡配子的风险取决于涉及的染色体、涉及区域的大小、断裂点的位置，以及来源于母亲或父亲。因此，易位携带者更有可能不育和（或）孕育染色体异常胎儿，导致 RPL 或者生育先天异常和精神发育迟缓的儿童[16]。染色体易位都会存在生育异常后代的风险。

相互易位是两条非同源染色体之间各产生一个断裂点，远端片段相互交换而产生的染色体重排，形成两条衍生染色体（图 12.1a）。染色体参与相互易位[11]，在减数分裂的粗线期染色体形成四射体（图 12.1b）。5 种明确的分离模式均有可能发生，从而产生 16 种配子，一旦受精，可形成 32 种可能的胚胎结局[20]。只有一种分离模式才能产生正常 / 平衡的胚胎，获得遗传上健康的持续妊娠。而其余的配子都是不平衡的，部分三体（重复）或者部分单体（缺失），或者更常见的，兼有部分三体和部分单体[21]，从而产生染色体不平衡的胚胎。

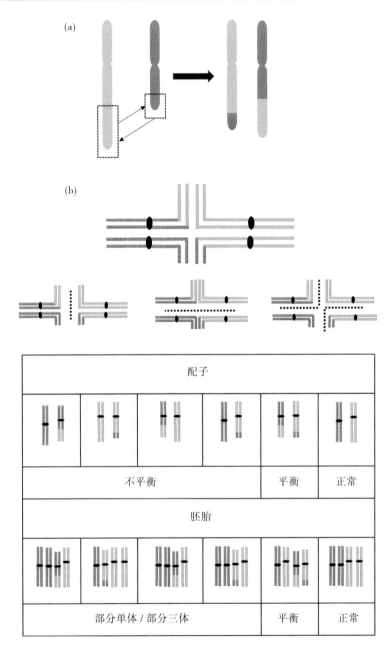

图 12.1 相互易位携带者染色体分离、配子和胚胎：（a）相互易位；（b）相互易位携带者配子的染色体分离和形成的胚胎

罗伯逊易位是发生在两条近端着丝粒染色体（人类 13 号、14 号、15 号、21 号和 22 号染色体都是近端着丝粒染色体）之间，在着丝粒处连接，短臂丢失，因而染色体数目减至 45 条（而不是 46 条），但没有表型效应（图 12.2a）。在这些易位中，染色体在减数分裂的粗线期形成三价体（图 12.2b），而后染色体

135

通过 4 种模式分离，产生 8 种不同的胚胎结果[20]。只有一种模式可以获得遗传上健康的持续妊娠。其余分离模式产生的则是缺体或二体的配子，因而形成染色体不平衡的胚胎（单体或三体胚胎）[22]。

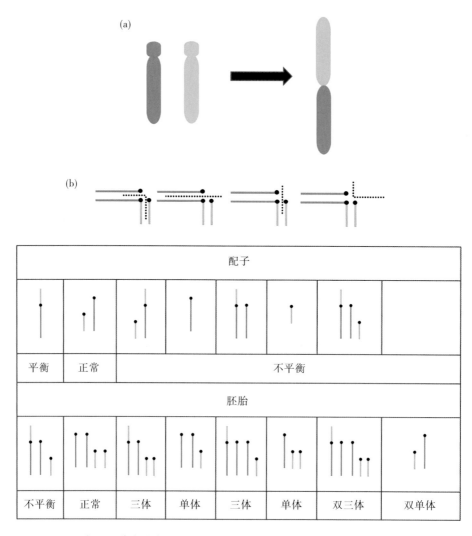

图 12.2 罗伯逊易位携带者染色体分离、配子和胚胎：（a）罗伯逊易位；（b）罗伯逊易位携带者配子的染色体分离和形成的胚胎

复杂染色体重排（CCR）是指涉及两个以上的断裂点条、两条或两条以上染色体的染色体结构重排。复杂染色体重排在整个人群中极为罕见，新生儿的发病率约为 0.5%[24]。家族遗传主要通过女性携带者传递[25]。然而，大多数复杂染色体重排（70%~75%）是新发的[26]，这使风险的明确变得更为复杂[25]。在遗传病例中，生殖风险可以通过特定的家族史来评估[27]，而产生存活后代是非常罕见

的[26]。理论上，杂合子平衡携带者中，复杂染色体重排发生减数分裂会产生许多染色体不平衡的配子，具有较高的自然流产或染色体异常后代的风险[26]。

不育症与染色体易位之间存在联系，不育夫妇中染色体易位的发生率为0.6%，而在一般人群中的发病率为 0.2%[8, 28]。女性平衡易位的患病率高于男性，如果有死产或异常活产[29] 或 RPL[30] 家族史的，则患病率更高。染色体结构重排的亲源携带者，最常见的是相互易位或罗伯逊易位，约 3.5% 的夫妇有 RPL 史[31]。在不育男性中，染色体易位可能对精子发生产生不利影响，导致无精子症、少精子症及不育症[32]。

倒位携带者

倒位，即染色体内发生双断裂，位于两个断裂点之间的片段旋转 180° 后，插入染色体造成染色体重排。在正常的减数分裂过程中，必须发生交叉以确保有序分离。在倒位染色体中，这个过程则发生在倒位片段内[21]。倒位携带者有生育核型不平衡后代的风险，这种风险取决于受累的染色体和倒位片段的长度[33]。当倒位片段的大小占整条染色体的 30% 以上时，重组的概率可能增加；当倒位片段大小至少为 100 Mb 或高于 50% 时，则可能存在较高的非整倍体胚胎风险[34-35]。

臂间倒位涉及染色体每条臂的断裂和包含着丝粒的倒位片段[36]（图12.3a）。臂间倒位在减数分裂过程中可能产生部分三体或部分单体（短臂末端重复和长臂末端缺失，反之亦然），导致胚胎无法存活、流产或异常活产。臂间倒位携带者的子代发生染色体不平衡重排的总概率为 5%~10%[37]，女性为携带者时为 10%，男性为携带者时为 5%[38]。不平衡分离的风险取决于涉及的染色体、断裂点、倒位片段的大小及携带者的性别[39]。

臂内倒位，指同一染色体臂内发生两处断裂，两个断裂点之间的片段翻转后重接（图 12.3b）[40]。臂内倒位产生的配子携带没有着丝粒（无着丝粒）或两个着丝粒（双着丝粒），都是无法存活的。因此，臂内倒位被认为是无害的。然而，在倒位片段中，减数分裂交叉可能产生染色体不平衡的配子。尽管大多数由染色

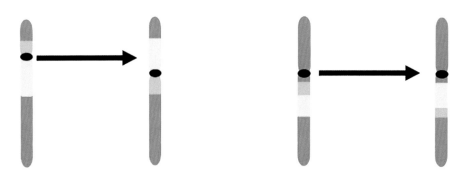

图 12.3　臂间倒位和臂内倒位：（a）臂间倒位；（b）臂内倒位

体不平衡的配子形成的合子会在早期丢失，甚至是在种植前，但仍有生育表型异常子代的风险[40-41]。也有报道在臂内倒位携带者中发生自然流产、不育、子代精神发育迟缓和（或）先天畸形[41]，不平衡存活后代的合并风险为4%[22, 42]。

不平衡染色体结构重排携带者

在不平衡性染色体结构重排/不平衡重排中，遗传物质被获得或缺失。不平衡重排包括中间和末端缺失、中间重复、标记染色体和等臂染色体等。

缺失是一种染色体结构异常，包括中间或末端的染色体片段缺失，即产生染色体部分单体。细胞遗传学上，每7000例活产婴儿中约有1例出现可见的染色体缺失（0.014%）[43]。所有已报道染色体异常中4.7%为缺失，包括微缺失，患病率为1.99/10 000（0.02%）[44]。染色体缺失携带者能产生缺失的不平衡配子，导致形成缺失的胚胎携带者。

重复是染色体臂上的某部分重复。与缺失相比，重复更不常见，每10 000例新生儿中仅有0.7例发生重复，占所有报道染色体异常的1.6%[44]。有些配子遗传了亲源的染色体重复，从而形成不平衡的胚胎。

微小额外标记染色体（sSMC）是来源于24条染色体（大多数情况下涉及近端着丝粒染色体）中任何一条的中心染色体片段，其发生率在普通人群中约为0.04%[45]。但在不育夫妇中发病率高3倍，常见于男性[46]。大约1/3的sSMC携带者表现出有症状的表型，从男性无精子症或少精子症等低生育能力，到出生缺陷和（或）智力残疾[47]。异染色质sSMC胚胎可遗传自亲源携带者，有着同样的染色体核型。常染色质sSMC携带者可以是平衡的或不平衡的，其配子sSMC的存在或缺失可能导致产生不平衡的胚胎。

染色体间相互效应

1963年，Lejeune观察到21三体儿童父母中平衡易位携带的比例增加[48]。减数分裂期间的这种干扰现象被称为染色体间相互效应（ICE）。在减数分裂期间，染色体结构重排会影响其他染色体对（结构正常）的分裂和分离，从而导致配子和子代的染色体非整倍体[48-49]。

重排染色体是否会影响结构正常染色体的分离，一直存在争议。一些来自染色体重排携带者的PGT-SR胚胎研究支持ICE的存在[50-53]，认为ICE依赖于重排片段的大小、患者和受累染色体[54]。然而，其他研究认为在这些患者中，ICE或者完全不存在或者可以忽略不计[51-55]。此外，在一些研究中缺乏ICE的证据[49, 56-57]，或者非整倍体率的增加可能是由少弱畸形精子症（OAT）之类的因素引起的，这种现象经常在这些患者中被观察到[53, 58-59]。

罗伯逊易位似乎是最容易产生这种干扰，其次是相互易位[60-61]。复杂染色体重排的存在似乎是 ICE 的重要因素：71.4% 的携带者产生数量异常的配子的概率更高[60]。

染色体结构重排的植入前遗传学检测（PGT-SR）

历史上，染色体结构重排携带者夫妇除了进行有创产前检测外，没有任何治疗方法可以降低妊娠丢失或胎儿畸形的风险。PGT-SR 技术提供了一个很好的方案，在植入前可区分整倍体平衡胚胎（可能产生成功的持续妊娠），从而降低种植失败、流产或出生染色体异常子代的风险[20]。行 PGT-SR 后妊娠的病例，建议进行产前随访。

另外值得考虑的潜在好处是，行 PGT-SR 移植的是整倍体平衡胚胎，与自然妊娠相比[18, 62-64]，将缩短实现存活妊娠的时间，从 4~6 年减少到 4 个月内，并且流产率从 90% 以上降低至 15% 以下[62, 18-19]。

PGT-SR 检测技术

PGT-SR 最初使用荧光原位杂交（FISH）等策略进行，后来使用的是微阵列比较基因组杂交（aCGH）和二代测序（NGS）。FISH 技术在卵裂期（受精后第 3 天）的活检胚胎中仍然有用，而 aCGH 技术和 NGS 技术则应用于第 5 或第 6 天囊胚的活检滋养层细胞。根据检测技术的不同，所检测的可能仅是累及的重排染色体，或检测所有 23 对染色体（表 12.2）。PGT-SR 需要在临床前阶段对亲源染色体核型进行个性化审查。在治疗开始之前，检测者必须对来自不同重组模式的所有潜在分离结果进行深入分析，以确认所应用的检测技术能将所有潜在的不平衡检出。为此，欧洲人类生殖与胚胎学会（ESHRE）PGT 联盟就 PGT-SR 的 aCGH、NGS 和 FISH 的技术方面提出了很好的实践建议，包括实验室问题、工作实践质控、检测前验证、临床前检查、风险评估及局限性[65]。ESHRE PGT 联盟会定期对更新 IVF 实验室和遗传实验室运用新技术进行指南更新。

基于 FISH 技术的 PGT-SR 分析

早期的研究是使用染色体探针对极体进行 FISH，以诊断母源的染色体易位[66-67]。在染色体易位中，检测不平衡分离的常见 FISH 策略是对极体和卵裂期活检的间期细胞核使用着丝粒（CEN）、特异位点（LSI）和亚端粒（TEL）探针[63, 67-68]。这种策略适用于涉及小片段或染色体亚端粒区的重排，这些都是其他方法难以或无法检出的区域[65]。FISH 存在一定的技术局限性，如杂交失败、交叉杂交、探针杂交不良、信号重叠、信号分离，以及在固定过程中固定质量和微核或染色体

表 12.2 PGT-SR 技术方法比较

	累及重排染色体	所有染色体非整倍体检测	临床前工作	活检时期	片段大小
基于 FISH 的 PGT-SR	是	否 [a]	是	卵裂期	涉及小片段或染色体亚端粒区的重排，这些区域是其他方法难以或无法检出的区域；卵裂期活检
基于微阵列的 PGT-SR	是	是	否 [b]	卵裂期 囊胚滋养层	如果双向相互易位 4 个片段中的 3 个片段均大于所用平台的检测分辨率阈值，则该方法可行
基于 NGS 的 PGT-SR	是	是	否 [b]	卵裂期 囊胚滋养层	如果双向相互易位 4 个片段中的 3 个片段均大于所用平台的检测分辨率阈值，则该方法可行

a：同时筛查有限数量染色体的非整倍体。b：除非携带者为不平衡染色体核型，否则临床前工作不是必需的

丢失等相关问题 [69-71]。使用 FISH 技术的 PGT-SR 侧重于所累及重排的染色体，并同时筛查有限数量染色体的非整倍体（即并不是对所有 23 对染色体进行非整倍体评估），这将可能导致移植染色体异常胚胎，此异常是未分析染色体的非整倍体。据报道，利用 FISH 方案行染色体易位检测的错误率为 0~10%，平均错误率为 6%[18, 71-72]。

方法部分指出，选择 FISH 技术行 PGT-SR 时建议进行特殊病例的临床前工作，以评估 PGT-SR 的可行性，识别有效信息探针（探针组的杂交效率、假阳性率和假阴性率）以及制定临床测试策略（图 12.4）[65]。根据染色体核型分析报告，实验室评估与结构重排相关的染色体理论分离模式，以确保选择 FISH 技术行 PGT-SR 能通过使用特异探针将所有预期的基因型检出。血样标本固定在载玻片上，行 FISH 分析。对于男性易位携带者，精子细胞是允许被用于临床检测的 [65]。

基于微阵列和二代测序技术的 PGT-SR 分析

应用基于分子检测技术的 PGT，解决了 FISH 技术的许多局限性问题，提高了对 23 对染色体的综合分析、自动化、周转时间、成本 – 效益、灵敏度和可靠性。这些方法包括全基因组扩增（WGA）及随后的检测技术，如微阵列单核苷酸多态性（SNP）[73-77]、微阵列比较基因组杂交（aCGH）[78-81]和二代测序（NGS）[82-83]。基于微阵列的 PGT-SR 方案是指在一张覆盖固定 DNA 探针的芯片上，不同荧光标记的标本 DNA 和参考 DNA 竞争性地与探针杂交。DNA 探针对应于

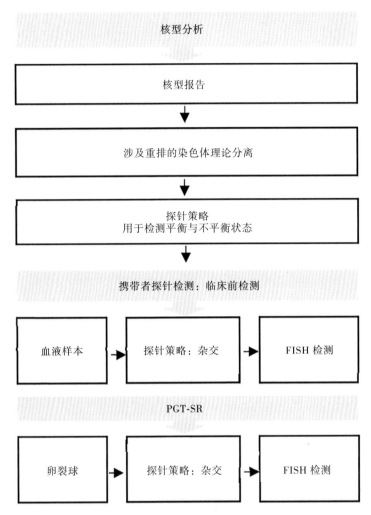

图 12.4 采用基于 FISH 的 PGT-SR 技术的特殊病例临床前工作

特定的染色体区域。通过评估荧光信号比例，来识别染色体的缺失或获得。有两种微阵列平台被应用于 PGT-SR：

- aCGH 平台是基于寡核苷酸，分辨率为 5~10 Mb。
- 基于 SNP 的微阵列平台，分辨率是 2.4~5 Mb。核型根据活检细胞 DNA 检测到的单体型推断出来。基于单体型信息，能将携带染色体重排的平衡胚胎与正常二倍体非携带胚胎区分开来[65]。

NGS 技术能直接读取测序的 DNA 片段，并基于序列读取数量进行量化[65]。与微阵列技术相比，NGS 技术具有以下优点：降低 DNA 测序成本、多样本同时测序、检出活检滋养层细胞的染色体嵌合及方案的潜在自动化（局限性详见表 12.3）。

表 12.3　文献总结的 PGT-SR 技术方法的局限性 [65]

技术方法	局限性
基于 FISH 的 PGT-SR	无法区分核型正常和平衡的胚胎
	无法检测出单亲二倍体（UPD）
	仅能检测所用 DNA 探针靶向染色体的拷贝数
	可以同时检测到的染色体数目有限，因此可能需要连续几轮 FISH
	商业探针只能用于有限数量的位点
	如果在活检单细胞中行 FISH，则无法检出嵌合体
基于微阵列的 PGT-SR	无法区分核型正常和平衡的胚胎
	无法检测出 UPD
	易位片段的检出受到平台分辨率的限制。如果 4 个易位片段中有多于 1 个片段的大小低于检测分辨率，则基于微阵列的 PGT-SR 不可行
	如果断裂点位于端粒附近或亚端粒区域，不平衡片段是无法检出的，因为覆盖在这些区域的探针很少
	对于每个基于微阵列的 PGT-SR 病例，应在临床前工作期间研究其局限性
	基于微阵列的 PGT-SR 检测嵌合体的灵敏度低于 NGS
基于 NGS 的 PGT-SR	无法区分核型正常和平衡的胚胎
	无法检测出 UPD
	无法检测染色体整个倍性的改变
	无法区分正常和平衡结果
	无法检出低水平染色体嵌合
	无法检出低于预设分辨率的染色体异常。如果 4 个易位片段中有多于 1 个片段的大小低于检测分辨率，则基于 NGS 的 PGT-SR 不可行

　　对于平衡染色体结构重排携带者，选择使用微阵列或 NGS 技术时，不需要进行特殊病例的临床前工作（图 12.5）。易位片段的大小可由核型公式推断。对于相互易位，如果双向相互易位 4 个片段中的 3 个片段均大于所用平台的检测分辨率阈值，可以通过微阵列或 NGS 技术行 PGT-SR（图 12.5）[65]。有个特殊情况，对于不平衡染色体结构重排的携带者，当使用微阵列或 NGS 技术时，需要进行临床前工作（图 12.5）。临床前工作可评估检测平台是否能明确携带者血液样本中预期的不平衡（图 12.5）[65]。

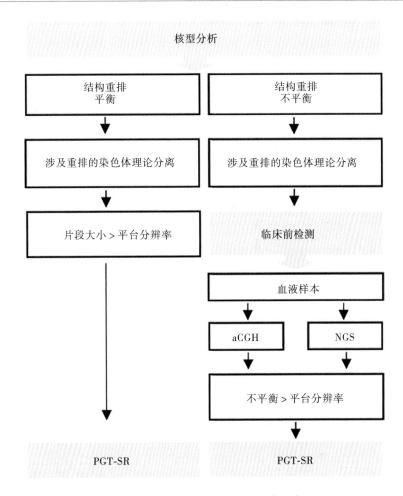

图 12.5　采用基于 FISH 的 PGT-SR 技术的特殊病例临床前工作

PGT-SR 的结果

染色体异常的发生率

在卵裂期和囊胚期的活检胚胎中，相互易位携带者非整倍体不平衡胚胎的发生率明显高于罗伯逊易位携带者。与囊胚期活检相比，相互易位携带者卵裂期活检胚胎的不平衡非整倍体胚胎发生率更高。相互易位携带者卵裂期和囊胚期胚胎发生累及重排染色体（无 ICE）非整倍体的异常率也显著高于罗伯逊易位，也高于倒位。相反，相互易位携带者卵裂期和囊胚期胚胎发生未累及重排染色体（真实的 ICE）非整倍体的概率显著低于罗伯逊易位和倒位（表 12.4）[61, 84-85]。

表 12.4 相互易位、罗伯逊易位、臂间倒位和倒位（臂内和臂间倒位）染色体异常发生率（%）

	相互易位				罗伯逊易位				臂间倒位	倒位（臂内和臂间倒位）
	Mateu-Brull, 2019	Mateu-Brull, 2019	Campos-Galindo, 2019	Boynukalin, 2021	Mateu-Brull, 2019	Mateu-Brull, 2019	Campos-Galindo, 2019	Boynukalin, 2021	Mateu-Brull, 2019	Campos-Galindo, 2019
	D+3	D+5/6	D+5/6	D+5/6	D+3	D+5/6	D+5/6	D+5/6	D+3	D+5/6
非整倍体不平衡胚胎	89.3	80.3	69.49	70.2	73.8	61.4	51.32	63.5	68.1	52.30
整倍体不平衡胚胎（无 ICE）	25.9	34.8	35.86	34.8	13.2	15.9	20.28	19.2	6.5	7.42
非整倍体平衡胚胎（真实 ICE）	33.4	21.3	18.01	14.1	33.4	36.4	25.35	30.8	36.2	37.46

因此，对于相互易位携带者，无可移植胚胎的主要原因是累及重排的染色体发生非整倍体。而对于罗伯逊易位携带者和倒位携带者，ICE 似乎是造成无可移植胚胎的主要原因。女性易位携带者的胚胎异常率高于男性易位携带者，但是在倒位中并未观察到这种性别差异。此外，染色体结构重排的不利影响在高龄女性和女性染色体重排携带者更为严重 [61]。

PGT-SR 周期的临床结局

迄今为止，尚无任何随机对照试验验证 PGT-SR 的益处，大多数研究都是回顾性的。在回顾性研究中，PGT-SR 能显著降低自然流产率 [18, 64]。然而，其他研究并未发现 PGT-SR 组和自然妊娠组之间的活产率存在显著差异 [86-87]。正如预期，在有较高比例整倍体平衡胚胎的夫妇中妊娠率较高（ > 50% ）[18]。

ESHRE PGT 联盟最新公布了一份 2013—2015 年收集的 3459 个 PGT-SR 周期的数据（25.4% 为罗伯逊易位携带者，60.4% 为相互易位携带者，6.2% 为倒位携带者，2.5% 为缺失携带者）。在活检成功的胚胎中，1/4 的胚胎是遗传上可移植的，这是相互易位组中发现的可移植胚胎的最低比例（男性携带者平均比例是 23%，女性携带者则为 20% ）。所有可移植胚胎中，54%~65% 的胚胎是新鲜移植或冷冻解冻周期移植。移植后 23% 的病例能检测到人绒毛膜促性腺激素，每取卵周期中 19% 有心搏，而每胚胎移植周期中则 34% 有心搏。从移植进程来看，临床妊娠率相对稳定，每取卵周期为 18%，每次胚胎移植为 28%[88]。

PGT-SR 的优点和缺点

PGT-SR 可能有助于降低自然流产率 [18]，但与临床结局最相关的活产率的研究结果却不尽相同。有两项研究结果表明，尽管 PGT-SR 组比自然受孕组的流产率低 [86-87]，但是活产率在两组之间并不存在显著差异（66.6% vs. 55.8% 和 67.5% vs. 65.4% ）[89]。近年来的研究显示，在有过两次不良妊娠结局的相互易位携带者中，PGT-SR 与活产率的增加、流产率和出生缺陷的降低紧密相关 [90]。

总　结

染色体结构重排携带者减数分裂的不均匀分离会产生不平衡的配子，形成不平衡和（或）异常的胚胎，从而增加了生育问题、RPL 及先天异常和精神发育迟缓后代的风险。PGT-SR 能区分出整倍体平衡胚胎，排除非整倍体和（或）不平衡胚胎，从而提高生育率，降低妊娠丢失或胎儿畸形的风险。

参考文献

[1] Mascarenhas MN, Flaxman SR, Boerma T, et al. Mascarenhas MN, et al. PLoS Med. 2012, 9(12):e1001356] PLoS Med. 2012, 9(12):e1001356.

[2] Izzo CR, Monteleone PAA, Serafini PC, et al. Human reproduction: current status. Rev Assoc Med Bras (1992), 2015, 61(6):557-559.

[3] Shah K, Sivapalan G, Gibbons N, et al.The genetic basis of infertility. Reproduction, 2003, 126(1):13-25.

[4] Jesus AR, Silva-Soares S, Silva J, et al. Reproductive success of assisted reproductive technology in couples with chromosomal abnormalities. J Assist Reprod Genet,2019, 36(7):1471-1479.

[5] Clementini E, Palka C, Iezzi I, et al. Prevalence of chromosomal abnormalities in 2078 infertile couples referred for assisted reproductive techniques. Hum Reprod, 2005, 20(2):437-442.

[6] Campana M, Serra A, Neri G. Role of chromosome aberrations in recurrent abortion: a study of 269 balanced translocations. Am J Med Genet, 1986, 24(2):341-356.

[7] Fryns JP, Van Buggenhout G Structural chromosome rearrangements in couples with recurrent fetal wastage. Eur J Obstet Gynecol Reprod Biol, 1998, 81(2):171-176.

[8] Stern C, Pertile M, Norris H, et al. Chromosome translocations in couples with in-vitro fertilization implantation failure. Hum Reprod, 1999, 14(8):2097-2101.

[9] Hare WCD, et al. Cytogenetics in Animal Reproduction. Slough: Commonwealth Agricultural Bureaux, UK, 1979.

[10] McGowan-Jordan J, et al., editors. ISCN 2020-An International System for Human Cytogenomic Nomenclature (2020). Karger, 2020.

[11] Shaffer LG, Schultz RA, Ballif BC. The use of new technologies in the detection of balanced translocations in hematologic disorders. Curr Opin Genet Dev, 2012, 22(3):264-271.

[12] Jacobs PA, Melville M, Ratcliffe S, et al. A cytogenetic survey of 11,680 newborn infants. Ann Hum Genet, 1974, 37(4):359-376.

[13] Van Dyke DL, Weiss L, Roberson JR, et al. The frequency and mutation rate of balanced autosomal rearrangements in man estimated from prenatal genetic studies for advanced maternal age. Am J Hum Genet, 1983, 35(2):301-308.

[14] Mau-Holzmann UA.Somatic chromosomal abnormalities in infertile men and women. Cytogenet Genome Res, 2005, 111(3/4):317-336.

[15] Neri G, Serra A, Campana M, et al. Reproductive risks for translocation carriers: cytogenetic study and analysis of pregnancy outcome in 58 families. Am J Med Genet, 1983, 16(4):535-561.

[16] Scriven PN, Handyside AH, Ogilvie CM. Chromosome translocations: segregation modes and strategies for preimplantation genetic diagnosis. Prenat Diagn, 1998, 18(13):1437-1449.

[17] Alfarawati S, Fragouli E, Colls P, et al.Embryos of robertsonian translocation carriers exhibit a mitotic interchromosomal effect that enhances genetic instability during early development. PLoS Genet, 2012, 8(10):e1003025.

本章完整参考文献，请扫描以上二维码在线查看。若需下载，请登录 www.wpcxa.com "下载中心" 下载。

植入前胚胎中的嵌合体　第**13**章

Maurizio Poli, Antonio Capalbo

引　言

嵌合体是指在特定的生物体、胚胎或细胞群中存在两种或多种染色体核型的细胞系的现象。如果染色体不平衡现象存在于生物体的所有细胞中则将其定义为完全非整倍体，完全非整倍体主要是由卵母细胞成熟的最后时期发生减数分裂异常导致[1-3]。与此不同的是，嵌合现象则源于受精后发育阶段，胚胎在有丝分裂过程中染色体分离出现异常而形成，该过程发生在前体细胞有序分裂成子细胞时。这些异常事件在整倍体和非整倍体胚胎中都可能出现[4]。

虽然仅有不到 2% 的产前诊断的样本 [即羊水穿刺或绒毛取样（CVS）] 中证实有染色体嵌合的存在，但在一些研究中发现植入前的卵裂期胚胎中嵌合体的比例可达 73%[5]。当一个胚胎中存在多个细胞系可能会对临床结局和植入前诊断结果产生潜在影响，因此嵌合现象引发了人类胚胎学和生殖遗传学领域的专家的特别关注。最新应用于胚胎植入前遗传学检测中的二代测序（NGS）可以提高中间拷贝数变异检测的灵敏度，帮助进一步识别滋养外胚层（TE）活检样本中嵌合体的存在。在本章中，我们将讨论嵌合型胚胎形成的基本概念，并提供有关嵌合体研究的最新数据。最后，我们将这些研究与临床实践相结合，以期为解释和处理体外受精（IVF）治疗中的嵌合型胚胎提供指导。

嵌合型胚胎的发生机制

参与形成胚胎的染色体嵌合的具体细胞遗传学机制尚未充分阐明。相关假说目前都是建立在理论模型的基础上，还需要流行病学研究及实验数据加以证实。据推测，有丝分裂过程发生错误包括染色单体不分离、后期迟延、核内复制、三体自救 [可能导致单亲二倍体（UPD）的形成] 可能是造成染色体嵌合的主要原

因 [6-8]。UPD 是指存在来自同一亲本的两个或多个染色体拷贝的染色体异常现象，且 UPD 与异常遗传印记引起的疾病相关（普拉德 – 威利综合征和天使综合征），这些异常的有丝分裂过程如图 13.1 所示。

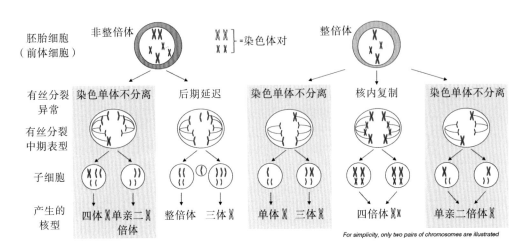

图 13.1　一些最常见的可导致染色体嵌合的有丝分裂异常。以一个非整倍体和一个整倍体祖细胞为例，它们经历特有的有丝分裂进赤道板分离后形成的胚胎的染色体核型

有丝分裂异常可能主要由细胞周期调控异常、中心体和有丝分裂纺锤体功能缺陷，以及染色体凝聚力减弱导致 [9]。尽管有丝分裂异常发生的概率可能受促排卵方案的影响 [10]，但这一假说还有待更全面、灵敏和先进的技术及设计更合理的研究来加以证实。

根据错误事件发生在整倍体或非整倍体胚胎上的不同，产生的嵌合型胚胎可分为两种主要类别：

非整倍体—非整倍体：如果最初的受精卵携带了一组异常的染色体，分裂异常又会产生次级非整倍体细胞系。有丝分裂过程不断出现错误就会形成多种染色体异常的细胞系，这类胚胎被称为"无序嵌合体"。

整倍体—非整倍体：通常由整倍体受精卵开始，经过异常的有丝分裂过程在胚胎内形成了非整倍体细胞系。也有少数情况下，非整倍体受精卵的染色体异常可通过染色体不平衡分离得到挽救。这一情况下，如果来自同一亲本的同源染色体留在"校正"后的整倍体细胞中，则可能形成 UPD。另一种情况通常是胞质分离发生异常导致一个胚胎中同时存在不同的染色体倍性（2n，4n）的细胞系，这种构成被称为"倍性嵌合体"。

嵌合型胚胎

有丝分裂出现异常时胚胎所处的发育阶段会直接影响胚胎中次级核型细胞的比例[6]（图13.2）。细胞选择的分化路径受异常的有丝分裂的影响，通常该分化路径和胚胎所处的发育阶段共同决定嵌合的类型及其在胚胎中的比例。理论上，有丝分裂错误发生得越早，胚胎出现二级核型的比例就越高。发生在胚胎发育早期的染色体异常可能不利于胚胎发育，甚至导致胚胎发育阻滞。该过程便可解释为何研究发现卵裂期胚胎中检测到的染色体嵌合的比例要高于囊胚[11]。当有丝分裂异常仅影响胚胎的一小部分区域时，染色体不平衡（尤其是复杂的染色体不平衡）可能会引起细胞周期进程阻滞，导致之后的胚胎内特定细胞系的减少或细胞克隆全部耗竭。为何在生殖阶段后期（即产前诊断或活产胎儿中）很少检测到嵌合现象的发生即可从该模型中找到答案[11]。此外，受异常有丝分裂影响的细胞，其细胞谱系决定了该嵌合体是遍布于整个胚胎中，还是局限于特定组织内[如内细胞团（ICM）或滋养外胚层（TE）][12]，因此，发育过程中异常的有丝分裂事件发生得越早，嵌合体影响胚胎和胚胎外组织的可能性就越高（图13.2）。

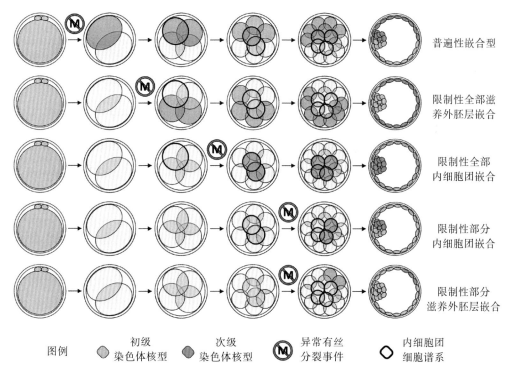

图13.2　通过胚胎发育实现异常有丝分裂细胞增殖的理论模型。异常有丝分裂发生的时期和受影响细胞的细胞谱系承诺决定了所产生的嵌合体胚胎的类型。需要注意的是，该模型中未考虑细胞适应度的差异或可能的克隆耗竭

嵌合体检测手段

采用荧光原位杂交（FISH）技术，在从卵裂期胚胎上收集的卵裂球中首次检测到了人类胚胎中的嵌合体[13]。当时，胚胎在实验室培养时间为 3 d 且只能直接对染色体进行评估（如 FISH）。之后，IVF 及遗传实验室都取得了一些进展。如今，多细胞滋养外胚层活检已经成了植入前遗传学检测的金标准，并且间接细胞遗传学检测所用技术也经历了从 FISH 到综合技术的多次革新 [即微阵列比较基因组杂交技术（aCGH），单核苷酸多态性芯片（aSNP），定量聚合酶链反应（qPCR）]，并最终走向了二代测序（NGS）。随着 NGS 的引入，检测技术的分辨率明显提高，检测微小染色体变异的能力也得到显著提升。利用已知的以不同比例混合的整倍体和非整倍体细胞系，证明了 NGS 具有区分中间染色体拷贝数值的能力。

2019 年 PGDIS 指南为疑似嵌合型胚胎的临床使用提供了参考建议：①具有中间染色体值的胚胎恢复成完全整倍体后可以考虑移植；②嵌合程度较低的胚胎的移植顺序应优于嵌合程度较高的胚胎；③与单亲二倍体或某些综合征相关的可活产的染色体嵌合型胚胎要作为最后的备选。此外，应充分告知患者 PGT-A 在检测嵌合体方面的局限性及准确程度。

事实上，已有研究表明，采用生物样本和细胞系混合模型进行平行评估会导致嵌合体检测的灵敏度和特异度不佳[14]，提示中间拷贝数值鉴定并不完全适用于 TE 活检。这一发现得到了 Victor 及其同事的进一步证实，他们对所谓的嵌合型胚胎的后续活检样本进行分析后得到的结果不一致 [存在完全整倍体图谱、具有互异倍体的嵌合体图谱或不同程度的中间值图谱（即低或高）][15]。另外，该团队的另一项研究还证明：在不考虑嵌合比例的情况下，移植 100 个单个片段的嵌合型非整倍体胚胎与移植同样数量的完全整倍体胚胎可获得相似的临床妊娠结局。该研究提示利用中间染色体拷贝数水平来判断嵌合体，其准确性和稳定性是不够的。

Popovic 及其同事重新分析了之前活检的人类囊胚经延时培养后的染色体核型，结果显示：如果在分析时不考虑嵌合，TE 活检样本与延时培养样本的核型的一致性为 100%，出现假阴性和假阳性的概率均为 0；当考虑嵌合体时，准确率只有 80%，不存在假阴性结果，假阳性率为 18.5%。除了所采用分析方法本身的变化外，这些发现的其他合理解释包括胚胎促进了异常细胞靶向凋亡，以及整倍体和非整倍体细胞适应度的差异最终导致细胞在后续发育阶段的染色体自救能力的不同。另外，表明嵌合现象存在的图谱可能是由生物现象决定的，而不是因为部分或整个胚胎中发生了嵌合（即中间 S 期细胞分析，多倍体胚胎中的单体或三体）。事实上，研究证明不仅在胚胎水平，而且在随后的发育阶段（如胚胎延时发育至 12 d）利用 TE 活检进行疑似嵌合体分析的阳性预测价值始终是极低的[16]。基于上述原因，目前认为胚胎的嵌合体诊断报告从概念上讲是存在偏倚和不足的[17]。

嵌合体诊断的局限性

在人卵裂期胚胎中，嵌合体比例可高达 90%[18-21]。但是，由于上述研究中所采用的检测方法灵敏度较低（如 FISH），所以该比例应该是被高估的。而且，一般只需一个异常的细胞就能认定胚胎嵌合的存在，可见嵌合体的这一检测标准也是较为薄弱的[6]。事实上，研究表明 FISH 的阳性错误率保守估计可达 10%[22]，这本身就足以导致即使是完全整倍体胚胎也很有可能被诊断为染色体异常。对来自同一胚胎的细胞同时进行 FISH 和综合染色体检测（CCT）的分析结果表明，所采用的分析技术会显著影响嵌合体的检出率（FISH 中所有的胚胎都被判定为嵌合体，而 SNP 微阵列中仅有 31% 被判定为嵌合体）[22]。

此外，与检测胚胎的卵裂球相比，利用多位点的 TE 活检进行全面的染色体检测分析可降低嵌合体发生率（31% *vs.* 5%）[23]。造成这种差异的原因可能在于，与单卵裂球相比，多细胞样本可提供更可靠且更具有代表性的分析模板。不过，发生在卵裂期和囊胚期之间的非整倍体 / 嵌合体细胞的选择性消耗机制也可能发挥作用。

但是，需要注意的是，利用 TE 活检与 NGS 拷贝数分析相结合的检测方式来测定嵌合体仍然是存在偏倚的。首先，与源自细胞系的精确混合物相比，TE 样本在数量和质量上可能具有更高的异质性，这就增加了分析的数据信号的可变性。此外，活检采样容易受技术和经验的影响，导致数据分布超出指定阈值。实际上，当我们设置下限后，嵌合体的发生率和整体诊断的不确定性都会增加。这就意味着当我们将测定中间染色体拷贝数值的阈值降低至 20% 时，偏离范围的数据点将增多，这些将被判定为染色体嵌合，尽管胚胎的实际染色体核型可能不同。因此，当少数整倍体样本产生的数据点超出了我们定义的正常图谱的范围，检测系统会自动报告为异常（在本案例中则被判定为嵌合体），反之亦然。尽管如此，我们还是会因胚胎被诊断为嵌合体而采取一系列的措施，这往往会影响 IVF 的治疗和整体临床结局。最近，一项网络调查的结果表明，大约 50% 开展 PGT 的 IVF 中心都认为，如果在 20% 的胚胎测试样本中都检测到了异常细胞，该胚胎即可判定为嵌合体[24]，可移植胚胎的数目因此减少了。

基于上述原因，采用阈值判定染色体倍性需要谨慎，并且应当以确定其阳性和阴性预测值的临床研究和临床应用为出发点。

最后一点，PGT-A 诊断的不确定性主要疑问在于活检过程中随机采集的细胞群在多大程度上代表了囊胚的其余部分。当检测中间拷贝数变异（CNV）时，这一问题变得尤为突出。因此，将这些胚胎命名为"疑似嵌合体"，即是承认这种诊断的不确定性。

嵌合体对治疗结局的影响

我们无法明确嵌合型胚胎的实际染色体情况及其生殖潜能，因此也就不能确定嵌合型胚胎在临床治疗中的应用价值和安全性。如前所述，如果扩大判定嵌合体的阈值，嵌合型胚胎的数量将显著增加，进而减少了健康且可供移植的胚胎数量。反过来，这种方法将降低 IVF 治疗的效果，尤其是对于那些卵巢储备功能减退的患者，形成的胚胎数目本就有限。然而，我们就这一诊断僵局引出了如下几个问题，即移植具有中间染色体拷贝值的胚胎是否真的会对患者的健康构成威胁，或者遗弃这些胚胎是不是生殖医学史上的最大浪费之一。

胚胎被判定为染色体嵌合之后通常会举行遗传咨询会议，目的不仅是解释胚胎的嵌合情况，而是要就该诊断的准确性和预后价值方面提供科研及临床证据。最近有项关于胚胎被诊断为染色体嵌合后，该受影响的胚胎通常是怎样被丢弃的研究[25]。在 Munné 等人的这项研究中发现 6368 个被诊断为某些类型的嵌合型胚胎中仅 143 个（占 2.2%）被用于移植，另外绝大多数则被丢弃或保留在储存罐中。然而，世界范围内有数千个疑似嵌合型胚胎进行了移植，迄今为止仅报告了一例嵌合体妊娠[26]，这表明在 PGT 阶段检测到的中间 CNV 与不良临床结局之间几乎没有关系。因此，大部分被遗弃的胚胎实际上可能是完全整倍体并且具有很高的生殖潜能。

尽管中间染色体拷贝数的诊断具有不确定性且其重要性仍然未知，但是越来越多的实验室开始在其诊断报告中标示出疑似嵌合体的存在，并将如何管理此类胚胎用于治疗的权利留给 IVF 中心。然而，评估疑似嵌合型胚胎的生殖潜能的研究仍然较少。之前提到的 Munné 及其同事的研究中，他们对来自整倍体和嵌合型胚胎（包括复杂的、单体的、双体的、单染色体的、三染色体的、20%~40%的低比例嵌合及大于 40% 的高比例嵌合等小片段异常）的胚胎移植的结局和妊娠进行了随访。累积结果表明完全整倍体和疑似嵌合型胚胎的种植率和流产率具有显著差异[25]。相反，Fragouli 及其同事的研究中并未观察到整倍体胚胎与几种类型的嵌合型胚胎之间的种植率和流产率存在统计学差异（种植率 $P=0.1$ ；流产率 $P=0.462$ ）[27]。后续来自 Spinella 及其同事的研究表明，胚胎的嵌合比例会显著影响胚胎的生殖潜能，而低比例嵌合型胚胎和完全整倍体胚胎具有相似的种植率和流产率[28]。相反，与低比例嵌合型胚胎相比，高比例嵌合型胚胎的种植率和妊娠率显著降低。有趣的是，综合低比例和高比例嵌合型胚胎的移植结果，发现嵌合型胚胎组的种植率降低，但流产率并没有下降[28]。由于这些有关嵌合型胚胎生殖潜能的研究结果仍然存在争议，加上其回顾性研究设计的局限性，因此上述研究对疑似嵌合型胚胎的处置并无帮助。事实上，这些研究在群体选择方面存在严重的偏倚，即移植嵌合型胚胎的患者与移植完全整倍体胚胎的患者并不匹配，从而严重限制了这些研究的意义。

例如，预后良好的患者可能有几个胚胎可供移植，如此该组患者移植嵌合型胚胎的数量将会减少。同样，预后差的患者可供选择的胚胎可能更少，从而增加了他们移植嵌合型胚胎的机会。如此，完全整倍体胚胎将按部就班的移植给预后较好的患者，反之亦然。此外，非整倍体胚胎可能被错误的归类为高度嵌合型胚胎，从而导致这部分群体的基本特征和相应的结果产生偏倚。最后，其中有一部分用于移植的嵌合型胚胎可能是患者经历几次完全整倍体移植失败后所剩余的胚胎。已有证据表明，即使是非 PGT 周期，移植的成功率也会随着移植次数的增加而降低。上述试验设计的局限性可能导致所获得的研究结果存在严重偏倚，进而低估了疑似嵌合型胚胎的真实生殖潜能。

非选择性试验

为了解决先前研究的试验局限性问题，我们设计并注册了一项非选择性试验，为证明疑似嵌合型胚胎的生殖潜能提供有力证据。为此，我们共收集了1335 例 TE 活检病例，其中 897 例行单胚胎移植（490 例均为非整倍体胚胎）。我们对活检样本进行分析，如果胚胎的任一染色体的中间值均低于 50%，给 IVF诊所的报告即判定它为完全整倍体。之后，诊所根据胚胎的形态学评分选择优先移植的胚胎。移植以后，有关染色体图谱的原始数据被揭盲，并对其中的中间染色体拷贝数进行记录，试验共分成了 3 个比较组：完全整倍体组（$n=484$）、低比例嵌合组（20%~30%，$n=282$）和中等比例嵌合组（30%~50%，$n=131$）。最后对临床结局进行随访，比较各组的妊娠率、生化妊娠丢失率、种植率、流产率及活产率（表 13.1）。

统计分析显示，所有临床结果比较均无统计学差异，表明中低比例的嵌合体的检测并未提供任何有益的临床预测价值[29]。

该研究结果提示，放弃疑似嵌合型胚胎可能会导致一些有生殖潜能的胚胎被浪费，从而降低 IVF 治疗的性价比，同时增加了不必要的咨询、额外的胚胎筛选检测及在 IVF 治疗周期上的投入。

表 13.1　目前唯一一项有关移植嵌合型胚胎的前瞻性非选择性研究的临床结局

	整倍体	低比例疑似嵌合体 （20%~30% 变异）	中等程度疑似嵌合体 （30% ~50%）变异
单胚胎移植 周期数	484	282	131
妊娠率	241/484（49.8%） 95%CI（45.2%, 54.3%）	136/282（48.2%） 95%CI（42.3%, 54.2%）	63/131（48.1%） 95%CI（39.3%, 57.0%）
流产率	29/241（12.0%） 95%CI（8.2%, 16.8%）	15/136（11.0%） 95%CI（6.3%, 17.5%）	8/63（12.7%） 95%CI（5.6%, 23.5%）
活产率	210/484（43.4%） 95%CI（38.9%, 47.9%）	121/282（42.9%） 95%CI（37.1%, 48.9%）	55/131（42.0%） 95%CI（33.4%, 50.9%）

嵌合体的临床结局

从生物学和诊断角度而言，我们发现胚胎的嵌合现象可能被夸大了，而且通过非选择试验进行评估时还发现，即使胚胎存在低比例和中等比例的嵌合也不会对临床结局或生殖潜能造成影响。按理我们可以权衡要点后报告给患者，确保利用全面、客观的数据向患者解释疑似嵌合体的意义，将该诊断的多数负面影响降到最低。

如前所述，嵌合体的诊断可能会严重影响胚胎的临床结局和应用。反过来，放弃疑似的嵌合型胚胎可能会使 IVF 的治疗效果大打折扣。但是，在收集到关于嵌合体对胚胎生物学和 IVF 治疗的临床影响的确凿证据以前，嵌合体诊断后的有关决策应当慎重，必须综合评估临床、心理和经济各方面的后果。在诊断报告之后进行的全面生殖和遗传咨询会议，也应涵盖上述内容。

产前诊断确认嵌合型胚胎

凡涉及 PGT 的 IVF 治疗，通常会建议患者进行产前诊断。尤其是当移植的胚胎被列为高风险的嵌合型胚胎（即 13、18、21 和 22 三体）时，产前诊断更是必要的。在这种情况下，羊水穿刺应当优于其他产前筛查手段。由于某些胚胎可能会受到胚外细胞谱的嵌合体的影响，因此基于 CVS 的产前诊断结果可能无法代表胎儿的真实情况。同样，无创产前筛查（NIPT）的样本是从正在凋亡的 TE 中提取的 DNA 片段，因此也不能完全代表实际的胎儿核型[30-31]。所以，CVS 和 NIPT 都不利于确定胎儿的真实染色体核型。另一方面，考虑到羊水中含有较高比例的胎儿细胞，羊水穿刺应是用于诊断疑似胎儿嵌合体的主要方法。尽管如此，有创 PND 对胎儿和持续妊娠都存在一定的手术风险，因此该技术可能并非在所有情况下都是适用的。我们希望收集更多有关移植疑似嵌合型胚胎的临床风险的证据，这将有助于进一步明确哪些患者适合做 PND，哪些患者做 PND 的弊大于利。

总　结

　　在本章中，我们不仅介绍了嵌合体，还对技术变化和生物现象如何改变染色体拷贝数做了相关的阐述。由于染色体拷贝数的评估方法本身不够精确，同时用于界定嵌合体的检测标准也不一致，使我们高估了嵌合体在 IVF 胚胎中的发生率。由于从技术层面和生物学角度也可造成胚胎的染色体嵌合现象，因此针对这些染色体图谱的改变我们最好报告为"与嵌合体一致的图谱"或"疑似嵌合体的图谱"，而不是给出明确诊断。所以，正如产前诊断通常会提及的那样（即 CVS 和羊水穿刺），我们也应在 PGT 知情同意书中说明：由于检测方法的局限性可能导致嵌合体的存在。此外，鉴于这一缺陷不会对临床结局造成重大影响（已经证实的在人类囊胚和妊娠中观察到的嵌合体的发生率较低并且针对 PGT 临床疗效的随机临床试验所取得的积极成果[33-35]已有发表），我们还应向患者强调行 PGT 的风险应该不会高于未经 PGT 的 IVF 周期[33-35]。此外，根据最新研究结果看，避免直接将检测结果报告为嵌合体可能更合适，因为这样处理可以提高诊断的准确性，且能显著减少假阳性错误的发生并减少相关的临床后果[15-16]。

　　研究嵌合型胚胎的生殖潜能的唯一一项前瞻性非选择试验证明：疑似嵌合型胚胎与完全整倍体胚胎的临床结局是相似的[29]。采用类似设计方案进行研究来进一步收集其他临床数据对获得关于嵌合体预测价值的无争议证据至关重要。这些证据将最终改善嵌合体的决策程序、PGT-A 周期的调整，并减少患者和专业人士对嵌合体诊断结果的不确定性。

参考文献

[1]　Hassold T, Hunt P. To err (meiotically) is human: the genesis of human aneuploidy. Nat Rev Genet, 2001, 2(4):280-291.

　　本章完整参考文献，请扫描以上二维码在线查看。若需下载，请登录 www.wpcxa.com "下载中心"下载。

培养基中胚胎细胞游离DNA用于无创非整倍体检测的应用潜力

第14章

Carmen Rubio, Luis Navarro-Sánchez, Carmen M. García-Pascual

引 言

人类胚胎的非整倍体率很高，并且随着女性年龄的增长而增加[1-2]。三体和单体胚胎发生率至少占人类妊娠的10%，在接近绝经期的女性中，发生率可能超过50%[3-4]。与年龄相关的变化结果导致较高的非整倍体率和自然流产的增加，从而降低继续着床率。胚胎染色体非整倍体也可能导致不孕不育症，例如反复流产[5]、反复植入失败[6]或男性不育[7-8]。

非整倍体检测是辅助生殖技术（ART）实施的核心，理想情况下是通过单移植胚胎实现健康分娩。因此，出现了许多方法来检测胚胎的非整倍性。胚胎植入前非整倍体基因检测（PGT-A）被纳入体外受精（IVF）技术的一部分，用来提高移植的妊娠率和降低流产率。与传统IVF相比，PGT-A在妊娠时间、移植次数和相关成本方面具有更多优势[9-10]。目前，PGT-A需要胚胎操作，特别是滋养外胚层（TE）活检，活检4~8个细胞，然后通过二代测序（NGS）分析染色体拷贝数。因为胚胎活检需要专门的设备和训练有素的人员，所以成本高且费时。因此，人们对评估染色体数目的无创方法的兴趣日益增加。相比PGT-A，这种方法的优势包括提高首次胚胎移植的活产率，降低流产率，减少多胎妊娠，缩短妊娠时间，并且不受胚胎操作及活检的限制。

无创PGT-A（niPGT-A）具有很好的前景，选择的是用于培养胚胎的废弃囊胚期培养基（SBM）（图14.1）。从SBM中初步分离的胚胎无细胞DNA（cfDNA）证明了该方法在鉴定胚胎染色体拷贝数方面的潜力[11]。与TE活检相比，胚胎cfDNA采集不需要专门的培训，对胚胎的损伤可以忽略不计。其他用于预测或评估IVF结局的无创技术包括延时形态动力学、蛋白质组学和代谢组学。然而，与胚胎cfDNA不同，这些技术是用间接评估来替代染色体拷贝数检测。

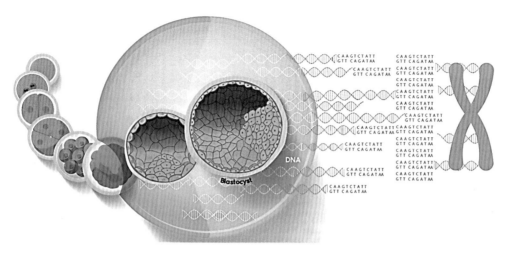

图 14.1　体外培养过程中胚胎植入前分泌的游离 DNA

　　尽管这种无创技术很有前景，但仍存在几个问题：①可以应用不同的胚胎培养方案吗？②培养基与胚胎接触多长时间后才能收集？③是否需要辅助孵化（AH）或提前玻璃化冷冻以获得足够的 cfDNA？④ cfDNA 的采集量是否受胚胎质量的影响？⑤如何减少颗粒细胞的污染？⑥扩增方法、测序平台或生物合成分析是否影响结果？核心问题是：来自 SBM 的 cfDNA 能否可靠地用于人类囊胚的非整倍体检测？我们在本章回顾了这一领域迄今为止发表的研究，并讨论了我们自己的研究。

技术现状

　　2016 年，Shamonki 等人证实了胚胎培养基中含有 cfDNA，该 DNA 可用于检测胚胎非整倍体[11]。扩增后的大部分培养基样品（55/57）中发现了 DNA。虽然微阵列比较基因组杂交（aCGH）仅能在其中两个样本中做出诊断，但这两个病例的结果与同一胚胎 TE 活检结果一致。随后的研究也通过与已建立的参考方法（TE 活检）进行比较，来评估 SBM 结果。可以通过几种验证措施进行比较，包括倍体一致性率，或 SMB 和参考样本之间的整体一致性，如整倍体与非整倍体；假阳性率，SBM 为非整倍体而参考样品为整倍体时；假阴性率，SBM 为整倍体而参考样本为非整倍体时。另一个衡量标准是 SBM 的信息率，通常定义为可诊断的 SBM 样本的百分比。

　　在以 TE 活检为参考的研究中，倍性信息率和总体一致性率各不相同，分别为 55.6%~97.6% 和 33.3%~89.1%[12-18]（表 14.1）。一项比较 SBM 和极体（PB）活检的研究发现，信息率为 81.8%，一致性率为 72.2%[19]（表 14.1）。有 4 项研究比

表 14.1 囊胚培养基（SBM）与滋养外胚层（TE）或极体（PB）活检的倍性结果比较

研究	SBM 数量	检测信息	TE-SBM 一致性	假阳性	假阴性
Shamonki et al., 2016	57	96.5%（55/57）	33.3%（2/6）[1]	—	—
Feichtinger et al., 2017[2]	22	81.8%（18/22）	72.2%（13/18）	5.6%（1/18）	22.2%（4/18）
Vera-Rodríguez et al., 2018	56	91.1%（51/56）	33.3%（17/51）	—	66.7%（34/51）
Ho et al., 2018	41	97.6%（40/41）	65.0%（26/40）	—	—
Huang et al., 2019	52	92.3%（48/52）	89.1%（41/46）[3]	2.2%（1/46）	8.7%（4/46）
Yeung et al., 2019	168	第 5 天：55.6%（50/90） 第 6 天：84.6%（66/78）	第 5 天：76%（38/50） 第 6 天：71.2%（47/66）	第 5 天：12%（6/50） 第 6 天：13.6%（9/66）	第 5 天：12%（6/50） 第 6 天：15.2%（10/66）
Rubio et al., 2019[4]	115	第 5 天：81.8%（27/33） 第 6/7 天：98.8%（81/82）	第 5 天：63%（17/27） 第 6/7 天：84%（68/81）	第 5 天：29.6%（8/27） 第 6/7 天：8.6%（7/81）	第 5 天：3.7%（1/27） 第 6/7 天：2.5%（2/81）
Rubio et al., 2020[4]	1301	85.2%（1108/1301）	78.2%（866/1108）	12.4%（137/1108）	8.3%（92/1108）
Lledó et al., 2020[5]	92	92.4%（85/92）	74.7%（62/83）或 72.3%（60/83）[3]	12.0% 或 15.7%（10/83 或 13/83）[3]	13.3% 或 12.0%（11/83 或 10/83）

1：虽然有 55 个 SBM 样本的信息，但仅在 DNA 浓度最高的 6 个样本中进行了 aCGH。2：除本研究将 SBM 与 PB 活检进行比较之外，所有研究均将 SBM 与 TE 活检进行了比较。3：不能分析所有信息 SBM 的倍性，因为一些 TE 活检没有提供诊断结果。4：两项研究都发现了第 3 种类型的不一致，称为性别错配，即 SBM-TE 配对具有一致的倍性，但性别不同 [n = 5（4.6%）（Rubio et al., 2019）；n = 13（1.2%）（Rubio et al., 2020）]。5：比较两种不同的 WGA 方法，即 MALBAC（前）和 Sureplex（后）

较了 SBM 和整个囊胚（WB）。Xu 等人（2016 年）[20] 使用玻璃化冷冻的第 3 天胚胎，解冻并培养到第 5 天，结果有 85.7% 的一致性率。Yin 等人（2020 年）[21] 使用第 5 或 6 天解冻的囊胚，这些囊胚之前进行了 TE 活检，解冻后培养 24 h，获得了 78.7% 的信息率和 89.8% 的一致性率。Ho 等人（2018 年）[13] 和 Huang 等人（2019 年）[14] 发现的一致性率分别为 45.5% 和 93.5%（表 14.2）。

表 14.2　囊胚培养基（SBM）和全囊胚（WB）倍性结果的比较

研究	SBM 数量	检测信息	WB-SBM 一致性	假阳性	假阴性
Xu et al., 2016	42	100%（42/42）	85.7%（36/42）	9.5%（4/42）	4.8%（2/42）
Ho et al., 2018	41	97.6%（40/41）[1]	45.5%（15/33）	–	–
Huang et al., 2019	52	92.3%（48/52）[1]	93.5%（43/46）	6.5%（3/46）	–
Yin et al., 2020	75	78.7%（59/75）	89.8%（53/59）	10.2%（6/59）	–
Rubio et al., 2020[2]	81	90.1%（73/81）[1]	84.4%（54/64）	6.2%（4/64）	9.4%（6/64）

1：我们无法分析所有信息性 SBM 的一致性，因为它们各自的一些 WB/ICM 没有提供诊断。
2：除本研究将 SBM 与 ICM 进行比较外，所有研究均将 SBM 与 WB 进行比较

我们最近的研究评估了胚胎内细胞团（ICM）和 TE 与 SBM 中的 cfDNA[17]。对 81 例非整倍体胚胎进行 TE、ICM 和 SBM 分析，其中 TE 活检占 97.5%（79/81），ICM 活检占 90.1%（73/81），SBM 占 90.1%（73/81），并得到了明确的结果。79.0% 的样本（64/81）对所有 3 种样本类型都有检测信息。SBM 与 TE 和 ICM 的一致性率分别为 87.5% 和 84.4%（图 14.2）。在 SBM 和 ICM 之间发现的 10 个结果差异，4 个样本存在差异，SBM 检测结果为非整倍体，但是 ICM 检测结果为整倍体，可能是因为囊胚的嵌合（TE 活检也是非整倍体）。剩下的 6 个差异分别是 SBM 基因检测结果为整倍体，而 ICM 检测结果为非整倍体，其中大部分是由于 SBM 被母体 DNA 污染而掩盖了其本身的非整倍体。

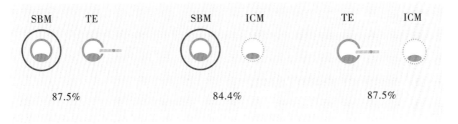

图 14.2　囊胚培养基（SBM）中细胞游离 DNA 倍性分析与滋养外胚层（TE）活检和内细胞团（ICM）的一致性（Rubio et al., 2020）

几项研究观察在 SBM 中加入囊胚腔液（BF）的效果，方法是使囊胚塌陷并将其囊胚液释放到培养基中[22-27]。除了这种塌陷引起的人工囊胚收缩外，还采用了玻璃化和（或）AH 等操作。SBM + BF 的信息化率为 87.5%~100%，SBM + BF 与 TE 的一致性率为 76.3%~98.3%，SBM + BF 与 WB 的一致性率为 70.4%~100%（表 14.3）。

胚胎 cfDNA 的来源是 ICM、TE 还是两个囊腔，目前还不清楚，因为研究 cfDNA 分泌到培养基中的机制仍然具有一定的挑战性[22-23]。一个潜在的机制是胚胎植入前发育过程中的细胞凋亡。胚胎的快速转化，特别是在胚胎植入前期的发育过程中，不仅仅表现为细胞增殖，同时伴随着细胞凋亡，即使在正常基因的胚胎中也是如此[28]。在这种情况下，cfDNA 可能比 TE 活检更有可能显示为非整倍体，因为非整倍体细胞可能更容易凋亡。一个来自已经通过 TE 染色体分析确诊的扩张囊胚 BF 的 DNA 显示，TE 整倍体囊胚的扩增失败发生率高于 TE 非整倍体囊胚，这表明 TE 非整倍体囊胚腔的 cfDNA 浓度较高，可能是由于凋亡增加引起的[29]。然而，我们发现来自非整倍体胚胎的培养基中的 cfDNA 水平并不显著高于来自整倍体胚胎的培养基，这并不支持假说[17]。

由于 DNA 可以在低质量和高质量的囊胚中分别成功扩增，所以分泌的 cfDNA 在大多数情况下可以反映一般的胚胎倍性状态。在一项研究中，35% 未受母体 DNA 污染的样本具有互补的非整倍性（即它们在 TE 中显示为整倍性，但在 SBM 中显示为非整倍性，或反之亦然），这种差异可能是由于嵌合或 PB 中的非整倍性[12]。然而，另一项研究发现，在 PB 分析检测到的非整倍体胚胎中，2/3 的结果显示了培养液中检测到至少一个非整倍体，因此培养液中的检测不能完全代表由嵌合胚胎导致的非整倍体细胞的组成[19]。此外，如上所述，我们近期的研究发现，cfDNA 与 TE 活检和内细胞团活检的一致性率相似（分别为 87.5% 和 84.5%）[17]。

cfDNA 与全囊胚分析的高一致性提示 cfDNA 可能比 TE 活检全囊胚染色体含量更具有代表性[14]。另一方面，TE 细胞与培养基直接接触，数量多于 ICM 细胞，应该是分泌 cfDNA 的主要来源[30]。cfDNA 在 SBM 中的来源有待进一步研究。

方　法

试管婴儿实验室的培养条件

研究人员开发了多种体外培养胚胎的方法，并对胚胎释放的 cfDNA 进行分析。大多数方法使用的培养基体积较小，因为培养液滴越小，胚胎 cfDNA 浓度越高[12-18]。我们建议在常规培养箱中使用 10 μL 液滴[16-17]，在延时培养系统中

表 14.3 囊胚培养基（SBM）加囊胚腔液（BF）与滋养外胚层（TE）活检或全囊胚（WB）的倍性结果的研究比较

研究	SB 数量	检测信息	TE-SBM+BF 一致性	假阳性	假阴性	WB-SBM+BF 一致性	假阳性	假阴性
Kuznyetsov et al., 2018	47	100（47/47）[1]	88.4%（38/43）	2.3%（1/43）	9.3%（4/43）	89.3%（25/28）	3.6%（1/28）	7.1%（2/28）
Li et al., 2018	40	97.5%（39/40）[1]	76.3%（29/38）[1]	13.2%（5/38）	10.5%（4/38）	78.9%（30/38）	15.8%（6/38）	5.3%（2/38）
Jiao et al., 2019	62	98.4%（61/62）[1]	98.3%（58/59）[1]	—	1.7%（1/59）	96.7%（59/61）	3.3%（2/61）	—
Zhang et al., 2019[2]	32	87.5%（28/32）[1]	—	—	—	70.4%（19/27）	14.8%（4/27）	7.4%（2/27）
Kuznyetsov et al., 2020	102	88.2%（90/102）	88.9%（80/90）	3.3%（3/90）	7.8%（7/90）	—	—	—
Chen et al., 2020	26	100%（26/26）	88.5%（23/26）	—	11.5%（3/26）	100%（26/26）[3]	—	—

1：不能分析所有信息性 SBM+BF 的一致性，因为它们各自的一些 TE/WB 没有提供诊断。2：本研究发现了第 3 种类型的不匹配，即 SBM+BF-WB 配对，倍性一致，但倍性别不同 [n = 2（7.4%）]。3：本研究比较了 SBM+BF 与 ICM，而不是 WB

161

使用 20~25 μL 液滴。培养系统可以是单步或两步法[31]。如果胚胎可以在单独的孔中单独培养，则可以使用延时培养系统。Igenomix 报告台式培养箱的总体一致性率为 85.1%，延时培养箱的总体一致性率为 86.7%。在多中心研究中，我们观察到在使用不同品牌培养基和培养箱的诊所中 TE 活检和 SBM 分析的一致性没有显著差异[17]（图 14.3）。白蛋白含量也不影响结果，说明白蛋白补充物不含可能干扰胚胎 cfDNA 分析的微量 DNA[32]。当培养条件得到控制并避免外部污染时，一致性率可超过 86%。

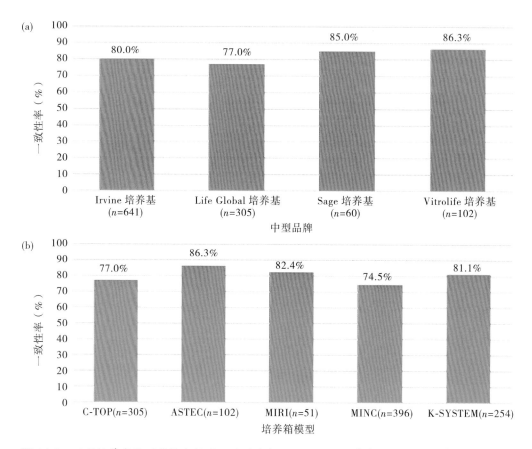

图 14.3　不同培养条件下倍性分析的一致性率相似。A. 4 种培养基的结果。B. 来自 5 个不同培养箱的结果（Rubio et al., 2020）

卵胞质内单精子注射（ICSI）是 cfDNA 研究中最常用的受精技术。我们发现，只要在 ICSI 前或 IVF 检查受精当天仔细剥除卵母细胞 / 受精卵上的卵丘细胞[17]，IVF 和 ICSI 就具有相似的灵敏度（80.9% *vs.* 87.9%）和特异度（78.6% *vs.* 69.9%）。多变量分析未发现患者临床背景、卵巢刺激方案或胚胎质量对检测准确性或一致性有任何影响。然而，培养基采集时间具有很大的影响，因为 cfDNA

水平在胚胎发育期间增加，这与之前的研究一致。因此，培养液收集的时间可能是优化该技术的一个重要因素。建议收集时间选择卵裂期到囊胚期[31]。比较第 5 天和第 6 天囊胚的研究结果一致认为，第 6 天的培养基收集会导致 cfDNA 的数量更多，一致性更高[16-17,33]。

niPGT-A 在方法上的最大挑战是避免使用非胚胎的 DNA 污染。这种外源 DNA 可以来自卵丘细胞（母细胞），也可以来自外部（如技术人员、被污染的介质、工作台表面或材料）[16-17,34]。减少卵丘细胞携带到培养液滴中的策略为 IVF 或 ICSI 后，温和剥离卵丘细胞和多次冲洗卵子。胚胎的单独处理，无菌的工作条件，以及在整个过程中使用专用材料也可以降低污染的风险。

不同研究之间一致性率的差异，可能部分归因于胚胎培养或胚胎操作的方法学差异。培养基采集前对胚胎的操作可能包括第 3 天胚胎的辅助孵化（AH）、PB 活检、TE 活检或不同阶段的胚胎冷冻保存，所有这些都可能影响结果（表14.4）。在一些研究中，囊胚在玻璃化前被皱缩以获得 BF（表 14.5）。这种方法不是完全无创的，可以被定义为"微创"。我们是唯一一个在胚胎培养过程中没有任何额外操作的研究小组。新鲜卵子形成的新鲜胚胎，没有 AH，没有胚胎人工皱缩，是"真正的"无创[16-17]。

DNA 全基因组扩增（WGA）和二代测序（NGS）

在培养基收集后，cfDNA 进行 WGA、测序，并使用针对 cfDNA 的定制算法分析结果（图 14.4）。WGA 和 WGA 产物的染色体分析技术多种多样。虽然最初使用 CGH 阵列，但 NGS 现在是黄金标准（表 14.4，表 14.5）。

NGS 原始测序数据可以使用几种算法进行分析。基于对 1301 个囊胚的前瞻性多中心研究结果[17]，我们的团队开发了一种专有算法。我们还开发了胚胎移植的优先级系统，可能对应整倍体囊胚培养基具有更高的优先级。当使用该系统时，必须设置适当的阈值来定义染色体异常，因为 TE 活检和 SBM 样本的标准可能不同[14]。

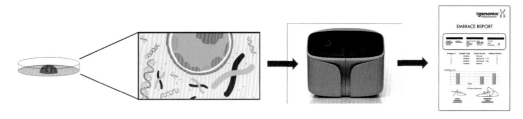

图 14.4　培养基中细胞游离 DNA（cfDNA）分析流程：培养基收集、cfDNA 全基因组扩增、测序和数据分析，采用定制算法

图 14.5 显示了我们研究中具有代表性的 SBM 分析和相应的 TE 活检，具有完全一致的示例[17]（图 14.5a）；与互补非整倍性的差异，可能是 SBM 中存在来自 PB 的 DNA 残留（图 14.5b）；与非整倍体 SBM 的差异，可能是由于囊胚的嵌合（图 14.5 5c）；与整倍体 SBM 的差异，可能是由于卵丘细胞的污染（图 14.5d）。

表 14.4　来自废弃囊胚培养基（SBM）的有关培养条件与技术的 cfDNA 染色体拷贝数分析

研究	微滴体积：培养体积 [分析体积（μL）]	胚胎操作	培养时间	WGA 方法	染色体分析
Shamonki et al., 2016	15（15）	D3 AH	D3~D5/6	Repli-G single cell kit（Qiagen）	aCGH（Agilent Tech）
Feichtinger et al., 2017	25（5）	D3 AH	D0~D5/6	SurePlex（Illumina）	aCGH（Illumina）
Vera-Rodríguez et al., 2018	25（20）	D3 AH	D3~D5	Sureplex（Illumina）+ ReproSeq（Life Tech）	NGS（Life Tech）
Ho et al., 2018	25（5）	D3 AH *vs.* 无 AH	D1~D5	Picoplex（Rubicon）	NGS（Life Tech）
Huang et al., 2019	15（3.5）	D3 AH D5/6 冷冻	D5~D6 或 D6~D7 解冻后培养 24 h	MALBAC（Yikon）	NGS（Illumina）
Yeung et al., 2019	30（3）	D3 AH	D3~D5 D3~6D	SurePlex（Illumina）	NGS（Illumina）
Rubio et al., 2019	10（10）	无	D4~D5/6/7	Reproseq（Life Tech）	NGS（Life Tech）
Rubio et al., 2020	10（10）	无	D4~D6/7	Reproseq（Life Tech）	NGS（Life Tech）
Lledó et al., 2020	20（7.5）	D3 AH	D3~D5/6	MALBAC（Yikon）或 Sureplex（Illumina）	NGS（Illumina）
Xu et al., 2016	30（5~20）	D3 冷冻	D3~D5	MALBAC（Yikon）	NGS（Illumina）
Yin et al., 2020	25（25）	D5/6 活检并冷冻	D5~D6 或 D6~D7 解冻后培养 24 h	MALBAC（Yikon）	NGS（Illumina）

AH：辅助孵化；D：天；WGA：全基因组扩增；NGS：二代测序

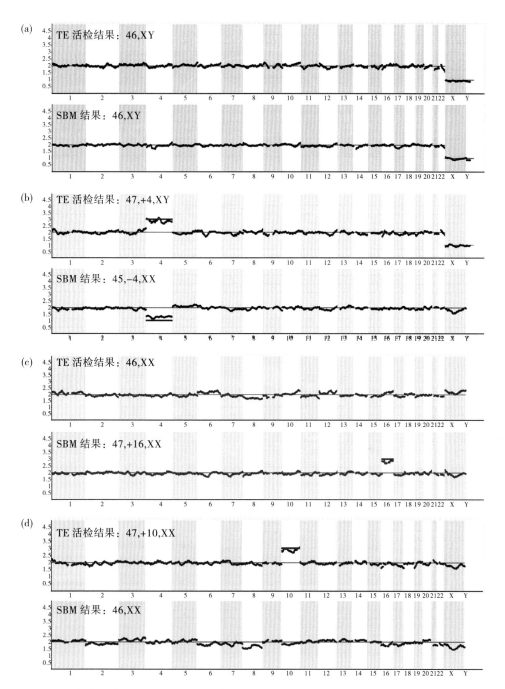

图 14.5　A. 高质量囊胚的倍性一致性分析。TE 活检和 SBM 均为整倍体，性染色体为 XY。B. 早期囊胚中由于极体污染导致的不一致的倍性分析结果，与极体预期的一致，SBM 中存在互补的非整倍体和雌性染色体。C. TE 活检整倍体和 SBM 非整倍体的倍性分析结果不一致。SBM 中观察到单个非整倍体时，可能是由于囊胚中的嵌合体导致。D. TE 活检非整倍体和 SBM 整倍体的倍性分析结果不一致。当 SBM 是整倍体且具有 XX 性染色体时，最可能的差异原因是污染，通常来自卵丘细胞，体外受精过程中的外部污染也不能排除

表 14.5　囊胚培养基（SBM）与囊胚腔液（BF）结合分析 cfDNA 染色体拷贝数分析的培养条件及技术

研究	微滴体积：培养体积 [分析体积(µL)]	胚胎操作	培养时间	WGA 方法	染色体分析
Kuznyetsov et al., 2018	25（25）	TE 活检及人工囊胚收缩玻璃化	D4~D5/6	SurePlex（Illumina）	NGS（Illumina）
Li et al., 2018	25（25）	透明带小孔	D3~D5	MALBAC（Yikon）	NGS（Illumina）
Jiao et al., 2019	12（10）	AH，玻璃花冷冻 D5/6；人工皱缩囊胚	解冻后培养 14 h	MALBAC（Yikon）	NGS（Illumina）
Zhang et al., 2019	20~30（20~30）	玻璃化冷冻 D2/3；人工皱缩囊胚	D4~D5 D5~D6	MALBAC（Yikon）	NGS（Illumina）
Kuznyetsov et al., 2020	25（5）	D4 进行 AH；人工皱缩囊胚	D4~D6	SurePlex（Illumina）	NGS（Illumina）
Chen et al., 2020	15（10）	人工皱缩囊胚进行 TE 活检及玻璃化冷冻	解冻后培养 15 h	MALBAC（Yikon）	NGS（Illumina）

AH：辅助孵化；D：天；WGA：全基因组扩增；NGS：二代测序

临床结果

一种高效可靠的无创方法可以兼具有创 PGT-A 的优势，而无技术和经济负担。niPGT-A 还可以避免与 TE 活检相关的负面影响，包括子痫前期[35]和高血压[36]。此外，无创方法可以作为一个优先级模型，通过培养基中的 cfDNA 检测，结合形态学，提供一个最有可能产生健康婴儿的可移植囊胚"排名"。这种囊胚优先排序，将给医生和患者为第一次胚胎移植的选择提供最好的囊胚，并为后续移植保留其他囊胚而不是丢弃。

我们的方案是在没有进行胚胎操作（AH、玻璃化冷冻等操作）的情况下，具有完整透明带的胚胎中收集 SBM，并分离和扩增胚胎 cfDNA。单中心的初步研究中，该方案与 TE 活检的一致性率为 84%[16]。29 例单胚胎移植（SET）并进行了整倍体 TE 活检，胚胎移植时培养基倍性状态未知。在得到培养基检测结果和评估临床结果后，发现整倍体胚胎培养基比非整倍体的持续妊娠率更高（52.9% *vs.* 16.7%）。目前正在进行一项随机研究，比较 SET 与未测试的胚胎（通过形态学选择）与 SET（使用 cfDNA 分析第 6 天囊胚）。这项研究将有助于揭示把 cfDNA 分析纳入胚胎选择对患者预后的临床影响（ClinicalTrials.gov#NCT4000152）。

另外两篇文献也证明了 niPGT-A 的临床意义。Xu 等人（2016 年）[20]，对 7 例患者进行了 7 次 SET，其中 5 人妊娠并分娩了健康婴儿。Fang 等人（2019 年）[37] 一共进行了 50 次移植周期，对 43 名女性移植了 52 个整倍体胚胎，生化妊娠率为 72%（36/50），临床妊娠率为 58%（29/50），分娩了 27 个健康婴儿，3 次流产。近期研究表明，在 ≤ 38 岁的女性中，niPGT-A 方法比传统的 IVF/ICSI 具有更高的持续临床妊娠率，niPGT-A 为 61.5%，而 IVF/ICSI 为 48.5%。有趣的是，在相同的年龄范围中，结果与 PGT-A 相似[38]。

优缺点及开展准入的困难

研究人员和临床医生一致认为，避免胚胎活检进行无创遗传评估，在经济和实际操作方面都是有利的，可减少胚胎损伤的风险。部分报道胚胎 cfDNA 和囊胚活检的一致性差异很大，大多数研究样本量相对较小。然而，我们对来自 8 个不同实验室的 1301 个样本的分析证实了这种无创方法的临床潜力[17]。此外，我们对囊胚 cfDNA 和 ICM 活检（代表胚胎本身）的比较显示，与 cfDNA 和 TE 活检的一致性相似。这些发现为无创方法的临床应用奠定了基础，该方法将避免额外的胚胎操作，降低方法的复杂性和分析成本，从而允许每个实验室为所有助孕患者提供胚胎非整倍体检测。虽然卵丘细胞的污染可能导致假阴性结果，但在获得卵母细胞后仔细清除卵丘细胞，并对卵母细胞和胚胎进行连续清洗，消除所有母源 DNA 痕迹，可以减少这种风险。

cfDNA 在培养基中相对较低的含量给遗传分析带来了技术上的挑战，但这些可以通过在第 6 天收集培养基和使用改进的 WGA 方案来提高 DNA 的扩增成功率。此外，将滴液体积减小到 10~15 μL 可提高培养液滴中 cfDNA 的浓度。虽然如此低的液体量可能听起来令人担忧，但实际上它可能会促进囊胚发育，因为胚胎产生的自分泌因子浓度增加了[39]。至于将囊胚培养到第 6 天，有证据表明这并不影响临床结果。在一项非整倍体试验研究中发现，第 5 天和第 6 天玻璃化囊胚的妊娠率相似[40]。另一项研究发现在延期胚胎移植的 PGT-A 病例中，第 5 天和第 6 天 SET 之间的持续着床率没有差异[41]。meta 分析证实，当进行 PGT-A 时，第 5 天和第 6 天整倍体囊胚移植的着床率、临床妊娠率、活产率和持续妊娠率相似[42]。最近一项关于移植冻融整倍体胚胎的研究发现，冷冻保存的时间不会显著影响活胎出生率[43]。

总 结

在规定的胚胎处理方法和培养条件下，通过定制的 NGS 协议和诊断算法，无创 PGT-A 方法可以可靠应用。卵巢刺激方案、培养条件和胚胎质量的差异不影响 niPGT-A 结果的准确性。利用 niPGT-A 筛选具有较高整倍体性的胚胎优先系统可以提高活产率。与目前标准的 TE 活检方法相比，无创 PGT-A 有几个重要的优势，除了最大限度减少对胚胎的创伤和潜在伤害外，还可以把非整倍体检测应用于更多的试管婴儿中心，并通过降低成本使更多的患者选择这种检测。虽然 niPGT-A 具有相当大的临床前景，但需要进一步的工作来阐明胚胎 cfDNA 的起源和其分泌机制。

未来展望

在临床方面尚待解决的问题包括：在活产和流产方面，这项技术是否优于当前的无创技术？这种技术是否优于常规方案？它能缩短妊娠时间吗？它能减少流产吗？是有效的吗？这些问题只能通过精心设计的大型临床试验来回答。Ⅰ 类证据应来自比较 niPGT-A 在不同年龄范围患者疗效的随机试验。此外，非选择研究将有助于揭示不同的 cfDNA 测序模式如何对应不同的生殖结果。这些数据可以为临床应用评分系统的开发提供信息，根据每种测序模式产生健康活产的可能性对其进行评估。

参考文献

[1] Franasiak JM, Forman EJ, Hong KH, et al. The nature of aneuploidy with increasing age of the female partner: a review of 15,169 consecutive trophectoderm biopsies evaluated with comprehensive chromosomal screening. Fertil Steril, 2014, 101(3):656-663.

[2] Rubio C, Rodrigo L, Garcia-Pascual C, et al. Clinical application of embryo aneuploidy testing by next-generation sequencing. Biol Reprod, 2019, 101(6):1083-1090.

[3] Nagaoka SI, Hassold TJ, Hunt PA, et al.Human aneuploidy: mechanisms and new insights into an age-old problem. Nat Rev Genet, 2012, 13(7):493-504.

本章完整参考文献，请扫描以上二维码在线查看。若需下载，请登录 www. wpcxa.com "下载中心"下载。

线粒体和胚胎活力

第15章

Irene Corachan Garcia, Laura Iñiguez Quiles, Antonio Diez-Juan

引 言

　　线粒体在真核细胞的能量代谢中起关键性作用，通过氧化磷酸化糖、脂肪酸类物质获得能量 ATP。线粒体自身携带 DNA，可编码 tRNA、rRNA 和一些线粒体蛋白[1]。其直径在 0.5~1.0 μm，这种独特的细胞器具有双膜系统，由内膜和外膜组成，被膜间隙分隔开[1]。线粒体外膜包围基质（内部的空间），包含大量的蛋白质，这些蛋白质能形成通道并允许小分子物质通过。线粒体内膜向内折叠成嵴使表面积增加，膜的渗透性较差可阻碍离子和其他小分子物质的运动。内外膜都含有特定的转运蛋白，可通过被动或主动方式转运分子[2]（图 15.1）。

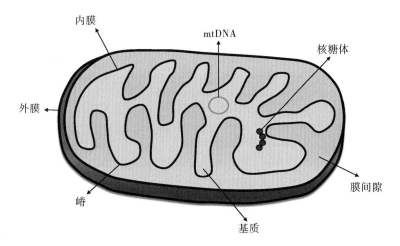

图 15.1　线粒体膜和 mtDNA 示意图

线粒体起源：内共生理论

新数据正在不断提高我们对线粒体进化的认识，其起源存在两种假说。内共生假说认为线粒体起源于真核细胞产生之后，自生假说提出线粒体与细胞在同一时间出现[3]，而内共生假说更被广泛接受[3-4]。内共生假说认为线粒体最初是能够执行氧化机制的原核细胞，后来成为内共生，最先由 Lynn Margulis 于 1970 年提出，线粒体是由浮游细菌与真核寄主细胞共生而进化来的[5-6]。

最古老的真核生物微化石可以追溯到 14.5 亿年前（图 15.2）。在当时，因产硫化氢细菌的存在而使海洋大部分处于缺氧状态，真核生物在这种缺氧环境中出现并多样化。线粒体基因组似乎起源于 α - 变形菌纲 - 立克次亚目，以及几个与线粒体关系最为密切的立克次亚目的类立克次亚内共生体[3,7-8]。新的研究表明，获得线粒体的宿主是原核生物。在这种观点下，原始线粒体是一种兼性厌氧菌，可能在生理学和生活方式上与现代红杆菌目相似[4]。然而，线粒体 DNA（mtDNA）特异的蛋白质编码基因和 rRNA 基因的进化分析表明，线粒体基因组起源于真细菌，而不是古细菌的生命领域[9-10]。线粒体基因组似乎具有 α - 变形菌的单系起源，立克次体目和几个类似立克次体的内共生体被鉴定为与线粒体关系最密切的 α - 变形菌纲[3,7-8]，尤其是通过虱子的粪便传播的流行性斑疹伤寒病原体——普氏立克次体在基因上最为相似。虽然线粒体进化的这些观点持续影响着我们对其功能的理解，但证据表明这种细胞器在细胞中扮演着各种各样的角色。

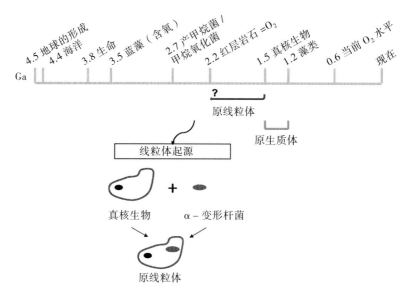

图 15.2　生命起源、线粒体和质体的主要入侵时间轴。蓝色：α - 变形杆菌；黄色：真核细胞；Ga：10 亿年前

线粒体功能：不只是 ATP

目前我们了解最多的线粒体功能是氧化磷酸化产 ATP、脂肪酸 β 氧化，以及氨基酸和脂质代谢[11]。线粒体还有其他复杂的功能，包括参与各种细胞信号级联反应。GTP 酶、激酶和磷酸酶等蛋白能够促进线粒体和细胞其他部分之间进行双向交流，帮助调节代谢、细胞周期控制、发育和抗病毒反应[12]。线粒体在信号通路中的一个关键作用是在凋亡级联反应中的整合作用，线粒体碎裂和嵴重塑是细胞色素 c 释放和细胞死亡的关键步骤[12]。此外，钙信号转导引起大量蛋白磷酸化状态的动态变化[14]。在肌肉收缩和突触囊泡释放过程中，线粒体既是钙的缓冲剂，也是细胞内钙波的传播者[12]。线粒体在信号通路中整合的另一个例子是其在凋亡级联反应和细胞死亡中的作用[13]，线粒体碎裂和嵴重塑的确是细胞色素 c 释放和细胞死亡的必要步骤[12]。

线粒体对 DNA 和 RNA 合成也至关重要，包含胞质核糖核苷酸和脱氧核糖核苷酸代谢的多种酶[11]。例如，丝氨酸是一碳单位的主要来源，是合成甘氨酸、胸苷酸、蛋氨酸和嘌呤以及甲基化反应所必需的。甲基从丝氨酸转移到四氢叶酸，产生甘氨酸和 5，10- 亚甲基四氢叶酸[11]。在线粒体中，5，10- 亚甲基四氢叶酸通过一系列酶促反应转化为甲酸酯，首先转化为 5- 甲基四氢叶酸，然后转化为 10- 甲酰四氢叶酸。胞质的 10- 甲酰四氢叶酸是嘌呤核苷酸从头合成的关键单碳单位供体[11]。线粒体功能紊乱与 DNA、RNA 合成异常有关。例如，影响电子传递链活性的突变会对细胞质 dNTP 水平产生不利影响，导致核基因组不稳定[11]。

氧化应激

活性氧（ROS）是一种高度活性分子，包括多种化学物质，如超氧阴离子、羟基自由基和过氧化氢等[15]。生理呼吸过程中消耗的分子氧有 1%~2% 转化为超氧自由基[13]。线粒体 ROS 通过单电子载体在电子传递链中产生[15-16]，它们与线粒体蛋白质、脂质和 DNA 的直接相互作用导致脂质过氧化、蛋白质氧化和线粒体 DNA 突变[13, 16]。事实上，由于大多数 ROS 是线粒体呼吸的产物，线粒体是其破坏性作用的主要目标[13, 15]。

氧化损伤会改变 mtDNA 的复制和转录，这抑制了线粒体的功能，转而又增加了 ROS 的产生。然而，线粒体有一套防御系统来对抗 ROS 和修复 ROS 引起的损伤[13]。mtDNA 比核 DNA 更容易受到氧化应激的影响[15]。氧化应激在衰老过程中也起着重要作用[15]，该系统的调节直接影响细胞发生凋亡的易感性[13]。

研究 ROS 如何影响细胞死亡程序和其他重要路径的激活，可进一步揭示治疗干预人类疾病的机制。

线粒体 DNA 的特征

mtDNA 是位于线粒体基质中的 16.5 kb 的共价闭合环状分子[17]。它的遗传密码与通用密码略有不同，AUA 编码的是蛋氨酸而不是异亮氨酸，UGA 编码的是色氨酸而不是终止密码。此外，牛线粒体中 AGA/AGG 不编码终止密码而是精氨酸。而且，mtDNA 没有内含子[18]（图 15.3a）。在人类中，每个细胞通常有 100~10 000 个线粒体。像心肌、骨骼肌这样的能量密集型组织，每个细胞包含 2000~10 000 个线粒体，每个线粒体的平均 mtDNA 拷贝数为 1000~10 000 个。像肺这样能量消耗较少的组织，每个细胞平均有 200~3000 个线粒体，而每个线粒体平均 mtDNA 拷贝数为 50~300 个。卵母细胞平均含有 10~64 万个线粒体，每个线粒体含有 1 或 2 个 mtDNA（Van Blerkom 综述[19]）。

mtDNA 编码 2 个 rRNA（12S 和 16S）、22 个 tRNA 和 13 个 mRNA[18]，它还有一个参与复制和转录的调控序列，被称为 D 环[18]。mtDNA 编码的蛋白质在线粒体中合成。这些蛋白质是电子传递链复合体的基本亚基：复合体 I 的 7 个亚基[20]，复合体 III 的 1 个亚基[18]，复合体 IV 的 3 个亚基[21]，以及复合体 V 的 2 个亚基[18]。mtDNA 基因突变会影响电子传递链的功能，而编码线粒体蛋白的核基因突变会影响多种线粒体功能[11]。重要的是，mtDNA 的突变速度比核 DNA 快 10 倍或更多，这是因为它位于电子传递链附近，且缺乏保护性组蛋白[22]，因此 mtDNA 更容易受到 ROS 的有害影响（图 15.3b）[23]。

线粒体 DNA 的遗传瓶颈选择

人类 mtDNA 是母系遗传的[24]。尽管受精卵在受精时接受母源和父源的 mtDNA，但父源的 mtDNA 在胚胎发生时被特异性降解并从受精卵的细胞质中去除[25-26]。由于在卵子发生过程中发生的 mtDNA 遗传瓶颈效应，M II 卵母细胞[19]中线粒体的数量仅占母体 mtDNA 池的一小部分[27]。在原始生殖细胞中有大量的 mtDNA，代表母体的 mtDNA 池。在生殖细胞发育过程中，该池随机分配相对较少数量的 mtDNA[24]，导致只有一小部分 mtDNA 出现在成熟卵子中[27]。这一过程限制了每个卵母细胞中 mtDNA 的多样性，促进了同质性。然而，由于母体 mtDNA 是随机分配的，不同卵母细胞的 mtDNA 是不同的[27]。在 mtDNA 疾病中，同一患者不同卵母细胞的 mtDNA 突变水平不同[28]。瓶颈期过后，在卵母细胞成熟过程中，线粒体含量和 mtDNA 拷贝数均增加[27]。

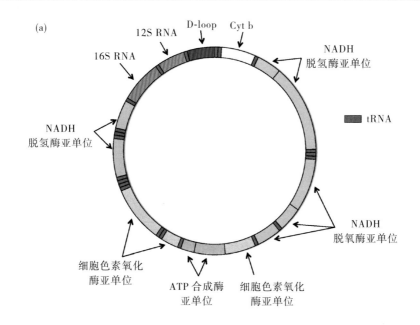

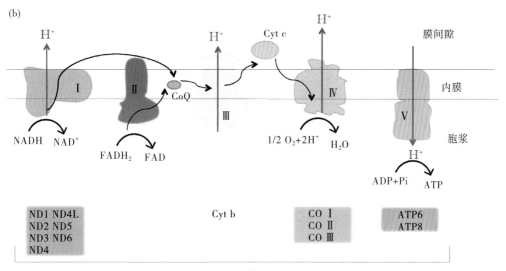

图 15.3　（a）mtDNA 有一个调控序列（D 环，深蓝色），编码 37 个基因：22 个 tRNA（红色）、2 个 rRNA（粉色）及 13 个蛋白质。（b）呼吸链位于内膜中，由 5 个复合物组成。mtDNA 编码的 13 个多肽位于呼吸链中：7 个位于复合物Ⅰ（绿色），1 个位于复合物Ⅲ（黄色），3 个位于复合物Ⅳ（浅蓝色），2 个位于复合物Ⅴ（橙色）。复合体Ⅱ完全由核基因组编码（灰色）。复合物Ⅰ、Ⅲ和Ⅳ是 H$^+$泵，在膜上产生电化学梯度，然后 H$^+$被复合物Ⅴ（ATP 合成酶）泵到基质上，产生 ATP

线粒体复制和 mtDNA 复制

mtDNA 的复制是由几个核编码转录和复制因子介导的。这些因子与 mtDNA 一起形成线粒体拟核[29]，负责线粒体基因组的包装、转录和复制[30]。拟核蛋白包括线粒体特异性聚合酶 γ（包含两个亚基，聚合酶 A 和聚合酶 B）、线粒体 RNA 聚合酶、线粒体转录因子 A（TFAM）和 B（TFBM）、线粒体单链 DNA 结合蛋白（mtSSB）、解旋酶（Twinkle）、关键转录因子（TFB1M、TFB2M）和线粒体转录终止因子（mTERF）。所有这些都位于拟核的中心区域；相反，ATAD3 分布在周围，充当拟核的骨架（St. John 综述[29]）。表 15.1 总结了线粒体拟核各组分的功能。

表 15.1　线粒体拟核蛋白及其功能

拟核蛋白	功能
聚合酶 A	mtDNA 聚合酶，催化亚基[29]
聚合酶 B	mtDNA 聚合酶，辅助亚基，与 POLGA 形成 2∶1 的异三聚体[29]
线粒体 RNA 聚合酶	mtDNA 复制的 RNA 引物[29]
线粒体转录因子 A	启动复制[29]
线粒体转录因子 B	与 RNA 聚合酶形成异二聚体，允许特定的转录起始[31]
线粒体转录终止因子	终止转录[32]
线粒体单链 DNA 结合蛋白	稳定 mtDNA 单链状态[29]
解旋酶	促进 mtDNA 解旋[29]
ATAD3	拟核骨架[29]

转录因子 TFAM 启动复制，通过与 mtDNA 结合引起结构变化而暴露出启动子区域。接下来，mtRNA 聚合酶合成一个 RNA，聚合酶 A 将其作为引物来启动 mtDNA 的复制。这一过程由聚合酶 B 通过稳定和提高 POLGA 效率，以及介导 mtDNA 解旋的 mtSSB 和 Twinkle 支持。线粒体基因组复制的时间与细胞器本身的复制不同，是由细胞能量需求调节的信号控制的。

基于小鼠模型研究，从单细胞卵子到早期囊胚阶段，mtDNA 总量保持稳定[31]，没有发生进一步的 mtDNA 复制。因此，伴随着细胞的每次分裂，每个细胞的 mtDNA 分子数量都会减少。在囊胚期，mtDNA 复制恢复[32-33]，可能首先开始于滋养外胚层，然后于内细胞团。猪的桑葚胚期胚胎外缘线粒体特异性聚合酶水平增加，该区域可能成为滋养细胞层而不是胚胎未来发育成内细胞团的内部区域[33]（图 15.4）。因此，小鼠胚胎约 80% 的 ATP 在滋养细胞层中产生[34]。

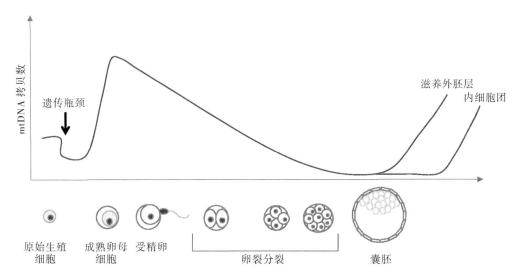

图 15.4　发育过程中 mtDNA 拷贝数的变化。在卵子发生过程中，出现遗传瓶颈，mtDNA 数量减少，在成熟卵母细胞中扩增的剩余 mtDNA 只占最初母体 mtDNA 池的一小部分。从此时开始，直到囊胚期才发生进一步的 mtDNA 复制。mtDNA 的数量随着细胞的每次分裂而减少。在囊胚期，mtDNA 恢复复制，可能首先在滋养外胚层，然后在内细胞团

早期线粒体数量和形态变化

　　线粒体在胚胎发育过程中发生形态学变化。与分化细胞不同，卵母细胞和受精卵具有结构未发育的线粒体。胎儿卵原细胞线粒体拉长，基质致密，管状嵴。在原始卵泡的卵母细胞中，线粒体呈圆形，基质密度较低，膜排列在较少的嵴中。在卵母细胞生长和成熟的过程中，线粒体主要呈球形或椭圆形，直径 ≤ 1 μm，基质密度越来越大[36]。虽然它们看起来并不活跃，但可通过氧化磷酸化生成 ATP[19]。它们的结构保持不变到 8 细胞阶段时，基质密度开始下降。在囊胚分化、扩张和孵化过程中，线粒体逐渐变得细长，基质更轻、嵴更多，这是代谢活动增加的明显标志[35-36]。

胚胎早期发育中的线粒体代谢

　　早期胚胎在整个发育过程中表现出代谢的改变。最初的卵裂分裂由母体 mRNA 控制。这一时期的胚胎对丙酮酸具有代谢偏好，表明了线粒体代谢在这一时期的重要性[37]（图 15.5）。在胚胎基因组激活时，大约在人类胚胎的 8 细胞阶段，合成代谢转变为分解代谢，葡萄糖是主要的能量来源。

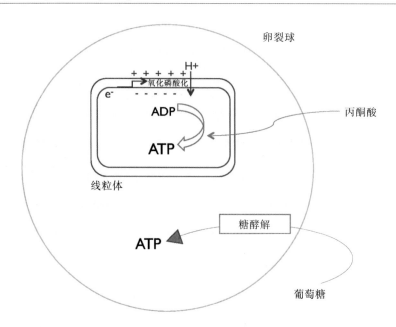

图 15.5 卵裂球能量生成。早期胚胎发育需要 ATP。ATP 可以通过两种机制产生：以葡萄糖为底物的糖酵解，以及利用丙酮酸等有氧底物的线粒体氧化磷酸化（OXPHOS）。在发育的第一阶段，线粒体是主要的能量生成者；在囊胚期通过糖酵解产生 ATP

　　植入前胚胎丙酮酸和葡萄糖摄取的变化反映了代谢的变化。丙酮酸摄取从第2.5~4.5 天增加，然后开始减少[38]。相反，葡萄糖的摄取贯穿整个胚胎发育过程，随发育天数连续增加[39]，第 2.5~4.5 天时的这种增加是轻微的，但在囊胚期的第 5.5天摄取量会如预期加大[38]。

　　丙酮酸和葡萄糖摄取水平也揭示了代谢和胚胎质量之间的关系。发育良好的胚胎的丙酮酸摄取量高于发育阻滞的卵裂胚。葡萄糖摄取差异出现在最后一次摄入高峰，停止生长的胚胎并不能显示出葡萄糖摄取的最后高峰[38]。此外，高质量囊胚在第 5 天和第 6 天比质量差的胚胎消耗更多的葡萄糖，但它们在丙酮酸摄取方面没有差异。这一模式与上述代谢变化一致，表明葡萄糖是人类囊胚更重要的能量来源，它可以进行有氧和无氧糖酵解[39]。

早期胚胎的线粒体功能

氧化应激与早期胚胎发育

　　如上所述，线粒体在氧化磷酸化过程中产生 ROS，过量的 ROS 可引起胚胎氧化应激，导致胚胎早期发育过程中出现凋亡和胚胎碎裂。因此，胚胎线粒体活性低的一个功能可能是保护胚胎 DNA 免受线粒体 ROS 应激损伤。

线粒体在早期胚胎发育的细胞凋亡中起着至关重要的作用。促凋亡因子（如细胞色素 c）和诱导凋亡因子从膜间隙释放到胞浆中，触发细胞凋亡蛋白酶激活，在体外培养的小鼠受精卵中，过氧化氢处理可诱导细胞死亡[40]。细胞凋亡与氧化应激相关：人类胚胎中 H_2O_2 的产生与细胞凋亡和 DNA 片段化相关，且在碎片胚胎中明显高于无碎片胚胎[41]。同样，H_2O_2 诱导培养的小鼠受精卵细胞死亡。然而，体内环境与上述研究中使用的体外环境不同，一个关键的区别是存在对抗 ROS 的防御机制[41-42]。抗氧化剂存在于卵丘细胞[43]、卵泡液、卵巢组织、输卵管及子宫内膜中，它们可通过阻止 ROS 形成、中和 ROS 和促进 DNA 修复来保护卵母细胞和胚胎免受氧化应激损伤[44]。体外培养环境也可能不同。对常规体外受精（IVF）和卵胞质内单精子注射（ICSI）后培养第一天的 ROS 水平的比较发现，这两种受精方式的周期中高 ROS 水平与较低的妊娠率相关[44]。然而，ROS 水平增加与低囊胚率、低受精率、低卵裂率和高胚胎破碎相关仅出现在 ICSI 周期中。这一发现与常规 IVF 中存在卵丘细胞相一致，卵丘细胞可能具有抗氧化活性，而 ICSI 中则没有。

线粒体 Ca^{2+} 信号与受精

精卵融合导致 M Ⅱ卵子激活，恢复和完成减数分裂，排出第二极体和形成原核。卵子激活引起皮质颗粒胞吐，透明带和质膜重塑，并启动母体 mRNA 翻译。细胞内 Ca^{2+} 信号在受精过程中具有明确的作用。精卵融合后细胞质 Ca^{2+} 水平增加，随后出现系列 Ca^{2+} 振荡[45]。在小鼠中，受精卵中精子触发的 Ca^{2+} 波刺激线粒体氧化磷酸化[46]。反过来，在培养基中培养时线粒体氧化磷酸化对维持 Ca^{2+} 振荡是必要的，在没有氧化磷酸化所需的底物时卵子可以受精，但钙波被抑制[46]。

受精需要 ATP，但 ATP 水平在这一过程中并不下降，表明能量供应与能量需求相匹配。精子进入卵母细胞所触发的 Ca^{2+} 信号激活线粒体 ATP 的产生[45]，为随后的发育阶段提供必要的能量；当不需要能量时，低水平的氧化磷酸化被维持[47]。因此，受精时 Ca^{2+} 的增加充当了细胞能量需求和它的能量生产者（即线粒体）之间的桥梁。反过来，线粒体对维持 Ca^{2+} 振荡至关重要，这是完成减数分裂和开始胚胎发育所需的[48]。

线粒体作为压力传感器

线粒体能够感知内部或环境的变化，例如对毒素和所提供的营养物质做出反应。它们通过膜去极化、腺嘌呤核苷酸水平的改变、ROS 的产生、Ca^{2+} 通量、线粒体通透性转换孔的打开，以及可能分泌的蛋白质 / 多肽来发出应激信号[49]。它们还调节生物能量、产热、氧化和（或）凋亡反应，以重建内稳态。

急性暴露于应激介质与增加线粒体生物发生和呼吸链复合物活性的变化、控制 ROS 生成、产热和凋亡有关。在慢性应激下，损伤可超过线粒体反应，导致异常的线粒体生物发生、呼吸链功能障碍、ATP 生成减少、ROS 生成增加、脂质过氧化、线粒体和核 DNA 损伤、细胞凋亡增加[50]（图 15.6）。

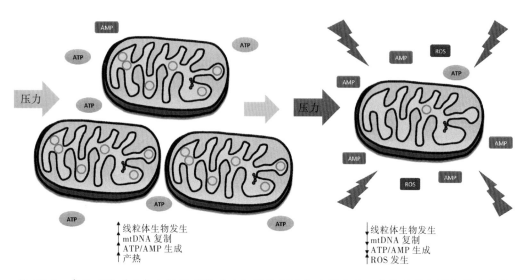

图 15.6　急性应激（左）和慢性应激（右）下的线粒体应激反应。急性应激与线粒体生物发生和呼吸链复合物中选定亚基的酶活性的增加有关，以满足细胞增加的能量需求。长期的线粒体内稳态压力可超过线粒体储备，导致线粒体生物发生异常减少、呼吸链功能障碍、ATP生成减少、ROS 生成增加、mtDNA 损伤

"安静胚胎假说"认为，从受精卵到桑葚胚阶段的耗氧量是极小的（安静代谢），胚胎限制了 ROS 的形成，从而减少对基因组、转录组和蛋白质组造成的损害[51-52]。胚胎越"吵闹"，对营养和能量的需求越大，受损程度就越大。胚胎可能依赖于卵母细胞成熟过程中的能量积累，只有在应激情况下（代谢燃料减少），细胞机制才会增加 mtDNA 拷贝数以产生更多的线粒体。因此，线粒体功能障碍与线粒体过度增殖有关[51, 53]。

线粒体的生物发生主要是由能量需求增加而激活的，这一步骤需要许多过程调控，如 mtDNA 合成，核编码蛋白的导入和合成，以及从核和线粒体 DNA 的蛋白质组装。这一调控涉及一组核转录因子和共激活因子，其中 PPAR 共激活因子 1a（PGC-1a）是主要成员。能量需求增加会增加细胞的 AMP/ATP 比值，这是由 AMP 活化蛋白激酶（AMPK）感知的。AMPK 磷酸化并激活 PGC-1a，诱导线粒体成熟，增加 mtDNA 拷贝数和嵴密度[53]。

胚胎中 mtDNA 拷贝数的增加是代谢应激的症状，这种应激可能与卵母细胞成熟过程中的内在因素有关，也可能是 mtDNA 突变导致的呼吸能力受损的反

应 [51, 53-54]。在整倍体胚胎中，mtDNA 拷贝数高表明胚胎植入潜力较低 [54]，而 mtDNA 含量的增加与胚胎丢失有关 [51]。非整倍体囊胚含有大量的 mtDNA，氧化应激也与端粒缩短有关，可导致非整倍体的发生 [53]。鉴于 mtDNA 的含量与胚胎着床能力和胚胎染色体状态之间的关系，mtDNA 定量作为一个潜在的、新的生物标志物：胚胎的 mtDNA 拷贝数是一个能量应激的指标，因此可以用来预测其着床能力 [23, 51, 54]。

胚胎植入和发育中的线粒体

充足的能量供应对胚胎的存活至关重要。这种能量是由卵母细胞中积累的线粒体提供的，只有在代谢燃料减少的情况下，mtDNA 拷贝数才会增加 [53-54]。

由于 mtDNA 含量在胚胎发育的最初几天保持稳定，在胚胎分裂期间 mtDNA 总量必须在细胞间分配。发育至第 6 天，每个细胞的 mtDNA 拷贝数都较低 [22, 54]，只有植入后 mtDNA 复制恢复时才增加 [55]。破坏小鼠线粒体转录因子 A 基因（卵母细胞线粒体数少）不会影响受精或早期胚胎发育。胚胎继续着床和形成原肠胚，然而这些胚胎在第 10.5 天时死亡，说明线粒体的复制直到植入后才开始 [19, 53, 56]，表明这一阶段并不需要氧化磷酸化，母体线粒体功能是足够的 [56]。这些胚胎直到 10.5 d 之后才死亡，表明线粒体复制直到植入后才开始 [19, 53, 56]。

在卵裂和早期囊胚阶段，线粒体表现出形态学变化。在小鼠、兔子和人类胚胎的卵裂期（8~16 个细胞），线粒体的几何形状从球形到椭圆形变化，嵴变得更多。最后，在扩张的囊胚期，线粒体的组织和形态与分化细胞相似，具有许多形状良好的嵴，特别是滋养外胚层细胞 [19]。线粒体可能在胚胎经历第一次细胞分化后形成 TE 和 ICM 时完成这个成熟过程 [23, 57]。

mtDNA 的复制在囊胚期滋养层细胞中开始，可能是因为滋养层细胞更早分化，失去了形成胎盘的多能性。因此，滋养层细胞积累足够的 mtDNA 来提供充足的 ATP 为植入提供能量。相比之下，ICM 的多能性一直维持到发育后期，因此这些细胞中 mtDNA 的复制开始较晚，mtDNA 拷贝数较少 [23, 57]。

卵裂期卵母细胞线粒体分配到卵裂球中，很少或没有复制。受精至囊胚期没有明显的 mtDNA 复制，卵裂期的 mtDNA 大部分来源于卵母细胞 [23]。ICM 中 mtDNA 的低拷贝数一直维持到器官发生，这表明 mtDNA 的复制在多能细胞中被限制 [57]。在发育后期，每种类型的细胞都有特定的能量需求，需要通过氧化磷酸化产生不同水平的 ATP。例如，神经元、心肌细胞和肌肉细胞需要许多 mtDNA 拷贝；相比之下，内皮细胞利用糖酵解而不是氧化磷酸化，需要更少的 mtDNA 拷贝 [57]。

随着胚胎基因组完整功能的浮现，卵母细胞 – 胚胎的许多方面仍有待被完全理解[58]。然而，其中最关键的是线粒体和线粒体基因组在胚胎发育早期的正常功能，这些细胞器对于提供代谢、合成、细胞分裂和分化相关的必要过程所需的能量至关重要[23]。

总　结

- 线粒体起源于古老的内共生体，仍然保留着自己的部分基因组，线粒体基因组遗传是非孟德尔式的。
- 在缺乏细胞储备的情况下，线粒体对维持生命是必不可少的。
- mtDNA 拷贝数在胚胎发育早期受到调控。
- mtDNA 拷贝数在应激信号中受到严格调控。
- mtDNA 拷贝数是胚胎着床潜力的一个指标。

参考文献

[1]　Cooper GM. The Cell; A Molecular Approach. 2nd ed. ASM Press, 2000.

[2]　Adam SA. Mitochondrion, 2002.http://wwwencyclopediacom/topic/mitochondriaaspx#2.

[3]　Gray MW. Mitochondrial evolution. Cold Spring Harb Perspect Biol, 2012, 4(9)：a011403.

[4]　Martin W, & Mentel M. Nature Education, 2010, 3(9): 58.

[5]　Margulis L. Origin of Eukaryotic Cells. Yale University Press, 1970.

[6]　Dyall SD, Brown MT, Johnson PJ, et al. Ancient invasions: from endosymbionts to organelles. Science, 2004, 304(5668): 253-257.

[7]　Andersson SG, Karlberg O, Canb?ck B, et al. On the origin of mitochondria: a genomics perspective. Philos Trans R Soc Lond B Biol Sci, 2003, 358(1429): 165-177; discussion 77-79.

[8]　Emelyanov VV. Rickettsiaceae, rickettsia-like endosymbionts, and the origin of mitochondria. Biosci Rep, 2001, 21(1): 1-17.

[9]　Gray MW, Burger G, Lang BF. The origin and early evolution of mitochondria. Genome Biol, 2001, 2(6): REVIEWS1018.

[10]　Cavalier-Smith T.Origin of mitochondria by intracellular enslavement of a photosynthetic purple bacterium. Proc Biol Sci, 2006, 273(1596): 1943-1952.

本章完整参考文献，请扫描以上二维码在线查看。若需下载，请登录 www.wpcxa.com "下载中心"下载。

单基因病的胚胎植入前遗传学诊断　第**16**章

Ana Cervero, Jose Antonio Martínez-Conejero, Lucía Sanz-Salvador, Claudia Gil-Sanchís, Maribel Sánchez-Piris, Laura Iñiguez Quiles

引　言

胚胎植入前单基因遗传学检测（PGT-M）是指对胚胎是否遗传了来自亲代的致病性基因突变的遗传学检测技术。通过对体外受精（IVF）技术获得的卵母细胞和（或）植入前胚胎进行分析，选择没有疾病表型的胚胎植入宫腔，阻止疾病向子代传递。因此，PGT-M 的主要优点包括：①通过胚胎筛选，选择无遗传学异常的胚胎植入子宫从而获得健康的子代；②避免传统产前诊断的有创操作带来的并发症，消除引产给孕妇带来的身心损伤。

1968 年，Edwards 和 Gardner 对兔胚胎活检进行性别选择，奠定了 PGT-M 的基础 [1]。1990 年 Handyside 团队率先对人类胚胎进行显微操作，通过聚合酶链反应（PCR）扩增 Y 染色体特异 DNA 序列，为一对高遗传风险的 X 连锁疾病夫妇的胚胎进行卵裂球性别分析，选择女性胚胎移植并顺利妊娠 [2]，标志着 PGT-M 进入临床应用阶段。随后，基于对致病突变的 DNA 片段的扩增及分析，PGT-M 技术成功帮助患有囊性纤维化的夫妇孕育了健康子代 [3]。

如今 PGT 已在全世界广泛开展，且其适应证范围不断扩大。根据欧洲人类生殖与胚胎学会（ESHRE）统计，自 1999 年以来，已有数百名健康婴儿通过数千个 PGT 周期出生。研究表明，在 2010 年 1 月至 12 月间，共施行包括性别筛选在内的 5732 个 PGT 周期，其中 1572 个周期用于人类白细胞抗原（HLA）配型等单基因遗传病筛查 [4]。尽管 ESHRE 的数据不能记录全球范围的所有 PGT-M 病例，但仍能反应 PGT 应用不断上升的总体趋势。

PGT-M 的开展依赖于多学科团队协作模式，需要同一研究所内部或不同地区的生殖中心及遗传实验室共同参与。在后一种模式中，必须建立高效的运输及物流运作；IVF 治疗（控制性卵巢刺激、卵母细胞收集和 IVF、胚胎培养、胚胎移植）

在生殖中心完成，仅将需活检的胚胎运送至遗传实验室进行 PGT-M。

不同国家对 PGT-M 的管控具有不同的法律政策。在许多国家，PGT-M 仅限应用于具有较高致病概率的遗传易感性严重疾病，而对于迟发型遗传病、HLA 配型或基因突变致病性不明确或基因定位不明确的遗传学疾病的 PGT-M 应用，需向国家委员会提出申请[5]。

PGT-M 的适应证

PGT-M 的适应证与传统产前诊断相似，适用于夫妻一方为单基因病患者或夫妻双方是同一单基因病的携带者。PGT-M 技术主要适用于诊断和预防明确的常染色体隐性、常染色体显性或 X 连锁单基因遗传病。而性别筛选、HLA 配型（以救星手足为目标）、识别较高致病概率的遗传易感性肿瘤性疾病（如 BRCA1/2）以及具有争议的迟发型遗传病，也逐步成为 PGT-M 的适应证。

单基因遗传病

根据最新 ESHRE-PGT 联盟数据，PGT-M 最常见的适应证包括囊性纤维化、脊髓性肌萎缩症及血红蛋白病等常染色体隐性遗传病。具有常染色体隐性遗传病的个体的父母各携带一个拷贝的基因突变[4]。

而对于常染色体显性遗传病而言，一个拷贝的基因突变便足以使人患病。强直性肌营养不良 1 型、神经纤维瘤病和亨廷顿病是最常见的 PGT-M 适应证[4]。患者遗传自患病父亲或母亲，也可能由新发突变引起，出现在没有家族病史的家系。当患者携带新发突变时，需确定致病分子特征，并在其胚胎中进一步分析。

男性 X 连锁隐性疾病遗传自携带者母亲。其特征是当母亲正常时，儿子无患病风险，而女儿则全部为携带者。PGT-M 的适应证还包括进行性假肥大性肌营养不良、血友病和脆性 X 染色体综合征等 X 连锁隐性遗传病[4]。FISH 技术率先广泛用于患有 X 连锁疾病的夫妇选择女性胚胎移植[6]，但由于缺乏特异性诊断，FISH 逐渐被取代。PGT-M 有助于识别健康男性胚胎，而且可以根据患者意愿或生殖中心政策决定是否保留女性携带者胚胎。由于女性携带者可能出现症状，PGT-M 的这一优势对于诸如脆性 X 综合征的 X 连锁显性疾病的阻断显得十分突出。

遗传性肿瘤和迟发性遗传疾病

PGT-M 也适用于夫妻双方或一方携带有较高致病概率的易感基因突变或迟发型疾病致病突变[7]。因为肿瘤易感性不代表患者的后代一定会发生肿瘤，且肿瘤也可能治愈。因此对于遗传性肿瘤综合征，常规的产前诊断存在争议。而对于

PGT-M 技术，是在正常和异常胚胎之间进行选择，不实行终止妊娠。因此，具有遗传易感性的肿瘤性疾病，可以视为 PGT-M 的适应证。而在成年后才会发病的突变或仅增加患病风险的突变情况下，PGT-M 应用需谨慎权衡利弊。尽管存在种种伦理和法律问题，关于阻断结肠癌、乳腺癌肿瘤易感性继续遗传的 PGT-M 周期仍在不断增加 [4, 7, 9]。

在患有如亨廷顿病（HD）等迟发型遗传病的患者中，因不愿得知自身是否存在突变基因，有部分患者不愿接受基因检测，但同时又希望确保子代不携带致病基因突变。与产前诊断不同，PGT-M 可以通过排除试验，在确认胚胎是否携带 HD 基因突变的同时，对夫妻是否为携带者的状态保密 [10]。而对于产前诊断而言，则必须进行夫妻验证，但不告知结果。这种模式下，为不透露夫妻携带者状态，生殖中心必须隐瞒 IVF 周期中的所有细节，这实际上会带来许多临床实践和伦理方面的问题。此外，如果没有可移植胚胎，那么可能还需要进行假移植。PGT-M 可排除从患病祖父母继承致病突变的胚胎。其缺点是如果患者不是携带者，则没有疾病表型的胚胎也可能被丢弃。

HLA 配型

PGT-M 另一个充满争议但又较公认的适应证是 HLA 配型。选择生育与患儿 HLA 配型相同的同胞，对患儿进行脐带血或造血干细胞移植 [11]。HLA 相容的造血干细胞移植（HSCT）是治疗儿童造血和（或）免疫系统遗传性疾病（如 β 地中海贫血、范科尼贫血）的最佳选择，也是血友病、再生障碍性贫血等获得性疾病的有效治疗方法 [12-13]。在非血缘异基因造血干细胞库中，或同胞兄妹间寻找与患儿 HLA 完全匹配的捐献者十分困难，因此，利用 PGT-M 技术筛选与已生育的患儿 HLA 配型相同的同胞是最现实的解决方法。

PGT 既适用于严重再生障碍性贫血或白血病等获得性疾病的 HLA 配型，也可同时诊断单基因病，以筛选无相关遗传病且与患儿 HLA 配型相同的胚胎 [11-13]。2001 年，PGT 技术首次应用于治疗范科尼贫血 [11]，之后更是广泛应用于影响造血系统的多种疾病。由于 HLA 区域存在众多短串联重复序列（STR），目前常通过分析 STR 的方法对植入前胚胎进行 HLA 配型。这种方法不仅能确保 HLA 配型成功，且能检测潜在的基因重组事件 [14-15]。

值得注意的是，相较 PGT-M 的其他常见适应证，HLA 配型的成功率低，其主要原因是与患儿 HLA 配型相同的胚胎的数量较少。事实上，利用 PGT/HLA 筛选患有 β 地中海贫血等常染色体隐性遗传病中健康且 HLA 配型相同的胚胎成功率仅为 18.75%。此外，大多数要求行 PGT/HLA 筛选的夫妇为高龄，需要两次甚至多次尝试才可能孕育 HLA 相容的后代，这会进一步降低成功率。因此，在实施辅助生殖治疗前，夫妻应对 PGT-M 过程中的可能风险充分知情。由于 HLA 检测、胚胎植入、妊娠都需要时间成本，患儿可能在施行 HSCT 前夭折[16]。此外，Kahraman 等[16] 指出，需要让救星同胞生长发育至一定体重才能获取骨髓细胞，以避免从脐带血中获得的干细胞数量不足以支撑 HSCT 的问题。除需等待 9 个月的妊娠时限，上述限制因素可能会延后同胞患儿的救治时间。

在伦理层面上，孕育"救星手足"以救治患儿的行为是一种将婴儿工具化的体现。但实际上，对于亟需 HSCT 的患儿父母而言，PGT-HLA 仍然是一种选择[14-16]。

值得注意的是，与其他 PGT 适应证一样，PGT-HLA 施行前需要得到法律层面的允许。国家委员会根据患者的临床特征及可能的治疗结局进行评估，在权衡利弊后，决定是否批准[5]。

同种免疫

胎儿和新生儿溶血症，亦称为胎儿成红细胞增多症、同种免疫溶血病或血型不合溶血症，是指胎儿红细胞通过胎盘进入母体循环，在母体内产生与胎儿血型抗原不配的血型抗体，通过胎盘进入胎儿体内，发生免疫性溶血。ABO 血型不合是最常见的病因，其次是 Rh 系统及 Kell 血型系统不合[17]。

尽管妊娠期间或产后预防性使用抗 D 免疫球蛋白能降低 RhD 同种免疫的发生率，但仍有少数女性发生致敏反应。事实上，婴儿及母亲都可能出现 RhD 同种免疫。对于血型为 Rh 阴性且对 Rh 抗体高度敏感的女性而言，PGT-M 的应用可以避免发生母胎血型不符。若男方为杂合子，PGT-M 的应用可以有效避免新生儿溶血性疾病和宫内输血[18]。同样地，PGT-M 也适用于对 Kell 抗原或血小板表面存在的其他抗原敏感的女性，以避免同种免疫[19]。

诊断方法

PGT-M 的基础是单体型分析。在 PGT-M 前，需分析夫妻双方和相关亲属的样本中的致病变异位点附近的遗传标记、STR、单核苷酸多态性（SNP）。家族成员中存在致病性突变定义为高危单体型，反之则为低危 / 野生单体型。在实施 PGT-M 前，需对患者及其亲属 DNA 样本中的多态性进行分析。对胚胎中的突变位点进行直接检测和遗传多态位点的连锁分析，能最大限度地减少等位基因脱扣（ADO）或样本 DNA 污染的影响[20]。ADO 是指等位基因其中之一优势扩增，甚至另一个扩增完全失败，使杂合子位点错误被判断为纯合子，导致误诊。临床实践中既可以直接进行致病位点及其连锁标记的连锁分析，也可仅通过评估单体型间接诊断。近期，ESHRE-PGT 联盟就 PGT-M 的基本理论及技术方法提供了专家共识[21]。

PCR 及片段分析

针对特定 DNA 靶点设计引物，同时扩增变异位点和遗传信息标记位点，例如 STR，在过去是 PGT-M 的"金标准"策略 [22]。

对扩增产物的基因分型可以通过多种策略实现，其中微测序技术是分析点突变最常用的方法 [23]。其反应体系中包括目标 DNA 片段、脱氧三磷酸（dNTP）、双脱氧核三磷酸（ddNTP）、测序引物及 DNA 聚合酶等。通过 4 种不同的双脱氧核三磷酸（ddNTP），使延长的寡聚核苷酸选择性地在 A、T、C 或 G 处终止延伸。用荧光物质标记 ddNTP，便可以被自动化的仪器所检测。其他诊断策略包括突变阻滞扩增系统 [24]、限制性内切酶系统 [25]、实时荧光定量 PCR[26]，均用于提供片段大小、相对定量和基因分型等信息。

胚胎植入前单体型分析（PGH）在单基因疾病 [21, 27] 和 HLA 配型 [28] 中的应用日渐广泛。其主要优点是不受限于突变位点，可以同时筛查多对夫妻，很大程度上节省了 PGT-M 前期准备工作中耗费的时间和资源。然而，PGH 属于间接检测，当家族其他成员中存在该致病性突变时，其检测效能高。而在低危 / 野生单体型的病例中，则必须在胚胎中直接分析。

全基因组扩增（WGA）

在临床应用前，所有的新技术都需要经过仔细设计、优化及验证，投入大量的时间和资源。全基因组扩增（WGA）是 PGT-M 中一项切实有效的优化检测方案，且已得到广泛应用 [29]。WGA 技术可扩增足量的 DNA，以满足后续操作流程的需求量。在分析单基因病基因分型或直接对突变进行检测时，需重复进行标准 PCR 检测，避免反复更改 PCR 条件 [30]。此外，利用 WGA 技术可以实现在同一标本中同时进行单基因病或 HLA 配型的 PGT 的检测和微阵列比较基因组杂交（aCGH）技术或二代测序（NGS）染色体异常的识别，极大提升 PGT 效率 [31]。最后，WGA 也适用于在测试、验证或试验过程中失败的情况下重复测试样品。

尽管 WGA 技术能制备大量扩增 NDA 样本，但在对单个卵裂球进行活检时会增加 ADO 的发生率 [32]。研究表明，可以通过增加足量的标记或采用滋养层多细胞活检的方法降低 ADO 的发生率 [31]。

核型定位

即使仅有少量的 DNA 样本，基于 SNP 芯片的核型定位技术依然可以准确识别 DNA 样本中的单体型。通过对父母全基因组数十万个 SNP 位点进行基因分型，可确定夫妻 4 条染色体上密集的可提供信息的 SNP 位点 [33]。通过连锁分析，确定与致病基因位点连锁的 SNP 单体型及正常等位基因连锁的 SNP 单体型，再通过对活检胚胎细胞的 SNP 位点信息进行分析，判断胚胎所遗传的对应区段染色体的亲代来源[33]。该方法的主要优势在于其适用于几乎所有的单基因遗传病分析，而无需针对不同疾病或不同患者设计不同的方案[33]。其主要缺点是，在某些端粒基因等 SNP 位点信息不足的情况下或涉及假基因分析时，诊断十分困难。此外，该技术不能在新发突变或家系样本缺失的情况下进行分析[33]。在这种情况下，必须对至少一个胚胎直接检测[34]。

目前，利用 WGA 平台，PGT-M 可以同时进行单基因病诊断和非整倍体筛查、HLA 分型[35]。由于核型定位可以确定亲本 4 条染色体上独特的 SNP 标记，因此，可以在诊断基因突变的同时进行高分辨率分子遗传学分析。染色体三体由同一亲本的同源染色体及一条来自另一亲本的染色体组成，而通过判断是否缺失其中亲本的一条染色体，可确定染色体单体[33-34]。

已有许多文献报道了利用核型定位的方法同时检测单基因疾病和染色体疾病[36-37]。但如上所述，这种方法有许多局限性。需在无家族史的家系内进行携带者筛查，或者对患儿进行检测。目前，利用核型定位的方法进行非整倍体筛查和拷贝数变异检测尚未得到广泛认可。尽管如此，核型定位仍然是追溯减数分裂错误的亲本来源和错误阶段的有力工具。

二代测序

二代测序（NGS）提供高通量测序数据，可以同时分析多个样本的多个不同的遗传位点。

已有多项研究证明了利用 NGS 进行单细胞测序的可行性[38-39]。2013 年，Treff 等发表了一项利用 NGS 技术检测滋养层活检 DNA 测序的具体步骤，结果显示 NGS 的诊断结果与其他两种 PGT-M 的方法完全一致[40]。值得注意的是，由于 ADO 和测序假象的存在，测序深度不足可能导致 NGS 的假阳性或假阴性结果，因此需要进行昂贵的高覆盖率测序。此外，NGS 在检测动态突变方面存在缺陷。因此，开发经济且高效的测序策略成为研究热点。研究也已证明，仅在目标突变位点周围增加读取深度是一种卓有成效的方法[41]。

临床结局

ESHRE 最新数据表明，约有 81% 的 PGT-M 周期最终实现胚胎移植。临床妊娠率为 28%，胚胎移植率为 36%，种植率为 27%，活产率为 24%，流产率为 10%[4]。不同生殖中心的临床结局可能存在显著差异。

大量研究表明，通过辅助生殖技术（ART）获得的胚胎中，染色体异常的发生率高，将导致流产和植入失败[42-43]。但在为阻断单基因病而进入 PGT 周期的夫妇中，不存在以上问题。因此，患者可以选择不含单基因遗传病且为整倍体的胚胎进行移植，获得双重收益。

研究表明，相比于常规 IVF 周期，经非整倍体筛查周期的妊娠率和活产率显著提高 [43-45]。WGA 平台为在同一样本中同时进行 PGT-M 和非整倍体筛查提供了简单的解决方案 [34, 38, 43-44]。Rechitsky 等对同时进行单基因病的诊断联合染色体非整倍性筛查发表了首篇总结性文章。2015 年，关于 PGT-M 联合整倍体筛查的系统研究表明，相比常规 PGT-M，联合诊断能显著提高妊娠率（45.4% *vs.* 68.5%），并降低染色体三体的发生率（5.5% *vs.* 15%）[47]。

本中心的数据表明，在囊胚期被确定不携带单基因病的胚胎中，有 43.6% 的胚胎携带染色体异常，可能导致流产或着床失败 [48]。经 PGT-M 诊断的没有疾病表型的胚胎中，也有 16.3% 表现出染色体三体或 X 染色体单体，如果移植这些胚胎可能导致流产。另外 20.2% 的正常胚胎可能携带一些导致植入失败的染色体单体。本中心结果与其他研究一致，表明单基因病、染色体非整倍性同时筛查有助于获得更优的临床结局。

局限性与发展瓶颈

并非所有的遗传病都适合经 PGT-M 阻断。适应证限于具备全面且精确的遗传特征且具备明确的致病基因的疾病。例如，孤独症和原因不明的免疫疾病，不适合进行 PGT-M。

由于 PGT-M 包含 IVF 及基因诊断两个部分，因此，在术前预测可移植的正常胚胎的数量十分重要。这个数据可根据胚胎质量、基因病遗传类型（如显性、隐性、性染色体连锁）进行估计。胚胎的植入结局主要取决于女方年龄，以及胚胎情况。众所周知，染色体的非整倍性是 IVF 失败和流产的主要原因。因此，为使者获得更多收益，应分析足量胚胎并筛选正常胚胎进行移植。

最新的玻璃化冷冻程序使分批处理卵母细胞或胚胎成为可能，临床中可选择根据具体情况确定每次拟分析的胚胎数量 [49]。表 16.1 显示了综合评估基因病遗传类型和潜在的染色体非整倍体性后的可移植胚胎率。

值得注意的是，PGT-M 不能保证婴儿完全健康，仅能最大限度阻断遗传病。由于嵌合体的存在和技术瓶颈，PGT-M 仍有很小的误诊率。因此，夫妇必须接受为进一步确认结果而进行产前诊断的可能性。此外，PGT-M 仅对夫妻双方已知的明确致病的基因突变进行检测分析，双方未知的或胚胎新发生的致病突变不在检测范围内。事实上，临床实践中也不会常规分析同一基因内除目标突变外的其他突变。如果没有进行染色体分析，则可能漏筛非整倍体胚胎。因此，在咨询阶段，应向患者详细解释整个 PGT-M 的过程，确保其了解潜在的风险和技术瓶颈（图 16.1）。

表 16.1　不同遗传模式下可移植胚胎的非整倍体率

指征	正常胚胎	PGS 判定正常胚胎 *	可移植胚胎
常染色体显性遗传病	1/2	1/2	1/4
常染色体隐性遗传病	3/4	1/2	3/8
X 连锁隐性遗传病	3/4	1/2	3/8
X 连锁显性遗传病	1/2	1/2	1/4
HLA 配型	1/4	1/2	1/8
常染色体显性遗传病 +HLA 配型	1/8	1/2	1/16
常染色体隐性遗传病 +HLA 配型	3/16	1/2	3/32
X 连锁遗传病 +HLA 配型	3/16	1/2	3/32

* Igenomix 公司内部资料显示约有 50% 的囊胚被 PGS 判定为异常

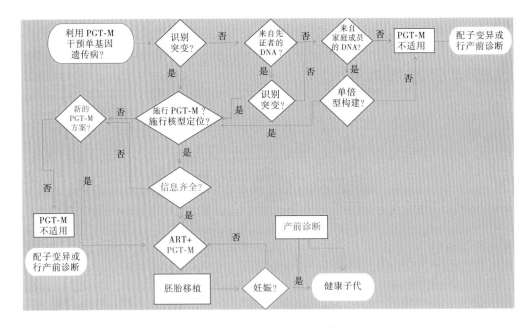

图 16.1　在常规的 PGT-M 病例中应遵循的不同阶段或程序的流程图

总　结

　　PGT-M 可用于筛查胚胎中几乎所有类型的基因突变，其适应证和周期数逐年增加。随着技术的提高、临床指南的颁布及实验室质控，目前的 PGT-M 准确性高，且能在同一样本中实现多种遗传病的诊断[20, 50-52]。为改善生殖结局，可以联合单基因病诊断、HLA 分型和染色体整倍性筛查。随着指南颁布、成本降低、适应证范围扩大以及许多国家政府对 PGT-M 项目的资助，可以肯定 PGT-M 周期数将进一步增加。

展　望

随着全基因组技术、生物信息学、数据库和生物库的发展，未来 PGT 技术可能应用于多基因遗传病的风险评估(PGT-P)[53]。在 PGT-P 实践时，将根据常见疾病，如糖尿病、心血管疾病、甲状腺功能减退、癌症等进行分类[54]。然而，PGT-P 的临床应用仍具有争议[55]，这其中就包括伦理问题[56]。

无创植入前诊断主要有两类 DNA 来源，即囊胚腔液中的 DNA 和培养液中的DNA[57]。已有研究表明，直接收集培养液中的 DNA 似乎是较好的方案[58]。然而，无创技术获得的游离 DNA，在收集和扩增都十分困难，且 ADO 率较常规方法高，因此误诊风险增加[59]。连锁分析策略有助于克服以上问题，但必须重视潜在的母源 DNA 污染。因此，尽管许多关于无创植入前诊断的文章带来了令人振奋的结果，但在临床应用前，仍需要更多的研究确定游离 DNA 全部来源于胚胎。

参考文献

[1]　Gardner RL, Edwards RG.Control of the sex ratio at full term in the rabbit by transferring sexed blastocysts. Nature, 1968, 218(5139):346-349.

[2]　Handyside AH, Kontogianni EH, Hardy K, et al. Pregnancies from biopsied human preimplantation embryos sexed by Y-specific DNA amplification. Nature, 1990, 344(6268):768-770.

[3]　Handyside AH, Lesko JG, Tarín JJ, et al. Birth of a normal girl after in vitro fertilization and preimplantation diagnostic testing for cystic fibrosis. N Engl J Med, 1992, 327(13):905-909.

[4]　De Rycke M, Belva F, Goossens V, et al. ESHRE PGD Consortium data collection XIII: cycles from January to December 2010 with pregnancy follow-up to October 2011. Hum Reprod, 2015, 30(8):1763-1789.

[5]　Soini S. Preimplantation genetic diagnosis (PGD) in Europe: diversity of legislation a challenge to the community and its citizens. Med Law, 2007, 26(2):309-323.

[6]　Harper JC, Coonen E, Ramaekers FC, et al. Identification of the sex of human preimplantation embryos in two hours using an improved spreading method and fluorescent in-situ hybridization (FISH) using directly labelled probes. Hum Reprod, 1994, 9(4):721-724.

本章完整参考文献，请扫描以上二维码在线查看。若需下载，请登录 www.wpcxa.com "下载中心"下载。

多基因疾病的胚胎植入前基因检测

第 **17** 章

Nathan R. Treff, Diego Marin, Laurent C. A. M. Tellier

引　言

　　人类许多常见病及部分导致死亡的前十大疾病中，在本质上都是多基因病[1]。人群全基因组 DNA 测序技术的发展和医疗记录库存储的完善，使开发多基因疾病的基因预测成为可能[2-10]。通常情况下，将一组来自患者和正常人群的 DNA 序列数据作为"训练集"。训练集通常涉及大量数据点（如 500 000 个基因组 × 800 000 个基因型 =400 万亿个数据点）。训练集的分析需要使用机器学习形成算法，基于 DNA 序列进行疾病预测。机器学习算法可能会对基因组中的不同位置赋予不同的权重，以最大限度地提高区分病例和正常对照的能力。该算法还可以结合 LASSO 等方法来解释数据的相关性（如 800 000 个基因型位置 /30 亿人类基因组位置 =0.03%）。随后该预测方法将被应用于一组新的"测试"病例和对照，以确定其有效性并了解其检测特征[5, 11-12]（图 17.1）。

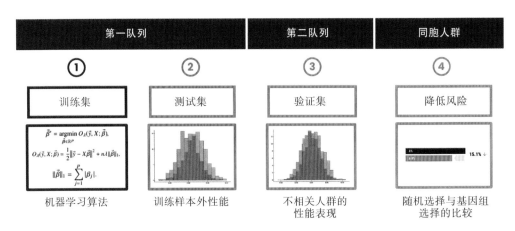

图 17.1　在已知病例和正常对照的训练集上使用机器学习算法，开发和验证多基因风险评分。进一步测试训练集之外样本、来自不相关队列的样本以及降低同胞兄弟姐妹患病风险的效能

当基于 DNA 序列的多基因疾病预测模型应用于个体时，通常被称为多基因风险评分 [13]。在成年时期出现疾病表现之前，可以根据多基因风险评分对个体进行分群 [5, 14]。因此，对多基因风险评分的关注已经从扎实的基础研究迅速转移到国家医疗保健的系统应用探索上 [15]。由于全基因组 DNA 分析的成本较低，许多国家正在考虑进行全体人员检测，以期及早识别高风险个体，从而全面降低医疗保健成本并改善人类健康 [16]。实现疾病的早期发现和预防是国家科研及人类基因组计划的初衷 [17]。

以乳腺癌的风险评估为例，乳腺癌多在成年后发病，多基因评分在人类胚胎植入前阶段就可以获得 DNA 以识别出处于遗传风险前 3% 的个体，远远早于疾病出现临床表现（即乳腺 X 线检查发现的肿块）的时间 [5, 18]。多个临床研究证实 [3, 5, 20]，处于遗传风险前 3% 的个体发生乳腺癌的概率是普通人群的 5 倍以上 [19]。而且，一些 BRCA 基因变异提示患乳腺癌风险为普通人群的 4 倍，这些变异现已在胚胎植入前基因检测（PGT）中常规筛查。换言之，多基因评分结果为患乳腺癌高风险时，其发病风险等同甚至高于在体外受精（IVF）中常规筛查的单基因突变的发病风险相当。这两种类型的高风险个体，通过更早和更频繁的乳腺 X 线检查中将有更多获益。目前常规的策略包括对所有 40 岁及以上的女性进行年度乳腺 X 线检查 [21-24]。通过 DNA 分析对乳腺癌风险进行分级，可引导高风险人群更早频繁地进行乳腺 X 线检查，而低风险人群则可以推迟或减少频次，实现以更低的社会成本实现更好的预防效果。

从成人 DNA 的分析已能够准确预测多基因疾病风险，同时，对植入前胚胎 DNA 的全面和准确分析也成为可能。从胚胎活检中获得的 DNA 量（约 5 个细胞）明显少于从成人中获得的量（即血液或唾液，数百万个细胞）。这种局限性一直是 PGT 领域研究的主要焦点之一。近 30 多年来，已有多种 DNA 分析方法应用于临床 PGT。这些包括聚合酶链反应（PCR）、荧光原位杂交（FISH）、全基因组扩增（WGA）、阵列比较基因组杂交（CGH）、定量实时 PCR（qPCR）、单核苷酸多态性（SNP）阵列及二代测序（NGS）[25]（图 17.2）。尽管 DNA 的数量有限，但胚胎活检 WGA 结合 SNP 阵列和亲本 DNA 分析可实现准确的胚胎基因分型，其准确性高于成人基因分型 [26]。结合父母的基因型及孟德尔遗传定律可提高对胚胎基因分型数据的解读效率。

与成人的 DNA 基因分型相比，胚胎基因分型的准确性更高。多基因风险评分仅基于 DNA，其在胚胎选择和疾病阻断（PGT-P）中的效能可以通过比较随机选择与已知疾病状态的成年兄弟姐妹中的遗传选择来评估。事实上，对 11 000 多对已知疾病状态的成年兄弟姐妹的评估表明，与随机选择相比，遗传选择显著降低了包括乳腺癌、糖尿病和心脏病在内的几种常见疾病的相对风险 [27]。例如，相对于随机选择一名兄弟姐妹，经 DNA 检测筛选的兄弟姐妹可使乳腺癌患病率

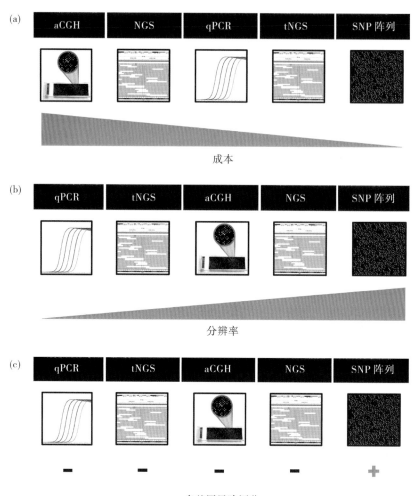

图 17.2　PGT 平台在执行每个测试的成本（a）、遗传分析的分辨率（b）和获得多基因风险评分的能力（c）的比较

降低 17%。这项研究证明了在只有两个整倍体同胞胚胎可供选择时，PGT-P 的应用具有临床意义。可以预期，当有超过 2 个胚胎可筛选检测时，疾病相对风险将进一步降低[18]。

方法与实施

可检测疾病的家族史是 PGT-P 的常见适应证。在某些疾病中，如乳腺癌，在准备 IVF 期间，讨论多基因疾病的病史已成为临床诊疗常规流程。然而，其他多基因疾病的家族史并没有被常规讨论，患者可能永远不会意识到有降低家族遗传疾病风险的选择。多基因风险评分的相关应用培训落后于现有的科研成果，但随着更多临床应用和有效性案例的增加，该情况将会有所改善。PGT-P 的其他适应证可能包括"多余"胚胎，例如，使用供卵的患者可能有多个整倍体胚胎可供选择。有 2 个以上整倍体胚胎的患者也可以考虑应用。

选择使用 PGT-P 的患者在其 IVF 周期之前接受遗传咨询，以确定检测技术的适用情况与限制。患者还需提供唾液样本，以提高对其胚胎进行多基因风险评分的基因分型的准确性。滋养外胚层（TE）活检样本放入胚胎实验室的 PCR 管中，然后送往基因检测实验室。经过活组织检查的胚胎被低温冻存，以备基因检测后使用。

TE 活检通过 WGA 和 SNP 微阵列分析进行处理。来自每个胚胎的超过 800 000 个 SNP 的分析结果，包括基因分型和拷贝数评估[26]。用于非整倍体的 PGT（PGT-A）采用基于基因型和拷贝数分析的机器学习，得出分子核型，其准确度 > 99%。在某些情况下，基因型还可以用于多基因风险评分。运用复合多基因风险评分（cPRS，也称为基因组指数）对整倍体胚胎进行筛选排序，使医患双方能够轻松地利用结果进行胚胎选择。患者可以选择先获得 PGT-A 结果，然后在确定有多少整倍体胚胎可用后，可以增加多基因风险评分（图 17.3）。

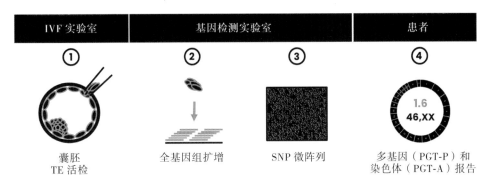

IVF 实验室	基因检测实验室		患者
①	②	③	④
囊胚 TE 活检	全基因组扩增	SNP 微阵列	多基因（PGT-P）和 染色体（PGT-A）报告

图 17.3　在植入前胚胎评估多基因疾病风险的临床工作流程示意图

技术应用的限制和障碍

疾病预测因子高度依赖于含有 DNA 序列数据的生物样本库和电子医疗记录的可用性。尽管现已有一些大型数据库可用，但并不能代表所有种族[14, 28]。这限制了该技术的适用范围，只有特定种族的患者才适合使用 PGT-P。随着国家政策制定者逐步认识到基因检测在预防和管控疾病方面的巨大潜力，世界范围内的生物样本库将得到进一步发展。

据估计，8%~12% 的育龄人群受不育症的影响 [29]。美国在 2018 年就有 40% 的治疗周期涉及 PGT[30]。PGT 最常见的应用包括非整倍性（PGT-A）检测，以降低流产风险并提高首次尝试的成功率。相比之下，1%~2% 的 IVF 涉及胚胎的单基因疾病（PGT-M）检测 [31]。有单基因疾病遗传风险的患者通常有生育能力，但可以选 IVF 和 PGT 来降低疾病遗传风险。许多单基因疾病涉及早发性和重大疾病。然而，现有检测适应证有逐步放宽趋势，如用于检测成年发病或较轻的疾病，该行为已受到包括美国生殖医学学会在内的几个医学专业组织的伦理审查 [32]。

有研究表明，目前的多基因疾病风险评分，仅从 DNA 就可以识别出与单基因疾病风险有关的个体 [3, 5, 20]。考虑到生育自由在伦理上允许对成年发病疾病进行 PGT[32] 以及使用 PGT-P 可显著降低疾病风险 [27]，非不孕不育症的患者可能会考虑使用 IVF 和 PGT-P，以及类似于 PGT-M 的治疗手段。通过在一个大型且相对健康的队列中，兄弟姐妹的选择与患病风险降低有关 [27]。目前 PGT-P 的应用主要是为已接受 IVF 治疗的不孕不育症夫妇提供额外的胚胎选择方案。与普通人群相比，不孕不育症患者患癌症、糖尿病和心脏病的风险更高，因此不孕不育症本身就是 PGT-P 的适应证 [33]。

基因多效性，也称遗传变异与多种表型的关联，是 PGT 中的一个重要考虑因素，迄今为止在 PGT 的应用中尚未解决这一问题。随着人群生物样本库的出现，这一问题有望得到解决，方法是同时评估兄弟姐妹间的选择对多种表型的影响。在超过 11 000 对已知疾病状态的成年兄弟姐妹中，基于复合多基因风险评分（基因组指数）的排序可以同时降低一组疾病的发病率，可以降低多数疾病的发病率，较单独针对同一疾病进行选择具有更好的效果 [27]。预计后续研究将进一步阐明多效性在 PGT 对多种并发疾病疗效中的积极影响。

未来展望

采用 PGT-P 的 IVF 有可能显著降低人类遗传性疾病的患病率 [34]。虽然 PGT 已经在美国 40% 的 IVF 周期中进行，但只有 1.8% 的新生儿来自 IVF[35]，这限制了该技术在减少全球患者人数方面的应用。随着人们对 PGT-P 认识的提高，更多的患者可能会将多基因风险评分纳入其 IVF 治疗计划。首先患者得知道该治疗方案，其次要认识到有多基因疾病的家族史。就像扩大携带者筛查一样，患者通常可能不知道有家族史，而是在检测时才发现是突变的携带者，患病风险增加。多基因风险评分可能对许多准父母有意义。可以在尝试妊娠之前通过 DNA 分析发现患者可能有患某种未知疾病的高风险。这些额外信息也可以说明 PGT-P 在个体化治疗中的潜在益处。

总　结

收集患者对 PGT-P 使用的看法，可能有助于改进和扩展该技术的应用。一项正在进行的临床试验"胚胎健康研究"（www.clinicaltrials.gov ID NCT04528498），收集了在进行 IVF 联合 PGT-A 的患者中希望获得有关胚胎多基因风险信息的人数占比。收集内容包括 PGT-P 的临床应用时机，如患者倾向于在 PGT-A 的同时还是之后进行 PGT-P。家族史以及胚胎已知的患病风险（如患病的兄弟姐妹或父母），将有助于确定之后如何与患者沟通不同的方案（图17.4）[36-43]。长期随访也将有助于更好地咨询和理解不同家庭在采用 IVF 联合 PGT-P 时的态度。

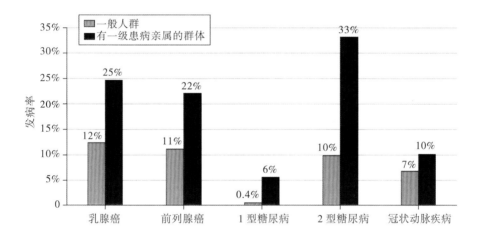

图 17.4　一般人群和有一级患病亲属（兄弟姐妹或父母）的个体（胚胎）疾病风险的比较

随着人群 DNA 信息库的发展，对多基因风险评分的研究进展也呈指数级增长。这些努力有助于疾病的早期发现和预防。通过低花费的 DNA 测序对具有高遗传疾病风险的个体进行分层，有可能减少全球范围的疾病支出，改善医疗保健体系。这一理念也适用于胚胎选择，以降低通过 IVF 出生的儿童的疾病风险。

PGT-P 降低患病风险不仅可用于有家族病史的人群中，在其他健康人群中也具有应用价值。不孕不育症本身就是癌症、糖尿病和心脏病等多基因疾病的风险因素，这使 PGT-P 成为经 IVF 辅助生殖人群的理想选择。随着更多、更全面的、可以代表人群和疾病多样性的 DNA 信息库的出现，PGT-P 将有更广泛的应用。

参考文献

[1] World Health Organization. Global Status Report on Noncommunicable Diseases 2014 Geneva: World Health Organization, 2014.

[2] Torkamani A, Wineinger NE, Topol EJ, et al. The personal and clinical utility of polygenic risk scores. Nat Rev Genet, 2018, 19(9):581-590.

[3] Khera AV, Chaffin M, Aragam KG, et al. Genome-wide polygenic scores for common diseases identify individuals with risk equivalent to monogenic mutations. Nature Genet, 2018, 50(9):1219-1224.

[4] Bycroft C, Freeman C, Petkova D, et al. The UK Biobank resource with deep phenotyping and genomic data. Nature, 2018, 562(7726):203-209.

[5] Lello L, Raben TG, Yong SY, et al. Genomic Prediction of 16 Complex Disease Risks Including Heart Attack, Diabetes, Breast and Prostate Cancer. Sci Rep, 2019, 9(1):15286.

[6] Inouye M, Abraham G, Nelson CP, et al. Genomic Risk Prediction of Coronary Artery Disease in 480,000 Adults: Implications for Primary Prevention. J Am Coll Cardiol, 2018, 72(16):1883-1893.

[7] Abraham G, Malik R, Yonova-Doing Eet al. Genomic risk score offers predictive performance comparable to clinical risk factors for ischaemic stroke. Nat Commun, 2019, 10(1):5819.

[8] Kachuri L, Graff RE, Smith-Byrne K, et al. Pan-cancer analysis demonstrates that integrating polygenic risk scores with modifiable risk factors improves risk prediction. Nat Commun, 2020, 11(1):6084.

[9] Mars N, Koskela JT, Ripatti P, et al. Polygenic and clinical risk scores and their impact on age at onset and prediction of cardiometabolic diseases and common cancers. Nat Med, 2020, 26(4):549-557.

[10] Mavaddat N, Michailidou K, Dennis J, et al. Polygenic Risk Scores for Prediction of Breast Cancer and Breast Cancer Subtypes. Am J Hum Genet, 2019, 104(1):21-34.

[11] de Los Campos G, Vazquez AI, Hsu S, et al. Complex-Trait Prediction in the Era of Big Data. Trends Genet, 2018, 34(10):746-754.

[12] Lello L, Avery SG, Tellier L, et al. Accurate Genomic Prediction of Human Height. Genetics, 2018, 210(2):477-497.

[13] Chatterjee N, Shi J, García-Closas M. Developing and evaluating polygenic risk prediction models for stratified disease prevention. Nat Rev Genet, 2016, 17(7):392-406.

[14] Duncan L, Shen H, Gelaye B, et al. Analysis of polygenic risk score usage and performance in diverse human populations. Nat Commun, 2019, 10(1):3328.

[15] Commission E. JRC F7 - Knowledge Health and Consumer Safety, 2019, EUR 29815 EN.

[16] Barwell J, Snape K, Wedderburn S. The new genomic medicine service and implications for patients. Clin Med (Lond), 2019, 19(4):273-277.

[17] Collins F, Galas D. A new five-year plan for the U.S. Human Genome Project. Science, 1993, 262(5130):43-46.

本章完整参考文献，请扫描以上二维码在线查看。若需下载，请登录 www.wpcxa.com"下载中心"下载。

基因组编辑是否应该取代 第**18**章
PGT 后的胚胎选择？

Nada Kubikova, Dagan Wells

目前胚胎选择的方法

对于生育遗传病患儿风险较高的夫妇来说，通过辅助生殖治疗结合胚胎植入前单基因遗传病检测（PGT-M）对胚胎进行选择，是一种非常有价值的生育策略。随着患者对这一策略认识的不断提高，以及技术的进步提高了检测的准确性、减少了为单个家庭开发检测所需的时间，在过去的 30 年里，人们对 PGT-M 的需求一直在稳步增长。传统的 PGT-M 一般需要制定个体化的检测方法，为每个特定的家系订制扩增、检测致病突变及连锁遗传多态性位点的检测方法。在许多情况下，突变位点和多态性位点的组合对每个家庭来说都是独一无二的，这意味着在实验室进行了大量工作后开发的 PGT-M 检测方法可能只对单对夫妇有用。

PGT-M 发展的前 15 年，扩增诊断相关的 DNA 片段是通过聚合酶链反应（PCR）实现的。然而，近年来，全基因组扩增（WGA）的方法能够从植入前胚胎的少量活检细胞中可靠地扩增出大部分胚胎的基因组 [1-2]。这一创新使我们摆脱了患者特异性检测的限制，提供了更通用的 PGT-M 检测方法 [3-4]。例如，一种被称为核映射的检测方法，利用连锁分析的原理，能够同时在胚胎中检测减数分裂来源的单基因缺陷和细胞遗传学异常 [3]。它使用具有散布在基因组中约 300 000 个单核苷酸多态性（SNP）位点的微阵列芯片，将亲本的 DNA 以及经过 WGA 后的胚胎 DNA 进行基因分型。另一个家庭成员，例如接受 PGT-M 治疗夫妇的患儿，也需要在特定时期进行检测——它能够确定每条染色体上亲本 SNP 等位基因的独特组合（即单倍型）。尤其要注意与家族遗传病相关基因附近的 SNP 等位基因，它代表的致病基因突变型和正常型等位基因所在的染色体片段单倍型，将用于胚胎检测 [4]。发现携带有高风险单倍型（和突变基因一起遗传的单倍型）的胚胎将不会被移植。从胚胎的细胞遗传学角度来看，来自单个染色体的单倍型信息揭示了亲本的哪些染色体被遗传（以及遗传了多少），而由与特定染色体 SNP 探针杂交上的 DNA 含量得出的定量数据，则为其拷贝数含量提供了另一个可供参考的指标。

随着遗传学检测方法的迅速发展，比之前检测方法准确度更高、成本更低的 PGT 检测方法逐渐成为可能。这一波新技术中最主要的是二代测序（NGS），它在胚胎植入前染色体非整倍体检测（PGT-A）中得到了广泛应用，帮助将非整倍体胚胎与染色体拷贝数正常的胚胎区分开[5-8]。大多数用于染色体非整倍体检测的 NGS 方法都采用 "鸟枪法" 的策略，即对一小部分基因组进行随机测序（通常 < 0.1%），然后评估比对到每条染色体上的 reads（读长）比例，提供相对染色体拷贝数的测量。由于基因组中只有很少一部分被测序，因此获得与特定基因状态有关数据的概率可以忽略不计。然而，更多靶向的分析，即在 NGS 之前富集或扩增特定基因的 DNA 序列，可以实现胚胎植入前基因突变的临床诊断[9-13]。随着成本的持续下降，使用 NGS 的 PGT 策略越来越受欢迎，并逐渐取代了早期技术。这对于表现出高度突变多样性的疾病尤其如此，因为 NGS 提供了一种直接对所研究基因（甚至多个基因）的全部序列进行测序的方法，为所有因相关疾病接受 PGT-M 治疗的夫妇提供了通用的解决方案。

胚胎选择的主要限制

尽管 PGT-M 取得了成功并得到了广泛应用，但它仍存在许多局限性。首先，找到未受累胚胎的概率和获得可存活胚胎的可能性受到可检测胚胎数量的强烈影响，而体外受精（IVF）周期产生的胚胎数量却是有限的。许多胚胎由于发育不充分或被发现受到遗传突变的影响而被丢弃[14]。不可避免的是，有时在 IVF 周期中产生的唯一可存活的胚胎被发现受到家族疾病的影响。当父母双方都是隐性突变携带者时，与常规 IVF 周期相比，适合移植到子宫的胚胎比例预计将降低 25%。如果是显性遗传病，即突变基因的单拷贝遗传产生疾病表型，则预计只有 50% 的胚胎不会患病[15]。已发表的数据表明，16%~20% 的 PGT-M 周期无可移植胚胎，并且只有不到 25% 的周期能够获得健康的持续妊娠[16-17]。

有发育能力且不受家族遗传病影响的胚胎相对较少，这是大多数 PGT-M 周期在接受通常对身体、心理和经济都有要求的治疗后未能妊娠的主要原因。因此，我们需要开发出能够成功阻止生殖细胞突变传递的新策略，同时避免丢弃受累但可能存活的胚胎。一项能够 "挽救" 受累胚胎的技术，例如通过移除或纠正突变，产生更多被认为适合移植的胚胎，从而提高妊娠的机会并降低患遗传病的风险。这种技术对需求 PGT-M 治疗的患者更有利，特别是对反对终止妊娠，包括不愿丢弃受累植入前胚胎的夫妇尤其重要。由于没有修复受累胚胎缺陷的方法，反对丢弃胚胎患者的生殖选择极其有限，目前仅包括使用供者的卵母细胞、精子或胚胎，以及收养，所有这些都牺牲了生育有遗传血缘关系子代的可能[18]。

生殖细胞基因组编辑消除遗传病的应用前景

在过去的 30 年里，单基因遗传病致病突变携带者需要寻求 PGT 或产前诊断，来增加他们生育具有血缘关系且不被遗传病受累的子代的概率。最近，基因组工程技术的进展提示，包括生殖细胞基因组编辑（GE）在内的其他方法可能是可行的替代方案。虽然目前可遗传的 GE 还不是一种被广泛应用、经过验证的生殖策略，但未来或许可以在临床中广泛应用。理论上，可以通过应用 GE 修饰突变基因恢复野生型 DNA 序列的方法，避免单基因遗传病的发生。这种方法将改变当前生殖策略范式，从诊断和排除转向"治疗"[18]。

从技术角度来看，在受精时或植入前早期胚胎阶段进行基因组编辑干预是可取的，因为这样更容易确保将 GE 修饰后的序列传递到所有细胞。这一点很重要，因为许多遗传性疾病会影响多个组织或器官，如果要恢复正常功能，消除疾病表型，可能需要在较高比例的细胞中纠正突变基因。在生命后期，获取细胞基因组可能极为困难，因为这些细胞可能有数百万个，并且分布在不容易获取的内脏器官中。接受 GE 的受精卵或早期胚胎最终可能产生一个在其身体所有细胞中都携带编辑过基因的个体。这不仅包括所有体细胞，还包括生殖细胞，这意味着经过编辑的基因可以传递给后代，有可能成为人类基因组的永久特征。这一事实引起了一些人对 GE 应用于可能改变生殖细胞系情况的伦理担忧。对人类胚胎进行基因组编辑干预，毫无疑问存在巨大的伦理争议。然而，一些人可能会认为，当前丢弃受累的可存活胚胎的做法很浪费，而且从伦理、道德和某些宗教的角度来看可能并不好[14]。经过 GE 后，被诊断的受累胚胎就有了移植资格，从而使它们免于被破坏。这增加了这对夫妇可用的 IVF 胚胎数量，可能会提高这一治疗周期的妊娠概率。在理想情况下，GE 被证明是安全、准确和高效的，它可以与自然周期 IVF 相结合，在自然周期中，只收集一个卵子，并与伴侣的精子受精，可以完全避免遗传病胎儿的妊娠，而不用丢弃任何一个胚胎[18]。

CRISPR-CAS9 是植入前胚胎基因组编辑的主要方法

基因组编辑技术利用可编程核酸酶以高度特异的方式切割 DNA。在大多数情况下，DNA 断裂导致细胞内源性修复信号通路被激活，从而能够在切割位点附近引入所需的 DNA 序列变化[19]。对活细胞进行基因修饰的能力是利用 GE 消除遗传病的基础。然而，对特定的 DNA 序列进行特异性地改变始终是一项极大的挑战。历史上第一次尝试将特定的遗传修饰引入真核细胞，是通过在同源重组（HR）的过程中提供特定的 DNA 模板，以特异性改变基因组中的目标位点[20]。在所有真核生物中，HR 是细胞修复双链 DNA 断裂（DSB）的主要方式之一。同源重组通过以基因未损伤的同源拷贝作为模板进行复制来修复 DSB。GE 利用这一机制，通过引入一种与目标序列同源（即非常相似）但包含所需的改变的人工 DNA 分子，其目的是让细胞利用人工 DNA 分子作为模板，对发生 DSB 的位点进行 HR 介导的修复，从而引入它所包含的任何序列改变 [19]。但是，目标序列自发发生 DSB 的可能性很低。此外，在大多数细胞中，HR 并不是细胞修复 DSB 的首选方式，其仅在极少数情况下发生。因此，人工（供体）DNA 模板整合的效率非常低，使这种策略不适合用于被处理的细胞数量有限的情况 [20]。

20 世纪 90 年代初，随着锌指核酸酶（ZFN）和转录激活因子样效应物核酸酶（TALEN）的引入，基因编辑技术取得了一些进展，它们通过设计改造后可以在特定位点诱导 DSB。ZFN 利用锌指蛋白结构域以模块化的方式结合到一个 3 bp 的基序上，使其成为产生序列特异性 DNA 结合核酸酶的理想工具 [19]。另一方面，TALEN 识别每个重复结构域中的单个碱基，允许多达 4 个不同结构域进行混合和匹配，从而生成新的 DNA 结合蛋白。然而，这两种可编程核酸酶均有较高的"脱靶"发生率，即在预期 DNA 靶点以外的位置发生非特异性切割所占的比例，这可能会导致细胞毒性 [19, 21]。此外，由于目标序列的特异性是由 DNA 结合结构域的修饰决定的，因此这些核酸酶的应用仅限于可能成功构建结合结构域的情况，并且还需要付出大量的时间和资源。

2012 年，随着基于 RNA 引导的可程序化核酸内切酶 CRISPR-Cas9 技术的发明，GE 领域获得显著进展 [22-23]。在这一技术中，目标序列的特异性由单链向导 RNA（sgRNA）决定，sgRNA 与细菌核酸内切酶 Cas9 形成核糖核蛋白（RNP）复合物。在细菌中，CRISPR-Cas9 系统已经进化为促进适应性免疫应答，以保护细胞免受噬菌体感染和获得性外源基因干扰的系统 [24]。绝大多数利用这一系统在体内或体外编辑 DNA 的试验都使用了来源于化脓性链球菌（Spy）的 II 型 Cas9 酶 [24]。在这一系统中，向导 RNA 包含一个与目标 DNA 序列互补的 23 bp 的序列，目标 DNA 序列与 PAM 序列（被定义为 3' 末端带有 GG 的任何序列，如 NGG）相邻，目标 DNA 序列的选择受到 PAM 的限制。通过定制向导 RNA，可以很容易地修改 RNP，这一过程类似于 PCR 引物的设计，可以快速、廉价地靶向基因组中的大多数位点，并且不需要复杂的酶工程和组装。成功识别目标序列和 PAM 后，Cas9 在目标区域侧翼切割 DNA 链，产生 DSB。如果需要在植入前去除不需要的突变，最直接的方法是在卵胞质内单精子注射（ICSI）的同时，将 RNP 成分微量注射到 M II 卵母细胞中（图 18.1a）。或者，在受精卵阶段进行微量注射也相对简单。它的目的是在第一次细胞分裂之前发生所需的基因编辑，从而最大限度地将修改后的 DNA 序列传递到未来个体的所有细胞。

DSB 发生后，大多数细胞主要通过两种保守的机制来修复损伤 DNA，即非同源末端连接（NHEJ）和同源定向修复（HDR），其中 HDR 的发生率更低（图

18.1b）。在 DNA 断裂链两端重新连接的过程中，NHEJ 经常引入插入或缺失（indels），这通常会引起目标基因的破坏，从而导致其功能丧失（图 18.1a）。这种修复机制用于 GE 并不理想，除非其目的是破坏基因功能，而不是纠正突变基因。对于突变位点的纠正，HDR 机制更有优势，因为它使用同源 DNA 分子作为模板重建断裂位点，能够将突变位点恢复成野生型序列。当胚胎携带杂合突变时，该基因的野生型拷贝将保持未切割状态（因为它不包含目标突变），并可作为修复的模板。这就是 DSB 自然发生时 HDR 的工作原理，即利用未受损的基因拷贝修复受损的同源基因拷贝。这一工作原理在试验条件下也适用（如体外培养的细胞）（图 18.1a）。此外，在 HDR 过程中，提供外源性（合成的）同源 DNA 片段供细胞用作模板也是可行的，而且可能使 HDR 的效率更高。在需要纠正突变时，外源性 DNA 将与野生型序列相似或相同。当然，如果细胞内基因的两个拷贝都不是野生型（如纯合隐性突变），则添加合成 DNA 模板是必须的。

目前临床和科研做了哪些工作？

2017 年，一项概念验证研究利用基于 CRISPR-Cas9 的基因编辑技术去除导致遗传性心肌病的 *MYBPC3* 基因显性杂合突变，首次证明了靶向纠正人类植入前胚胎中生殖细胞来源突变的可能性 [25]。这是一项试验性研究，产生的胚胎没有移植到子宫内。

同年，英国科学家使用类似基于 CRISPR-Cas9 的方法编辑了一组人类受精卵，以研究人类胚胎发育的早期调控。这项研究是在英国监管机构（HFEA）许可的情况下，利用捐献胚胎进行的以科研为目的的研究，其目的是敲除基因功能而不是纠正基因突变 [26]。研究者选择编码 OCT4 蛋白的 *POU5F1* 基因作为靶点。这一靶点十分有趣，因为它在维持内细胞团内的多能性方面发挥重要作用。研究者利用 CRISPR-Cas9 系统在 *POU5F1* 基因内引入 DSB，依赖 NHEJ 修复过程中容易出错的特点在基因内产生 indels，从而破坏基因的编码区并产生提前的终止密码子。利用这一策略，研究者发现 OCT4 蛋白对人类囊胚的形成和维持至关重要 [26]。

2019 年，在 CRISPR-Cas9 基因组编辑技术首次被描述为分子生物学工具后仅 7 年，第一批 "CRISPR 宝宝" 露露和娜娜在香港的一次学术会议上被宣布诞生 [27-28]。在该研究中，研究者通过对胚胎进行基因编辑，破坏 *CCR5* 基因的正常拷贝，试图使胎儿产生对人类免疫缺陷病毒（HIV）的抵抗能力（孩子的父亲是 HIV 阳性）。这一研究遭到了许多方面的谴责，尤其是科学界。人们普遍认为，该方法的安全性尚未得到充分证实。人们尤其担心可能会在无意中编辑基因组的非预期区域（即脱靶效应），无法预估在早期胚胎发育期间使用 CRISPR-

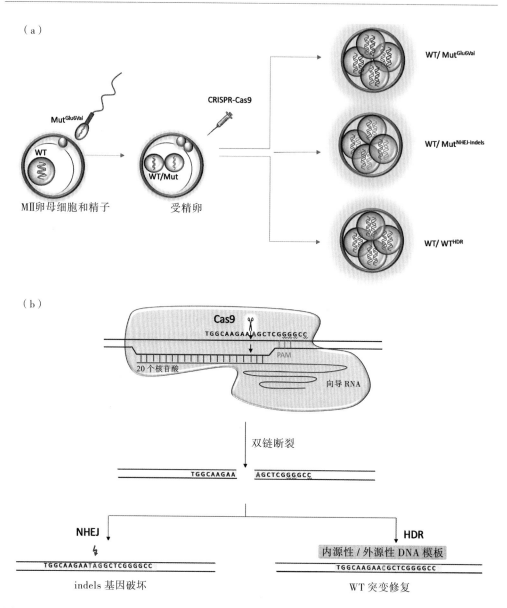

图 18.1　CRISPR-Cas9 生殖细胞基因组编辑示意图。（a）以 HBB 基因 Glu6Val 突变（镰状细胞贫血突变）男性携带者为例，揭示受精后在合子阶段显微注射 CRISPR-Cas9 成分进行基因组编辑的胚胎结果。靶向父源等位基因之一（携带 Glu6Val 突变的父源等位基因）进行基因编辑，可以在卵裂期胚胎中观察到 3 种可能的结果：①编辑失败，没有改变卵裂期胚胎携带 HBB 基因母源性野生型拷贝和父源 Glu6Val 突变拷贝的基因型（隐性杂合携带型）。②诱导的 DSB 通过 NHEJ 进行修复，导致卵裂期胚胎携带 HBB 基因母源性野生型拷贝和含有由 NHEJ 诱导产生插入或缺失（indels）的父源拷贝。③诱导的 DSB 通过 HDR 进行修复，母源性 HBB 基因拷贝（野生型）作为替换和校正的模板链。纯合野生型基因型恢复，疾病等位基因消除。（b）在识别互补 DNA 序列和 PAM 序列后，Cas9 蛋白与目标 DNA 结合后形成的 RNP 复合体示意图，以及 DNA 被切割后通过 NHEJ 和 HDR 进行修复后所产生的基因型。NHEJ：非同源末端连接；WT：野生型；HDR：同源定向修复

Cas9 技术可能带来的后果。此外，许多学者认为没有必要对胚胎进行 GE，因为可以使用经过充分验证的"精子洗涤"程序，通过 IVF 的方式避免 HIV 的传播。该基因编辑事件使两名丧失 *CCR5* 基因正常功能的女孩出生。虽然这预期可能对 HIV 的感染提供了抵抗力，但另一些证据则表明，*CCR5* 基因功能的丧失也可能对健康产生负面影响，而这一问题将会遗传给后代。

这一案例引发了广泛的科学、社会和伦理讨论，并在世界各地引发了暂停人类生殖细胞基因组编辑的呼吁。它还促使人们开始努力引入一个新的监管框架，因为快速的技术进步已经超过了立法和修改现有法律的控制能力。考虑到目前对人类早期发育的基础生物学过程知之甚少，以及不清楚以 DSB 形式引入 DNA 损伤对人类胚胎发育能力的影响，人们普遍认为现在考虑将 CRISPR-Cas9 等技术在临床上应用于人类胚胎 GE 还为时过早。在进一步将 GE 应用于植入前胚胎之前，许多关于 CRISPR-Cas9 安全性的技术问题还有待解决，充分的伦理讨论和公众咨询也需要进行。此外，生物学上的不确定性，特别是涉及胚胎早期 DNA 损伤修复关键信号通路的功能也需要被揭示。

目前基因组编辑面临的障碍

基因组编辑后 HDR 的发生相对少见

基于 CRISPR-Cas9 的基因组编辑技术是一种不可或缺的分子生物学工具，具有减轻遗传病负担的潜能，但其临床应用在国际上存在较大争议。人们争论的焦点主要围绕该技术的疗效、安全性以及带来的复杂伦理问题，尤其是需要在胚胎发育早期使用该技术时[29-30]。几个研究小组已经进行了初步研究，以评估这种方法在人类植入前胚胎中应用的可行性[31-33]。结果发现，虽然似乎可以相对高效地在目标位点引入 DSB，但只有少数胚胎通过 HDR 解决 DNA 损伤，从而成功地纠正突变基因。有很大一部分被编辑过的胚胎（很可能是绝大多数胚胎）携带额外的 indels。这不但不能纠正有缺陷的基因，反而会进一步破坏其他 DNA 序列。一项利用 CRISPR 编辑技术在人类三原核受精卵（3PN）中切割 *HBB* 基因的研究发现，虽然胚胎获得编辑的效率很高（52%），但大多数被编辑的受精卵含有 indels，而且只有 14% 的细胞使用了研究者提供的外源 DNA 模板进行 HDR[31]。在另一项研究使用相同的系统，通过提供促进 HDR 的外源 DNA 模板，将自然发生的 *CCR5* 基因 CCR5Δ32 等位基因引入 3PN 合子，研究者也观察到类似的低频率 HDR[32]。

显而易见，CRISPR-Cas9 技术在植入前阶段的应用面临着技术可行性和临床适用性方面的重大挑战。除了 HDR 效率的持续低下、NHEJ 产生额外的靶内

indel 突变的可能性以及对同源和旁系同源序列脱靶编辑的潜在担忧之外，在早期胚胎阶段应用 GE 时，还存在可能由于胚胎嵌合型（即某些细胞被成功编辑，而其他细胞未被编辑）导致出现潜在并发症的情况。这种嵌合甚至可能出现在对受精卵的 GE 中，因为 GE 发生的时间有可能会延迟，在 GE 发生之前受精卵可能已经进行了第一次有丝分裂。对接受过 GE 的胚胎进行 PGT 是非常可取的，以确认编辑是否成功。然而，在存在嵌合体的情况下，PGT 的结果可能更难以解读，也可能不太准确。目前仍有待确定的是，是否可以通过调节引入 DSB 的细胞周期时期和（或）胚胎发育时期来减少基因编辑中嵌合体发生的概率，以及这种方法是否可以在所需的基因型中获得 100% 的一致性。另外一个需要克面对的挑战是，目前缺乏全面评估这些影响的标准化工具和方法。

CRISPR9-Cas9 编辑会降低植入前胚胎的基因组稳定性吗？

将 GE 应用于早期胚胎的另一个主要挑战是，可能会诱导大片段缺失和（或）复杂染色体重排，这些缺失和重排可以从切割位点延伸数千万个碱基。人们越来越担心将 CRISPR-Cas9 应用于胚胎细胞，可能会导致基因组不稳定性增加和有丝分裂停滞，这两种状态均对发育中的胚胎有害。在 Ma 等人的研究中，野生型卵母细胞与携带 *MYBPC3* 基因显性杂合突变男性的精子受精。在实施 ICSI 时，将 Cas9 蛋白、靶向男方突变位点的 sgRNA 和用于 HDR 的外源寡核苷酸片段模板的混合物与精子一起注射[25]。HDR 寡核苷酸携带野生型和突变序列中不存在的两个 SNP 变异体，以确认何时发生 HDR（如果发生的活）。假设使用的精子中有一半携带突变等位基因，在没有编辑的情况下，正常胚胎与患病胚胎的比例预计为 50 ：50。然而，出乎意料的是，在细胞周期 S 期注射形成的受精卵中，66.7% 表现为纯合野生型。此外，72.4% 在 M 期注射的卵母细胞（$n=58$）也表现出这种模式。只有少数胚胎显示父源等位基因存在 NHEJ（由检测到的特异性 indels 揭示），或使用提供的外源模板进行 HDR 修复的迹象。作者给出的解释是，纯合子胚胎过多是 HDR 的结果，HDR 使用母源野生型等位基因作为模板，以避免父源链中 Cas9 酶带来的 DNA 损伤。这一解释受到了其他几个研究者的质疑，因为其他现象也可以解释观察到的结果：①父源等位基因扩增失败［如等位基因脱扣（ADO）］或母源链显著优势扩增。这可能由于父源等位基因中存在影响 PCR 引物退火的单核苷酸多态性位点引起。另一个导致 ADO 的原因可能是，利用 CRISPR-Cas9 成功诱导 DSB，但 DNA 链未成功修复。② CRISPR-Cas9 介导的 GE 引起编辑位点大片段缺失，导致一个或两个引物退火位点缺失，或其他 PCR 难检测到的变化（如大片段插入、倒位或易位），最终导致编辑后的等位基因无法被扩增。③整条染色体的丢失。

一些研究者发现，在编辑位点附近存在大片段缺失和（或）复杂结构重排的现象，出于以下几点原因，这一现象值得被关注。首先，目前缺乏准确描述在靶突变复杂性的方法。其次，这些被报道的潜在有害事件具有相当高的发生率。2018 年，Adikusuma 等人在经 CRISPR 编辑的小鼠生殖细胞形成的植入前胚胎中，利用长链 PCR 法检测发现，约有一半的胚胎存在几百至 2.3 kb 不等的碱基缺失[34]。类似地，Owens 等人于 2019 年报道，靶向小鼠胚胎干细胞的 *Runx1* 基因进行基因编辑后，23% 的克隆发生了 2 kb 碱基的缺失。这些缺失突变未被短片段 PCR 检测到（其他大多数研究均使用短片段 PCR 鉴定编辑位点附近突变），只有在进行了长片段 PCR 扩增后才能被检测到[38]。Kosicki 及其同事最近报道，使用 CRISPR-Cas9 靶向小鼠胚胎干细胞进行基因编辑后，5%~20% 的克隆存在多达 6 kb 的碱基缺失和复杂重排。此外，Cullot 等人利用 CRISPR 系统靶向 HEK293T 和 K562 细胞中的 *UROS* 基因进行基因编辑的研究提示，相比于未接受编辑的细胞，约 10% 受编辑的细胞中引入了数兆碱基的染色体截断[35]。在人类植入前胚胎中进行 GE 也发现类似的现象。Alanis-Lobato 等人最近的研究发现，在人类植入前胚胎中进行靶向 *POU5F1* 基因的编辑后，常规的基因分型技术会遗漏部分目标突变。他们观察到，在被编辑的细胞中，*POU5F1* 基因座位以外的其他区域存在杂合性缺失。而且大约 22% 的样本存在 *POU5F1* 基因所在的 6 号染色体的片段重复或缺失[39]。这些研究强调了持续开展基础研究以评估人类胚胎基因组编辑技术安全性的重要性，并有望为与该技术有关的潜在临床应用提供论证依据。

基因组编辑脱靶带来的后果

如果基因组编辑将来要取代胚胎选择，那么就非常有必要评估 GE 技术在基因组非目的区域诱导突变的情况。这种脱靶的编辑现象预期在与目标位点具有密切同源性的 DNA 序列中出现。目前，研究 GE 脱靶效应的方法依赖于计算机模拟，因为它们快速、易于使用且价格低廉。但是，这种方法只有预测价值，而且预测的情况远不能代表客观事实。从临床应用的角度来看，我们可以预期，为了排除脱靶突变的可能性，并确保提供安全有效的治疗，对编辑后的胚胎进行全基因组测序可能将成为不可避免的必要手段[18]。毫无疑问，全基因组测序的需求将进一步带来技术挑战和成本的大幅增加。

伦　理

对于将 GE 应用于人类胚胎的相关伦理争论的探索不在本章讨论的范围内。事实上，如果要充分讨论生殖细胞 GE 的伦理问题，就需要用单独的一章来专门讨论这个问题。值得注意的是，当探讨 GE 应用的伦理问题，尤其包括改变生殖细胞遗传信息的临床应用时，与个人选择自由、宗教、伦理和社会责任等众多方面的问题紧密相关。抛开技术和安全性的问题不谈，其他问题，例如：什么样的状态应该被视为"疾病"？出于合理的医疗原因，选择进行治疗和不治疗之间的界限在哪？机体功能的增强能否被认为是一种优生？这些问题也需要被考虑。在大多数司法领域，谁将负责制定和执行这些决定还有待确定。此外，人们对知情同意也提出了担忧。显然，要从可能受到生殖细胞 GE 影响的胚胎及其后代获得这样的同意是不可能的。还有关于公平与正义的问题，尤其担心 GE 可能只有富人才能获得，这代表了在获得医疗保健方面的差距，并可能加剧社会其他方面的不平等。一些人还担心，GE 的临床应用可能会使遗传病受累人群被区别对待，可能会增加其在工作场所和医疗 / 人寿保险以及其他社会活动中遭受的歧视。

生殖细胞基因组编辑领域的未来展望

目前为止，在人类生殖细胞中利用 CRISPR-Cas9 技术进行 GE 的研究一直是临床应用前关注的焦点，其目的是确定致病性突变是否可以被破坏或修复。这些研究为该技术在植入前胚胎中的应用提供了理论基础和方法学框架。总体来说，已发表的研究成果表明，人们目前有可能以可观的效率成功修改早期人类胚胎的基因组。但是，由于 NHEJ 占主导优势，导致编辑后会产生各种不同的突变谱。以目前这种形势来看，这很可能会妨碍利用该技术纠正人类胚胎中与遗传病相关的绝大多数突变。在将来，新的 GE 方法可能允许对基因组进行更高精度的修饰，且无需引入 DSB，从而避免通过容易出错的 NHEJ 途径产生更多的突变。利用酶切活性受损的 CRISPR-Cas9 系统开发的新一代 GE 工具（被称为"碱基编辑器"）最近已经被研制出来，并在这方面带来了希望 [40-43]。碱基编辑器能够在不诱导 DSB 的情况下将一个碱基转换为另一个碱基。这是一项重要进展，因为我们对植入前胚胎进行 DNA 修复的能力知之甚少，尤其是在胚胎基因组激活之前。如果这些碱基编辑器被证明是可靠的，那么它们将成为众多基因组工程和信息学工具的重要补充，可能使我们离人类生殖细胞 GE 的临床应用更近一步。

总　结

GE 新方法的发展令人兴奋不已。这些技术为携带严重遗传病致病突变的胚胎有朝一日可能在植入前被纠正带来了希望，但在这些方法进入临床实践之前，仍需要大量的公众咨询、彻底的伦理辩论、监管和监督方面的改进以及安全性评估。主要的安全性问题涉及基因脱靶编辑的可能性，以及不确定 GE 是否会在胚胎细胞中诱导基因组的不稳定性。有迹象表明，与其他类型细胞相比，人类植入前胚胎细胞应对 DSB 的能力较差，因此容易发生节段性非整倍体和其他明显的染色体异常[44]。显然，我们目前对人类发育基本生物学过程的理解存在局限性，而且并不清楚胚胎细胞内如何处理由 CRISPR-Cas9 诱导的 DSB，以及其对基因组、胚胎活力和健康的最终影响。

在进行更多研究以充分掌握目前严重缺乏的相关领域知识之前，不应考虑将 GE 应用于临床。最终 GE 成功的临床应用要能够显著降低出生子代患遗传病的风险，这一点非常重要。虽然没有医疗措施是完全无风险的，但由 GE 可能带来的风险应当控制在足够低的水平，因为 GE 带来的影响可能会延续到后代，从而影响很多人。GE 在人类生殖方面应用时，技术的安全性、有效性和符合伦理规范是至关重要的。就像英国考虑在临床上引入线粒体替代疗法治疗线粒体遗传病时所做的那样（这一过程从某种角度上来说也可以被认为是将可遗传的改变引入胚胎），应用科学、严谨的方法并积极组织公众参与，对于确定该技术的疗效和安全地引入该方法至关重要。尽管 GE 在临床上应用的时机尚不成熟，但就目前版本的 GE 来说，它仍然是一个强大的研究工具，可以极大地帮助我们对人类发育过程的研究，拓展我们在这一关键领域的知识。

参考文献

[1] Wells D, Sherlock JK, Handyside AH, et al. Detailed chromosomal and molecular genetic analysis of single cells by whole genome amplification and comparative genomic hybridisation. Nucleic Acids Res, 1999, 27(4):1214-1218.

[2] Zheng Y, Wang N, Li L, et al. Whole genome amplification in preimplantation genetic diagnosis. J Zhejiang Univ Sci B, 2011, 12(1):1-11.

[3] Handyside AH, Harton GL, Mariani B, et al. Karyomapping: a universal method for genome wide analysis of genetic disease based on mapping crossovers between parental haplotypes. J Med Genet, 2010, 47(10):651-658.

[4] Natesan SA, Bladon AJ, Coskun S, et al. Genome-wide karyomapping accurately identifies the inheritance of single-gene defects in human preimplantation embryos in vitro. Genet Med, 2014, 16(1):1-8.

[5] Fiorentino F, Bono S, Biricik A, et al. Application of next-generation sequencing technology for comprehensive aneuploidy screening of blastocysts in clinical preimplantation genetic screening cycles. Hum Reprod, 2014, 29(12):2802-2813.

本章完整参考文献，请扫描以上二维码在线查看。若需下载，请登录 www.wpcxa.com "下载中心" 下载。

子宫内膜容受性的分子诊断　第**19**章

Maria Ruiz-Alonso, Diana Valbuena, Carlos Simón

引　言

同步化是指两个或多个事件同时发生。这种现象是许多生物过程所必需的，尤其是在生殖过程中至关重要的环节：胚胎移植。胚胎移植过程中有两个主要因素，但是长期以来的研究只集中在胚胎层面上，迄今，胚胎学在过去的30年里有了显著发展，但另一个因素——子宫内膜的分析，却很大程度上被忽略了。

这类研究的缺乏令人非常遗憾，因为尽管辅助生殖技术（ART）不断改善，但体外受精（IVF）的疗效仍然很低，每个周期的活产率仅为25%~30%[1]。如此低的成功率在某种程度上是由于胚胎和子宫内膜之间的不匹配造成的。近期随着转录组学和其他新技术的发展，一些学者已经将研究的重点转移，致力于分析子宫内膜与种植的相关性及其在种植过程中所扮演的重要角色。目前，我们可以通过每个月经周期的转录组谱来客观评估子宫内膜状态[2-3]，包括接受期或种植窗（WOI）[4]。历经十多年关于子宫内膜转录组学的基础研究，子宫内膜容受性分析（ERA）已经问世[5]。

ERA的临床应用可以使一个待植入的囊胚和准备接受的子宫内膜更为同步，让个体化的胚胎移植策略成为可能。本章将全面回顾综述，通过分子诊断预测子宫内膜容受性的临床应用。

子宫内膜容受性分析（ERA）

研究发现，子宫内膜接受期有238个与胚胎着床成功有关的子宫内膜相关的基因表达。为了验证这一发现，我们在3种不同的条件下（自然月经周期、控制性卵巢刺激或宫内节育器诱导的不应期）对子宫内膜接受前和接受时两种状态进行了转录组学分析。筛选绝对倍数变化大于3和假阳性率小于0.05的基因，创建自定义数组。该数组获得的基因表达数据，来源于月经周期收集的子宫内膜活检，被用于计算预测模型利用数学算法。计算预测模型能够根据这 238 个基因的相关表达水平将子宫内膜样本分类为增殖型、接受型前期、接受型或接受型后期。这种 ERA 是第一个用于评估子宫内膜容受性的转录组检测系统[5]。

单细胞转录组测序（scRNA-seq）技术检测了月经周期的分子和细胞图谱变化已经证实了这些发现[6]。用 Fluidigm 微流技术和 10 倍基因组学的纳米微滴两种方法，分析来源于 29 例健康卵子供体子宫内膜组织样本中的 73 180 个单细胞[6]。这项研究基于典型标记物和高差异表达基因鉴定了 6 种主要的子宫内膜细胞类型（上皮细胞、包括一种不典型的上皮纤毛细胞类型、基质成纤维细胞、内皮细胞、巨噬细胞和淋巴细胞）。我们还发现，人类 WOI 的开启是以上皮细胞中突发的和不连续的转录组激活启动，在单细胞水平上证实了我们先前在大量子宫内膜组织中发现的子宫内膜接受型的转录组特征[5]。

子宫内膜活组织中提取 mRNA 是进行 ERA 检测的前提条件。应该在标准 WOI 时期（内源性孕酮暴露或外源性孕酮给药 120 h 后）从内膜活组织中提取。提取完成后需通过计算预测系统对基因表达进行分析和评估。ERA 预测结果将子宫内膜分为接受型和非接受型（增殖型、接受型前期和接受型后期）。非接受型的结果反映出 WOI 发生了改变，这意味着子宫内膜可能需要增加或减少以调整标准的 5 d 孕酮给药（P）时间以达到可接受型，提供了不依赖子宫内膜组织学的个体化患者 WOI（pWOI）信息（图 19.1）。

经过 6 年的临床应用和超过 200 00 例子宫内膜标本的数据积累，研究者使用二代测序（NGS）创建了一个新的计算预测系统[7]。新型 ERA 预测系统定义了一个更短、更优的 WOI 时间范围。为了明确这一接受型特征，通过筛选定义明确的和严格挑选的子宫内膜样本以测试新的预测系统，即使用仅来源于孕妇的接受型样本。对于非接受型阶段，仅使用那些在遵循与非接受型特征相关的具体建议后达到接受型的样本进行检测。新预测系统的特异度和灵敏度分别可达到 97% 和 90%。

ERA 检测的准确性和可重复性

为了检验该检测方法的准确性，将 ERA 的结果与由两名病理学家分别应用组织学标准方法所得结果进行比较。收集整个月经周期内的子宫内膜组织活检，用二次加权 Kappa 指数测量结果，计算与真实子宫内膜阶段的一致性（基于收集的周期天数）。ERA 的平均指数是 0.922（0.815~1.000），而病理学家的统计结果分别为 0.618（0.446~0.791）和 0.685（0.545~0.824）。结果得出 Kappa 指数为 0.622（0.435~0.839），两者间存在差异性[8]。

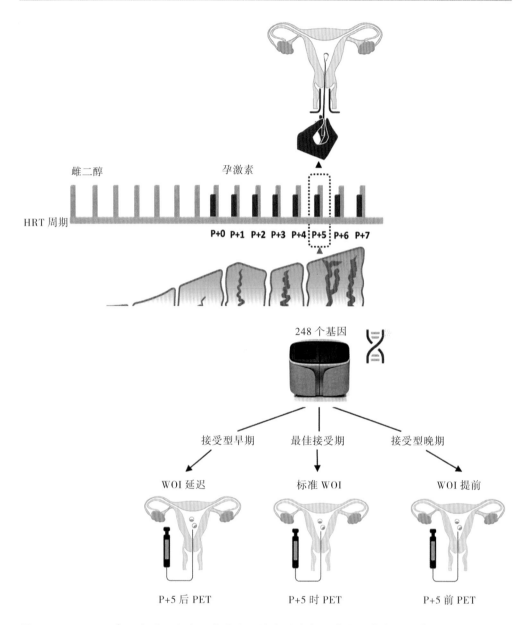

图 19.1　ERA 程序示意图及主要可能结果：接受型早期，最佳接受期，接受型晚期。P：天

　　在与第一周期相同的研究条件下，对同一女性进行第二次子宫内膜活检的结果证明了 ERA 的可重复性。第二次活检是在第一次活检后的 29~40 个月进行的，两个周期之间没有差异[8]。ERA 结果的一致性也证实了其预测准确率。ERA 结果显示，接受前期的子宫内膜多使用 1 d 的孕酮后，超过 89% 的患者可达到接受型。这些结果是通过对 1616 个子宫内膜样本（*n*=808 个配对活检）进行配对活检验证获得的。当第一个样本结果为非接受型时，预测系统精准确定了它达到接

受型的时间。在第二次子宫内膜活检时验证了预测的 WOI 时间。接受前期的样本多 1 d 的孕酮给药后的成功率为 89%[95% 置信区间（86%，91%）]。但如果 WOI 随着周期不同而变化，则很难实现这么高的预测准确性[7]。近期，通过对一例患者的活检组织进行 4 次不同的活检来测试 pWOI 的一致性，检测样本来自不同周期的不同时间，其 WOI 时间和第一次活检 ERA 推算的时间均不同，其中 3 次活检结果均证实了我们的研究结果[9]。

子宫内膜容受性面临的挑战：使用孕酮受体拮抗剂创建不应期子宫内膜

子宫内膜容受性的获得是通过配体激活孕酮受体而激发的。我们小组合作进行了一项研究，以评估接受米非司酮治疗的患者的接受状态，米非司酮是一种通过结合孕酮受体（PR）而阻断孕酮作用的拮抗剂[10]。收集 11 例［黄体生成素（LH）+7］患者子宫内膜组织样本作为对照组，7 名（LH+2 接受单剂量米非司酮 200 mg 治疗）患者的增殖期子宫内膜组织样本作为试验组。结果与预期的一致，对照组样本分为接受型早期、最佳接受型、接受型晚期，而米非司酮治疗的试验组的样本则表现出增殖型（接受型早期）的转录组学特征，表明 ERA 可以精确地检测 PR 拮抗剂治疗患者子宫内膜容受性状态的转录组变化。基因表达分析也显示 60 个特异表达的基因，证实了孕酮和糖皮质激素受体的失活。

如何在常规临床实践中应用 ERA？

进行 ERA 检测，需使用移液导管（Cornier Devices, CCD Laboratories, Paris, France）或类似的设备从子宫底取出一小部分（大约 70 mg）的子宫内膜组织。如果导管无法进入子宫内，可以通过抽吸导管吸取活检组织。

子宫内膜活检组织必须立即转移到含有 1.5 mL RNA-later（Sigma-Aldrich, St. Louis, MO, USA）的冷冻管中，这是一种避免 RNA 在试验前降解的试剂。必须剧烈摇动冷冻管几秒，以便 RNA-later 完全渗透到样本中。含有样品的冷冻管必须在 4℃冰箱保存至少 4 h（不冷冻），才可以在室温下（＜ 35℃）运输。

子宫内膜容受性检测的临床方案

对于 ERA，可以在自然周期内 [人绒毛膜促性腺激素（hCG）扳机后监测 LH 值] 或激素替代疗法（HRT）周期获得子宫内膜活组织。周期类型与获得子宫内膜活检组织时间之间的一致性对个体化胚胎移植（pET）指导非常关键。

在自然周期中，应在黄体生成素激增（LH+7）或注射 hCG（hCG+7）后 7 d

进行子宫内膜组织活检；而在 HRT 周期中，应在孕酮给药治疗的 5 d 后（P+5 或 120 h）进行活检。这可以最大限度地提高首次活检获得最佳接受型子宫内膜的可能性，适用于大约 70% 的患者[11]。

HRT 周期是首选方案，因为它具有简单、一致性好的特点。经典的子宫内膜准备方案是通过超声确认卵巢内没有功能性卵泡。然后，从月经第一天或第二天开始服用雌激素。在欧洲，常用的药物包括 6 mg/d 的戊酸雌二醇，或 150 μg/48 h 的半水雌二醇贴剂；而在美国，更倾向于每 8 h 口服 200 mg 的雌二醇。在 HRT 开始的第 7~10 天，如果超声显示 3 层子宫内膜 >6 mm 且内源孕酮 <1 ng/mL，则开始孕酮给药。欧洲或美国通常分别使用每天阴道微粒化孕酮（或类似物）400 mg/12 h 或肌肉注射 50 mg/d 孕酮。孕酮开始治疗的那天称为 P+0，活检必须在第一次孕酮治疗 P+5 或 120±3 h 后进行（图 19.2）。

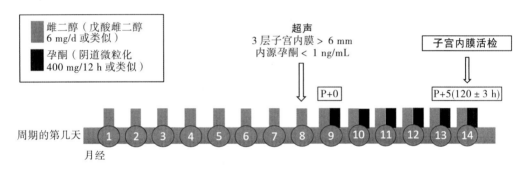

图 19.2　ERA 活检收集的标准 HRT 流程

在排卵前（自然周期）或外源性给药前（HRT 周期）适当控制内源性孕酮尤为重要。在 HRT 周期中首次孕酮给药或自然周期中 hCG+0/LH+0 时，内源性孕酮水平必须在前 24 h 控制在 <1 ng/mL。这样可以有效地避免因假象而造成的 PR 过早激活。

对 ERA 结果的解释

1. 接受型：子宫内膜容受性分为 3 类——最佳接受型、接受型早期及接受型晚期。

● 最佳接受型表明子宫内膜已准备好接受胚胎。在这种情况下，在相同类型的周期时，建议在子宫内膜活检的同一天进行胚胎移植。

● 接受型早期是指子宫内膜还未进入最佳接受期，HRT 周期中需要额外使用 12 h 的孕酮，以获得最佳子宫内膜容受性。

● 接受型晚期表明孕酮应在下一个周期中减少 12 h 以达到最佳子宫内膜容

受性。

2. 非接受型：我们的算法显示，在非接受型子宫内膜中的基因表达谱通常是由于 WOI 的生理性改变。除了增生类型表明子宫内膜未暴露于内源性或外源性孕酮，非接受型患者也显示了接受型之前或接受型之后子宫内膜的转录组特征。

● 接受型之前的诊断表明实现接受态所必需的转录激活尚未发生。从活检到子宫内膜容受性最佳状态，患者需要使用 1 d 或 2 d 以上的孕酮。

● 接受型之后的诊断表明子宫内膜已经过了本周期的胚胎植入的理想时间，因此需要减少 1 d 或 2 d 的孕酮以达到接受型。

由于该算法结果的准确性，超过 90% 的病例将不需要第二次活检来验证预测 WOI。个别情况下，接受型早期和接受型晚期需要调整 2 d 以上孕酮给药。

反复植入失败患者的子宫内膜容受性的评估

反复植入失败（RIF）是生殖医学中广受关注的临床难题，其原因至今尚未完全明确[12-13]。RIF 定义为 3 次 IVF 周期失败，其中每个周期有 1 或 2 枚优质胚胎移植到患者体内[13]，或者两次失败后使用供卵。

RIF 的原因可分为以下几类。其中一类包括子宫内膜的病理改变，如增生、黏膜下肌瘤或子宫内膜息肉、子宫内膜炎和粘连（18%~27%）[14]。其他类别包括输卵管积水[15]（通过对胚胎直接产生毒性作用或对子宫内膜容受性产生不利影响[16]）、胚胎染色体异常[17-18]、肥胖[19]、不良生活方式或其他因素，如遗传性或获得性血栓形成[20]。一种免疫因子已被用于解释和治疗这种疾病[21]。

RIF 强调了生理植入过程中同步的必要性，胚胎和子宫内膜的同步性至关重要。一项前瞻性临床试验表明，少数患者 RIF 并不是由于子宫内膜功能障碍，而是胚胎发育与子宫内膜之间的不同步造成的[11]。在这项研究中，对 85 例病因不明的 RIF 患者进行了 ERA，这些患者此前均经历过 3 次或 3 次以上的周期失败（4.8±2.0），期间共计至少有 4 枚形态学评估优质的胚胎移植失败。对照组 25 例患者，每例发生 ≤ 1 次周期失败，研究表明 RIF 患者 WOI 发生改变的比例为 25.9%（其中 84% 为接受型早期，16% 为接受型晚期），而在非 RIF 患者中为 12%。将这些结果转化为临床实践，根据患者的子宫内膜预测接受型时期制定个体化的胚胎移植方案。通过临床实践，RIF 患者的妊娠率（PR=50.0%）和着床率（IR=38.5%）与对照组患者相似。这些结果表明，在 RIF 患者中实施个体化移植方案可以达到正常的妊娠率和着床率[11]。

这项初步探究进一步得到了临床案例的证实，该案例经历了 7 次 IVF 周期失败（4 次使用自己的卵母细胞，3 次使用供卵）[22]。通过 ERA 检测发现该患者的 WOI 比标准延迟（预测最佳时间为 P+7）。之前的移植都是在标准的 WOI（P+5）

时期进行，然而通过实施个体化的胚胎移植方案在 P+7 时移植后该患者成功妊娠。本案例报告补充了 17 例患者，这些患者采用常规胚胎移植方案多次种植失败。在接受供卵移植周期时，这些患者通过 ERA 检测发现子宫内膜为非接受型。随后在制定个体化 WOI 后进行移植，其中 60% 的患者获得临床妊娠，但有 19% 的患者仍处于非接受期[22]。这些案例引发我们思考，即源于子宫内膜导致的 RIF 是不是一种"疾病"；相反，这可能是由于临床上未实施个体化治疗而导致的妊娠失败。

一项回顾性研究与我们的临床发现一致（表 19.1）[23]，RIF 患者与对照组患者（一次妊娠失败）相比，有更高的 WOI 改变（27.5% *vs.* 15%）。实行 pET 后，RIF 组的持续 PR 和 IR 分别为 42.4% 和 33%，与对照组相似。在这项研究中，还发现在 RIF 患者亚组中呈现出萎缩性子宫内膜形态（<6 mm），25% 的患者为非接受型内膜。根据 ERA 检测确定胚胎移植时间后，该组患者的 PR 可达到 66.7%。在 2017 年的一项研究中，Hashimoto 等人证实了 ERA 在日本人群中的临床适用性[24]，该研究回顾性分析了 50 例 RIF 患者，其中 24% 的患者确定 WOI 后实施 pET 治疗，PR 达到 50%。另一例回顾性分析研究了捷克共和国 85 例患者（74 例 RIF 和 11 例对照），获得了类似的结果[25]。在这项研究中，36.5% 的 RIF 患者发生了 WOI 改变，其中 69.2% 的患者在实施 pET 后成功妊娠。

一些疑难病例报告也支持 ERA 的有效性。一例日本患者在经历了 11 次失败后，尝试通过 ERA 检测实施 pET 后成功妊娠[26]。Simrandeep 等人发表了关于 3 例印度患者的报告，移植优质囊胚经历了多次失败，但失败原因未知（排除子宫、胚胎及免疫因素）[27]。其中的 2 例患者之前在不同的医疗中心接受过 ERA 检测，均表现出 WOI 改变。然而，并没有实施 pET，导致后续妊娠仍失败。前期已有 2 例借助 pET 成功实现临床妊娠的相关报道[27]。此外，ERA 还可辅助治疗子宫内膜异常，例如子宫内膜萎缩或子宫脱垂[28-29]。

有研究比较了在标准 WOI 期子宫内膜是接受型的患者的临床结局，发现其孕酮用药时间不同。Patel 等人回顾性分析了 210 例接受 pET 治疗的 RIF 患者，发现标准 WOI 组和接受 pET 治疗的患者组之间的临床结局无统计学差异（标准 WOI 组在 P+5 时进行移植），接受个体化移植方案的患者，其子宫内膜达到最佳容受状态的时间不一致[30]。这些研究结果表明胚胎移植的重要性不仅是依据标准的周期移植日进行，而更应该是在子宫内膜达到最佳容受性时期。

Tan 等人发现，当移植整倍体胚胎排除了胚胎干扰因素后，WOI 改变经过调整的患者有更高的植入率和持续妊娠率（尽管观察到的差异不具有统计学意义）。当仅分析移植整倍体胚胎的 RIF 患者时出现了同样的结果，与 P+5 时接受移植的患者相比，WOI 改变经过调整的患者植入率和持续妊娠率更高（分别为 66.7% *vs.* 44.4% 和 58.3% *vs.* 33.3%，无统计学差异）[31]。

表 19.1 基于 ERA 指导使用 pET 的临床结局报道

研究类型	年份	标题	作者	杂志
致主编信	2018	Intrapatient variability in the endometrial receptivity assay (ERA) test—letter to editor.	Cho K, et al.	J Assist Reprod Genet, 2018, 35(5): 929–930.
	2018	Variations in the endometrial receptivity assay (ERA) may actually represent test error—letter to editor.	Dahan MH, et al.	J Assist Reprod Genet, 2018, 35(10): 1923–1924.
	2018	Inter-cycle consistency versus test compliance in endometrial receptivity analysis test.	Stankewicz T, et al.	J Assist Reprod Genet, 2018,
个案报道	2014	Live birth after embryo transfer in an unresponsive thin endometrium.	Cruz F & Bellver J	Gynecol Endocrinol, 2014, 30(7): 481–484.
	2018	Different endometrial receptivity in each hemiuterus of a woman with uterus didelphys and previous failed embryo transfers.	Carranza F, et al.	J Hum Reprod Sci, 2018, 11(3): 297–299.
	2019	Why results of endometrial receptivity assay testing should not be discounted in recurrent implantation failure?	Simrandeep K, et al.	The Onco Fertility Journal, 2019, 2(1): 46–49.
	2019	The reproductive outcomes for the infertile patients with recurrent implantation failures may be improved by endometrial receptivity array test.	Ota T, et al.	Journal of Medical Cases, 2019, 10(5): 138–140.
回顾性研究	2014	What a difference two days make: "personalized" embryo transfer (pET) paradigm: a case report and pilot study.	Ruiz-Alonso M, et al.	Hum Reprod, 2014, 29(6): 1244–1247.
	2015	Endometrial receptivity array: Clinical application.	Mahajan N	J Hum Reprod Sci, 2015, 8(3): 121–129.
	2017	Efficacy of the endometrial receptivity array for repeated implantation failure in Japan: A retrospective, two-centers study.	Hashimoto T, et al.	Reprod Med Biol, 2017, 16(3): 290–296.
	2017	Window of implantation transcriptomic stratification reveals different endometrial subsignatures associated with live birth and biochemical pregnancy	Diaz-Gimeno P, et al.	Fertil Steril, 2017, 108(4): 703–710.e3.
	2018	The role of the endometrial receptivity array (ERA) in patients who have failed euploid embryo transfers.	Tan J, et al.	J Assist Reprod Genet, 2018, 35(4): 683–692.
	2018	Does the endometrial receptivity array really provide personalized embryo transfer?	Bassil R, et al.	J Assist Reprod Genet, 2018, 35(7): 1301–1305.

续表

研究类型	年份	标题	作者	杂志
	2018	Window of implantation is significantly displaced in patients with adenomyosis with previous implantation failure as determined by endometrial receptivity assay.	Mahajan N, et al.	J Hum. Reprod. Sci, 2018, 11(4): 353.
	2019	Personalized embryo transfer helps in improving in vitro fertilization/ICSI outcomes in patients with recurrent implantation failure	Patel JA, et al.	J Hum Reprod Sci, 2019, 12(1): 59–66.
	2019	Endometrial receptivity analysis—a tool to increase an implantation rate in assisted reproduction.	Hromadova L, et al.	Ceska Gynekol, 2019, 84(3): 177–183.
	2019	What is the clinical impact of the endometrial receptivity array in PGT-A and oocyte donation cycles?	Neves AR, et al.	J Assist Reprod Genet, 2019, 36: 1901.
	2020	Evaluation of the endometrial receptivity assay and the preimplantation genetic test for aneuploidy in overcoming recurrent implantation failure.	Cozzolino M, et al.	J Assist Reprod Genet, 2020, 37(12): 2989–2997.
	2020	Comparing endometrial receptivity array to histologic dating of the endometrium in women with a history of implantation failure.	Cohen AM, et al.	Syst Biol Reprod Med, 2020, 66(6): 347–354.
	2021	Clinical utility of the endometrial receptivity analysis in women with prior failed transfers.	Eisman LE, et al.	J Assist Reprod Genet, 2021, 38(3): 645–650.
	2021	Evaluation of pregnancy outcomes of vitrified-warmed blastocyst transfer before and after endometrial receptivity analysis in identical patients with recurrent implantation failure.	Kasahara Y, et al.	Fertility & Reproduction, 2020, 3(2): 35–41.
	2021	The use of propensity score matching to assess the benefit of the endometrial receptivity analysis in frozen embryo transfers.	Bergin K, et al.	Fertil Steril, 2021, 116(2): 396–403.
前瞻性研究	2013	The endometrial receptivity array for diagnosis and personalized embryo transfer as a treatment for patients with repeated implantation failure.	Ruiz-Alonso M, et al.	Fertil Steril, 2013, 100(3): 818–824.
	2021	Routine endometrial receptivity array in first embryo transfer cycles does not improve live birth rate.	Riestenberg C, et al.	Fertil Steril, 2021, 115(4): 1001–1006.
随机对照研究	2020	A 5-year multicentre randomized controlled trial comparing personalized, frozen, and fresh blastocyst transfer in IVF.	Simon C, et al.	Reprod. BioMed. Online, 2020, 41(3): 402–415.

回顾性队列研究对 pET 进行了评估，将进行 ERA 检测的 pET 患者与未进行 ERA 检测的患者进行比较，发现两组无统计学差异[32-34]。然而，我们不能忽略进行 ERA 检测的这些患者通常就是那些难以解释其 RIF 原因的病例。因此，对于没有 ERA 检测指征的患者，可借助 pET 方案使其达到与正常患者相似的临床结局，这是非常值得关注的。

在病理条件下和首次就诊时评估子宫内膜容受性

肥　胖

尽管许多肥胖女性 [体重指数（BMI）> 30 kg/m^2] 可以自然受孕，但肥胖确实会影响生育。Rich-Edwards[35] 报告称肥胖女性患无排卵的风险是 BMI 正常女性的 3 倍。与 BMI 正常的女性相比，超重女性（BMI > 25kg/m^2）的受孕时间延长 2 倍，即使可发生排卵，那些脂肪密集或由多囊卵巢综合征（PCOS）引起肥胖的女性受孕率也较低[36]。肥胖女性在接受 ART 治疗时，其植入率、临床妊娠率和活产率均较低，而流产率较高[37-40]。虽然一些早期研究认为 BMI 并未对子宫内膜容受性产生负面影响[41-43]，但越来越多的证据与此相悖[44-47]，发现子宫环境可能是肥胖导致生育力降低的原因。然而，与此相关的分子机制仍不明确。

一项前瞻性队列研究利用 ERA 检测分析了不同 BMI 患者的 WOI，以评估超重 / 肥胖可能对 WOI 产生的影响[48]。根据世界卫生组织（WHO）肥胖分类系统，所有 BMI 分类中纳入 91 例不孕患者，在 HRT 周期中 P+5 时进行子宫内膜活检[49]。结果发现，肥胖和病态肥胖患者的非接受型子宫内膜的发生率（分别为 22.5% 和 37%）明显高于正常体重和超重患者（分别为 9.1% 和 7.7%），但无统计学意义。此外，肥胖受试者在最佳 WOI 期显示出子宫内膜基因表达显著改变，证实能量代谢会对 WOI 产生影响，肥胖会增加 WOI 发生改变的风险[48]。最近，另一项前瞻性研究报道了类似结论[50]，根据 BMI 将 170 名不孕女性分为非肥胖组（18.5~29.9 kg/m^2；N=73）和肥胖组（> 30 kg/m^2；N=97）。结果显示，非接受型子宫内膜发生率随着 BMI 增加而增加，非肥胖患者与肥胖患者的非接受型子宫内膜发生率差异有统计学意义（9.7% vs. 25.3%；P=0.02）。

子宫内膜异位症

子宫内膜异位症是一种雌激素依赖性疾病，影响约 10% 的育龄期女性[51]，患有痛经或不孕症的女性中患病率可高达 50%[52]。子宫内膜异位症是指子宫内膜组织存在于子宫外，症状可能从几乎没有到慢性盆腔疼痛、痛经、尿路感染或肠道不适。它对女性的身体、心理和社会福祉都有影响，并通常被认为与不孕有关。

不孕是子宫内膜异位症的一个不良反应，造成不孕的病因多种多样，包括子宫内膜异位症对卵巢储备和（或）卵母细胞质量、胚胎质量和子宫内膜容受性的影响。一些研究已经报道了子宫内膜异位症患者中大量的子宫内膜标记物异常[51, 53-56]，但未阐明它们是否由子宫内膜异位症引发。此外，子宫内膜异位症患者子宫内膜基因表达的改变与胚胎植入受损有关[56-57]。

一项前瞻性研究采用 ERA 技术，分析了不同子宫内膜异位症阶段（最小、轻度、中度和重度）患者和健康患者的 WOI 期间，子宫内膜基因表达的转录组特征[58]，发现子宫内膜异位症不同分期的表达基因无差异。但聚类分析显示，与子宫内膜异位症不同阶段相比，基因表达的差异与进行活检的时间相关更强。这表明，根据 ERA 诊断，WOI 期的转录组特征在不孕症患者中相似，无论是否存在子宫内膜异位症。

第一次 IVF 周期的 pET 后的临床结果

一项前瞻性随机临床试验（RCT）评估了 pET 与常规胚胎移植（ET）有效性的差异[59]。试验用 3 个组比较了促排周期新鲜胚胎移植、HRT 周期中 P+5 天冻融胚胎移植（FET）和 HRT 周期中 ERA 检测指导的冻融胚胎 pET 移植结局（图 19.3）。该 RCT 有 16 家生殖中心参与，纳入 458 例 ≤ 37 岁首次进行囊胚移植的 IVF 患者。不同移植类型的临床结局具有可比性，除了 pET 组的累积妊娠率（CPR）显著高于其他移植类型（93.6%），FET 组（79.7%；P=0.000 5），ET 组（80.7%；P=0.001 3）。每个方案的分析显示，pET 组的 PR（72.5%）显著高于 FET 组（54.3%；P=0.01）和 ET 组（58.5%；P=0.05）。与 FET 组（43.2%；P=0.03）和 ET 组（38.6%；P=0.004）相比，pET 组的 IR 也显著升高（57.3%）。但是，首次移植的活产（LB）率在各组间没有显著差异（pET 56.2% *vs.* FET 42.4%，P=0.09；*vs.* ET 45.7%，P=0.17），但累积 LB 率（12 个月后）具有统计学差异，pET 组（71.2%）高于 FET 组（55.4%；P=0.04）和 ET 组（48.9%；P=0.003）。各组的产科结局、分娩类型和新生儿结果相似。因此，本研究为辅助生殖治疗开始时对患者进行 pET 指导以改善临床结局提供了一定依据。

局限性

子宫内膜活检在收集过程中存在技术上的困难。收到的样本中有 5% 不适合活检，因为无法获得足够的 RNA 或 RNA 已经降解。mRNA 是一种高度敏感的遗传物质，会因为多种原因发生降解（运输和储存时高温、未使用 RNA 酶抑制剂或缺乏无菌条件）。此外，ERA 是在转录水平上对子宫内膜进行评估的，可能存在其他干扰因素，如子宫微生物群发生改变，会影响接受型子宫内膜的临床结果。

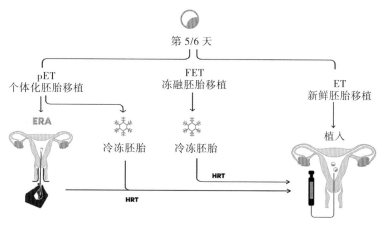

	pET(n=80)	FET(n=92)	ET(n=94)	pET vs. FET		pET vs. ET	
				相对风险（95% CI）	P 值	相对风险（95% CI）	P 值
妊娠率（PR）	58 (72.5%)	50 (54.3%)	55 (58.5%)	1.56 (1.07, 2.29)	0.01	1.42 (0.98, 2.08)	0.057
着床率（IR）	63/110 (57.3%)	60/139 (43.2%)	58/150 (38.6%)	1.37 (1.03, 1.82)	0.03	1.54 (1.15, 2.05)	0.004
活产率（LBR）	45 (56.2%)	39 (42.4%)	43 (45.7%)	1.35 (0.97, 1.86)	0.09	1.26 (0.91, 1.74)	0.17
累积 PR	76/80 (95%)	65/92 (70.6%)	59/94 (62.8%)	4.18 (1.65, 10.56)	0.000 1	5.49 (2.14, 14.06)	0.000 1
累积 LBR	57(71.2%)	51 (55.4%)	46(48.9%)	1.47 (1.01, 2.13)	0.04	1.71 (1.17, 2.49)	0.003

图 19.3 在刺激方案下进行新鲜周期胚胎移植，在 HRT 周期 P+5 时进行冷冻胚胎移植，以及在 HRT 周期中冷冻胚胎在 ERA 指导下进行 pET 的患者首次妊娠结局。引自：Siman 等（2020）随机对照试验结果。CI：置信区间

关于使用 ERA 来指导 pET，后续的移植周期类型需要与进行 ERA 活检的周期类型一致。因此，只能在 FET 周期实行 pET，并且只能用来自同一患者的卵母细胞。

自从我们发表了这种创新性的、用以识别子宫内膜转录组特征的论文[5]，多家公司已经推出了商品化的子宫内膜转录组检测服务。这些检测都是基于利用不同的技术分析 ERA 检测中的某些特异基因，因而其结果没有一致性[60]。应用 ERA 检测指导的 pET 临床报道结果是有其应用特异性的，不能随意应用到其他试验中。

总　结

在植入过程中评估子宫内膜和胚胎的完整性和状态及其之间的同步性非常重要。其中，子宫内膜和胚胎间的同步性是辅助生殖治疗成功的关键因素之一。即使选择形态学和染色体正常的胚胎，人类胚胎的植入率也很低，在各种子宫内膜

厚度和模式中植入率只达到50%~65%[61]。因此，母体子宫内膜的重要性不言而喻，作为一个重要的限制因素，应该被纳入辅助生殖治疗过程。

虽然已经报道了一些分析评估子宫内膜容受性的方法，但大多数都缺乏科学证据。我们应该考虑以科学证据为基础的，且已证实可以显著增加临床结局为患者提供更好治疗的内膜检测方案。ERA检测能够在临床上实现个体化移植，让胚胎和子宫内膜容受性更为同步（图19.4）。近年来，全世界多家生殖中心使用ERA来评估ART治疗中患者的子宫内膜容受性。这些试验证据可为ERA在未来被用于辅助生殖治疗中提供重要的参考依据和可能性。

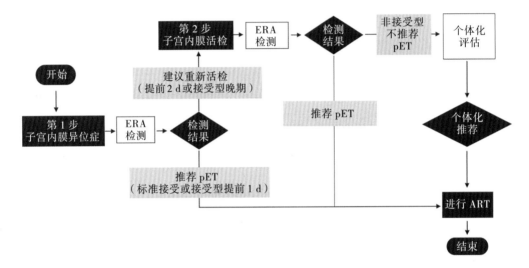

图19.4　通过ERA检测确定子宫内膜容受性的决策流程图

参考文献

[1] Adamson G, de Mouzon J, Chambers GM, et al. International Committee for Monitoring Assisted Reproductive Technology: world report on assisted reproductive technology, 2011. Fertil Steril, 2018, 110:1067-1080.

[2] Díaz-Gimeno P, Ruíz-Alonso M, Blesa D, et al. Transcriptomics of the human endometrium. Int J Dev Biol, 2014, 58(2-4):127-137.

本章完整参考文献，请扫描以上二维码在线查看。若需下载，请登录www.wpcxa.com"下载中心"下载。

阴道微生物群

第20章

Shahriar Mowla, Phillip R. Bennett, David A. MacIntyre

引 言

定植于人体内的复杂微生物群落，发挥着重要的生理学共生作用，包括代谢、病原体抵抗和免疫稳态[1-4]。这些微生物（包括细菌、病毒、真菌和古生菌）在特定生态位置中被称为"微生物群"[5]。"微生物群"一词通常与"微生物群落"互换使用，但更准确的是指栖息地，包括微生物群、它们的基因组和周围的生化环境[6]。与身体其他部位（如口腔和肠道）类似，女性生殖道下段有丰富的微生物群，在女性的一生中动态变化。人们逐渐认识到特定的阴道微生物群与良好的生殖健康状态有关。相比之下，在向致病状态转变之前或过程中出现的其他微生物组成，被认为是"次优"的。影响不同阴道微生物定植的内源性和外源性因素，以及宿主对它们的反应是决定它们在生态位置中的作用的关键。在本章中，我们将探讨目前对影响阴道微生物群组成的因素，如何对其进行研究和表征，以及阴道微生物群—宿主相互作用与生殖成功与否的联系。

阴道微生物群的特征——历史背景

19世纪末，人们开始把特定的阴道细菌与生殖健康状态和疾病联系在一起。Albert D-derlein在研究产后败血症与阴道细菌时首次发现并描述了乳杆菌属，它在许多女性的阴道分泌物中大量存在[7]。人们注意到，在没有乳杆菌的情况下，阴道通常会被"类白喉杆菌、肠球菌和葡萄球菌"定植[8]。目前，培养和显微镜检查仍是研究阴道微生物的主要方法。这些研究使"异常"阴道微生物群落（通常为乳杆菌种类减少，兼性或严格厌氧菌多样性增加）与一系列不良生殖健康结果之间存在关联，包括性传播疾病感染风险增加[9-10]和流产、早产等妊娠并发症[11-13]。

培养和显微镜检查是临床诊断异常阴道微生物群的主要技术，特别是对细菌性阴道病（BV）的诊断。1983 年首次提出的 Amsel 标准是对临床症状（如气味、pH 值、颜色）和阴道分泌物的显微镜特征的综合评估，其中包括阴道上皮细胞是否黏附大量线索细胞的综合评估[14]。"Nugent 标准"通常用于 BV 的诊断，通过显微镜对细菌的 3 个关键形态进行评估和分级：①大革兰氏阳性棒杆菌；②小革兰氏可变棒杆菌；③弯曲革兰氏可变棒杆菌[15]。这些形态类型所对应的属分别是乳杆菌属、加德纳菌属和动弯杆菌属，但最近对动弯杆菌分子分析表明，它们更有可能是 BV 相关其他细菌，如 BV 相关细菌 –1（BVAB1）[16]，现在被称为阴道念珠菌[17]。

阴道微生物群的分子分析

在过去的 10 年中，对微生物非培养的、基于分子的鉴定和特征描述方法激增。目前应用最广泛的两种主要测序策略均依赖于二代测序（NGS）平台。"宏基因组学"是指使用"鸟枪法"对样本中的 DNA 进行测序，对测序序列进行组装和绘制图谱到参考数据库，然后进行注释[6]。通过样本中所有基因组的信息，"宏基因组学"可以用于分析微生物群落的组成结构及其潜在功能。这种方法的缺点是经济成本和计算成本高，将它应用于低生物量的样本很困难，因为大部分扩增和测序的 DNA 来自宿主（如胎盘或子宫内膜）。"代谢组学"通过微生物分类标记基因（如细菌 16S 核糖体 RNA 基因或真菌 18S rRNA 基因）来解决其中一些问题。这些基因由高度保守的区域组成，这些区域可以被聚合酶联反应（PCR）引物定位扩增，并由高度可变区域隔开，这些区域提供遗传多样性，有助于将细菌分类到种，在某些情况下还包括分类到菌株水平[18]。由于大多数元分类学分析方法依赖于短扩增子的测序，因此在考虑所选择的高变区、所用引物的选择和用于分析的信息学管道时需要谨慎，所有这些都可能引入偏差。测序方法的另一种替代测序方法是 IS 测序分析技术，该技术利用 16S~23S 核糖体间隙（IS）片段长度中的物种特异性差异进行鉴定和分析[19]。该项技术的优点是它可以很容易在大多数分子实验室中实现，并且易于高通量筛选样品；但是据报道，该技术所提供的阴道微生物群落的分辨率不如测序方法详细[20]。

国家卫生研究资助的人类微生物群项目（HMP）于 2012 年完成[21]，其中一项阴道微生物群 NGS 分析首次大规模应用。从 113 名女性阴道口、中点和后穹窿处采集标本，结果表明与肠道、口腔和皮肤等身体其他部位相比，阴道的微生物多样性和丰富度通常较低。该研究还证实了早期通过培养和显微镜观察获得的结果，表明乳杆菌属是育龄期女性阴道中的主要菌种。

2011 年，Ravel 及其同事对一定数量（$n=396$ 名）且不同种族的育龄期女性的阴道微生物群进行了更深入的研究 [22]。调查样本从相同数量无症状的亚裔、黑种人、西班牙裔和白种人女性中收集，研究表明，阴道细菌分布可分为 5 组，称为"群落状态类型"（CST），其特征是存在 4 种乳杆菌：CST Ⅰ——卷曲乳杆菌占优势，CST Ⅱ——格氏乳杆菌占优势，CST Ⅲ——詹氏乳杆菌占优势，CST Ⅴ——惰性乳杆菌占优势。第 5 组被称为 CST Ⅳ，其特点在于缺乏乳杆菌，并增加了与 BV 相关的典型严格厌氧菌的数量（包括阴道加德纳菌、普雷沃菌、小杆菌属和奇异菌属）。重要的是，该研究还报道了阴道微生物群的细菌组成受宿主种族的影响。89.7% 白种人和 80.2% 亚裔女性阴道微生物群以乳杆菌为主。相比之下，只有 59.6% 西班牙裔和 61.9% 黑人女性的阴道微生物群以乳杆菌为主。此后，大量研究已经证实了种族和阴道微生物群组成之间的关系 [23-26]，并且在其他人群也观察到原始 CST 的广泛组成特征，也被称为"阴道类型"或"阴道微生物群落" [23,27-30]。随着阴道微生物群研究数量的增加，研究者发现存在罕见的阴道 CST，目前正在努力标准化 CST 的计算和描述方法，以提高不同研究之间数据的可比性 [31]。

影响阴道微生物群构成的因素

阴道微生物群的组成结构相对简单，但它在女性的一生中是动态变化的 [27]。这些变化受激素水平影响，尤其受雌激素（E2）的影响。出生后不久，在母源的高 E2 浓度影响下，阴道微生物群开始定植 [32]。这导致阴道上皮中糖原的储存量增加，当宿主 α - 淀粉酶将其分解成复合糖时，可优先将其作为乳杆菌的能量来源。乳杆菌在分娩期间定植在阴道。随着母体 E2 代谢，糖原水平降低，可以观察到乳杆菌向高度多样性结构转变，并伴随着 pH 值的增加 [33-34]。随着青春期的到来，阴道微生物群的组成变得更加接近育龄期女性，其特征是乳杆菌优势度增加，多样性减少 [35]。妊娠期的高 E2 状态，由胎儿 - 胎盘产生的 E2 进一步支持了乳杆菌在阴道中的优势地位 [36-37]。分娩后，由于羊水排出和分娩期出血造成阴道黏膜生化微环境紊乱，再加上母体 E2 的迅速下降 [38]，导致阴道微生物群丰富度和多样性增加 [36]。一些女性在分娩后一年内，CST Ⅳ 模式的转变一直存在 [39]，这与乳杆菌在阴道中占优势是一致的。绝经后 E2 减少与糖原水平降低和阴道上皮变薄相关，即乳杆菌种类减少和多样性增加 [40]。相反，在接受激素替代疗法的女性中，乳杆菌仍然是微生物群的主要特征 [41-42]。其他影响阴道菌群组成的宿主因素包括月经 [27,43-45]、激素避孕药 [46-48]、抗生素 [49-52] 和性生活 [46,53-54]（图 20.1）。最近一项对 26 名女大学生进行的为期 10 周的自我抽样研究发现，阴道微生物群组成的变化与饮食和运动有关 [45]。这是一个有趣的发现，生活方式的改变作为一种无创因素影响着阴道微生物群。

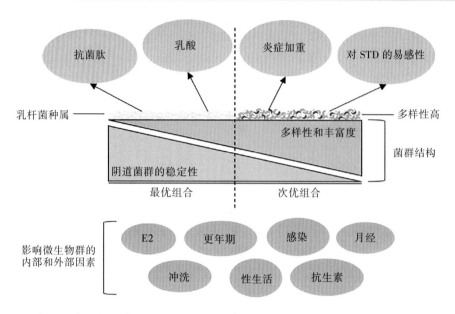

图 20.1　影响阴道微生物群组成和稳定性的因素及其与健康和疾病状态的关系概述

阴道微生物群、病原体定植和宿主应答

　　下生殖道（阴道和子宫颈外）和上生殖道（子宫和宫颈）在解剖学、免疫学和形态学上存在明显差异（图 20.2）。例如，阴道上皮由多层非角化的复层鳞状上皮细胞组成，其厚度从几个细胞到 45 个细胞不等 [55]。上生殖道的上皮由单层柱状上皮细胞组成。在阴道中，顶层细胞发生角化而失去细胞核和细胞器 [56]。这些细胞定期脱落进入阴道腔 [55]，有助于清除入侵的病原体 [57-58]。基底层有丝分裂促进上皮细胞更新 [55]，周期时间大约为 96 h[59]。与上生殖道相比，下生殖道的进化伴随着高细菌负荷，这在很大程度上是因为宫颈在上生殖道和下生殖道之间起着物理和免疫屏障的作用 [60-61]。宫颈产生的黏液主要由水和被称为黏蛋白的高度糖基化蛋白质组成，这些蛋白质可以作为附着和黏附位点以及微生物群的能量底物 [62]。宫颈分泌黏液受 E2 调节，随着 E2 水平的升高，黏度通常会降低，这对精子通过黏液很重要 [63]。宫颈黏液在妊娠期间形成一个"塞子"，密封宫颈，有助于防止从阴道上行感染 [64-65]。黏膜层是宿主细胞和微生物细胞产生的蛋白质和代谢产物，例如，乳杆菌可以改变黏度，从而改变宫颈黏液的病毒捕获能力 [66-68]。乳酸还能降低黏膜 pH 值至 4.0±0.5 水平，对许多病原体都有杀菌作用。生物表面活性剂和细菌素的分泌，以及通过置换和抑制黏附而进行的竞争排斥，是乳杆菌帮助抵御病原体在下生殖道定植的额外作用 [22, 69-71]。虽然乳杆菌被广泛认为是健康阴道微生物群的重要组成部分，但越来越多的证据表明，乳杆菌是一种从阴道中分离出来的常见菌，可能作为最优和次优阴道微生物群之间的中间产物 [72]。

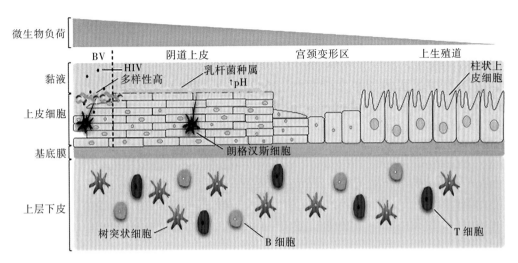

图 20.2　整个生殖道上皮 - 黏膜界面上的微生物 - 宿主的相互作用

　　与卷曲乳杆菌（3~4 Mbp）相比，惰性乳杆菌的基因组异常小（1.3 Mbp），它包含编码铁硫蛋白、独特的胞质因子以及一种称为内溶素的成孔毒素基因 [73]。复杂的营养需求也可能导致其对潜在致病物种惰性乳杆菌表现出明显的耐受性，这些物种为其提供代谢分解产物。这意味着在健康和致病状态下，惰性乳杆菌可以经常被检测到 [72]。

　　模式识别受体，如上皮细胞和免疫细胞表达的 Toll 样受体（TLR）和 NOD 样受体（NLR），通过触发复杂的级联信号导致固有免疫应答激活，感知阴道内病原体的入侵并做出反应。这涉及细胞因子和趋化因子的产生，它们可能具有抗炎或促炎作用，以及抗菌肽，包括分泌性白细胞蛋白酶抑制剂（SPLI）、β - 防御素和其他免疫因子 [55, 74-77]。目前，研究者认为共生微生物群的宿主耐受性，是通过抑制模式识别受体的激活和随后抑制促炎症细胞因子来实现的 [74]。相反，阴道加德纳菌 [78] 和阴道需氧菌 [79] 等通常与 BV 相关病原体，包括炎症细胞因子和趋化因子（如 IL-6、IL-8、RANTES 和 MIP1β）的产生增加相关，在妊娠期同样存在 [80]。这些免疫介质通过紧密连接的重组来调节整个生殖道的各种发育、生理和炎症过程，包括上皮渗透性 [81-82]。微生物相关炎症 [83-84] 对下生殖道上皮层造成的损害的增加，包括人类免疫缺陷病毒（HIV）易感性的增加 [85]。

阴道微生物群与生殖健康状况

　　鉴于阴道微生物群在调节生殖道内的免疫反应和炎症方面的重要作用，人们对了解其与生殖健康和疾病状态之间的关系越来越感兴趣。在育龄期女性中，以乳杆菌属为主的阴道微生物群可防止各种疾病，包括 BV[86-87]、盆腔炎[88]、念珠菌病[89]和性传播感染，如 HIV、单纯疱疹病毒（HSV）-2[90-92]和人乳头瘤病毒（HPV），后者与宫颈癌的发生密切相关[93-94]。近期一项研究发现，未经治疗的宫颈上皮内癌变Ⅱ型（宫颈癌侵袭前兆）的消退与乳杆菌属占优势有关[95]。阴道微生物群也可能具有调节某些治疗干预措施疗效的能力，例如，与阴道念珠菌和 BV 相关细菌定植的女性相比，局部接触前预防药物替诺福韦（Tenofovir）在预防以乳杆菌为主的阴道微生物群女性感染 HIV 方面更具优势[96]。

还有大量的证据表明，阴道微生物群影响宿主的生殖成功率。近期的研究主要集中在阴道微生物群组成与不孕症之间的潜在联系上[97-100]。一些研究甚至提出阴道微生物群可以作为体外受精（IVF）成功的预测生物标志物[101-102]。尽管这一领域的研究在设计和技术上存在差异，但人们普遍认为乳杆菌在阴道生态中的优势与胚胎植入成功相关，而乳杆菌的减少和兼性厌氧菌的过度生长与较低的成功率相关。表 20.1 总结了使用基于分子的方法描述阴道微生物群组成与 IVF 成功率之间关系的研究。乳杆菌优势地位的重要性一直持续到妊娠期。最近有研究发现，缺乏乳杆菌的阴道微生物群与妊娠早期流产有关[103]。数据提示，不明原因复发性流产的女性有较高的患病率，其潜在的病原体包括奇异菌属、普雷沃菌属和链球菌属[104]。

迄今为止，对妊娠阴道微生物群的绝大多数研究都集中于了解其与早产（PTB）的关系[110]，而 PTB 仍然是全球儿童死亡的主要原因[111]。阴道病原体感染[112]、BV[113-114]和需氧性阴道炎[112]等，长期以来被认为会增加 PTB 风险。正如其他资料所详细回顾的，最近在妊娠期应用的分类分析方法为阴道微生物群组成与早产之间的关系提供了新的见解[110, 115]。全球不同人群多数研究表明，在白人女性中，阴道微生物多样性增加与 PTB 风险之间存在正相关关系[24, 116-121]。相反，对黑人孕妇的研究没有显示出阴道微生物群组成与 PTB 风险的任何关系[122]，也没有报告 PTB 的女性阴道菌群多样性减少[123-124]。正如本章前面提到的，这些发现表明，种族对阴道微生物群的影响延伸到了其与疾病的联系，包括 PTB。

我们实验室最近的工作进一步探讨了阴道微生物群与 PTB 的一个特定亚组之间的关系，即早产胎膜早破（PPROM）[125-126]。30%~40% 的病例会发生 PPROM[127]，随着宫腔和胎儿暴露于潜在的致病性阴道细菌中，PPROM 与孕产妇和新生儿预后不良的风险增加有关[128-134]。我们的研究结果表明，以乳杆菌种类减少为特征的阴道生态失调增加了细菌多样性，并且在随后经历 PPROM 的女性中，潜在病原体的存在更为普遍[29]。此外，胎膜破裂本身也会促进次优阴道菌群定植，而临床上广泛使用的旨在延长妊娠期和降低 PPROM 新生儿发病率的特异性抗生素（红霉素）可能会进一步加剧这一情况[50]。这似乎对分娩后的母亲和新

表 20.1 利用基于分子的方法来表征阴道微生物群与体外受精（IVF）成功之间的关系的研究总结

年份	参考文献作者	页码	阴道微生物群的分子特征	整个治疗周期的采样点	与结果的关系	阴道微生物群与 IVF 成功与否的关系
2012	Hyman 等[105]	30	全长 16SrRNA 基因	治疗周期前取卵、胚胎移植和妊娠 6~8 周取卵	Y	多样性低，乳杆菌占优势的阴道微生物群与 IVF 的成功呈正相关
2012	Mangot-Bertrand 等[106]	307	Nugent 评分和有针对性 qPCR	取卵	N	无论 BV 阴性或阳性，患者在胚胎着床方面无显著差异
2016	Haahr 等[107]	130	有针对性 qPCR	治疗周期前 2~4 周	Y	高浓度的阴道加德纳菌和阴道普雷沃氧菌与临床妊娠率低相关
2018	Haahr 等[101]	120	16SrRNA 基因 V4 区与 qPCR	治疗周期前	Y	多样性高（Shannon 指数 >0.93）与低妊娠率和活产率相关。阴道微生物群异常（通过 qPCR 诊断）与生殖结果不良相关
2018	Wee 等[97]	31	16SrRNA 基因 V1~V3 区	宫腔镜检查以外的治疗周期	Y	阴道微生物群组成与能否成功生育相关；阴道加德纳菌和支原体与女性不孕相关
2019	Koedooder 等[102]	192	IS-pro 技术（16s~23srRNA 基因）	治疗周期前	Y	阴道乳杆菌含量低的女性胚胎植入成功的可能性小
2019	Vergaro 等[108]	150	qPCR（gDNA）	胚胎移植日	N	未检测到与之相关
2020	Fu 等[109]	67	16SrRNA 基因 V3~V4 区	胚胎移植前 1 个月零 7 天	Y	阴道乳杆菌与 IVF 后是否成功妊娠成正相关。与对照组相比，反复植入失败者的乳杆菌数量显著减少，病原体数量显著增加
2020	Kong 等[99]	475	16SrRNA 基因的 V4 区	治疗期间	Y	IVF 后未妊娠的患者乳杆菌含量降低，加德纳菌和普雷沃氏菌增加

N: 无关联；Y: 有关联

生儿产生了影响。在该研究中，患有绒毛膜羊膜炎伴真菌病女性的阴道微生物群中普雷沃菌属、纤毛菌属、消化链球菌属和卡氏菌属富集，并且 C 反应蛋白（炎性标志物）和白细胞计数升高。此外，在发生早期新生儿败血症的病例中，分娩时采集的产妇阴道拭子样本中，无乳链球菌、具核梭形杆菌、大肠埃希菌、卡氏菌属和纤毛菌属细菌富集。乳杆菌的母体定植与预防 PPROM 后早发新生儿败血症相关。

总　结

现在有大量的数据支持，阴道微生物群在女性一生中起着维持生殖健康的不可或缺的作用。从广义上讲，以乳杆菌种类减少和多样性增加为特征的阴道微生物群通常与疾病风险和病理有关。相比之下，乳杆菌（尤其是卷曲乳杆菌）在阴道微生物群的优势地位与健康状况相关。然而，随着我们对阴道微生物群 – 宿主相互作用理解的提高，越来越明显的是，最佳阴道微生物群组成的"一刀切"定义不成立。种族和免疫反应等宿主因素，可能是决定疾病风险微生物群 – 宿主相互作用的重要因素。需要开发新的方法和工具，对阴道微生物群组成和宿主反应进行即时评估，从而有助于制定更有针对性和个体化的策略，以控制微生物群，使其达到个人最佳的健康状态[135]。

参考文献

[1] Wu H-J, Wu E. The role of gut microbiota in immune homeostasis and autoimmunity. Gut Microbes, 2012, 3(1):4-14.

[2] Cummings JH, et al. Clin Nutr, 1997, 16(1):3-11.

[3] Dethlefsen L, McFall-Ngai M, Relman DA. An ecological and evolutionary perspective on human-microbe mutualism and disease. Nature, 2007, 449(7164):811-818.

[4] Hooper LV, Gordon JI. Commensal host-bacterial relationships in the gut. Science, 2001, 292(5519):1115-1118.

[5] Lederberg J, et al. 'Ome Sweet' Omics—A Genealogical Treasury of Words. The Scientist, 2001.

[6] Marchesi JR, Ravel J. The vocabulary of microbiome research: a proposal. Microbiome, 2015, 3:31.

[7] Lash AF, et al. J Infect Dis, 1926, 38(4):333-340.

本章完整参考文献，请扫描以上二维码在线查看。若需下载，请登录 www.wpcxa.com "下载中心" 下载。

子宫微生态

第 **21** 章

Jonah Bardos, Carlos Simón, Inmaculada Moreno

引 言

人体所寄居的细菌数量是人体细胞数量的 10 倍以上 [1]。早期关于微生物的医学研究大多集中于致病性细菌，直到最近才开始逐步聚焦于常驻性细菌、病毒和真菌（统称为微生物群）的研究。宿主 – 微生物相互作用的结局可以是下列三种情况之一：互利、共生或寄生。2008 年，NIH 对 300 名健康志愿者的鼻腔、口腔、皮肤、胃肠道和泌尿生殖道的微生物群进行了研究 [2]。10 年前，很少有研究关注子宫微生物群，因其最初被认为是无菌环境。令人震惊的是，9% 的人类微生物群存在于泌尿生殖道中 [3]。

胚胎和子宫内膜之间的相互作用被精细调控，介导形成子宫胚胎精准关联，这是成功植入的必需条件。全球每年有近 1.4 亿新生儿出生，深入探究健康妊娠的关键因素非常重要。任何影响这种（子宫与胚胎）"对话"的因素都可能导致不良的生殖结果，如微生物群学改变。

2016 年的一项初步研究表明，存在致病性（定义为非乳杆菌为主，NLD）子宫环境的女性妊娠率降低近 40%[4]。自此开始，5 年来人们开始关注子宫微生态。2017 年的另一项研究利用靶向测序和微阵列数据（侧重于 16S rRNA 高变区），表明 IVF 期间胚胎移植时子宫微生态可通过对移植导管尖端进行测序来表征 [5]。从那时起，许多研究者试图描述子宫的天然微生物群，确定其对妊娠结局的影响 [6]。这些报道中关于"正常"子宫微生物群的研究结果并不一致，但乳杆菌似乎始终存在于生理性子宫内膜微生物群中 [7]。

早期的 [在出现二代测序（NGS）技术热潮之前] 生殖微生物群检测工作基于培养的方法 [8]，许多生物体未能识别出来。随着 NGS 技术的简便性和成本的降低，人们发现（过去）在培养或显微镜下只有 1%~2% 的细菌被鉴定出来 [4,9-10]。近期的生殖研究利用 16S rRNA 高变区基因测序，可以确定细菌的属和种水平，但不能确定亚种 [11]。这种技术的优势是成本较低，扩增所需 DNA 量较小。对扩增的要求也可能是一个缺点，因为该过程在仅处理一个／两个高变区域时也会引入扩增偏差，从而难以精准确定细菌物种的相对丰度。此外，16S 技术利用了一个映射数据库，这意味着该物种必须曾经被其他人表征过。与基于 16S 的测序相比，全基因组鸟枪法宏基因组学可以提高分类分辨率，这意味着能够检测低丰度的微生物群落，并且能更好地区分密切相关的物种 [12]。从本质上讲，以前对培养物和 16S 的研究可能缺少生殖道微生物群的关键组成部分。此外，仅靠微生物群的存在并不能确定生态失调，还需要进行功能研究来解释特定细菌谱如何影响局部信号传导。然而，迄今为止尚缺乏此类研究报道，即运用鸟枪法测序分析子宫内膜微生物群在胚胎移植时或体外受精患者妊娠早期的功能影响 [13-14]。

在本章中，我们使用不同的分类学术语，涉及门、属和种。分类学是一门对生物进行命名和分类的科学，包括植物、动物和微生物。读者可查阅图 21.1，作为分类学术语的参考。

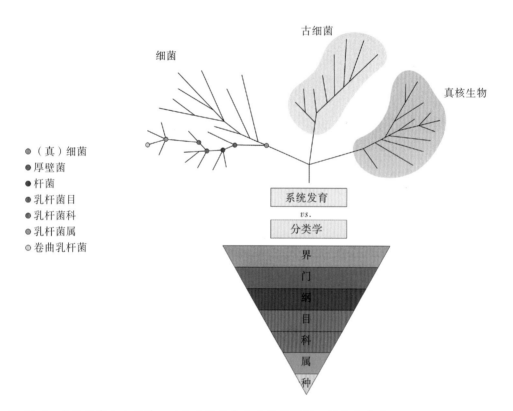

图 21.1　系统发育与分类学，以及分类学命名系统的举例，供本章参考

正常的生殖道微生物群

子宫内膜微生物群

几十年来，子宫被认为是一个无菌的环境，细菌定植只发生在感染或病理过程中。尽管靠近细菌的定植部位阴道，但子宫颈黏液可维持子宫无菌。1996年，Egbase 等对这一信条提出了挑战，并证明了生殖道微生物群可以对体外受精结果产生影响 [15]。目前的知识表明，子宫确实有自己的微生物群。2016 年，Franasiak 等首次在胚胎移植时从导管尖端测量子宫微生物群。与身体的其他部位一样，确定是否有一个健康的"正常"子宫微生物群是很重要的。15 年来，许多研究检查了子宫微生物群，超过 60 项研究分析了生殖道微生物群。迄今为止，大多数研究涉及女性病理状态 [7,16]。在 2014 年之前，大多数研究都试图使用培养技术，随后证明培养技术忽略了存在的大多数病原体，因为只有在培养中满足代谢需求的细菌才会生长 [17]。此外，高度丰富和快速生长的细菌将主导和抑制其他细菌。因此，直到 NGS 技术的推广，才使得更好了解生殖微生物群成为可能。

在对健康女性的研究中，子宫内膜样本中最一致的菌门是厚壁菌门、拟杆菌门、变形菌门和放线菌门 [4-6,12,19-23]。多项研究发现最常见的菌属是乳杆菌和链球菌，均可在阴道和子宫颈中发现 [7]。

子宫微生物的传播尚未明确，由此产生了"子宫微生物群来自哪里"的问题（图 21.2）。目前有许多理论，其中主要的理论是经阴道上行。虽然已知的宫颈栓确实能保护子宫环境，但在性交过程中，精液能够通过宫颈黏液中的小通道进入子宫。研究表明，在性交后的 15 min 内，子宫蠕动会将放射性标记同位素从阴道移动到子宫中 [24]。其他可能的方法包括从肠道血行扩散，肠道跨膜渗漏到腹膜腔再经输卵管逆行上升。树突状细胞和白细胞可运输肠道中的细菌，并经血液将细菌传播到其他地方，如子宫 [25]。一项研究表明，当将遗传学方法标记的粪肠球菌放置在小鼠口腔时，其可以在胎盘中被检测到。考虑到子宫微生物群的这些可能起源，了解上述解剖位置的微生物群是很重要的（图 21.3）。

阴道微生物群

细菌从阴道定植到子宫腔是一个主流理论，因此回顾阴道微生物群是很重要的。10 年来，运用 16S 测序和宏基因组学的研究已经证明阴道微生物群以乳杆菌为主导 [6,27-28]。天然乳杆菌存在的确切原因尚未阐明，尽管其也有一些潜在好处。已知乳杆菌能分泌乳酸，产生低 pH。这种低 pH 对宫颈 – 阴道感染有保护作用 [29-30]。原生微生物群还有其他益处，包括竞争排斥。竞争排斥是指本地微生物群适应成为该环境中最好的营养清除剂，与潜在的入侵者竞争营养物质，进而饥

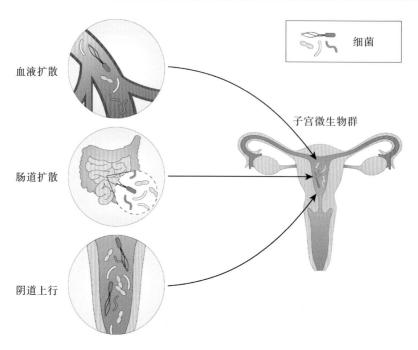

图 21.2　关于子宫微生物群起源的三种可能理论：血液扩散、肠道扩散和阴道上行

饿其他细菌，包括病原体。

　　据文献报道，育龄妇女阴道微生物特征类型（CST）分为五类。其中，CST Ⅰ、Ⅱ、Ⅲ、Ⅴ均以乳杆菌为主。CST Ⅰ似乎在白种人女性中更常见，并对细菌性阴道病（BV）有保护作用。而 CST Ⅳ更常见于非裔美国人和西班牙裔女性，主要是偏性和兼性的混合菌群，厌氧菌包括加德纳菌、奇异菌、动弯杆菌和普雷沃菌[31-32]。CST Ⅳ-B 是 CST Ⅳ的一种亚型，与 BV 相关[33-34]。

围孕期生态位与妊娠结局的相关性

　　围孕期的免疫环境受到许多因素的控制，包括细胞因子、趋化因子和白细胞谱系。这些因素与卵巢类固醇激素、精液、饮食、营养、代谢、肥胖、感染和微生物群交织在一起，从而影响胚胎营养环境和胚胎毒性环境之间的平衡，并最终影响妊娠成败。

　　性激素是子宫内膜功能层准备的关键因素，在免疫反应调控中起重要作用。在增殖阶段，雌激素刺激子宫内膜细胞的增殖和分化，上调促炎细胞因子（如 GM-CSF 和 TNF）。在黄体期，孕酮通过下调 GM-CSF 1 和 IL-1 基因的表达来抑制促炎细胞因子。孕酮还能增强 IL-8 的表达，并吸引子宫自然杀伤（NK）细胞。

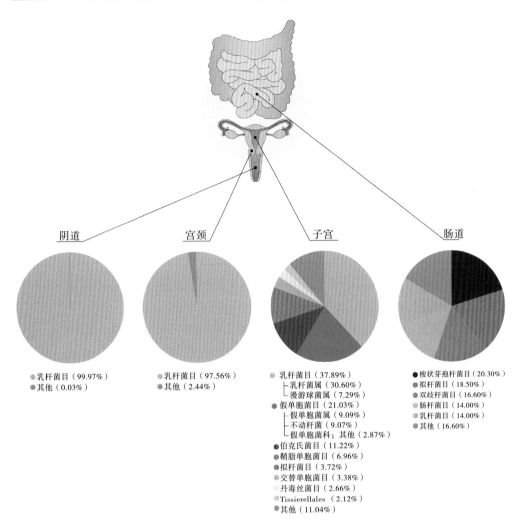

图 21.3　在子宫微生物群起源的可能位置发现的各种细菌门水平解析；在适当情况下对属水平进行解析

有一种关于子宫内膜异位症的理论认为，患者子宫内膜组织具有孕酮抵抗，导致炎症加重和不良妊娠结局[36]。另一种理论提出，肠道菌群紊乱可能是不孕的一个潜在原因，其可对雌激素代谢基因产生负面影响，进而改变去结合雌激素水平，加重局部炎症[37]。在植入期间，过量的炎症细胞因子（如 TNF）可使免疫反应从适应性偏移为细胞毒性[38]。在局部感染或营养与代谢应激期间发现过量的炎症因子通常是有益的，可抑制在不利的条件下妊娠。然而，这种炎症会导致着床失败或妊娠失败。当宿主微生物群发生改变时，也可能发生过度炎症，对植入和妊娠结果产生负面影响。

胚胎信号传导和植入

虽然研究人员仍未完全了解植入机制，但许多方面已被阐明，包括激素控制和其他细胞因子的局部作用。自然微生物群的变化可能会影响胚胎着床的局部细胞因子 / 趋化因子谱。受精后大约 6~7 d，囊胚与子宫壁相互作用的过程称为附着。子宫细胞壁与胚胎之间的相互作用激活了细胞因子信号通路，并启动了上皮细胞层的重构。基质金属蛋白酶对滋养层浸润很重要，受细胞因子调控，被金属蛋白酶组织抑制剂（TIMP）下调[39]。TIMP 由定植微生物的信号分子 TGF-β 刺激。这是局部微生物群影响生殖结果的另一个例子。植入是胚胎和子宫内膜之间复杂的双向相互作用的结果。这种相互作用由许多调节浸润细胞的因子介导，包括细胞因子、生长因子、类固醇激素和蛋白酶等[40]。胎盘浸润过度或浸润不足引起的胎盘异常各有其临床意义。浸润过度会导致异常强烈的附着，包括植入肌层表面、植入肌层深部以及穿透全肌层，这取决于浸润的深度。浸润不足与先兆子痫和宫内生长受限有关[41-42]。从妊娠到着床都显示胚胎的细胞因子受体，在胚胎发育、基因表达、胚胎活性和生存能力中起着关键作用[43-44]。胚胎毒性细胞因子（如 TNF、IFNG 和 TRAIL）在炎症或局部感染期间通过 Toll 样受体被激活，抑制胚胎发育。许多因素控制着微妙的细胞因子平衡，包括局部微生物群，可能对生殖结局起重要作用。

微生物群如何影响机体：对子宫的影响

研究人员对无菌鼠进行检测发现，缺乏细菌对小鼠淋巴组织有着深远影响[46]。这表明先天性细菌对免疫发育是重要的。大部分免疫反应 – 细菌的相互作用发生在肠道中，而胃肠道已成为人类微生物群中研究最多的领域[47]。肠道中含有最丰富的微生物种群，有超过 5000 种细菌[48]。肠道微生物群在出生时就被定植，2.5 岁后保持相对稳定，直到 65 岁左右[49]。虽然肠道微生物群是稳定的，但其可以被各种宿主因素改变，如抗生素、旅行或高脂肪饮食[50]。相反，子宫微生物群会随着月经周期发生变化。

肠道微生态失调与许多疾病有关，包括肝病、胃肠道肿瘤、代谢性疾病、呼吸系统疾病、精神健康障碍和自身免疫性疾病[51]。研究表明，局部肠道微生物群的改变增加了免疫系统对病原体的敏感性，导致局部炎症增加[52]。造成生态失调最主要的原因是肠道病原体。肠道微生物群失调对 T 细胞介导的自身免疫和炎症反应有深远影响，因为肠道微生物群可为免疫细胞的正常发育、分化和表观遗传影响提供信号。肠道微生物群也可改变局部趋化因子谱，导致炎症反应[53]。

此外，失调的肠道微生物群可能是不孕的潜在原因，因其可对雌激素代谢基因产生负面影响，从而改变雌激素水平，加重局部炎症[43]。

另一种关于微生物群局部变化影响疾病状态的理论是"竞争排斥"。宿主细菌（"正常微生物群"）有机会适应其环境，充分利用环境中可用的营养物质，耗尽入侵病原体所需的营养物质，这一过程称为"定植抗力"。竞争排斥的理论支持健康的子宫微生物群的潜在重要性[54]。此外，共生细菌也可能竞争细胞的受体，从而阻止入侵病原体。一项利用体外模型的研究发现，生殖道中乳杆菌的存在阻止了引起淋病的淋病奈瑟菌在子宫内膜细胞上的附着[55]。

宿主微生物群也可能有助于支持健康和完整的上皮屏障，防止病原体进入细胞。肠道微生物群研究表明，微生物群可以影响上皮细胞的分化和维持，并调节上皮细胞的通透性[56-57]。鉴于子宫经常发生脱落和再生，微生物支持可能在维持子宫上皮组织中发挥重要作用。相反，生态失调可能是子宫内膜薄和胎盘异常的原因。

生殖道微生物群异常

研究发现，不同的妇科疾病与不同的微生物群有关。不孕症与奇异菌属、嗜糖假单胞菌属（Pelomonas）和纤毛菌属的丰度增加有关。慢性子宫内膜炎（CE）通常被定义为子宫内膜的一种慢性炎症，且与子宫内膜活检后浆细胞的存在有关[59-60]。多项研究表明，CE与复发性妊娠流产有关[61-62]。在CE患者中发现了许多特征性微生物，包括淋病奈瑟菌、阴道加德纳菌、沙眼衣原体、大肠杆菌、链球菌、葡萄球菌、粪肠球菌，以及非微生物原因（如组织残留）。此外，子宫内膜异位症被认为可通过增加炎症和孕酮抵抗来改变子宫内膜，从而影响着床，增加流产风险，并导致不良妊娠结局，包括妊娠高血压和早产[63]。看起来无论原因如何，子宫内膜水平的炎症增加都可能影响着床和妊娠结局。

阴道微生物群的改变也可能与各种妊娠结局有关（表21.1）。在妊娠期间，雌激素水平持续升高，与阴道乳杆菌优势的增加相关[64]。一些研究表明，微生物群的改变与早产[65-67]、早产儿胎膜早破（PPROM）、绒毛膜羊膜炎以及早期或晚期流产有关[68-73]。一项关于胚胎移植当天阴道微生物群的研究表明，较低的细菌多样性与更好的体外受精结果相关。近期的一项研究表明，在使用胞浆内精子注射（ICSI）时，阴道卷曲乳杆菌的高频率与较高的妊娠率有关[74]。这两项研究均未包括上生殖道取样，因此很难得出决定性的结果[75]。2020年，另一项阴道和子宫微生物群的小型研究表明，乳杆菌主导的阴道环境与改善体外受精结果有关。该研究还发现，阴道内的一种革兰氏阳性需氧菌与不良生殖结局有关[76]。文献似乎支持这样一个概念，即阴道微生物群的改变与各种不良结局有关，在体外受精转移时检查阴道微生物群和上生殖道微生物群可能会更进一步了解这些不良结局的发生原因（表21.1）。

表 21.1　宫颈阴道微生物群与不孕症和妊娠结局的相关性研究

人群	样本	结果	参考文献
接受 IVF 的女性	阴道拭子	阴道加德纳菌和阴道变形菌与试管婴儿患者的临床妊娠结局呈负相关	[84]
特发性不孕症、有明确诊断的不孕症、BV 和对照组女性	宫颈阴道液	不孕妇女表现出 BV 相关的微生物增加（乳杆菌丰度减少，加德纳菌、厌氧性杆菌和微小脲原体增加）	[85]
正在接受不孕症治疗的女性	阴道拭子	不孕症患者无症状阴道病的发病率增加，BV 相关菌丰度增加（乳杆菌减少，肠球菌、大肠杆菌和念珠菌增加）	[86]
ART 患者	阴道、宫颈和子宫内膜活检	整个生殖道的细菌群落基本一致。阴道解脲支原体和宫颈加德纳菌与不孕症呈正相关	[87]
有 ART 指征的不孕女性	阴道拭子	阴道微生物群可以影响 ART 治疗的结果。微生物群的稳定性和乳杆菌优势与妊娠有关	[88]
原发性特发性不孕症	阴道拭子	不孕症患者和健康对照组之间的微生物群存在差异。卷曲乳杆菌与成功植入有关	[89]
接受 IVF 的女性	阴道拭子	通过 q-RT-PCR 和 NGS 检测到的异常阴道微生物群可以预测生殖结果	[90]
RIF 女性	阴道拭子	乳杆菌的优势度与妊娠率呈正相关。RIF 患者的链球菌、奇异菌属、普雷沃氏菌和双歧杆菌的丰度比对照组高	[91]
接受 IVF 的女性	阴道抽吸物	乳杆菌丰度降低，加德纳菌和普雷沃氏菌属增加，与体外受精后无妊娠结局相关	[92]
植入失败的不孕症患者	阴道抽吸物	乳杆菌的优势与妊娠有关。加德纳菌、费格森埃希菌和齿链球菌与失败周期相关	[88]
继发性不孕症女性	阴道拭子	不孕妇女的奇异菌属、气球菌属和双歧杆菌丰度增加，乳杆菌和明串珠菌属丰度降低	[93]

ART：辅助生殖技术；BV：细菌性阴道病；IVF：体外受精；NGS：二代测序；RIF：反复植入失败；q-RT-PCR：实时定量聚合酶链式反应

微生物群对子宫病理生理学的影响

　　根据小鼠和人类肠道的研究，局部微生物群的改变可能有四种方式能影响妊娠的临床后遗症（图 21.4）[18]。第一，异常的微生物群可通过子宫 Toll 样受体启动异常的局部炎症反应，从而导致局部信号通路改变。当 Toll 样受体被激活时，可改变细胞因子环境，改变对促炎和抗耐受免疫细胞反应的局部反应。第二，如前所述，微生物群的改变可导致子宫内膜上皮屏障完整性的改变 [77]。某些病原体可导致基质降解蛋白局部减少，影响胎盘形成。第三，通过竞争优势发生影响。

宿主微生物群已适应成为该区域最好的营养清除者，可以通过竞争排斥饿死入侵物种[78]。上述三种理论表明，原生微生物群以保护方式发挥作用，阻止病原体入侵。第四，宿主微生物可以产生代谢物（如短链脂肪酸），抑制某些入侵物种生长[30]。综上所述，自然微生物群可以对胚胎和子宫内膜之间的局部相互作用产生重要影响，这对着床、胎盘和胚胎生长都非常关键。宿主微生物群可在由此导致的妊娠结局及其临床后遗症中发挥重要作用（表 21.2）。

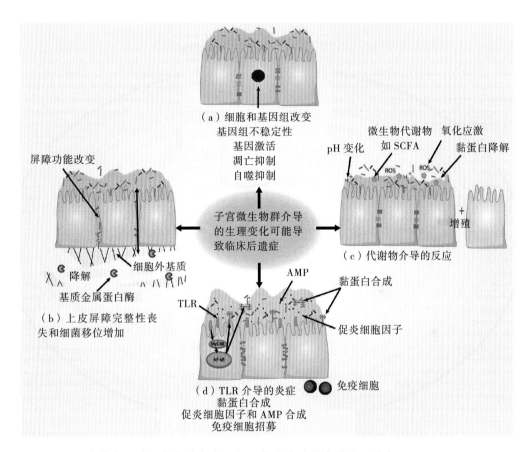

图 21.4　微生态紊乱对子宫内膜生态位和子宫功能的潜在影响。引自 Baker JM, Chase DM, Herbst-Kralovetz MM. Uterine Microbiota: Residents, Tourists, or Invaders? Frontiers in Immunology, 2018, 9:208. Copyright (2018), with permission from Creative Commons.

　　Moreno 及其合作者的里程碑式研究表明，在着床窗口期，子宫内膜中病原体的存在与不良的生殖结局相关，而乳杆菌的优势则具有保护作用，从而使着床率增加[4,79]。然而，鉴于 16S rRNA 方法只允许在菌属水平进行分类鉴定，目前尚不清楚乳杆菌的哪些种或亚种可以发挥这种保护作用，或何种类型的乳杆菌可抑制致病菌生长，产生正常或健康的微生物群。近期一项关于子宫内膜微生物群

表 21.2　子宫内膜微生物群与不孕症和妊娠结局的相关性研究

人群	样本	结果	参考文献
接受 IVF 的女性	胚胎移植导管	持续妊娠和非持续妊娠的微生物群之间无显著差异	[12]
RIF 女性	子宫内膜液	由非乳杆菌主导的子宫内膜菌群与生殖结果失败有关	[4, 79]
接受 IVF 的女性	子宫内膜液	体外受精患者的子宫内膜乳杆菌明显低于对照组。与 IVF 患者相关的富集病原体有奇异菌属、双歧杆菌、加德纳菌、巨球菌属、纤毛菌属、普雷沃菌、葡萄球菌和链球菌	[94]
RIF 女性	子宫内膜液	妊娠子宫内膜异常患者的子宫内膜细菌谱与非妊娠患者相当。物种水平的分辨率可能有助于识别与繁殖失败相关的非乳杆菌菌群	[95]
RIF 女性	子宫内膜液和阴道拭子	RIF 组与对照组的群落组成存在显著差异。伯克霍尔德菌属仅在 RIF 女性的 EF 中检测到，而在对照组任何样本的 EF 微生物群中均未检测到，但在 1/4 的 RIF 组中可检测到	[96]
接受 IVF 的女性	子宫内膜液	乳杆菌优势与成功妊娠有关。非乳杆菌优势的患者在抗菌治疗后实现妊娠	[91]

EF：子宫内膜液；IVF：体外受精；RIF：反复植入失败

和慢性子宫内膜炎的研究报道称，CE 患者中克氏乳杆菌含量较少，提示可能存在特定的有保护作用的乳杆菌类型[80]。Garcia-Grau 等于 2019 年进行的一项研究对一例反复生殖失败患者进行 18 个月后重复取样，发现阴道加德纳菌导致子宫生态失调。

近期，Moreno 等的一项研究分析了妊娠早期子宫内膜微生物群。这项研究观察了一例在 8 周时曾有整倍体胚胎流产的患者。在随后的一次妊娠中，研究人员比较了正在进行的妊娠和前次流产的微生物群组成。他们发现，与健康妊娠期的子宫内膜液相比，流产前的微生物图谱具有更大的细菌多样性和更低的乳杆菌丰度。然后他们进行了功能宏基因组学，检测了两个样本之间不同的乳杆菌种类。在这种情况下，流产前出现了以转座子和插入元件为特征的不稳定功能模式，只有一小部分功能基因在样本中属于卷曲乳杆菌，而惰性乳杆菌是在妊娠早期流产者子宫内膜中发现的最普遍的微生物。这项小型研究表明，该物种的存在可以防止其他失调性病原体的生长[14]。

子宫内膜生态失调的潜在治疗方法

20 多年前，研究人员建议用抗生素治疗潜在的子宫微生物群改变[81]。此外，研究表明，通过慢性子宫内膜炎识别与抗生素治疗，可改善反复着床失败患者的结局[59,82]。一些研究者使用口服益生菌，特别是各种乳杆菌分离物，来改变生殖道微生物群的组成。前文提到的一个病例报告的结果表明，这可能是治疗反复植入失败的方法。另一种可能的补充剂包括益生元。益生元可以帮助现有的健康微生物群维持生长，如乳铁蛋白。一项研究观察了抗生素治疗后的乳铁蛋白，结果表明其有助于恢复乳杆菌主导的子宫环境[83]。值得注意的是，这些都是初步阶段，尚需进一步研究为辅助生殖技术（ART）中子宫内膜生态失调的个性化治疗铺平道路。

结论和未来的研究领域

目前的数据尚未阐明正常的子宫微生物群特征。然而，很难相信微生物不能到达子宫内膜，因为与之邻近的阴道有一个特征鲜明的微生物群。细菌可以通过子宫颈穿过子宫腔，如同精子那样。目前尚不清楚这些微生物是否是短暂的，以及宿主微生物群是否控制了这种短暂的变化。迄今为止，研究受到 16S rRNA 基因测序的限制，难以了解目前生物信息学数据库中没有的物种。正常的子宫内膜微生物群很可能是存在的。根据我们对肠道微生物群的了解，其可能在免疫调节、子宫内膜重塑、妊娠植入和胎盘形成中发挥作用。未来的研究应包括应用鸟枪宏基因组学方法，以更好理解所有起作用的病原体。随着 NGS 成本的降低，关注多组学技术，包括元转录组学、代谢组学和蛋白质组学，将有助于阐明微生物群对子宫微环境的真正影响。

参考文献

[1]　NIH HMP Working Group; Peterson J, Garges S, Giovanni M, et al. The NIH Human Microbiome Project. Genome Res, 2009, 19(12):2317-2323.

[2]　NIH Human Microbiome Project. About the Human Microbiome. Accessed November 08, 2018. https://hmpdacc.org/hmp/overview/.

[3]　Sirota I, Zarek SM, Segars JH. Potential influence of the microbiome on infertility and assisted reproductive technology. Semin Reprod Med, 2014, 32(1):35-42.

本章完整参考文献，请扫描以上二维码在线查看。若需下载，请登录 www.wpcxa.com "下载中心" 下载。

子宫内膜炎

新时代，新机遇

第**22**章

Ettore Cicinelli, Rossana Cicinelli, Carla Mariaflavia Santarsiero, Amerigo Vitagliano

引 言

过去 10 年间，人们对生殖问题中子宫内膜的"健康"评价越来越感兴趣。通过全组织转录组学分析，在分子水平层面进行子宫内膜容受性的特征研究，能够确定冻胚胎移植周期的最佳植入窗口期[1]。此外，近期研究揭示了慢性子宫内膜炎（CE）这一子宫内膜的慢性炎症作为不孕症的潜在病因[2-9]。

如今，我们知道子宫腔并不是无菌的，而是容纳了参与子宫生理学的特定微生物群。近期有学者推测，子宫微生物群的变化可能会导致炎症，增加妊娠并发症的风险（如流产、早产），引起某些妇科疾病的进展，如子宫内膜息肉、宫腔粘连、子宫内膜异位症和癌症[10]。

CE 实际上被认为是一种"新病理学"，因其一直被彻底忽视，直到最近才被临床医师认识到。临床上，CE 症状轻微或没有症状，然而不同的研究表明，无论自然妊娠[4,6,11-12]还是辅助生殖[2,5,9]，未被发现的 CE 均会降低妊娠率，增加流产率。相反，CE 的治疗可以改善生殖障碍女性的持续妊娠率[2,5,9,11-14]。

然而，CE 的许多方面仍有待阐明。CE 的发病机理、诊断、生殖损伤和治疗等方面，仍然为"不确定的问题"。

发病机制

如前所述，如今我们都知道宫腔并不是无菌的，而是定植了特定的低生物量微生物群[15-17]。70% 的选择性足月剖宫产的胎膜中含有细菌[18]，其中以乳杆菌属为主。基于传统子宫内膜培养法和分子生物学法的研究表明，CE 通常与异常的子宫内膜微生物群有关，多伴有局部的微生物增殖，常见的有革兰氏阳性菌（如链球菌、葡萄球菌）或革兰氏阴性菌（如大肠杆菌、肺炎克雷伯菌、淋病奈瑟菌）；

不常见的有细胞内病原体（如支原体、解脲支原体、衣原体）或厌氧菌（如双歧杆菌、普雷沃菌）[19-21]。

正常子宫微生物群组成的起源、特征、调节机制、变化及其与附近身体生态位的关系是具有重大科学意义的领域。相对于阴道微生物群[22]，我们对子宫腔中的微生物群落更缺乏了解。近期关于女性生殖器官微生物群的研究表明，与人体的不同生态位类似，阴道微生物群与子宫微生物群之间存在紧密关系。据报道，微生物可能存活于女性上生殖道的任何部位，包括子宫[22-24]。同一个体生殖道的不同部位之间共享微生物群，并呈现从阴道到腹膜的逐渐变化，据此推测，女性上生殖道中携带的微生物是从下生殖道或腹膜液转移而来[25]。有研究显示，随着年龄的增长，子宫和阴道微生物群会发生同步变化或逐渐趋同[10]。因此，阴道和子宫微生物群的生态稳定性在女性生殖系统健康中起着重要作用。生理上，宫腔和阴道是相邻通道，故从理论上讲，定植于阴道的细菌有机会通过子宫颈向上迁移到子宫。一般来说，我们可以认为，一个健康的子宫内膜腔必须对应于一个健康的阴道腔。

这些观点为 CE 和许多妇产科疾病开辟了新的预防和治疗策略。阴道微生物群与"健康细菌"的整合，以及从具有健康阴道和子宫内膜微生物群的个体中移植细菌，可能代表了诱人的前景。在 Wang 及其同事近期发表的一篇论文中，移植某些阴道细菌菌株到大鼠的阴道，能够诱导或减少子宫内膜炎样症状，这为特定阴道菌群对子宫内膜的保护作用提供了新的证据。该研究阐明了阴道细菌易位与子宫微生态和子宫内膜健康之间的相互依存关系，这无疑加深了我们对女性生殖健康的了解[10]。某些细菌分类群出现频率的增加或减少，会产生类似子宫内膜炎样的变化，这是细菌性阴道病[26]和产后阴道微生物群[27]的特征。

这两种分娩相关的临床关联性可能部分受到微生物群效应的影响。Wang 及其同事的研究认为，阴道和子宫内膜微生物群的组成可随年龄而改变，这种变化可能解释了老年女性子宫内膜疾病高发病率的原因，并强调了关注微生物移位对上生殖系统潜在威胁的重要性。

近期，感染是子宫内膜炎唯一发病机制的理论受到质疑[28]，一种关于子宫内膜炎性状态受损（IISE）的新理论被提出，该理论依据多方面的发病机制（包括激素、感染和自身免疫刺激）。基于该理论，有人提出摒弃"子宫内膜炎"这一名称[28]。然而，近期一项非同期病例对照回顾性研究纳入了经宫腔镜检查（HYS）、组织学（HIS）和 CD138 免疫组织化学（IHC）诊断为 CE 的患者，分别接受或不接受抗生素治疗，结果发现接受治疗的女性比未治疗女性的累积治愈率要高得多（81.3% *vs.* 6%，$P<0.000\ 1$），因此 CE 的感染理论得到支持[29]。相应地，近期的两项大型研究也证实了抗生素对 CE 的潜在疗效。特别是 Xiong 等的回顾性队列研究（纳入 640 例接受冻胚胎移植周期的妇女），为 CE 对体

外受精结局的负面影响提供了新的证据，并显示了 CE 标准口服抗生素方案对胚胎植入的潜在益处[11]。其他研究，如 Song 及其同事的研究，纳入了 132 例经 CD138 免疫组织化学诊断的 CE 女性[30]，随机选择患者接受标准抗生素治疗（治疗组，每天口服 500 mg 左氧氟沙星和 1000 mg 替硝唑，共 14 d）或不接受治疗（对照组）。研究发现，在一个疗程的抗生素治疗后，治疗组的 CE 治愈率（89.3%）显著高于对照组（12.7%）（$P<0.001$）。这些研究强化了这样的概念，即大多数情况下 CE 实际上是由细菌感染及其改变的子宫内膜微生物群的相互作用引起的。

然而，尽管在很多方面已发表了研究和进展，如关于子宫微生物群学知识、正常子宫内膜微生物群的定义、分类群的分配、微生物的稳定性或暂时性、宿主–病原体的关系、阴道和子宫内膜微生物群之间的关系、子宫腔异常定植的影响等，但其在妇科和产科病理学方面的影响仍是未来的研究课题。

诊　断

CE 的诊断对医生来说是非常具有挑战性的问题。临床检查和经阴道超声对 CE 没有特异性。最常见的症状包括异常子宫出血、白带异常、盆腔疼痛和性交困难[7]。CE 的诊断工作依赖于微生物培养和组织学，结合免疫组织化学和宫腔镜检查。近年来，分子生物学被提出用于评估子宫内膜微生物群的变化。

子宫内膜培养

文献数据表明，传统的培养结果依赖于实验室，价值有限。值得注意的是，在宫腔镜诊断的 CE 病例中，约 40% 的子宫内膜细菌培养为阴性（可能是无法培养的细菌所致）。此外，即使在子宫内膜取样前进行宫颈消毒，也无法排除阴道和（或）宫颈管内组织对子宫内膜样本的污染。因此，微生物培养可能不是检测 CE 的可靠方法[7]。但是，根据培养指导抗菌药物的治疗，在改善生殖结局方面是有效的[2,12,38]。

组织学和免疫组织化学

现今，CE 的诊断金标准是证明子宫内膜组织中存在浆细胞（PC）。组织学上，CE 的诊断是通过 PC 的苏木精和伊红（H&E）染色进行的。然而，H&E 检测的价值受到观察者之间和观察者内部高度不一致性的限制[31-32]。CD138（黏结蛋白聚糖 1）是一种存在于 PC 表面的蛋白多糖，其免疫组织化学染色的引入提高了 PC 计数的可靠性。目前，CD138 是诊断 CE 最广泛使用的技术。该技术的主要问题在于，目前对于诊断 CE 所需的每张切片上 PC 的数量临界值仍未达成共识，因此，同类研究中报告的 CE 患病率（根据 PC 计数确定）显示出明显的变异性[33]。近期，Xiong 及其同事发现，在 CD138 染色低于 5 PC/ 高倍视野（HPF）的轻度 CE 患者中，其使用抗生素治疗后的生殖结局没有差异，这表明 5 PC/HPF 可能是 CE 的诊断最低值[11]。显然，这一发现需要得到其他研究的证实。基于 CD138 的 PC 计数的另一个局限性可能与其未在宫腔镜监控下进行取样的盲目性有关。使用活检套管进行盲采，可能导致从正常的子宫黏膜区取样，从而产生假阴性结果[34]。此外，我们都知道黏结蛋白聚糖 1 可染色正常子宫内膜细胞，从而产生假阳性结果。根据我们丰富的经验，与宫腔镜诊断相比，CE 和 CD138 阳性之间具有非常高的一致性（高特异性），但灵敏度不佳。我们小组近期进行的一项研究发现[29]，经过三个疗程的抗生素治疗后，19% 的女性在宫腔镜检查中仍显示出 CE 表现，但在 CD138 染色中仅显示出 6.1%，这表明如果仅使用 CD138 计数进行诊断，可能会漏掉某些 CE 病例。近期，已提出了一种新的 PC 标记物 MUM1（多发性骨髓瘤抗原）用于 CE 诊断，与黏结蛋白聚糖 1 相比，MUM1 的特异性可能更高[35]。

宫腔镜检查

宫腔镜检查是一项只能由妇科医生进行的技术，可对子宫腔进行全面检查。液体宫腔镜已被证明是一种有效检测 CE 的技术，主要检测所谓小的或者微小的损伤[7]。最具特征性的病变是微息肉，即漂浮在子宫内膜表面的小或细微病变，可通过液体宫腔镜轻易识别。近期，通过 Delphi 方法，我们确定了宫腔镜检查 CE 的主要诊断标准，即微息肉、充血、黏膜水肿、出血点和"草莓"模式，这一诊断标准在观察者之间具有高度一致性[36]。

对于 CE 的诊断，宫腔镜显示出一些明显的优势：

（1）能够全面地评估子宫内膜。

（2）结果是即时的，不依赖于实验室。

（3）使用宫腔镜可以对大多数有变化的子宫内膜区域进行直视下活检，从理论上提高组织学检测率。

然而，宫腔镜检查的主要问题是其强烈依赖于操作者，且诊断受到观察者之间高变异性的影响和限制。

分子微生物群

近年来，为了提供子宫内膜微生物群的完整定义，生物分子方法得到发展。该技术基于定量实时 PCR（qPCR），使用引起 CE 最常见细菌的 16S rRNA 基因可变区作为特异性引物。基于分子生物学方法和子宫内膜培养的最新研究表明，CE 通常与异常的子宫内膜微生物群有关，伴有局部的微生物增殖，如常见的革兰氏阳性菌（如链球菌、葡萄球菌）和革兰氏阴性菌（如大肠杆菌、肺炎克雷伯菌、淋病奈瑟菌），或较不常见的胞内菌（如支原体、解脲支原体、衣原体）或厌氧菌（如双歧杆菌、普雷沃菌）[1,7,10,16,19~21,25]。将生物分子方法与传统诊断 CE 的技术进行比较，一致性达 76.9%，表明生物分子方法可以单独作为诊断 CE 的一种可靠手段[37]。然而，需要进一步的临床试验来确认单独使用宏基因组方法诊断和治疗 CE 的实际有效性。此外，可以推测，通过对子宫内膜微生物群的生物分子研究，将有可能深入研究特定感染和子宫内膜病理之间的相关性，从而提供更有效且更具针对性的个体化治疗和预防策略的可能性。

治 疗

　　CE 的抗生素治疗后转阴率如表 22.1 所示。近年来，CE 及其抗生素治疗反应对临床结果的影响引起了广泛关注，目前备受争议。几项队列研究已经探讨了其对生殖的影响。Cicinelli 等的回顾性研究表明，在经过抗生素治疗后，CE 转阴的女性妊娠率（PR）高于治疗后 CE 仍阳性的女性（76.3% *vs.* 20%，$P<0.000\ 1$），活产率（LBR）方面也有相似的结果（65.8% *vs.* 6.6%，$P<0.000\ 1$）[38]。

　　在另一项关于反复植入失败（RIF）患者的研究中，Kitaya 等报道称抗生素治疗后治愈的 CE 组的第一个胚胎移植（ET）周期和累积三个 ET 周期的 LBR（分别为 32.8% 和 38.8%）显著高于非 CE 组（分别为 22.1% 和 27.9%）[39]。McQueen 等观察到 CE 治疗组的累积 LBR 为 88%（21/24），而非 CE 组为 74%（180/244）。在 CE 组中，治疗前的 LBR 为 7%（7/98），治疗后为 56%（28/50）[6]。Song 等近期的一项随机对照试验[9]揭示了经验性双联口服抗生素治疗（即每天左氧氟沙星 500 mg，替硝唑 1000 mg，共 14 d）对 CE 的潜在疗效。值得赞扬的是，这是第一次采用严谨方法对抗生素治疗 CE 开展的研究，包括病理学家也采用盲法诊断分析。有趣的是，作者发现治疗组单疗程抗生素治疗后 CE 阴性率为 89.3%，而对照组为 12.7%，两组间具有统计学差异（RR=7.06，95%CI：3.51~14.72），表明口服喹诺酮类和硝基咪唑类的广谱抗生素治疗对 CE 相关病原体具有良好的疗效。特别是左氧氟沙星对大多数革兰氏阳性菌和革兰氏阴性菌具有活性，包括链球菌、葡萄球菌和肠杆菌科[40]。替硝唑能覆盖大多数胞内菌和厌氧菌，包括脲原体、支原体和双歧杆菌[11]。基于此，左氧氟沙星和替硝唑的联合用药可提供更合适的抗生素覆盖率，能对抗 CE 涉及的大多数病原体。

　　虽然这种治疗策略对 CE 似乎有效，但一些学者认为不加区分地使用广谱抗生素可能导致抗生素耐药性的发生。这是抗生素选择性作用于编码蛋白基因引起变异造成的，这种耐药现象越来越普遍，特别是在喹诺酮类药物中，将导致严重的公共卫生问题[41]。

表 22.1　CE 的抗生素治疗后转阴率

作者和年份	治疗方案	治愈率
Cicinelli 等（2017）[51]	根据抗菌谱的治疗方案 革兰氏阴性菌：环丙沙星 500 mg, 2 次 / 天, 共 10 d; 革兰氏阳性菌：阿莫西林 + 克拉维酸 1000 mg, 　 2 次 / 天, 共 8 d 支原体和解脲支原体：交沙霉素 1000 mg, 2 次 / 天, 　 共 12 d 持续感染：米诺环素 100 mg, 2 次 / 天, 持续 12 d 培养阴性：单剂量头孢曲松 250 mg + 多西环素 100 mg 　 口服, 2 次 / 天, 共 14 d, 联合甲硝唑 500mg 口 　 服, 2 次 / 天, 持续 14 d	82.3%
McQueen 等（2014）[6]	氧氟沙星 400 mg + 甲硝唑 500 mg, 2 次 / 天, 共 　 14 d 替代方案：单用多西环素, 或多西环素 + 甲硝唑, 　 或环丙沙星 + 甲硝唑	100%
Xiong 等（2021）[11]	第 1 个疗程：多西霉素 100 mg, 2 次 / 天, 共 14 d 第 2 个疗程：乳酸左氧氟沙星 200 mg, 2 次 / 天, 　 联合甲硝唑 500 mg, 3 次 / 天, 共 14 d 第 3 个疗程：乳酸左氧氟沙星 200 mg, 2 次 / 天, 　 联合甲硝唑 500 mg, 3 次 / 天, 共 14 d	第一或第二个 疗程后 89%
Kitaya 等（2017）[39]	第 1 个疗程：多西霉素 100 mg, 2 次 / 天, 共 14 d 第 2 个疗程：口服甲硝唑 250 mg, 2 次 / 天, 共 14 d, 　 联合盐酸环丙沙星 200mg, 2 次 / 天, 共 14 d	
Cicinelli 等（2014）[12]	根据抗菌谱的治疗方案：参见 Cicinelli 等（2017）[51]	75.4%
Cicinelli 等（2014）[12]	根据抗菌谱的治疗方案：参见 Cicinelli 等（2017）[51]	71%
Song 等（2021）[31]	每天口服左氧氟沙星 500 mg 和替硝唑 1000 mg, 　 共 14 d	89.3%
Cicinelli 等（2021）[34]	根据抗菌谱的治疗方案：参见 Cicinelli 等（2017）[51]	1 个周期后为 31.25%, 2 个 周期后增加 31.25%, 3 个 周期后增加 18.75%

子宫内膜微生物群的调节与阴道细菌的移植

　　尽管目前使用抗生素治疗 CE 是最合乎逻辑的方法，但新的策略正越来越受欢迎，如使用益生菌 / 益生元或微生物群移植以改善和维持微生物群的最佳构成。细菌调节干预类似于使用阴道微生物群移植治疗难治性 BV，可作为维持子宫微环境内稳态和预防疾病复发的一项选择 [42-43]。细菌调节的基本原理是调节微生物群落，从而有利于人类健康。然而，与这些临床新策略相关的几个重要问题仍未解决，例如其应用指征、单菌种和多菌种益生菌的功效对比、辅料的选择以及给药途径和给药方法 [44-46]。此外，目前益生菌和益生元的药理学作用机制尚不清楚，关于其临床疗效的研究多基于小样本的研究，数据并不可靠，所使用的细菌菌株、治疗时间及患者的生活方式均具有异质性，无法提供足够的证据支持益生菌的医疗应用 [10,45,47]。

抗生素宫内灌注

由于 CE 的慢性病特性及其管理难度，以及由此导致的不孕症，抗生素宫内灌注这一可选的治疗方案已被提出，可单独使用或联合口服抗生素。治疗设想是将抗生素集中作用于子宫腔，减少全身应用，提高局部疗效。

然而，与传统方法相比，目前结果并未显示出这种新方法的优越性 [48]。但相较于全身使用抗生素，这仍然是治疗 CE 的一个有前景的选择。

与其他病症的关联

如上所述，CE 和盆腔炎性疾病中的生态失调（微生物群改变）与妊娠丢失以及不良妊娠结局有关。值得注意的是，近年来提出了生态失调不同影响的假说。特别是许多研究也支持了这一假说，如生态失调可能导致子宫内膜息肉、子宫内膜异位症以及癌症的发生 [10,49-50]。微生物群中细菌构成的变化或生物失调可改变免疫反应，引起激素代谢失调，调节细胞周期，从而导致癌症的发生 [50]。临床和人群研究表明，慢性子宫内膜炎与子宫内膜异位症呈正相关，诊断为子宫内膜异位症的女性患 CE 的风险大约是普通人群的 3 倍 [51]。慢性子宫内膜炎可导致子宫收缩力的改变，出现非传导性收缩波，增加宫腔内压力，从而导致血液逆流进腹腔。根据子宫内膜异位症的表观遗传学病因理论，子宫内膜细胞可以很容易地植入到有炎症的腹膜环境中 [51-52]。这意味着在治疗许多妇科疾病时，术前应排除 CE 并在术前进行治疗，因为在某些情况下，治疗后手术适应证可能会消失（如疼痛或 AUB），而在其他情况下，术后症状也可能持续存在（图 22.1）。

总　结

总之，CE 对生殖的有害作用在文献报告中已有证据支持，并且可能是许多妇科疾病的病因。然而，对 CE 的认识目前仍是具有挑战性的问题，且所有诊断技术都显示出一些局限性。虽然宫腔镜能提供可靠的诊断，但其强烈依赖于操作者，且可能存在过度诊断。目前，通过 CD138 免疫染色进行浆细胞计数是诊断

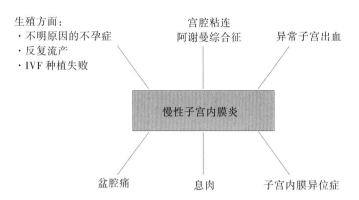

图 22.1　与慢性子宫内膜炎相关的临床方面

CE 最常用的技术。近年来，为了提供子宫内膜微生物群的完整定义，发展了生物分子方法。该技术基于定量实时 PCR（qPCR），针对引起 CE 最常见细菌的 16S rRNA 基因可变区使用特异性引物。通过对子宫内膜微生物群的生物分子研究，深入研究特定感染情况与子宫内膜病理之间的相关性，从而提供更有效、更有针对性的个体化治疗和预防策略。

文献数据表明，在病原体引起感染的情况下，需要抗生素治疗，改善生殖结果。研究表明，标准抗生素治疗和抗菌谱指导下的抗生素治疗均能有效改善生殖结局。微生物群调节、益生菌使用以及近期的正常微生物群移植等方面的积极研究，为 CE 的治疗开辟了新前景。调节子宫微生物群以恢复和维持其微生物群组成，是一个有前途的研究领域，与临床具有高度相关性。

对子宫微生物群的了解可以提高我们对女性生殖道的了解，并开发更加个体化的生殖治疗，这些均强调了使用微生物评估对不孕症患者的潜在重要性。微生物群改变与许多妇科临床疾病（如子宫内膜异位症和子宫内膜息肉）之间的新关系表明，在治疗这些疾病时，应初步排除 CE 的存在，特别是在计划进行手术时。

参考文献

[1]　Garrido-Gómez T, Ruiz-Alonso M, Blesa D, et al. Profiling the gene signature of endometrial receptivity: clinical results. Fertil Steril, 2013, 99(4):1078-1085.

本章完整参考文献，请扫描以上二维码在线查看。若需下载，请登录 www.wpcxa.com "下载中心"下载。

蜕膜化抵抗

重度先兆子痫的新病征

第 **23** 章

Irene Muñoz-Blat, Nerea Castillo-Marco, Teresa Cordero,
Carlos Simón, Tamara Garrido-Gómez

引　言

　　子宫内膜周期有两个主要阶段：月经后排卵前的增殖期，以及分泌期（其特征是转化为接受胚胎黏附和分化以调节胚胎浸润）[1]（图 23.1a）。排卵后，雌二醇诱导基质细胞孕激素受体表达增加，从而使细胞对孕激素产生应答，并在组织中发生一系列协调的级联修饰，导致蜕膜化[2-3]。蜕膜化是子宫内膜细胞响应妊娠前释放的激素刺激而分化的过程，对良好的生育结局至关重要。然而，在人类中，无论是否发生植入，蜕膜化在每个月经周期均有发生[1]。

　　一次成功妊娠可能取决于具备理想蜕膜化过程的健康妊娠前期[1,4]。初始的蜕膜化过程中发生的主要修饰包括子宫内膜基质细胞（hESC）的表型转化以及子宫腺的分泌活动，最终可导致细胞外基质重塑，免疫细胞募集和分布，子宫自然杀伤（uNK）细胞和调节性 T 细胞的活化，血管新生，以及抗氧化应激[5-8]（图 23.1b）。蜕膜化子宫内膜的主要功能是增加对胚胎的容受性。上皮释放旁分泌效应分子，以将蜕膜信号转导至基质隔室。上皮－基质交互应答对协调蜕膜化至关重要，以在妊娠期间维持最佳子宫微环境[2,9-10]。催乳素（PRL）和胰岛素生长因子结合蛋白 1（IGFBP-1）的分泌增加是这一过程的关键标志。这些分子驱动的蜕膜化与调节分化过程的细胞内蛋白及分泌蛋白的复杂网络相关联[11]。除了经典的蜕膜标记物，基于蜕膜化的 hESC 与对照组的分泌蛋白质组学分析揭示了60 种调节该过程的差异表达蛋白质的存在[12]。

　　在妊娠期，子宫内膜的适应性驱动蜕膜形成，导致急剧的组织重塑，包括躯体和体液变化，以及母体免疫细胞募集[13]。因此，蜕膜化是通过特定的蜕膜特化来支持囊胚植入和随后胎盘形成的关键。蜕膜分为 3 个部分，与妊娠期间胚胎发育相关：底蜕膜位于着床部位下方，包蜕膜覆盖并包裹囊胚，其余蜕膜称为壁蜕膜（图 23.2a）。底蜕膜支持妊娠中晚期盘状胎盘的形成，而包蜕膜和壁蜕膜在妊娠 16 周后融合（图 23.2b）。蜕膜对于保护胚胎免受母胎界面的母体免疫反

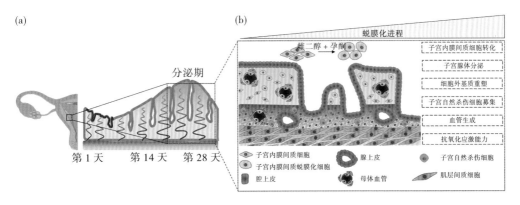

图 23.1　晚分泌期的蜕膜化进程。(a) 分泌期子宫内膜（第 14 天至第 28 天）。(b) 参与蜕膜化过程的细胞类型及受雌二醇（E2）、孕酮（P4）作用调节的主要组织转化

应和氧化应激至关重要，可导致氧分压的变化[13-14]，调节局部免疫反应以控制滋养层细胞侵入[15]，并促使血管新生，为支持妊娠期间胚胎发育的母体脉管系统形成做准备[16-17]。在这一复杂过程中，不同细胞类型执行特定任务。其中主要细胞类型为蜕膜化 hESC，在囊胚植入期间提供营养支持。造血细胞、巨噬细胞、uNK 细胞和单核细胞是构成蜕膜组织免疫细胞的重要组成部分[18]。其他组织结构形成亦可能与这些细胞类型有关，例如子宫腺和小血管，包括支持胎儿生长所必需的母体螺旋动脉[17]。近期的一项研究（通过单细胞分辨率）证实了不同细胞群的存在，其提供了母胎界面建立所必需的适当微环境[19]。这些科学数据证实了健康的蜕膜在成功妊娠中的关键作用。

研究现状——不孕症和妊娠并发症中的蜕膜化缺陷

纵观 20 世纪，生殖失败多归因于内分泌疾病，如多囊卵巢综合征、胚胎缺陷或胎盘疾病。主流观点将子宫内膜视为依赖于下丘脑—垂体—性腺轴的惰性储存器，在胚胎植入和妊娠进展中没有主动功能[5]。随着将新调节途径与激素协调联系起来的研究越来越多，已经出现了一些新的观点为子宫内膜的重要性正名。事实上，许多妊娠疾病基于其风险因素而相互关联，这提示其可能有共同的起源[1]。在 28 周时经历早产的女性中，再次妊娠早产的复发风险增加，发生先兆子痫等其他疾病的风险亦随之增加[20]。此外，蜕膜化障碍在不孕症相关的子宫内膜异位症[21]、复发性流产[22-23]、年龄相关的生育力下降[24]、宫内生长受限（IUGR）[25]和先兆子痫（PE）[26-27]等妊娠并发症中均有所描述（图 23.3）。从这个意义上说，健康的妊娠结局取决于早在蜕膜化时发生的妊娠前事件。

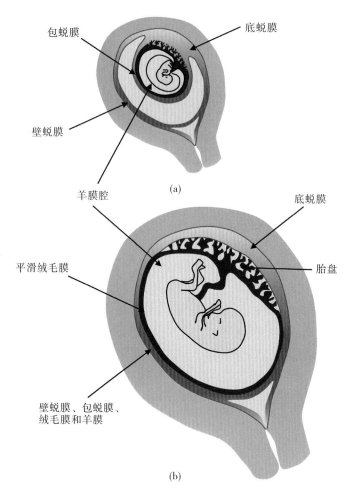

图 23.2　妊娠期间蜕膜不同部位的解剖位置。(a) 在妊娠 8 周时，根据蜕膜与胎盘单位的关系，定义蜕膜的 3 个解剖和功能上独立的区域（底蜕膜、包蜕膜和壁蜕膜）。(b) 在妊娠 15~16 周之前，包蜕膜和壁蜕膜之间存在一个实质上的空间，此后这些组织会融合在一起（使空间消失）

　　有明确证据表明异常蜕膜化可能导致子宫内膜异位症，而这种缺陷可能解释与其相关的不孕症风险。子宫内膜异位症影响着 6%~10% 的育龄期女性，可导致子宫外异位内膜种植形成。尽管 Sampson 的理论支持子宫内膜异位症的经血逆流病因学说[28]，但一些存在经血逆流情况的女性不会发展为子宫内膜异位症。相似地，一项研究显示，长期使用孕酮治疗的子宫内膜异位症患者 hESC 与对照组的基因表达模式存在差异[29]，据此产生了"孕激素抵抗"一词。在子宫内膜异位症中，孕酮抵抗先于抑制上皮增殖的调节失衡和基质蜕膜化受损。因此，这类患者不孕和流产的风险增加[5,21]。

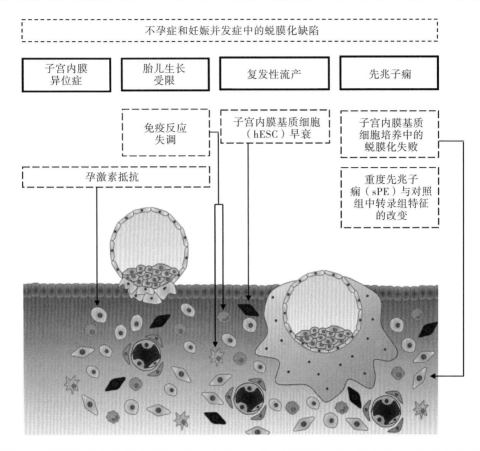

图 23.3　蜕膜化和胚泡侵袭（植入），包括参与这一过程的不同细胞类型，以及与不孕症和妊娠并发症相关的蜕膜化缺陷

由此而论，反复流产中存在异常蜕膜化的证据，但在这些情况下，其与hESC 过早衰老有关。近年来有假说认为，在女性的生育期，蜕膜反应会周期性地发生变化，从而留下月经、流产和分娩累积效应的证据。这是对散发性和复发性流产流行病学的一种解释。越来越多的流产可能与子宫适应能力降低有关[1]。近期，Lucas 等将复发性流产胚胎着床窗口期的促衰老蜕膜反应联系起来，通过单细胞转录组分析表明蜕膜化是一个多步骤的过程，最终导致慢性老化，这是一种与蜕膜形成不相容的细胞状态。体外实验表明，蜕膜细胞需要募集免疫 uNK细胞以消除衰老的蜕膜细胞，从而避免默认途径。作者确定了两种生物标志物：高水平的碘化甲腺原氨酸脱碘酶（DiO$_2$）与这些衰老细胞的存在呈正相关，而 *SCARA5* 基因的高表达与 hESC 的特性相关[30]。

在 IUGR 中，蜕膜化障碍的发生是由于孕酮应答缺陷以及对绒毛外滋养细胞（EVT）的免疫反应失调。因此可在这一妊娠并发症中观察到子宫血管重塑中断[25]。此外，与正常妊娠相比，确诊 IUGR 的孕妇分娩时的蜕膜组织及妊娠早期后期的母体血浆中磷酸化 IGFBP-1 的水平增加 [31]。

在产科领域，最令人担忧的妊娠并发症是先兆子痫。在首次妊娠中，8% 的孕妇可发生本病 [32]。这是一种严重的产科并发症，对母儿均有短期及长期的生活影响 [33]。我们的研究侧重于母体因素对先兆子痫病症的促成作用，并将据此进行深入探讨以解释当前的研究趋势。值得注意的是，胎盘移除后先兆子痫症状消失，且去除蜕膜可加速康复 [34-35]。因此，胎盘在先兆子痫的发病机制中起关键作用 [20]。然而，先兆子痫的病因仍不清楚。未解决的问题是 [36]：为什么先兆子痫患者存在胎盘缺陷？许多研究试图回答这一问题，且越来越多的研究者关注到妊娠期间母胎界面平衡中蜕膜的作用。

母体"土壤"在先兆子痫中的关键作用

受孕后 8~10 周，胎盘 EVT 转化浸润性细胞。这些细胞经历由血管样黏附分子替代上皮样黏附分子引起的部分上皮 - 间质转化，以模拟血管黏附表型 [37]。在上述转化后，EVT 侵入蜕膜化子宫内膜全层，并到达子宫肌层的内 1/3[38]。在滋养层细胞的第二波浸润中，滋养层细胞定植于螺旋动脉的管腔 [39-40]。血管浅植入会导致母体螺旋动脉重构缺陷 [41] 及胎盘灌注功能障碍，导致临床疾病发生 [20]。这种功能失调的脉管系统是其他妊娠并发症的共同特征，例如宫内发育迟缓和 1/3 的早产，表明这种病理过程对先兆子痫（PE）的发生既不充分也不明确 [20]。

Zhou 及其同事发表的研究为 PE 发病机制的新解释打开了大门，他们发现从先兆子痫患者胎盘中即刻分离的细胞滋养层（CTB）细胞中的异常基因表达模式，在培养 48 h 后恢复到对照组水平。这些细胞的侵入和分化能力被自动修正 [42]。这些令人惊讶的发现表明，母体"土壤"（蜕膜）是 CTB 浅植入的关键所在 [42]。基于这一理论，重度先兆子痫（sPE）患者产后立即去除蜕膜，具有显著的临床获益 [34]。具体而言，一项基于 32 例 sPE 患者的初步研究显示，与对照组相比，产后刮宫患者的动脉压降低。此外，干预组患者的血小板计数亦有增加 [34]。关于产后刮除对 PE 体征消退有积极影响的其他研究，也均观察到相同的临床表型，即分娩后血压和血小板计数情况有所改善 [35, 43]。

这些结果打开了新思路，即母体"土壤"（蜕膜）可能是 PE 发病机制的关键因素。在这方面，蜕膜化障碍理论始于一项基于胎盘形成期间 EVT 和蜕膜之间交互应答的逻辑推论 [44-45]。深入了解异常蜕膜在该病理过程中影响的一个重要限制是，难以从发生 EVT 侵入不足的妊娠早期获得代表性样本。因此，许多研究都使用了妊娠晚期的胎盘和基板蜕膜。有研究对先兆子痫患者分娩时分离的底蜕膜进行转录分析，揭示了 455 个差异表达基因（DEG）。这种广泛的遗传失调似乎在 PE 发病机制中起重要作用 [46]。对孕 11.5 周的绒毛样本（CVS）中的蜕膜

进行转录组学分析，也支持这一母体致病理论。与正常妊娠女性相比，该分析在
6 个月后出现 PE 症状的女性蜕膜中发现了 396 个 DEG。应用生物信息学方法，
将其转录组数据与其他研究数据进行比较，发现 396 个 DEG 中有 154 个基因与
植入前后的正常子宫内膜蜕膜化（子宫内膜成熟）相重叠。此外，154 个 DEG
中的 112 个基因在 PE 患者的子宫内膜中具有与正常成熟期相反的表达模式。其
中 16 个基因在蜕膜 NK（dNK）细胞中特异性下调。这项研究揭示了发生 PE 的
女性在月经分泌期和妊娠早期存在子宫内膜成熟缺陷。此外，作者提出 dNK 对
螺旋动脉重塑至关重要 [47]。这些发现支持了母体"土壤"促使 PE 病理生理学改
变的观点。

方法论——重度先兆子痫蜕膜化研究

正确的蜕膜化是成功妊娠的关键。遵循这一观点，我们的研究集中在 sPE 中
这一过程的进展。在我们最近发表的论文中，我们假设异常蜕膜化可能是与 sPE
相关的胎盘表型改变的关键因素 [26]。为了检验这一理论，我们使用了两种方法。
第一种方法是从既往患 sPE 的女性中获得分离的 hESC 进行体外蜕膜化分析，并
与 1~5 年内曾有正常妊娠的健康女性相比较（图 23.4）。具体地说，子宫内膜
样本是在黄体早期（周期第 15~17 天）收集的。在培养基中添加环磷酸腺苷（cAMP）
和甲羟孕酮（MPA）以诱导体外蜕膜化 5 d。使用罗丹明标记鬼笔环肽对纤维状
肌动蛋白进行染色，以在形态学上评估蜕膜化，并比较健康女性（n=13）与 sPE
患者（n=13）的蜕膜化 hESC。此外，测量并比较了组间 hESC 分泌的 PRL 和
IGFBP-1 水平。最后，使用微阵列方法对来自健康女性（n=7）和 sPE 患者（n=5）
的体外蜕膜 hESC 子集进行转录分析。

第二种方法是基于激光显微切割从母胎界面分离底蜕膜或真蜕膜的一部分
（图 23.5）。分娩时从 sPE 患者（n=5）与对照女性（n=4）活检标本的组织切
片中获取细胞（即样本来源于孕龄匹配的无感染迹象的自发性早产女性）。分离后，
对这些样品进行转录组分析。此外，通过测量阶段特异性抗原 PRL 和 IGFBP-1
的水平，确定蜕膜细胞的蜕膜化状态。最后，对这些蜕膜细胞在条件培养基中的
再蜕膜化和 CTB 浸润情况进行分析。

研究结果——重度先兆子痫患病期间和之后的蜕膜化缺陷

我们的研究结果表明，有缺陷的蜕膜化与 sPE 相关，提示母体对疾病病因
的影响 [26]。取自非妊娠供体的子宫内膜活检用于 hESC 分离，利用 hESC 的体外
蜕膜化系统（模型），并根据阶段特异性抗原、形态学、PE 病例和对照组之间

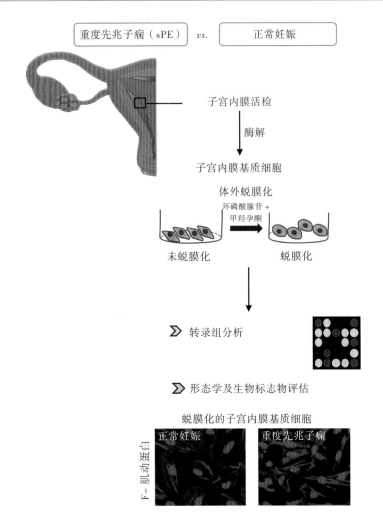

图 23.4 Garrido-Gómez 等（2017）所使用的实验设计的第一种方法。对既往曾有 sPE 史和健康妊娠的非妊娠女性（每组 $n=13$）进行子宫内膜活检。样本用于体外蜕膜化和转录组分析

的转录谱分析这一分化过程。这些重要的实验表明，曾发生 sPE 患者的 hESC 无法蜕膜化。与对照组相比，转录组分析确定了 sPE 病例中的 129 个 DEG，包括蜕膜化中起重要作用的下调基因，例如 *IGFBP-1*、*CNR1* 和 *IL-1B*。这些基因的功能注释证明了与分化过程失败相关的许多途径的改变，例如细胞因子 – 细胞因子相互作用、雌激素和 TFG-β 信号传导以及炎症。

　　明确这种蜕膜化缺陷是否存在于妊娠晚期，我们亦有兴趣。通过激光显微切割，从 sPE 和对照（无感染迹象的自发性早产）供体中分离出部分底蜕膜和壁蜕膜。转录组分析显示，sPE 中存在超过 200 个与蜕膜功能障碍相关的 DEG。此外，体外蜕膜化 hESC 的尝试也以失败告终。最后，使用 sPE 蜕膜标本的基质细胞于体外培养后的条件培养基中测试 CTB 浸润。CTB 从妊娠中期的胎盘中分离出来，

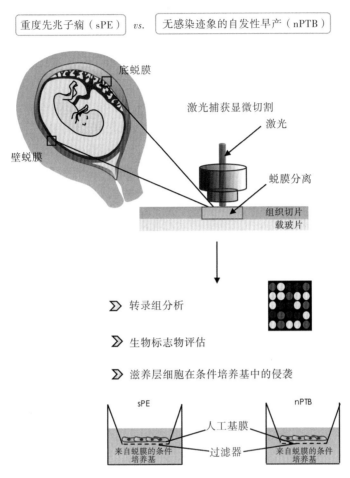

图 23.5　Garrido-Gómez 等（2017）所使用的实验设计的第二种方法。在分娩时，采用激光显微切割分离重度先兆子痫女性（ $n=5$ ）和无感染迹象的自发性早产女性（ $n=4$ ，作为对照组）的蜕膜。蜕膜用于转录组分析和生物标志物评估，并使用蜕膜细胞的条件培养基对细胞滋养层细胞（CTB）进行侵袭实验

并在基质胶上培养。sPE 患者基质细胞的条件培养基不允许 CTB 浸润，这表明蜕膜化抵抗与 sPE 中 CTB 的浅层浸润（浅植入）有关[26]。

　　我们的转录组学结果显示，在 sPE 患者的 hESC 体外蜕膜化过程中，基因表达发生了改变。在 129 个表达改变的基因中，进一步分析了编码膜联蛋白 A2 的基因（ANXA2）[26]。该基因与植入过程中胚胎黏附的第一步有关[48]。ANXA2 在胎盘中广泛表达，其活性缺陷可能引起与血栓形成和 PE 易感性增加相关的纤溶缺乏症[49]。为了评估 ANXA2 作为 sPE 预测母体生物标志物的潜力，我们研究了其在蜕膜化缺陷中的作用[50]。我们使用 siRNA 干扰对照个体 hESC 中的 ANXA2 表达，在体外模型中检测到蜕膜化缺陷。此外，在体内敲除的小鼠模型中，阻断妊娠期间 ANXA2 的表达可导致胚胎植入和胎盘形成缺陷。因此，这些结果支持

sPE 女性在分娩时发生蜕膜化抵抗，并建议 *ANXA2* 作为确定 PE 风险的潜在生物标志物[50]。总之，这些结果支持母体对 PE 的致病作用。

据推测，成功受孕是在胚胎植入和胎盘形成前确定的，并受到蜕膜化的影响。蜕膜化抵抗使母体"土壤"无法进行适当的组织修饰，导致胎盘侵入异常和不良妊娠结局。hESC 蜕膜化过程中形态学、生化和分泌水平上的细胞变化以及免疫细胞募集（uNK 细胞和调节性 T 细胞）是确认无疑的表型修饰[1-6]。蜕膜化过程在某个时刻失败时，可导致蜕膜缺陷，继而引起 EVT 浅植入、动脉重构，从而导致 sPE。近期我们假设 sPE 的发生发展开始于妊娠前，在月经周期即可识别蜕膜化抵抗的基线情况改变[33]。这将使我们能够在妊娠前识别存在风险的女性，据此可在最早阶段应用预防和治疗策略。在这一方向上取得的研究进展能够开辟极具前景的新途径，可能完全改变 sPE 当前令人沮丧的临床现实，为预防、诊断和治疗提供思路。

优势和局限

我们的研究假设向前迈进了一步，提示蜕膜化抵抗可能是导致严重先兆子痫的母体因素。了解这种蜕膜化障碍可以让我们更深入理解 sPE 的病理生理学机制，也有利于发现用于预测风险和治疗靶点的生物标志物来逆转这种情况（重度先兆子痫）。这将对临床工作产生巨大价值，因为预防 sPE 的发生是减少母儿短期和长期不良结局发生的关键。此外，这一理论亦可阐明其他妊娠晚期病理，例如胎儿生长受限或早产，因为蜕膜化缺陷可能是这些患者中的常见缺陷。

然而，基础研究和临床转化之间可能会出现一些限制。在实验上，由于分析的深度，大量组织分析可能无法识别仅在少数细胞群中发生功能失调的目标。这种情况下，需要使用新策略进行研究，例如单细胞分辨率测序。单细胞测序使我们能够通过识别和描述特定的细胞群来表征子宫内膜[51]。此外，取样可能是一个关键所在，因为子宫内膜活检对女性来说是一种有创且不方便的干预措施。因此，需要探索新的无创方法。一种可能有效的方法是使用血液样本无创地获取遗传信息，从而获取既可用于预测 sPE 风险又可监测患者妊娠期间健康状况的信息。

研究壁垒

开发预测工具的复杂性在于测试蜕膜化缺陷标记物预测能力的前瞻性研究范围。此外，由于手术的有创性和前瞻性临床试验所需的大样本量，主要累及的组织（即子宫内膜）无法轻易获取。一旦我们证明了蜕膜化缺陷在 sPE 起源中的作用，下一步就是将我们的结果扩展到临床试验中，从而评估利用这一缺陷来确定女性患 sPE 风险的可能性。其主要障碍是确定一组生物标志物，以区分健康妊娠的内在变异和妊娠并发症相关的分子失调。此外，这些生物标志物必须以高灵敏度和特异性来区分病例和对照。由于子宫内膜周期性变化的复杂性、蜕膜化的高度协调调节以及个体间的变异性，确定生物标志物具有一定挑战性。然而，一种解决方案是扩大参与临床研究的受试者数量，并探索使用无创方法获得的生物样本。

未来展望

重度先兆子痫诊疗中面临的主要挑战是在临床症状出现之前识别女性患病的风险，以采取相应策略降低相关发病率和死亡率。为此，第一步是确定可在妊娠早期检测到的稳健有效的生物标志物。由于蜕膜化甚至在妊娠之前开始，因此这一过程的发生障碍可以在妊娠前被确定。然而，克服活检样本障碍并减少患者在诊断测试中的不便亦相当必要。在这方面，近期的一篇文章展示了一项概念证明，其中生物信息学工具可以区分来自先兆子痫孕妇和健康孕妇血浆的循环 RNA 转录物 [52]。技术的最新进展和母体作用的理念为未来开发妊娠并发症预测、早期诊断和监测工具开辟了极具潜力的途径。

总　结

正确的蜕膜化有助于成功受孕。我们分析了与妊娠并发症相关的子宫内膜周期的变化，例如与子宫内膜异位症相关的不孕症、复发性流产、IUGR 和先兆子痫。我们的研究集中于重度先兆子痫，蜕膜化抵抗可能作为母体相关致病因素揭示了这种疾病病因学的复杂性。在这个方向上取得的进展可能是预防、诊断和治疗 sPE 的关键。开发预测工具以识别先兆子痫发病风险是一项挑战，但我们的研究结果令人欣喜，这鼓励我们接受这一挑战。

参考文献

[1]　Ng SW, Norwitz GA, Pavlicev M, et al. Endometrial Decidualization: The Primary Driver of Pregnancy Health. Int J Mol Sci, 2020, 21(11):4092.

本章完整参考文献，请扫描以上二维码在线查看。若需下载，请登录 www.wpcxa.com "下载中心"下载。

阿谢曼综合征的新型细胞疗法

第 24 章

Jordi Ventura, Xavier Santamaria

引　言

　　子宫内膜是子宫的内层，由基底层和功能层组成。功能层在月经周期中增厚和脱落，而基底层保持其规模数量并作为功能层再生的起点。子宫内膜主要由基质细胞和上皮细胞组成，但近期的证据表明，干 / 祖细胞主要存在于基底层，参与每个月经周期的组织再生 [1-3]。起初，该作用主要由间充质基质祖细胞和上皮祖细胞发挥 [4-6]，但一些研究小组报道称，有骨髓祖细胞参与子宫内膜的再生，可能是骨髓来源的充质干细胞或内皮祖细胞（EPC）[7-10]。虽然该问题仍存在争议，但胚胎植入需要足够厚度的子宫内膜，而这通常在自然月经周期的第 20~24 天间实现 [11-13]。在此期间，子宫内膜经历了由卵巢类固醇激素（主要是雌激素和孕激素）诱导的显著结构和功能变化，以允许胚胎着床 [14-15]。子宫内膜容受性的改变是不孕的最常见原因之一 [16-17]。

　　阿谢曼综合征（AS）是一种获得性子宫疾病，其特征是存在子宫内粘连（IUA），在许多病例中表现为子宫壁相互粘连。由于纤维蛋白的产生，这种情况下基质的损失可引起纤维组织形成，从而导致子宫壁之间形成组织桥 [18]。AS 在社会中的发生率很难估计，但欧洲药品管理局查明其在欧盟国家的发生率约为万分之四（COMP，2017）。通常，AS 是在手术干预后引起的，例如与妊娠相关的刮宫术，可对子宫内膜的基底层造成创伤 [19-20]，尽管 AS 也可能因感染（子宫内膜炎）或慢性炎症而在没有任何外科手术的情况下发展 [21]。

　　组织学上，AS 可引起子宫内膜纤维化，其中基质大部分被纤维组织取代，腺体被无活性的立方柱状子宫内膜上皮细胞取代。基底层和功能层难以区分，功能层被一种对激素刺激无反应的上皮单层所取代，并在腔内形成纤维化粘连。有时，子宫内膜、子宫肌层或结缔组织的不同层可能与宫腔粘连有关。在最严重的情况下，粘连可能由胶原束、纤维带或与正常子宫肌层具有相同特征的肌肉组成 [22]。IUA 患者的活组织检查包含 50%~80% 的子宫壁纤维组织，可限制子宫肌层活动并减少甾体性激素的灌注，导致子宫萎缩，而无 IUA 的患者则为 13%~20%[23]。

AS 的临床症状通常是一系列月经失调，例如闭经或经期缩短。然而，最棘手的症状是胚胎植入子宫内膜或妊娠并发症所致的不孕症，如流产或胎盘植入发生风险增加[24]。

在普遍使用宫腔镜检查[25-26]作为诊断和治疗 IUA 的金标准之前，刮宫术是广泛用于治疗 IUA 的方法。宫腔镜检查不仅可以直接观察宫腔，确定粘连的位置、范围和类型[27]，还可以同时用宫腔镜剪刀治疗 IUA，最大限度地减少对健康子宫内膜的破坏[24]，因此也能减少二次手术的需要[28-29]。然而，宫腔镜手术后并不总能实现生育能力的恢复，在中度和重度 AS 病例中经常需要多次手术[30]。

此外，其他策略已被提出，以防宫腔镜切除后 IUA 的复发形成，如基于雌激素的激素治疗，透明质酸治疗，宫内节育器放置等[31]。然而，基于雌激素的疗法证据尚不清楚，一些问题尚需解决，如最佳给药途径和剂量等。

干细胞作为治疗手段

干细胞具有不对称分裂和分化成各种细胞类型的能力，同时能保持干细胞谱系。成人组织中存在多种干细胞，通过形成干细胞巢而积极参与组织的维持和调节。干细胞巢是一种局部微环境，通过提供足够的旁分泌信号来支持未分化状态和多能状态。由于发生损伤时干细胞在组织再生中的作用，人们越来越关注将其用于治疗不同疾病，如心脏病或神经系统疾病[32-33]。

如前所述，子宫内膜干细胞存在于基底层，在每个月经周期的功能层再生中发挥重要作用[34]。然而，其在 AS 中数量和功能减少，导致子宫内膜变薄且无功能，从而损害胚胎植入[2,26,35]。这就是为什么许多研究人员提出使用干细胞治疗子宫内膜疾病（如 AS），因为这些用于治疗的干细胞似乎能替换子宫内膜中的受损细胞[2,9,36-39]。

快速识别干细胞的最广泛应用的技术之一是在细胞中使用荧光 DNA 结合染料 Hoechst 33342，然后通过流式细胞术评估侧群细胞（SP）。该技术可行是由于干细胞可以有效排出染料，其 ATP 结合盒转运蛋白的数量比没有干细胞特性的细胞中存在的数量多[40-41]。该技术已广泛用于鉴定子宫内膜中的干细胞，其存在于内皮细胞、基质细胞和上皮细胞，但在内皮细胞中明显占优势[42-45]。

AS 的临床治疗已被建议使用不同来源的干细胞，例如在小鼠模型中使用脂肪来源的间充质干细胞，或在大鼠模型中使用羊膜间充质基质细胞[46-47]。

Taylor 的研究小组首先证明了使用骨髓源干细胞（BMDSC）重塑子宫内膜[8]。对接受人类白细胞抗原（HLA）不匹配供体骨髓移植的女性进行子宫内膜活检，首次证明了在受体女性的子宫内膜组织中存在来自供体的上皮细胞和基质细胞。

在该研究小组随后的一项研究中，小鼠 AS 是子宫重复损伤引起的[48]。而后，将雄性小鼠的 BMDSC 移植到小鼠 AS 模型中。在治疗组的子宫内膜中检测到 Y+ 细胞，提高了子宫损伤后的生育能力，治疗组中有 9/10 的小鼠受孕，而未治疗组中仅 3/10。

据另一项研究，与局部注射相比，子宫源性细胞（UDC）或 BMDSC 的全身给药可更好募集于子宫，且给药后 BMDSC 植入量会大于 UDC[49]。在该研究中，研究者通过对单个子宫角进行局部损伤而建立了小鼠 AS 模型。而后，局部或全身（即静脉内）注射表达绿色荧光蛋白（GFP）的 BMDSC 或 UDC。给药后 2~3 周对子宫组织进行的荧光激活细胞分选蛋白（FACS）分析显示，与 UDC 局部给药相比，BMDSC 全身给药后植入量更大。

此外，Zhao 的研究小组通过向子宫腔内注入乙醇，建立了一个薄子宫内膜大鼠模型[50]。使用的 BMDSC 是通过子宫灌注移植的间充质干细胞。与对照组相比，治疗组子宫厚度增加，而促炎细胞因子水平降低，提示 BMDSC 的免疫调节特性在治疗子宫内膜疾病中的作用。

总体而言，所有这些研究结果表明，干细胞疗法可能有助于治疗患有难治性 AS 或子宫内膜萎缩（EA）的不孕症患者。然而，明确的细胞类型或最佳剂量尚未确定。

CD133+ BMDSC 作为治疗手段

造血干细胞（HSC）是一组位于骨髓中的多能细胞，能够分化成所有血细胞类型。HSC 还可以分化成不同的细胞谱系，如肝细胞[51]。HSC 由于其微环境而保持未分化状态，不同的造血祖细胞生活在不同的微环境中[52-54]。这些 HSC 中存在一组内皮祖细胞（EPC），可以起源于成血管细胞或骨髓祖细胞谱系[52,55-56]。

起初，人们认为成人新血管的形成完全是由于血管生成，这是一个从已存在的血管中形成新血管的过程。然而，循环中 EPC 的发现改变了这种模式的观点[57]，因为这些细胞可以从骨髓中调动，并通过称为血管新生的过程形成新血管[55,58]。此外，这些细胞可以替代动脉和静脉中受损的内皮细胞，通过称为再内皮化的过程帮助修复内皮单层[59]。

源自骨髓的细胞表达不同的标记，这使我们能够将某些细胞系与其他细胞系区分开来。利用磁激活细胞分选（MACS）和 FACS 技术，通过聚焦 CD133+ 和 VEGF-2 标记，可以分离出主要由原始 HSC 和 EPC 组成的细胞亚群[60-61]。自体 CD133+ 细胞移植可以促进损伤组织的伤口愈合和血运重建。此外，当与大鼠心肌细胞共同培养时，HSC 可以转分化为功能性心肌细胞[62-63]，以治疗某些心血管疾病[64]。事实上，CD133+ 细胞甚至可以在动物模型中促进受损脊髓的修复，增强血管生成、星形胶质细胞增生、轴突生长和功能恢复。而对照组 CD133– 细胞未能促进轴突生长，也未实现功能恢复[65]。

CD133+ 细胞常通过不同的作用机制（MoA）发挥作用：旁分泌活动、子宫内膜干细胞分化 / 细胞融合、子宫内膜常驻干细胞募集 / 激活，以及内皮分化。旁分泌活动和子宫内膜常驻干细胞募集 / 激活可产生即时的短期效应，其作用范围似乎比子宫内膜和内皮细胞分化更大，后者具有更稳定的长期效应，且似乎有更多的残留效应。有趣的是，旁分泌效应可以促进内皮再生以及子宫内膜常驻干细胞的募集 / 激活，如图 24.1 所示。

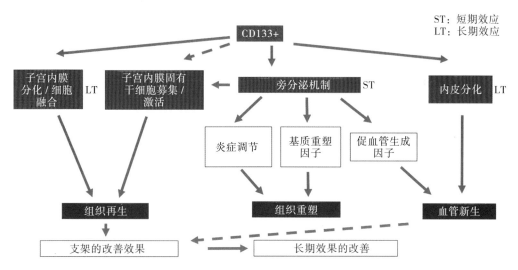

图 24.1　CD133+ 细胞的不同作用机制，包括组织再生、组织重塑或血管新生。一些机制在短期内起作用，而其他则具有长期效应

在一项临床前研究中，人类 CD133+ 细胞与超顺磁性氧化铁纳米颗粒一起孵育，并注射到啮齿动物 AS 模型中。通过普鲁士蓝染色分析标记细胞的植入和定位，通过 Ki67 免疫组织化学分析子宫内膜增殖。普鲁士蓝检测到的铁沉积物累积现象表明，CD133+ 细胞主要聚集在受损角的子宫内膜小血管周围，而其他器官中没有 CD133+ 细胞的积累。Ki67 染色评估显示，与对照组相比，治疗后的子宫角上皮腺中的 Ki67 抗原增加。宫内注射后增殖率从平均 14%（标准差 10.37%）增加到 23.15% ± 10.89%（$P < 0.01$），而尾静脉注射后增殖率从 6.92% ± 7.03%增加到 20.55% ± 10.89%（$P < 0.005$），这提示 CD133+ 细胞诱导临近的子宫内膜细胞增殖。通过 qPCR 分析，我们看到血小板反应蛋白 1 表达显著上调（2.065倍 *vs.* 0.752 倍变化，$P < 0.05$），而 IGF-1 表达下调，这表明 CD133+ 细胞可能通过旁分泌作用诱导子宫内膜细胞增殖。

在临床方面，我们小组设计了一项前瞻性、实验性、非对照的开放标签研究，包括18例年龄为30~45岁的难治性 AS 或 EA 患者，其中16例患者完成了研究[66]。研究终点是评估 CD133+ BMDSC 作为难治性 AS 和 EA 病例潜在疗法的安全性和有效性。在入组之前，11例 AS 患者中的8例和所有 EA 患者在接受了平均2次（范围为1~9次）宫腔镜检查和2个后续周期的激素替代治疗（HRT）后，临床和超声结果都没有改善（图 24.2）。

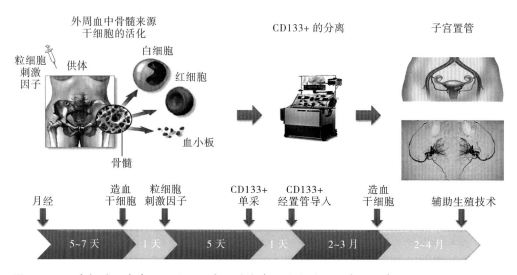

图 24.2　研究概要。*患者一经纳入研究，首先在增生期进行初步的超声检查和宫腔镜诊断。然后，通过药物干预给予重组人粒细胞集落刺激因子（G-CSF）诱导所有入组患者的骨髓间充质干细胞（BMDSC）活化。在进行第二次宫腔镜检查后，实施辅助生殖技术（ART），并评估生殖结果以及子宫内膜厚度*

简言之，对宫腔情况的评估依据美国生育协会的分类。AS 病例一经评估，即用锋利和钝性剪刀除去粘连。所有患者在手术后立即接受2个月 HRT，并通过粒细胞集落刺激因子（G-CSF）注射 [10 μg/（kg·d）] 5 d，以动员活化 BMDSC。5 d 后，通过外周静脉通路单采分离外周单核血细胞，并使用 MACS 进行 CD133+ 细胞选择和分离。处理来自每例患者 2~3 个体积的血液，以获得至少5000万个 CD133+ 细胞。CD133+ 细胞通过动脉置管植入子宫内膜干细胞巢中，使用常规用于子宫肌瘤栓塞的技术[67]，将 15 mL 含 CD133+ 细胞的盐水悬浮液 [含（42~200）× 10^6 个细胞，平均 123.56 × 10^6 个] 注射到子宫内膜干细胞巢旁边的螺旋小动脉中[68]（图 24.3）。

干细胞灌注后3个月，进行二次宫腔镜检查。尽管宫腔未完全恢复正常，但所有患者中都可见宫腔粘连评分和分期有所改善。具体来说，所有被诊断为Ⅲ期的 AS 患者均改善至Ⅰ期，而被诊断为Ⅱ期的两例患者中一例宫腔恢复正常，另一例患者则改善至Ⅰ期。关于子宫内膜厚度亦可见显著改善，AS 患者从平均 4.3 mm（范围为 2.7~5.0 mm）到 6.7 mm（范围为 3.1~12 mm），而 EA 患者从平均 4.2 mm（范围为 2.7~5.0 mm）到 5.7 mm（范围为 5~12 mm）。

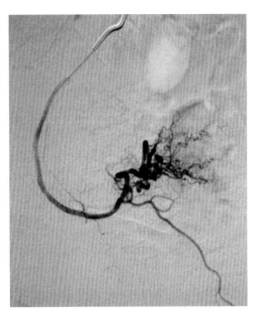

图 24.3　当在子宫动脉远端进行灌注时，滋养子宫内膜基底层的螺旋动脉清晰可见

在 CD133+ 细胞治疗的第 1 个月后，16 例患者中有 15 例恢复了月经周期。但随着 CD133+ 细胞治疗的继续进行，月经持续时间和经量逐渐减少，第 1 个月经期平均 5.06 d，每天 2.69 片卫生巾，而第 3 个月经期平均 3.25 d，每天 1.75 片卫生巾。

子宫内膜组织中的血管新生是通过测量 CD133+ 细胞治疗后形成的血管总数，以及在 CD133+ 细胞治疗前、治疗 3 个月、治疗 6 个月后子宫内膜石蜡包埋切片中的 α-SMA 免疫荧光分析来确定的[69]。该分析显示，在 AS 和 EA 患者中，注射 CD133+ 细胞 3 个月后血管数量显著增加，同时子宫内膜基质层和上皮层明显改善，而 6 个月后逐渐减少（图 24.4）。

最后，通过评估治疗患者的生育结局来预测子宫内膜功能。细胞治疗后，3 例患者自然妊娠，其中 2 例患者分娩健康婴儿，1 例患者因胎膜早破而流产。此外，经过 14 次胚胎移植，共计 7 例患者妊娠阳性，其中 3 例患者生化妊娠，1 例患者于妊娠 9 周流产，1 例患者异位妊娠，2 例患者分娩 3 名健康新生儿。

总之，这项研究表明，使用 CD133+ BMDSC 可治疗 AS 和其他子宫内膜疾病。事实上，欧洲药品管理局（EMA）以及美国食品药品监督管理局（FDA）已经承认了这些结果并发布了积极意见，认为 CD133+ 细胞是第一个用于治疗 AS 的罕

治疗前　　　　　　　　　　　治疗后

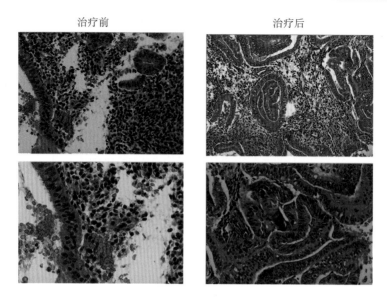

图 24.4　子宫内膜具有在月经周期中重建基质和上皮结构的独特能力。子宫内的粘连可以由子宫内膜组织、结缔组织或肌肉组织形成。宫腔镜检查被认为是诊断子宫内粘连的金标准。在严重情况下，腔体几乎可以被纤维化和广泛病变完全阻塞。该图显示了经过干细胞治疗后患者的组织学改善情况

用药物资格认定（ODD）疗法，并将这些细胞归类为高级治疗药物产品（ATMP）；目前监管下的Ⅰ、Ⅱ、Ⅲ期临床试验均正在进行。显然，需要进一步深入探索以确定该疗法的最佳剂量，实现长期随访，并进行随机试验，这可被认为是第一个有侧重点的原理验证研究。目前，有一项Ⅰ/Ⅱ期试验正在进行，旨在评估长期安全性和最佳剂量，确定不同的 MoA。

干细胞治疗和再生医学的未来展望

近年来，干细胞已被提出用于治疗某些子宫内膜疾病，如 AS 等。如前所述，该疗法取得了一定成效。然而，在某些严重 AS 病例中，仅使用干细胞疗法仍显不足[70]。

在人体组织中，细胞被细胞外基质（ECM）包围，ECM 通过细胞与 ECM 间一组复杂的生物大分子相互作用来指导细胞功能。因此，ECM 重塑策略与干细胞一起，似乎在重建器官功能方面发挥着关键作用。

从这个意义上讲，再生医学是一种通过创建新组织以恢复器官功能从而治疗某些病理状况的新策略[71]。因此，新兴的再生医学疗法开始将细胞或干细胞技术与组织工程结合起来，包括使用支架或生物材料来三维（3D）地增强细胞生长，且 ECM 可以反映更精确的组织结构和功能复杂性[72-73]。

　　模拟天然子宫内膜组织并提供细胞可以相互作用的结构和机械支持的生物材料，对于实现充分的组织工程尤为合适。一些生物材料能够以可控的方式释放一些药物、生长因子或其他生物活性化合物 [74-76]，通过提供分子因子，促进细胞信号传导、干细胞募集、增殖或分化，而促进子宫再生 [77]。一些研究小组已将这种方法用于子宫内膜再生，例如 Zhang 的研究小组使用了包埋 17β- 雌二醇的肝素 - 泊洛沙姆水凝胶 [77]，Lin 的研究小组使用了载有血管内皮生长因子（VEGF）的胶原支架 [78]，而 Cai 的研究小组使用了一种新的多孔支架，结合了 GelMA 和海藻酸钠的特性，并释放 bFGF [79]。

　　组织工程中另一个有趣的方法是，使用与器官移植相比具有高生物相容性和低排斥效应的脱细胞支架 [80]。脱细胞子宫和自体细胞后部再生已成功用于不同的大鼠模型 [81-83] 和猪模型 [84] 的子宫再生。然而，这种方法有其局限性，因为来自人类供体的子宫用于脱细胞化的可用性有限，且在脱细胞化后仍存在一些细胞残留物 [85]。

　　最后，另一个有趣的器官再生策略包括使用 3D 生物打印技术，该技术可通过使用适当的生物墨水和细胞源来改善组织工程支架的功能 [86-88]。

参考文献

[1] Gargett CE, Schwab KE, Deane JA. Endometrial stem/progenitor cells: the first 10 years. Hum Reprod Update, 2016, 22(2):137-163.

[2] Deane JA, Gualano RC, Gargett CE. Regenerating endometrium from stem/progenitor cells: is it abnormal in endometriosis, Asherman's syndrome and infertility? Curr Opin Obstet Gynecol, 2013, 25(3):193-200.

[3] Gargett CE. Uterine stem cells: what is the evidence? Hum Reprod Update, 2007, 13(1):87-101.

[4] Ulrich D, Tan KS, Deane J, et al. Mesenchymal stem/stromal cells in post-menopausal endometrium. Hum Reprod, 2014, 29(9):1895-905.

[5] Schildberg FA, Donnenberg VS. Stromal cells in health and disease. Cytometry A, 2018, 93(9):871-875.

[6] Bazoobandi S, Tanideh N, Rahmanifar F, et al. Preventive Effects of Intrauterine Injection of Bone Marrow-Derived Mesenchymal Stromal Cell-Conditioned Media on Uterine Fibrosis Immediately after Endometrial Curettage in Rabbit. Stem Cells Int, 2020, 2020:8849537.

[7] Cervelló I, Gil-Sanchis C, Mas A, et al. Bone marrow-derived cells from male donors do not contribute to the endometrial side population of the recipient. PLoS One, 2012, 7(1):e30260.

　　本章完整参考文献，请扫描以上二维码在线查看。若需下载，请登录 www.wpcxa.com "下载中心"下载。

平滑肌瘤与平滑肌肉瘤的鉴别遗传学诊断

第25章

Alba Machado-Lopez, Aymara Mas

引　言

　　子宫平滑肌瘤（LM，或子宫肌瘤）和平滑肌肉瘤（LMS，或子宫肉瘤）是具有共同形态特征的子宫肌层肿瘤，但细胞遗传学和分子水平的差异表明其是生物学上无关的肿瘤。这些肿瘤通常采用手术（腹腔镜）切除进行治疗，但缺乏标准化和客观标准来区分手术前后的 LM 和 LMS，这是当前需要面临的诊断挑战[1]。事实上，这种差距会导致不必要的有创治疗，以及患者和医疗保健系统的额外成本支出[1]。

　　LM 是一种常见的（约 75% 的患病率）良性疾病，但 LMS 是侵袭性肿瘤，其特征是早期转移、预后不良和高复发率，且治疗效果有限[3-5]。由于存在隐性 LMS 的风险，腹腔镜子宫肌瘤切除术治疗 LM 一直存在争议。据估计，每350 例接受子宫切除术或子宫肌瘤切除术的良性 LM 女性患者中，有 1 例被认为是 LMS。

　　因此，腹腔镜子宫肌瘤切除术作为子宫肌层肿瘤一线治疗的应用频率有所降低，而剖腹手术变得更加普遍，同时由于这些手术的有创性，发病率和死亡率随之上升[8-10]。

　　从这个意义上说，需要对这些子宫肌层肿瘤进行标准化的临床管理，根据隐性 LMS 的可能风险对患者进行分类，不仅要建立安全的诊断流程，还要达成共识以支持治疗建议[11]。单核苷酸变异（SNV）、插入 / 缺失、拷贝数变异（CNV）以及差异基因表达的鉴定，也可提供初步的靶点和生物标志物，作为两种肿瘤鉴别诊断的第一步[2]。

技术现状：我们今天知道什么？

　　肿瘤患者与健康个体之间的临床特征、影像学发现或血清水平差异仍然是

LM 和 LMS 的诊断方法，尽管这些措施可能缺乏特异性并致使诊断复杂化[2]。从这个意义上说，要考虑的主要问题是患者的一般状况，同时要考虑到临床症状，不仅是疾病方面，还有不适方面。妊娠期间，子宫肌层肿瘤的临床表现可以从无症状到出现异常子宫出血、疼痛、腹部肿瘤快速生长和并发症[12-13]。在局部和区域扩散的最坏情况下，子宫肌层肿瘤可能会出现胃肠道或泌尿道症状；在血行播散的情况下，子宫肌层肿瘤可能会出现肺部症状[14]。

MRI 或 CT 等成像模式可以揭示 LM 和 LMS 肿瘤的具体特征（图 25.1），主要用于识别子宫外延伸到骨盆的部位，但对恶性肿瘤的特征难以区分，特别是微小肿瘤[4,15-16]。

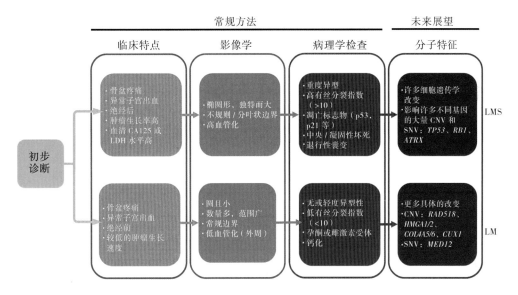

图 25.1　目前鉴别诊断 LMS 和 LM 的方法，以及两种肿瘤类型的分子特征（作为分子鉴别的基础）

有研究表明，与 LM 相比，LMS 患者的血清标志物 CA125[17] 和乳酸脱氢酶（LDH）水平升高，特别是 LDH-A 和 LDH-D[18]。然而，这些标志物在 LM 和早期 LMS 之间的术前血清水平中表现出重叠表达，因此限制了其临床应用。

子宫肿瘤的诊断也可根据手术后的病理分析来确定。根据显微形态学特征，如凝固性坏死、非典型细胞学、细胞结构和有丝分裂指数，肿瘤可归类为 LM 的良性变体（有丝分裂活性、细胞性、非典型奇异）、恶性潜能未定的平滑肌瘤（STUMP）、LMS、子宫内膜间质肉瘤或未分化子宫肉瘤（图 25.1）[12]。此外，与良性肿瘤相比，LMS 中可检测到显著更高水平的 Ki67、细胞肿瘤抗原（p53）、细胞周期蛋白依赖性激酶抑制剂（p16、p21、p27）以及其他凋亡调节分子（BAX、BCL-2）[19-20]。然而，这些分子不易通过小体积核心活检或针吸活检来评估，以区分恶性和非恶性子宫肌层组织。

从这个意义上说，关注分子方面的生物技术进步可能为难以诊断的肿瘤（如 LMS 和 LM）提供新的希望[21-23]。

用于子宫肌层肿瘤鉴别诊断的二代测序技术

二代测序（NGS）技术已应用于基础研究到转化医学的各学科领域。具体来说，癌症基因组图谱（TCGA）是最相关的项目之一，旨在表征人类癌症的分子特征。因此，遗传风险评估、预后信息、分子亚型鉴定或治疗策略开发是目前应用于乳腺癌、卵巢癌、子宫内膜外阴癌和宫颈癌的一些可能方法。

目前用于子宫肌层肿瘤研究的大多数二代测序方法都基于 Sanger 测序，但进行了一些修改（图 25.2）。Thermo Fisher 和 Illumina 是开发此类方法的主要公司，二者的主要区别在于化学性质。Thermo Fisher 的方法是基于核苷酸掺入 DNA 链并释放氢离子时的 pH 变化；Illumina 的方法是基于桥式扩增和核苷酸掺入 DNA 链时发射荧光信号[24]。

用于研究 LM 和 LMS 基因组谱的 DNA 测序技术包括全基因组测序[25-26]、全外显子组测序和（或）靶向测序[27]，以及全基因组关联研究[28]。NGS 的进一步临床应用包括对患者血液中循环的无细胞 DNA 片段进行测序。

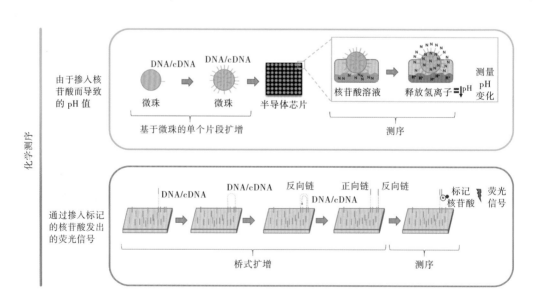

图 25.2　NGS 方法学——NGS 原理

同样，有许多基于 RNA 测序的方法，从全转录组到全外显子组，以及 LM

和 LMS 中的靶向测序。这些技术最重要的应用与表达分析相关，例如差异基因表达[30-31]，表达数量性状基因座（eQTL）研究[32]，但其他应用包括可变剪接分析、检测基因融合[23]、非编码 RNA 测序[33-34]和无细胞 RNA 测序[35]。

作为临床诊断工具的平滑肌瘤和平滑肌肉瘤的分子特征

在分子水平上，子宫肌层肿瘤显示出不平衡的核型以及非特异性和复杂的改变，例如 SNV、小片段缺失、扩增和基因融合[36-37]。具体来说，高达 50% 的 LM 有细胞遗传学异常，主要包括 6p21、7q 和 12q15 染色体区域，在高达 70% 的 LM 中可检测到基因 *MED12* 的点突变[38]。*HMGA1/HMGA2* 和 *RAD51B* 之间，或 *COL4A5* 和 *COL4A6* 之间的染色体重排在 LM 中也很常见，主要是由于 7q 缺失导致这些基因过表达，或 *CUX1* 或 *CUL1* 表达减少[25]。此外，*FH*（延胡索酸水合酶）基因的杂合突变可导致 Reed 综合征（也称为遗传性平滑肌瘤病）和肾细胞癌综合征，其特征是多发性皮肤和子宫平滑肌瘤（图 25.3）。

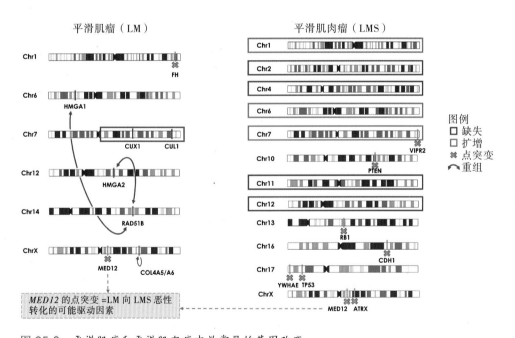

图 25.3　平滑肌瘤和平滑肌肉瘤中最常见的基因改变

此外，LMS 具有较高的不平衡核型和复杂改变的发生率，几乎所有染色体都积累了许多异常。在 LMS 中也检测到更频繁的 CNV，拷贝数减少主要影响的是第 2、4、11 和 12 号染色体，而拷贝数增加主要影响第 1、6 和 7 号染色体[39-40]。这些拷贝数减少可能有助于解释 LMS 的发病机制，因其最常影响肿瘤抑制因子的基因，包括 *TP53*、*RB1*、*PTEN* 和 *CDH1*[26,41]。LMS 中其他经常发生突变的基因是 *VIPR2*、*YWHAE* 和 *ATRX*[42]。突变的 *ATRX* 与表达缺失造成的更差临床结果相关，导致替代的"端粒延长"表型 [43-44]。这些基因和其他突变基因（如 *MED12*）被认为是"驱动因素"，表明 LMS 来自 LM，或者这些突变有利于 LMS 的恶性生长（图 25.3）[45]。

在 RNA 水平上，包括 *CDC20*、*CCNA2*、*CCNB1* 和 *CCNB2* 在内的若干基因在 LMS 和 LM 之间表现出显著不同的表达水平 [46]。尽管此类基因的数量和类型在不同研究结果中因实验方法或样本量而各不相同，但大多数研究已经检测到区分 LMS 和 LM 的不同分子模式，通常反映在与转录调控、DNA 修复或细胞周期相关的信号通路改变 [23,31,40,47-48]。此外，一些非编码 RNA，如微小 RNA（miRNA），在 LMS 和 LM 之间呈差异表达，因此可以进行分子分类，预示着新的治疗策略 [49]。

子宫肌层肿瘤的表观基因组特征也不同。例如，甲基化图谱不仅表明 LMS 与 LM 相比是整体低甲基化的，而且特定基因座可以用作差异标记 [40,50]。

总之，LM 和 LMS 具有不同的基因组 / 转录组学特征，可以解释其不同病因，为子宫肌层肿瘤的研究指明了新方向。此外，这些特征可能有助于我们开发临床上有价值的测试，用于恶性肿瘤风险的早期评估及其治疗。

优势和局限性

在过去 10 年中，LM 或 LMS 患者的诊断主要基于肿瘤样本的病理学评估，以活检或手术样本最佳。因此，诊断后保存在病理样本库中的福尔马林固定石蜡包埋（FFPE）组织是回顾性和前瞻性临床研究中分子分析的巨大资源 [51]。

然而，LMS 的可用"组学"研究受到限制，因其发生率较低，即 350 例因疑似良性 LM 接受子宫切除术或子宫肌瘤切除术的女性患者中，仅 1 例为 LMS[23,52-55]。此外，由于需要去除石蜡并中和固定过程产生的共价蛋白 –DNA 相互作用，因此很难从 FFPE 组织中提取核酸。此外，组织制备（即固定、石蜡包埋和归档存储）有助于 FFPE 组织衍生核酸的片段化、交联和化学修饰。因此，由于脱氨基和脱嘌呤过程，这些变化可能致使假阳性 SNV 或插入缺失被识别，从而影响基因表达 [56]。

此外，NGS 能够对大量短序列进行深入分析，使其成为适用于从 FFPE 标本中提取常规片段化核酸的理想技术，尽管标准的纯化和定量方法是必不可少的。同样重要的是，要考虑到 FFPE 制备引起的损伤随机分布在所有 DNA 片段中，但可通过覆盖水平 $\geq 80 \times$ 的测序深度进行校正 [23,56]。

最后，值得注意的是，尽管基因组 / 转录组分析提供了关于 CNV 和差异基因表达在疾病中作用的见解，但其基于对整个肿瘤的分析，这意味着会因肿瘤内异质性而存在技术限制。肿瘤内恶性和非恶性细胞之间的异质性及其在肿瘤微环境中的相互作用是更好研究肿瘤生物学的基础[57-58]。这意味着肿瘤组织取样对临床诊断的重要性，因为局部样本可能无法捕获整个肿瘤的遗传变化谱[59]。

面临的阻碍

近几十年来，基于形态学分类、分级和分期的经典肿瘤病理学诊断，已被对分子肿瘤亚分类、预后信息和治疗靶点反应日益增长的需求所取代[60]。为了满足这些需求，需要扩展范围的方法。这些方法包括分子生物学技术，例如聚合酶链式反应（PCR）、荧光原位杂交、基因阵列分析和 DNA/RNA 测序。

通过 NGS 技术获得的基因组 / 转录组学知识的最新进展，能够根据致癌基因和抑癌基因的鉴定提供有关肌层肿瘤状态的更多信息，从而不仅有利于患者，也有利于妇科医生、病理学家、肿瘤学家和其他医生。因此，上述技术进步可能会将诊断肿瘤病理学从解释性的主观科学转变为常规患者管理的更客观的循证实践。

总体而言，我们认为，开发与功能组织学相关的分子驱动检测，可为进一步推进个体化医疗和选择性治疗方案提供框架。然而，病理学家和妇科医生面临的挑战是，如何有效地将这些形态学和分子学信息整合到包括患者特定风险评估在内的综合治疗计划中[61]。

结论和未来展望

目前，很少有非手术药物疗法被批准用于治疗子宫肌层肿瘤，且大多数疗法只能提供部分或暂时缓解。这可能是由于肿瘤发生、演变和复发的相关机制在很大程度上仍然未知，导致开发有效治疗方案的进展缓慢[2]。克服这些问题需要新的方法或策略来快速、低成本且无创地识别生物标志物，不仅用于诊断，而且应覆盖整个治疗过程。

近期，"液体活检"的概念已成为一种微创替代手术活检的方法，用于治疗具有高度复发性突变的实体瘤，避免了治疗前后的肿瘤组织取样[62]。液体活检常通过抽取血液样本或其他体液来提供来自循环肿瘤细胞（CTC）和（或）循环无细胞 DNA（cfDNA）或 RNA（cfRNA）的肿瘤特异性信息[63-65]。所有这些因子都存在于外周血中，从原发性肿瘤的凋亡或坏死细胞中逃逸，并以不同形式将 DNA/RNA 片段释放到循环中，包括 mRNA、miRNA、长链非编码 RNA（lncRNA）[66]和环状 RNA（circRNA）[67-68]。同样，肿瘤培养的血小板——癌症患者的血小板中含有源自肿瘤的 RNA 生物标志物——已经在许多不同的癌症类型（例如乳腺癌、肺癌、卵巢癌）中进行了研究，并因其丰富且易于分离等特点而显示出优于其他液体活检来源的优势[69]（图 25.4）。

考虑到 cfDNA/cfRNA 分析提供了疾病遗传状态的全局图像，这种方法可用于在治疗或缓解期间监测肿瘤患者。此外，CTC 分析在单细胞水平上提供了对肿瘤的分子见解，可用于指导治疗失败或疾病复发后的药物治疗[64]。除了 cfDNA/cfRNA 和 CTC，外泌体近期受到了特别的关注，因其还代表了可在患者多种体液中发现的肿瘤衍生物质[70-71]。

然而，所有这些检测来源都存在技术限制，例如低丰度或标准化困难，最终将随着测序方法的发展而被克服。但挑战不是从肿瘤中分离核酸，而是检测血液总 DNA/RNA 中如此小部分的遗传变异，如体细胞突变、插入、缺失，甚至扩增和易位。此外，这些特定突变也可能因嵌合或良性／癌前病变而存在。

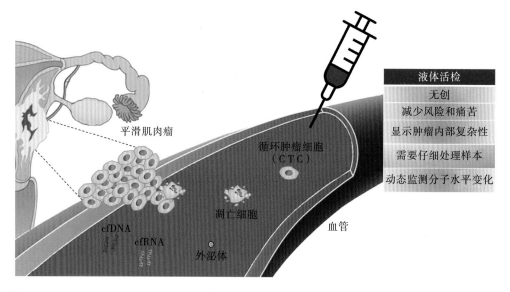

图 25.4 液体活检以识别和监测肿瘤特异性突变

因此，尽管为实现子宫肿瘤 cfDNA/cfRNA 或 CTC 的全面分子分析已做出了所有努力，但这种方法的科学性仍在不断发展，重要问题仍未得到全面解答。然而，基于该领域近期发表的具有良好前景的研究，我们预计液体活检，包括循环肿瘤 DNA/RNA（ctDNA/ctRNA）或 CTC 分析，可能将很快改变这些子宫肌层肿瘤的检测和管理，不仅能够更好揭示肿瘤内的复杂性，还有助于早期肿瘤诊断，监测肿瘤演变，评估患者预后。

参考文献

[1] Amant F, Van den Bosch T, Vergote I, et al. Morcellation of uterine leiomyomas: a plea for patient triage. Lancet Oncol, 2015, 16(15):1454-1456.

[2] Mas A, Simón C. Molecular differential diagnosis of uterine leiomyomas and leiomyosarcomas. Biol Reprod. 2019, 24, 101(6):1115-1123.

[3] Giuntoli RL, Metzinger DS, DiMarco CS, et al. Retrospective review of 208 patients with leiomyosarcoma of the uterus: prognostic indicators, surgical management, and adjuvant therapy. Gynecol Oncol, 2003, 89(3):460-469.

[4] Kobayashi H, Uekuri C, Akasaka J, et al. The biology of uterine sarcomas: A review and update. Mol Clin Oncol, 2013, 1(4):599-609.

[5] Lusby K, Savannah KB, Demicco EG, et al. Uterine leiomyosarcoma management, outcome, and associated molecular biomarkers: a single institution's experience. Ann Surg Oncol, 2013, 20(7):2364-2372.

[6] Parker W, Berek JS, Pritts E, et al. An Open Letter to the Food and Drug Administration Regarding the Use of Morcellation Procedures in Women Having Surgery for Presumed Uterine Myomas. J Minim Invasive Gynecol, 2016, 23(3):303-308.

[7] Halaska MJ, Haidopoulos D, Guyon F, et al. European Society of Gynecological Oncology Statement on Fibroid and Uterine Morcellation. Int J Gynecol Cancer, 2017, 7(1):189-192.

[8] Munro MG. Leiomyosarcoma and myomectomy: is the cat ever in the bag? BJOG, 2016, 123(13):2188.

[9] Siedhoff MT, Doll KM, Clarke-Pearson DL, et al. Laparoscopic hysterectomy with morcellation vs abdominal hysterectomy for presumed fibroids: an updated decision analysis following the 2014 Food and Drug Administration safety communications. Am J Obstet Gynecol, 2017, 216(3):259.e1-e6.

[10] Graebe K, Garcia-Soto A, Aziz M, et al. Incidental power morcellation of malignancy: a retrospective cohort study. Gynecol Oncol, 2015, 136(2):274-277.

[11] Brölmann H, Tanos V, Grimbizis G, et al; European Society of Gynaecological Endoscopy (ESGE) steering committee on fibroid morcellation. Options on fibroid morcellation: a literature review. Gynecol Surg, 2015, 12(1):3-15.

[12] Ip PP, Cheung AN. Pathology of uterine leiomyosarcomas and smooth muscle tumours of uncertain malignant potential. Best Pract Res Clin Obstet Gynaecol, 2011, 25(6):691-704.

[13] Santos P, Cunha TM. Uterine sarcomas: clinical presentation and MRI features. Diagn Interv Radiol, 2015, 21(1):4-9.

[14] Tanos V, Berry KE, Seikkula J, et al. The management of polyps in female reproductive organs. Int J Surg, 2017, 43:7-16.

[15] Sun S, Bonaffini PA, Nougaret S, et al. How to differentiate uterine leiomyosarcoma from leiomyoma with imaging. Diagn Interv Imaging, 2019, 100(10):619-634.

本章完整参考文献，请扫描以上二维码在线查看。若需下载，请登录 www. wpcxa.com "下载中心" 下载。

无创产前检测（NIPT）

第**26**章

Nuria Balaguer, Emilia Mateu-Brull, Miguel Milán

引　言

无创产前检测（NIPT）又称孕妇外周血胎儿游离 DNA 产前筛查，是一种检测孕妇血浆或血清中游离胎儿 DNA（cffDNA）片段，以评估胎儿染色体或基因疾病风险的筛查技术[1]。该技术未开发前，诊断胎儿染色体或遗传疾病需要通过羊膜穿刺术或绒毛膜绒毛穿刺术（CVS）介入性获取胎儿或胎盘组织样本。虽然结果准确，但有创取样过程存在胎儿丢失和孕妇感染的风险，即使该风险较小[2]。因此，NIPT 等无创产前检测方法备受青睐。

1997 年，Lo 等[3]首次报道了孕妇血浆中 cffDNA 的存在，平均 10%~20% 的游离 DNA（cfDNA）来自胎儿。这个百分比通常称为胎儿分数（FF），个体之间存在差异，往往随着胎龄的增加而增加[4-5]。分娩后，cffDNA 通常在数小时内在母体循环中被完全清除[6]。因此认为 cffDNA 不会从一次妊娠延续到下一次妊娠，也就不会干扰后一次 NIPT 分析。

cffDNA 起源于胎盘，主要来自凋亡的滋养层细胞[7-8]，其在妊娠 5 周时就可检测到[9]。与完整的基因组 DNA 不同，胎儿游离 DNA 在母体血浆中是碎片化的，其片段短于母体游离 DNA[10]。母体游离 DNA 的峰值大小为 166 个碱基对（bp），而胎儿游离 DNA 峰值为 143 bp，但二者在整个基因组中的分布是相当均匀的[11]，因此可以相对精确地估计 FF。NIPT 性能取决于 FF，最低 FF 阈值因检测方法而异，通常在 2%~4% 之间[12]。随着 FF 的增加，胎儿染色体非整倍体和整倍体之间的统计分离越大，则 NIPT 结果越准确。

NIPT 比传统的联合筛查更准确[13]，21- 三体综合征的灵敏度和特异度均大于 99%，假阳性率小于 1%[14]。结果的准确性因染色体而不同，除 T13、T18 和 T21 外，其他染色体非整倍体的准确性较低。此外，检测结果还受到多种因素的影响，包括胎盘嵌合、孕妇体重指数（BMI）、FF、孕妇染色体异常或罹患恶性肿瘤、存在双胎消失（VT），以及单胎与多胎妊娠。

目前，NIPT 早在妊娠 9~10 周便可通过抽取孕妇外周血这种简易方法而获得准确详实的胎儿染色体相关数据。然而，NIPT 仅是一种筛查技术，若孕妇筛查结果呈阳性，则需要进一步行有创检测来确诊[15]。因此，了解 NIPT 的基本理论和假阳性/假阴性结果的可能原因，对于患者检测前后的遗传咨询至关重要。有效的咨询能确保 NIPT 合理应用，也能为准父母提供有据可依的决策。

技术现状：什么是已知的？

自 2011 年首次大规模临床试验证明了 NIPT 技术的稳健性后[17]，该技术迅速被全球数十个国家引入临床实践中。随着二代测序（NGS）技术的不断改进，NIPT 的检测范围已经扩大到包括性染色体非整倍体（SCA）和特定染色体微缺失，最近扩展到全基因组拷贝数变异（CNV）和罕见常染色体三体（RAT）（图 26.1）。

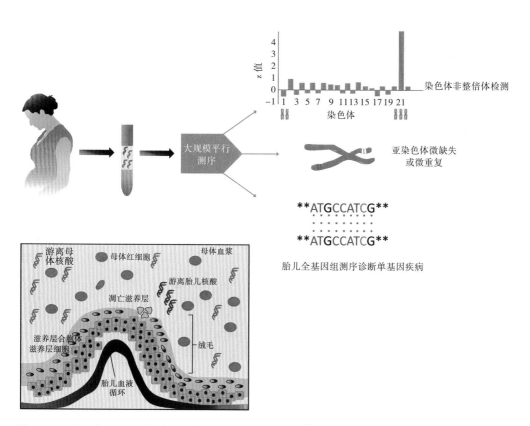

图 26.1 基于大规模测序（MPS）的 NIPT 应用概述[1]

检测范围的扩大促使服务提供商更新其产品组合，目前有基本版（T13、

T18、T21 和 SCA）及检测范围更广的扩展版可供选择。这也使检测胎儿全基因组的新发突变和母体遗传研究成为可能。利用 cfDNA 检测单基因遗传病的技术被称为无创产前诊断（NIPD），虽然可检测的病种不断增加，但相对而言其应用范围并不广。近年来，与此相关的研究领域不断兴起，其中包括确定循环 DNA 与核小体结构之间的关系[19-20]，明确循环 DNA 的起源组织[21-22]，以及 cffDNA 是否具有生物功能或致病性等。

本章就 NIPT 筛查技术及其临床应用进行概述。我们也将讨论与 NIPT 技术临床应用过程相关的一些伦理、法律和社会问题，以及临床应用范围扩大引发的新问题。

检测方法

目前产前 cfDNA 检测的方法有很多，最常用的有全基因组测序（WGS）、靶向基因组测序和基于单核苷酸多态性（SNP）测序。这些技术都可以明确 FF 和胎儿罹患非整倍体的可能性。下面就各个 cfDNA 检测平台的基本原理进行讨论。

基于 WGS 的 NIPT

基于 WGS 的 NIPT 是第一个临床应用的 NIPT 方法。该方法在对 cfDNA 测序时不区分母体 DNA 还是胎盘 DNA。测序片段（读长）与参考基因组比对，定位到具体的染色体区域。最后，将目标染色体对应的各个测序读长与整倍体参考测序进行比较，以确定胎儿染色体拷贝数[23-24]。在基于 WGS 的 NIPT 算法中，通常采用以下方法评估读长密度：将每个染色体平铺成大小相等的非重叠区域，计算每个区域的读长数，并在目标区域（例如染色体微缺失区域或整条染色体）计算每个 bin 的平均读长数[23-25]。反过来，虽然 WGS 数据中有多个偏倚来源（例如 GC 偏倚、非唯一序列），但偏倚可以根据来源进行校正[26]。

根据测序平台的不同，每个样本随机测序获得的读长数为 1000 万 ~3000 万[23,27-28]。通常，对所有测序信息都进行标准化，使不同样本之间具有可比性。该方法除了检测非整倍体之外，还可检测常见染色体微缺失[29]。这种方法的优势在于，cffDNA 测序和分析的数据越大，在低 FF 情况下正确识别非整倍体的能力就越大。该方法的缺点是易受母体核型异常的干扰，尤其是采用标准化染色体值（NCV）进行分析的技术。

靶向基因组测序

靶向测序是通过靶向 PCR 扩增、测序、计数，并与参考基因组进行序列比对，以确定胎儿非整倍体（或异常）的方法。靶向测序采用非多态位点分析染色体拷贝数，采用多态位点评估 FF 值[28,30]。靶向测序的优点之一是成本低，且在本文所述的三种方法中所需的测序读长数最少（每个样本的读长范围在 4.2 万~100万）。同基于 WGS 的 NIPT 一样，靶向测序有一个共同的缺点，即作为一种基于鸟枪的测序方法，母体染色体核型异常可能会干扰分析。

基于 SNP 的 NIPT

基于 SNP 的 NIPT 是基于单核苷酸多态性的特异性扩增和测序。SNP 是人类基因组中最常见的遗传变异，每个 SNP 代表一个核苷酸的变化[31]。信息性 SNP 是指母亲为纯合子而胎儿为杂合子的 SNP，因此该方法需要获取亲代双方基因组 DNA。母源基因组 DNA 需从全血样本离心后形成的白细胞层中获取；父源基因组 DNA 可选择从血液或咽拭子样本中获取。针对所选的 SNP 序列，对家系 3 个样本进行特异性 PCR 扩增，然后对扩增产物进行测序。通过特定的分析算法，减去亲代基因组信息，从而推演出胎盘 DNA 数据，并确定各目标染色体的拷贝数[32-33]。基于 SNP 的 NIPT 中每个样本获得的平均读长数为 600 万[32,34]。这种方法也可以检测染色体的缺失和微缺失[35]。在上述 NIPT 方法中，基于 SNP 的方法检测 SCA 的准确性最高，也是唯一能够检测三倍体的方法。此外，基于 SNP 的 NIPT 无法检测出非目标区域外的异常。

临床结果

常规染色体非整倍体分析

与其他常规筛查相比，cfDNA 筛查是检测 T21 的最佳筛查方法，检出率最高，假阳性率最低。一项 meta 分析纳入了 2011 年 1 月至 2015 年 1 月期间的研究[14]，结果显示 T21 的检出率为 99.7%，假阳性率为 0.04%，明显优于妊娠早期联合筛查（FCT）的数据，妊娠早期联合筛查 T21 的检出率为 85%~90%，假阳性率为 5%。该 meta 分析还显示 cfDNA 筛查对 T18 和 T13 的检出率分别为 97.9% 和 99.0%，假阳性率均为 0.04%。

除了旨在证明 NIPT 在高风险人群和一般风险人群中高灵敏度的研究之外，目前还开展了用于评估全基因组 NIPT 的临床应用研究，如荷兰的 TRIDENT-1 研究。TRIDENT-1 研究在常见三体风险增加（风险 ≥ 1/200，基于 FCT 或病史）的女性中进行，证明 80% 的胎儿或胎盘检查结果对妊娠管理具有临床意义[36]。TRIDENT-2 研究中的随访检测证实了 T21、T18 和 T13 筛查的高灵敏度，分别为 98%、91% 和 100%。

性染色体非整倍体（SCA）

SCA 的发生率约为 1.88/10 000[38]。SCA 检测于 2012 年首次被纳入 X 染色单体的筛查选项[39]，随后其他类型的 SCA 也被纳入检测，包括 47，XXX，47，XXY，47，XYY 等。通常这些 SCA 临床症状轻微或无症状，不符合基于人群筛查的经典标准。此外，NIPT 对 X 和 Y 染色体的准确性不如 21 号染色体。最新的 meta 分析估计，X 单体检测的灵敏度为 95.8%，假阳性率为 0.14%。对于其他 SCA，检出率为 100%，假阳性率为 0.004%[14]（表 26.1）。

表 26.1　cfDNA 非整倍体性能

非整倍体	检出率（95%CI）	假阳性率（95%CI）
T21	99.7% (99.1%，99.9%)	0.04% (0.02%，0.08%)
T18	98.2% (95.5%，99.2%)	0.05% (0.03%，0.07%)
T13	99.0% (65%，100%)	0.04% (0.02%，0.07%)
X 染色体单体	95.8% (70.3%，99.5%)	0.14% (0.05%，0.38%)
其他性染色体非整倍体	100% (83.6%，100%)	100% (83.6%，100%)[a]

a 译者注：原书内容有误，经查阅参考文献 [14]，应为 0.004％（0～0.08％）

通常 SCA 阳性预测值低于常染色体非整倍体，主要是由于限制性胎盘嵌合体（CPM）或母源性 SCA[41]。鉴于以上影响因素，大多数指南建议对考虑行 SCA 筛查的患者进行详细的检测前咨询。

罕见常染色体三体（RAT）

目前关于 NIPT 筛查 RAT 的文献报道较少。据报道，RAT 的发生率为 0.3%~0.8%[38]，通常与胎盘 / 胎儿嵌合体或单亲二倍体（UPD）有关，二者都是胎儿从父母其中一方继承两条染色体所致[42]。2014 年，Lau 等在 1982 例孕妇中报告了 6 例 RAT（0.3%），这是第一个采用全基因组 cfDNA 产前筛查方法鉴别 RAT 的临床研究。有趣的是，这 6 例 RAT 最终的诊断结果均为正常，但其中有 2 例胎儿表现为宫内胎儿生长受限（IUFGR）[43]。

Fiorentino 等采用全基因组方法，从 12 078 例患者中筛出 17 例染色体三体（0.14%），其中 22、7、14 号三体最为常见，且 7 例流产 RAT 均在后续检测中得到确诊（4 例 T22，3 例 T15）。唯一 1 例 T15 胎儿未流产，随后羊膜腔穿刺术诊断为二体，但为母源性 UPD15，可导致普拉德 – 威利综合征。此外，文献报道了 7、9 和 22 号三体的单病例为真性胎儿嵌合体（TFM）[44]。

在一项大样本的回顾性 NIPT 研究中，Pertile 等在 72 932 例美国队列中筛出 246 例 RAT（0.3%），在 16 885 例澳大利亚队列中筛出 60 例 RAT（0.4%），其中最常见的 RAT 为 15、7、6、22 和 2 号染色体三体。据他们报道，在有临床结局的 52 例样本中，22 例自然流产（大多数为 T15），5 例为 TFM，5 例为 UPD，仅有 14 例（27%）正常分娩[45]。Scott 等在 23 388 例 NIPT 样本队列中筛出 28 例 RAT（0.1%），其中以 7 号染色体三体最为常见（$n=6$），其次为 16 号染色体三体（$n=4$），而后为 4 号和 22 号染色体三体（$n=3$）。在这 28 例 RAT 病例中，6 例流产，2 例经羊膜腔穿刺证实为 TFM（1 例为结构异常；1 例为三体合并 UPD15，但超声未见明显的结构异常）。其中 1 例 CVS 结果提示胎儿为 T10 嵌合体并伴有超声结构异常的可能，但未被进一步验证。18 例活产儿（均表现为 IUFGR）中有 15 例表型正常。令人惊讶的是，其中 3 例（16.6%）活产儿出生时存在明显的结构畸形，尽管羊水基因芯片检测结果为正常[46]。

最后，Van Opstal 等在 TRIDENT-1 研究中，从 2527 例 NIPT 样本（1.1%）中筛出 27 例 RAT（外加 14 例被 WGS 确定为染色体缺失或重复）。2/3（18/27，66%）的 RAT 胎儿出生时表型正常。在 22 例 CPM 胎儿中，5 例在出生时表现为先天性多发畸形[36]。相比之下，在 TRIDENT-2 研究中，NIPT 结果提示其 101 例（0.18%）RAT 高风险，95 例（0.16%）亚染色体非整倍体（SA）高风险。其中 T7（$n=32$）是最常见的非整倍体，其次是 T16（$n=14$）、T8（$n=13$）和 T20（$n=11$）。这 101 例病例中有 97 例进行了追踪诊断，其中 6 例胎儿确诊为三体或 UPD[65]，包括 2 例嵌合型 T16 和 1 例嵌合型 T22。此外，3 例 NIPT 提示 9、12、15 号染色体三体，最终确诊为 UPD。4 例（4%）经 CVS 证实为三体（3 例为 T8，1 例为 T13+20），但胎儿羊水或脐血复查结果未见异常，确诊为 CPM。87 例（90%）经妊娠期羊水或出生后脐带血细胞遗传学检查，未发现胎儿为三体综合征。然而，这些检查并不能排除 CPM 的可能[37]（表 26.2、表 26.3 和图 26.2）。

表 26.2　罕见常染色体三体（RAT）检测研究总结

研究（参考文献）	筛查人群	样本量	RAT 检出率 n (%)	最常见的 RAT
Lau 等（2014）[43]	普通人群	1982	7（0.35）	22
Brady 等（2016）[47]	高风险人群	4000	11（0.28）	7
Fiorentino 等（2017）[44]	高风险人群	12 078	17（0.14）	22、7、15
Pertile 等（2017）[45]	普通人群	89 817	306（0.34）	7、15、16、22
Ehrich 等（2017）[48]	高风险人群	10 000	78（0.78）	16、7、3
Scott 等（2018）[46]	普通人群	23 388	28（0.12）	7、16、22、4
Brison 等（2018）[49]	普通人群	19 735	58（0.29）	7、16、22
Van Opstal 等（2018）[36]	高风险人群	2527	29（0.91）	16、7、9
Chatron 等（2019）[50]	高风险人群	1617	10（0.62）	16
Van der Meij 等（2019）[37]	普通人群	56 818	101（0.18）	7、16、8、20

表 26.3　文献报道的罕见常染色体三体病例

染色体	Lau 等（2014）	Brady 等（2016）	Fiorentino 等（2017）	Pertile 等（2017）	Ehrich 等（2017）	Scott 等（2018）	Brison 等（2018）	Van Opstal 等（2018）	Chatron 等（2019）	Van der Meij 等（2019）
1		1			1					
2				5	3	1	4	1		
3				1	10	1	1	1		3
4				3	2	3				1
5				1		1				2
6	1									
7	1	3	4	9	11	6	13	6	1	32
8	1	1		3	5	2	4	3	1	13
9		1	1	4	3	1	2	3		4
10		1		3	2	1	2			1
11					1		1			
12			1							4
14			1							4
15		1	4	14	7	3	4	1	1	4
16		1	1	7	15	4	13	9	6	14
17							1			1
19										
20		1		3	5	1	4	1		11
22	2	1	5	4	7	3	5	3	1	5
总计	6	11	17	58	78	29	54	28	10	99

RAT：罕见非整倍性三体；MC：流产；FSA：胎儿结构异常；CPM：限制性胎盘嵌合体；TFM：真性嵌合体；UPD：单亲二倍体；IUFD：宫内胎儿死亡；FGR：胎儿生长受限；LB：出生；NAD：未检测到异常

＊按 235 例随访病例计算的百分比

常染色体三体（AT）通常与一系列妊娠并发症相关，包括流产、宫内胎儿死亡（IUFD）、TFM 和 UPD，以及与胎盘功能不全相关的 IUFGR。即使羊膜腔穿刺术遗传学诊断为正常，也有可能出现胎儿结构异常或先天性缺陷。然而，也有许多妊娠结局为正常的报道。因此，需要大样本的队列来估计一般人群中 RAT 的真实发病率，这将有助于依据 cfDNA 筛查部分或全部 RAT 的阳性结果，从而评估不良妊娠结局的风险。合理临床建议的提出，需要有更多来自不同中心的细胞遗传学和妊娠结局数据的支持[48]。

总计（所有研究）	失访 n (%)	MC n (%)	FSA n (%)	CPM n (%)	TFM n (%)	UPD n (%)	IUFFD n (%)	FGR n (%)	LB, NAD n (%)
2	2 (100)	0 (0)	0 (0)	0 (0)	0 (0)	0 (0)	0 (0)	0 (0)	0 (0)
14	3 (21.4)	1 (7.1)	0 (0)	2 (14.3)	4 (28.6)	0 (0)	1 (1.7)	2 (14.3)	2 (14.3)
18	12 (66.6)	0 (0)	0 (0)	1 (5.6)	0 (0)	0 (0)	0 (0)	1 (5.6)	4 (22.2)
9	2 (22.2)	0 (0)	0 (0)	0 (0)	0 (0)	2 (22.2)	1 (11.1)	2 (22.2)	3 (33.3)
4	3 (75)	0 (0)	1 (25)	0 (0)	0 (0)	0 (0)	0 (0)	0 (0)	0 (0)
1	2 (100)	0 (0)	0 (0)	0 (0)	1 (100)	0 (0)	0 (0)	1 (100)	0 (0)
86	40 (46.5)	0 (0)	2 (2.3)	7 (8.1)	2 (2.3)	0 (0)	0 (0)	4 (4.7)	31 (36.0)
33	20 (60.6)	0 (0)	0 (0)	5 (15.6)	0 (0)	0 (0)	0 (0)	0 (0)	8 (25)
19	5 (25)	3 (15)	4 (20)	0 (0)	3 (15)	1 (5)	0 (0)	2 (10)	5 (25)
10	6 (60)	1 (10)	0 (0)	0 (0)	0 (0)	0 (0)	0 (0)	0 (0)	2 (20)
3	2 (66.7)	0 (0)	0 (0)	0 (0)	0 (0)	0 (0)	0 (0)	0 (0)	1 (33.3)
5	2 (40)	1 (20)	0 (0)	0 (0)	0 (0)	1 (20)	0 (0)	0 (0)	1 (20)
13	8 (61.5)	2 (15.4)	1 (7.7)	0 (0)	0 (0)	0 (0)	0 (0)	1 (7.7)	1 (7.7)
39	12 (30.8)	16 (41.0)	0 (0)	0 (0)	3 (7.7)	6 (15.4)	0 (0)	0 (0)	2 (5.1)
70	16 (22.9)	4 (5.7)	4 (5.8)	3 (4.3)	7 (10)	2 (2.9)	0 (0)	14 (20)	20 (28.6)
2	2 (100)	0 (0)	0 (0)	0 (0)	0 (0)	0 (0)	0 (0)	0 (0)	0 (0)
0	0 (0)	0 (0)	0 (0)	0 (0)	0 (0)	0 (0)	0 (0)	0 (0)	0 (0)
26	19 (73.1)	1 (3.8)	0 (0)	2 (7.7)	0 (0)	0 (0)	0 (0)	1 (3.8)	3 (11.5)
36	10 (27.8)	11 (30.6)	1 (2.8)	3 (8.3)	3 (8.3)	0 (0)	0 (0)	0 (0)	10 (27.8)
390		40 (17.0)	14 (6.0*)	23 (9.8*)	23 (9.8*)	12 (5.1*)	2 (0.9*)	28 (11.9*)	93 (39.6*)

亚染色体非整倍体（SA）

SA 可能导致身体畸形和（或）智力障碍，且表型高度可变，取决于受累特定染色体区域上所缺失或重复的遗传物质数量[51]。总体而言，SA 是普遍存在的，不会随着产妇年龄的增长而增加，不像常见的三体综合征。致病性 CNV 可以发生在整个基因组中，但约 25% 是复发的[52]。最常见的是 22q11.2 缺失，可导致迪格奥尔格综合征，其在低风险孕妇中的发生率为 1/992[52]。尽管 NIPT 具备检测 CNV 的性能，但目前大多数商业平台只报告最常见的明确的微缺失综合征，

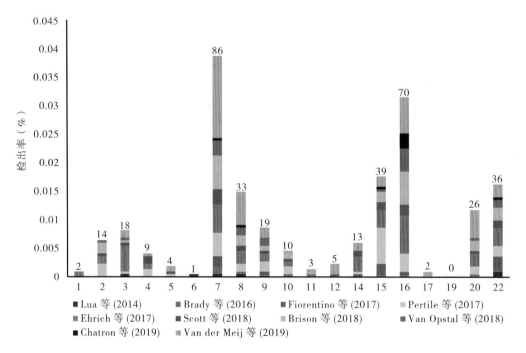

图 26.2　所示研究中各种罕见常染色体三体的检出数占检测总病例数的比例（*n*=221 962）。每个罕见常染色体三体的绝对数量在各柱状图上方显示

而很少报告 7 Mb 或以上的 CNV[18]：5p-（5p 部分单体综合征，又称猫叫综合征）、22q11.2-（迪格奥尔格综合征）、15q-（普拉德 - 威利综合征 / 快乐木偶综合征）、4p-（4p 部分单体综合征）和 1p36[53]（表 26.4）。

　　Yin 等开发了一种方法，使用 350 万读长可检出 71.8% 的 CNV，但当 CNV 小于 5 Mb 时，其性能下降到 41.2%[54]。然而，Srinvasan 等使用 6 亿 ~13 亿读长的超高深度测序，可检测出小至 300 kb 的胎儿 CNV[29]。Straver 等报道了低测序深度检测大片段 CNV（大小超过 20 Mb），但其临床应用价值有限 [55]。Lo 等报道，测序读长达到 400 万 ~ 600 万时，可分析 3~42 Mb 的 CNV，准确率为 64.5%（20/31），而当 CNV 片段小于 6 Mb 时，13 例中仅 5 例被检出。然而，尽管大多数大于 6 Mb 的 CNV 可以被检出，但作者认为该检测的临床应用价值有限，部分原因是受 FF 的影响 [56]。Chen 等开发了自己的分析算法，称为母体血浆测序的胎儿拷贝数分析（FCAPS），该算法在 FF 达到 10% 时，可检测 90% 以上片段大于 10 Mb 的 CNV[57]。随后，他们通过携带已知 CNV 的临床样本，评估 FCAPS 检测 CNV 的性能。研究中 33 例范围在 1~129 Mb 的缺失 / 重复样本均被检出，且 CNV 片段大小及位置与染色体核型分析或微阵列结果一致。缺失 / 重复检测的灵敏度和特异度分别为 84.21% 和 98.42%[58]。

表 26.4　目前供应商提供的扩展版 NIPT 所纳入的染色体缺失综合征

染色体疾病	染色体区域	发病率	检出率	特异度
迪格奥尔格综合征	22q11.2	0.736ᵃ	>97%	>99%
普拉德 – 威利综合征	15q11.2~q13	1/（10000~30000）	>97%	>99%
快乐木偶综合征	15q11.2~q13	1/（12000~20000）	>97%	>99%
猫叫综合征	5p	1/（15000~50000）	>97%	>99%
1p36 微缺失综合征	1p36	1/5000	>97%	>99%

来源：改编自参考文献 [35]。a 译者注：原书有误，经查阅参考文献 [35]，应为 1/2000

　　Lefkowitz 等对约 1200 例胎儿染色体异常高风险的孕妇开展了一项回顾性研究，结果表明对于 7 Mb 以上的 CNV，临床灵敏度和特异度分别为 97.7% 和 99.9%[59]。该研究团队随后报告了临床样本量扩大至 10 000 例的研究结果，其中只有 154 个 CNV 通过全基因组分析被检测到，占所有异常的 27.8%。由于缺乏验证数据，他们无法提供灵敏度和特异度的具体数值。

　　Fiorentino 等在 12 114 例患者中检测出 30 例胎儿携带有 CNV 异常，其为染色体片段不平衡和 RAT，而不是常见的染色体非整倍体。13 例孕妇被检出临床相关的染色体片段不平衡，其中 8 例经介入性产前诊断证实。有趣的是，他们发现了 1 例不平衡易位胎儿，随后证实其遗传自携带平衡易位的母亲，但她本人在此前并不知情。染色体片段不平衡的灵敏度为 100%，特异度为 99.6%[44]。

　　Pertile 等采用样本内拷贝数偏差检测（WIthin SamplE COpy Number aberration DetectOR, WISECONDOR）算法，在 FF 高于 5% 的情况下，利用低覆盖数据检测 10~20 Mb 的拷贝数异常。他们对高风险和一般风险女性的 15 600 份样本进行前瞻性研究，检出 18 例（0.12%）胎儿为染色体片段非整倍体高风险，其中 11 例胎儿在随后的产前诊断中被证实。他们对测试性能进行统计分析，结果显示对于染色体片段非整倍体，其灵敏度为 78.6%，特异度为 99.9%，阳性预测值为 61.1%，阴性预测值大于 99.9%[45]。Van Opstal 等同样使用 WISECONDOR，在 2553 例主要为 FCT 高风险的转诊病例中报告了 12 例染色体片段非整倍体（风险截断值 >1/200），其中 6 例经诊断性检测证实（阳性预测值为 50%）[36]。TRIDENT-2 研究筛出 95 例 SA，除 1 例 IUFD 未进行诊断性检测和 3 例失访外，其余 91 例中有 29 例（32%）经随后诊断性检测确诊。该研究结果提示，NIPT 结果为 SA 高风险女性的年龄比低风险女性大得多。这表明 SA 的发生率随着孕妇年龄的增加而增加，与常见三体综合征相似。但有趣的是，RAT 中并未发现这种意想不到的相关性[37]。

　　这些研究均提示，虽然阳性预测值不如三体综合征理想，但 SA 仍然是对产前诊断有意义的筛查类型。检测方在提供包括 CNV 在内的拓展性 NIPT 时，应在检测前后提供全面的咨询，并告知阴性结果的可能性，而阳性结果需要经介入性检测来确诊[60]。许多 CNV 综合征表型异质性高，在没有超声检查结果的情况下，不可能准确预测表型的严重程度。正因如此，目前大多数国家和专业协会的指南不建议使用基于全基因组 cfDNA 的 NIPT 来检测 CNV 或 RAT[18]。然而，鉴于 CNV 检测的应用价值，一些商业性、学术性和国家公共卫生服务机构已经开始纳入或考虑纳入 CNV 筛查。

单基因遗传病的 NIPD

cfDNA 产前检测的另一个应用是单基因疾病的 NIPD。导致单基因紊乱的致病突变包括单碱基改变、小片段插入、少数碱基缺失、更大的缺失和重复，以及更复杂的结构重排（如倒位）[61]。

目前，有两种主要的分析策略用于常染色体隐性遗传病和 X 连锁疾病的无创产前检测：相对突变剂量（RMD）分析和相对单倍型剂量（RHDO）分析[11,62-63]。尽管母体血浆中的 cfDNA 中有大量的母体 DNA，但这些方法可以鉴定出胎儿父源性等位基因[64]。表 26.5 展示了 RMD 和 RHDO 在 NIPD 中的临床应用。

表 26.5 RMD 和 RHDO 在 NIPD 中的应用与局限性

应用与局限性	RMD	RHDO
临床应用	·检测单碱基突变和小片段缺失 ·因为使用预先设计的检测方法，可通过简单的仪器经济有效地检测出单个突变 ·适用于检测人群中常见的突变	·检测单碱基突变，包括大片段的结构变异和序列背景相似区域的突变 ·更有效地分析一个或多个基因的突变组 ·一次检测可对多个具有不同突变的患者样本进行多重检测
局限性	·不能检测大片段的结构变异和序列背景相似区域的突变 ·需要设计突变特异性分析	·需要对亲本进行单倍型分析 ·不适合新发变异

RMD 策略需要对 cfDNA 中突变和野生型（WT）等位基因进行精确定量，并应用统计方法明确胎儿基因型的不平衡信号，而不是检测噪声。遗憾的是，标准的 NGS 工作流程对这一要求不够敏感，因为突变体和 WT 等位基因之间的扩增偏差可导致等位基因分值不准确。解决这些限制因素的可能方法包括巢式 PCR 或数字 PCR（dPCR）[65-66]。据报道，在几种隐性遗传病和 X 连锁疾病中，研究者采用 dPCR 对 NIPD 进行了原理验证研究，包括 β 地中海贫血[62,67]、镰状细胞病[68]、血友病[69-70]和隐性耳聋[71]。然而，与 NGS 相比，dPCR 虽然灵敏度高，但多重检测能力有限，限制了其在一次测试中可检测的突变数量[18]。

RHDO 分析可对基因突变位点单倍型进行鉴别和量化。通过处理大量亲本 SNP 数据，RHDO 可揭示母体血液基因单倍型，并对不同等位基因比例进行量化。值得注意的是，RHDO 可通过 cfDNA 片段分解来明确复杂基因组变异的遗传来源，如外显子缺失和 *F8* 基因 22 号内含子相关的倒位，可导致血友病 A[70]。具有同源假基因的基因检测较为困难，而 RHDO 可克服这一难题，特别是对 *CYP21A* 相关的先天性肾上腺增生症的诊断[63]。与 RMD 方法相反，RHDO 已在临床上应用，可以对杜氏肌营养不良症[72]、脊髓性肌萎缩症[73] 和囊性纤维化[74] 进行检测。

值得注意的是，大多数单基因疾病是外显子突变所致。NIPD 的另一种方法是进行全外显子组测序（WES）或 WGS[11,75-77]。对母体血浆 cfDNA 进行 WES 或 WGS 后，对样本数据进行生物信息学分析，以筛选出特定变异体，或与所关注疾病或临床表现相关的一组变异体[61]。对有创羊膜穿刺样本进行产前 WES/WGS，可实现在胚胎发育早期对单基因遗传病的诊断，从而提供早期治疗或终止妊娠建议[78-79]。此外，无创全基因组基因分型的准确率依赖于 FF 和测序深度；即使是基于 NGS 的方法，这些也都可能成为准确率的限制因素[80]。因此，改进这些方法的规则和算法有助于克服这一问题。

优势与局限性

NIPT 在筛查常见的非整倍体方面具有较高的灵敏度和特异度，目前被认为是医学基因组学的前沿。此外，这些性能参数逐渐提高，已超过了 FCT，使 NIPT 被更多的孕妇接受。尽管 NIPT 报告的准确性很高，但其筛查的是来自胎盘的 cfDNA，因此并不属于诊断性检测。假阳性和假阴性结果对妊娠管理和父母决策具有重要意义（表 26.6）。

表 26.6　NIPT 异常结果的原因

种类	发生率（%）	原因
假阳性	0.3	限制性胎盘嵌合体 母体嵌合 不同的阳性截断值 母体曾接受过输血或异源器官移植 双胎消失
假阴性	0.01	限制性胎盘嵌合体 母体曾接受过输血 胎儿和（或）胎盘 DNA 总量不足
无检测结果	0.3~5.4	胎儿和（或）胎盘 DNA 总量不足 自身免疫缺陷 错用了肝素抗凝剂的采血管 双胎消失
意外发现	0.1	母体肿瘤 检测范围外的胎儿染色体异常

来源：改编自参考文献 [81]

NIPT 出现假阴性结果的原因

限制性胎盘嵌合体

常规的 CVS 细胞遗传学检查已证实，胎盘与胎儿的染色体构成可能不同（即限制性胎盘嵌合体，CPM）[82]。当两个（或更多）具有不同染色体核型的不同细胞系存在于来自单受精卵衍生的胎盘时，就会发生 CPM[83-84]。在大多数情况下，嵌合体现象仅在胎盘中被发现，而胎儿妊娠结局正常。然而，CPM 可改变胎盘功能，导致胎儿宫内生长受限、流产或围产期死亡。CVS 临床经验表明，非整倍体高风险的妊娠中有 1%~2% 可出现上述异常，且与 T21 或 T18 相比，X 单体和 T13 高风险妊娠出现上述异常的可能性更大[47]。根据受累的组织类型，当羊水细胞核型正常时，可将胎儿与胎盘差异分为 3 种 CPM 亚型；当羊水细胞核型异常时，可将胎儿与胎盘差异分为 3 种 TFM 亚型[85]（图 26.3）。因此，对于 NIPT 阳性结果的妊娠，应在任何不可逆手术前进行有创检测确认，NIPT 的结果可能与真正的胎儿基因型无关。

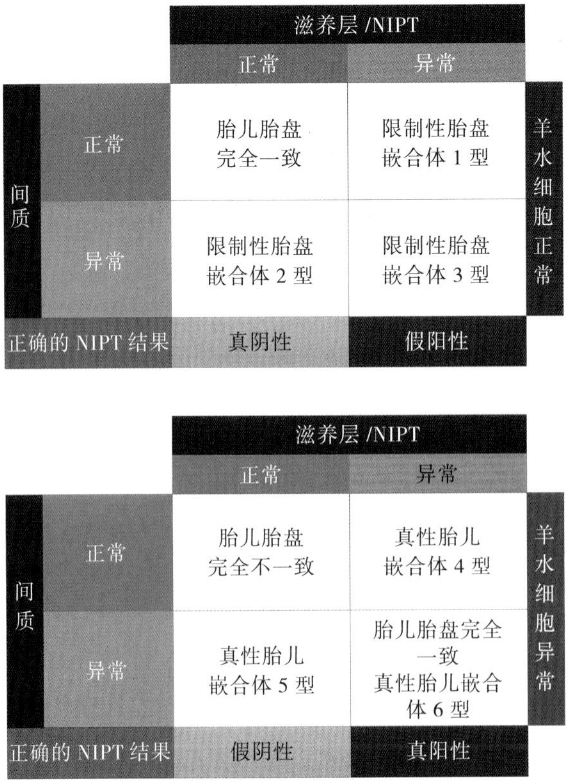

滋养层 /NIPT		
	正常	异常
间质　正常	胎儿胎盘完全一致	限制性胎盘嵌合体 1 型
间质　异常	限制性胎盘嵌合体 2 型	限制性胎盘嵌合体 3 型
正确的 NIPT 结果	真阴性	假阳性

（羊水细胞正常）

滋养层 /NIPT		
	正常	异常
间质　正常	胎儿胎盘完全不一致	真性胎儿嵌合体 4 型
间质　异常	真性胎儿嵌合体 5 型	胎儿胎盘完全一致 真性胎儿嵌合体 6 型
正确的 NIPT 结果	假阴性	真阳性

（羊水细胞异常）

图 26.3　限制性胎盘嵌合体和真性胎儿嵌合体中胎盘细胞系的分布。（a）限制性胎盘嵌合体类型（具有正常核型的羊膜细胞）。（b）真性胎儿嵌合体类型（具有异常核型的羊膜细胞）

双胎消失

导致假阳性结果的第二个原因是双胎消失（VT）。VT 是指在双胎妊娠记录胎儿活动后，双胎之一胚胎和（或）孕囊自发性死亡或吸收。当死亡的双胞胎是非整倍体时，VT 的存在可导致 NIPT 假阳性结果。这是因为死亡双胞胎的胎盘在检测时仍然存在，并可在其死亡数周后继续脱落 DNA。关于死亡胎儿的胎盘向母体血浆中脱落胎儿 DNA 可维持多久，目前了解的信息较少[87-88]。无论如何，双胎妊娠属于产科的特殊情况，在实施 NIPT 前必须充分考虑各种因素[89]：

● cfDNA 检测前必须进行超声检查，以确定胎龄、孕囊数量和活胎数量。

● 为了正确评估 cfDNA 结果，实验室在检测前应明确是否有 VT 情况。

● VT 患者必须接受适当的检测前咨询，并了解其假阳性增加的风险和性别差异。

● 为减少假阳性，对于患有 VT 的人群，cfDNA 分析应在妊娠 14 周后进行。

● 对于 VT 患者，不宜报告胎儿性别。应在妊娠 16 周或以后通过超声检查确定性别。

母体因素

孕妇获得性或先天性基因组改变可导致产前 cfDNA 检测结果不准确。由于大部分 cfDNA 来自母体，将导致 NIPT 结果的判读困难重重。孕妇的 CNV 可影响传统 Z 值全染色体分析方法的计数统计量，导致 NIPT 结果的假阳性和假阴性。母体嵌合也可以是假阳性结果的来源。一些研究报道表明，X 染色体丢失的发生率会随着母亲年龄的增加而增加。这可能会导致 NIPT 检测结果 X 单体的假阳性[90-91]。此外，母体恶性肿瘤可导致多个染色体或染色体片段的重复或缺失，而非胎儿自身所携带[92]。全基因组分析具有识别"肿瘤样"全基因组非整倍体图谱和孕妇症状前癌症的潜能。最后，自身免疫性疾病已被证实与异常 cfDNA 谱相关，如红斑狼疮[93]或血小板减少性紫癜[94-95]。

假阴性结果

导致 NIPT 假阴性结果的最重要原因之一是胎儿 DNA 含量不足，且低于测序技术所要求的阈值。此外，FF 低的原因是孕妇体重指数高、孕龄早、储存和运输条件导致的样本溶血，或者母体治疗（如抗凝药物）[96-98]。多项研究发现母亲体重增加与 FF 减少之间存在关联。肥胖女性的 FF 通常相对较低，可能与细胞周转增多、脂肪组织凋亡或母体血容量增加导致的稀释效应等因素相关[99-100]。

染色体嵌合也可导致 NIPT 假阴性结果[16]。两种类型的嵌合与滋养层细胞的正常核型相关，而胎儿本身有染色体畸变。最常见的假阴性结果是真性胎儿嵌合体 V 型，其特征是胎儿和胎盘的间充质核心存在染色体畸变，而滋养层细胞的染色体正常。真性胎儿嵌合体 V 型为局限性胎儿嵌合体，其绒毛短期（STC）和长期培养（LTC）核型均正常，但胎儿实际为细胞遗传学异常[101]。

发展障碍

成本效益对任何医疗筛查技术都很重要[102-103]。cfDNA 筛查的费用可能是其广泛临床应用所面临的最重大挑战之一。在美国，cfDNA 筛查的费用很高，每次检测的费用从大约 700 美元到超过 2700 美元[104-105]。患者实际支付的费用取决于所选择的实验室、筛选的病种、患者是否有保险，以及保险覆盖范围等[106]。经济困难的患者通常可能无法负担 NIPT，特别是在没有公共卫生保健的国家，这一现象更为严重。迄今为止，各国实施 NIPT 的情况各不相同。例如，在荷兰，NIPT 被纳入国家卫生保健系统，因此患者需支付的费用很低。社会经济地位较低的孕妇受共同支付政策的影响更大，导致其获得妊娠早期产前筛查的机会不平等。这可能意味着产前筛查最受益的女性（由于缺乏资源，其照顾染色体异常的孩子可能是最困难的）最不可能获得筛查的机会。

人们也越来越担心 cfDNA 筛查可能会减少关爱唐氏综合征等残疾儿童机构的数量[107-108]。这可能意味着女性将无法选择是否接受产前筛查。因此，实施 cfDNA 筛查的一个重要挑战是维护女性的自主权，确保知情同意。产前筛查的知情决策已成为一项难题；cfDNA 检测的相对便利性及其检测范围的不断扩大可能会使知情决策更加困难，进而导致该检测技术在实践中使用不当。卫生保健专业人员的继续教育和培训，对于孕妇及其配偶所重视的决策过程至关重要[109]。

总　　结

- NIPT 可为常见的非整倍体（T13、T18、T21）提供一种性价比高且灵敏度高的筛查手段。
- 随着 NIPT 在全球范围的应用，有创产前诊断的数量已显著减少，手术相关的流产和母体不良事件的数量也随之降低。
- 全基因组测序方法的改进使技术服务商能够检测更多的胎儿遗传异常，包括 SCA、RAT 和 CNV 综合征。但由于其阳性预测值较低，临床效用颇具争议，因此暂未获得国际主要学会组织的支持。
- 需要更多的临床验证研究，以阐明 NIPT 用于筛查亚染色体缺失 / 重复的灵敏度和假阳性率。此外，筛查疾病是否有临床意义还取决于目标疾病的严重程度、频率、预后和其他因素。
- 在低风险孕妇中提供单基因遗传病 NIPD 筛查的商业价值日益增加。
- 对医生和患者进行检测前和检测后咨询相关的继续教育至关重要，可以确保 NIPT 相关检测得到适当实施，为受检家庭提供最大益处。因此，良好的检测前咨询应包括以下几部分内容[110]：

- 检测项目的范围、条件和性质。
- 各种情况下的检测性能，包括检出率、假阳性率和漏检率。

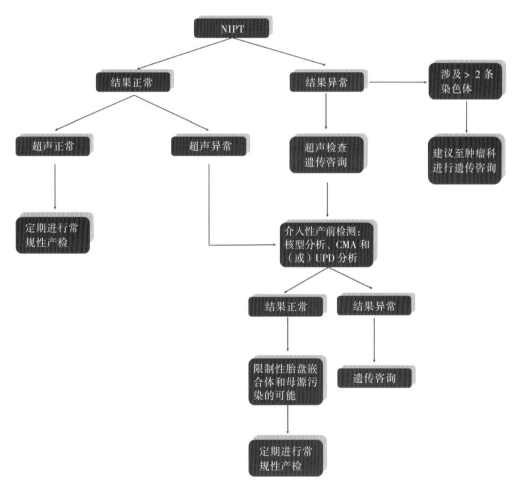

图 26.4　NIPT 结果管理的流程图（决策树）。如果 NIPT 提示检测的非整倍体风险低，且无超声异常，则建议定期进行妊娠监测。如果 NIPT 结果为常见的非整倍体高风险（13、18 和 21 号染色体）时，需要进行有创检查来进一步诊断。如果两种测试类型的结果不一致，应怀疑为 CPM。在这种情况下，应进行母体染色体核型或微阵列检查，以排除母体原因（母体 CNV、母体嵌合或母体肿瘤）。胎儿出生时胎盘组织分析也可提供明确诊断。如果检测到除 13、18 或 21 号染色体以外的常染色体非整倍体，应通过超声检查和遗传咨询，为循证决策（有创检测或继续妊娠）提供信息。同样，如果怀疑 CPM，则应考虑三体自救导致 UPD 的风险，因此，需要进行 UPD 分析，特别是当涉及 6、7、11、14、15 或 20 号等带有印迹基因的染色体时。最后，在（染色体片段）非整倍体多于 2 条的情况下，应重新采集血液标本进行复检，以排除母体罹患肿瘤的可能。若两次检测结果一致，则可能需要转诊到肿瘤科[47]

· 强调在特殊情况下假阳性结果可能比真阳性结果更常见。

· 需要进一步通过额外的检测来确认结果。

· 具有检测母体染色体异常和恶性肿瘤相关体质改变的潜能。

· 与嵌合体和意外发现相关的不确定性。

未来展望

NIPT 在临床上的广泛应用将会持续，在一定程度上可大幅减少有创产前诊断。从技术角度来看，无创胎儿基因组深度测序可作为胎儿遗传病的一种普通筛查手段，甚至作为诊断技术[1]。然而，是否应将其作为常规性检测技术向所有妊娠期女性（包括低风险孕妇）提供，是一个需要从伦理和社会经济层面进行探讨的复杂问题。无论怎样，全基因组分析将改善整个妊娠期管理。NIPT 检测后续的工作流程如图 26.4 所示[47]。尽管 NIPT 筛查单基因疾病在技术上可行，但由于遗传病的罕见性以及随后对个体化定制指导的需要，其在临床的广泛应用仍将受到阻碍。

总之，cfDNA 是不断发展的生殖医学领域的一部分。基因组筛查技术的发展将提高检测和治疗遗传疾病的能力。检测技术的开发者和提供者、卫生保健专业人员以及受检者直接参与到产前基因检测如何合理使用的辩论过程，将推动 NIPT 技术的发展。

参考文献

[1] Wong FC, Lo YM. Prenatal Diagnosis Innovation: Genome Sequencing of Maternal Plasma. Annu Rev Med, 2016, 67:419-432.

[2] Mujezinovic F, Alfirevic Z. Procedure-related complications of amniocentesis and chorionic villous sampling: a systematic review. Obstet Gynecol, 2007, 110(3):687-694.

[3] Lo YM, Corbetta N, Chamberlain PF, et al. Presence of fetal DNA in maternal plasma and serum. Lancet, 1997, 350(9076):485-487.

[4] Lun FM, Chiu RW, Chan KC, et al. Microfluidics digital PCR reveals a higher than expected fraction of fetal DNA in maternal plasma. Clin Chem, 2008, 54(10):1664-1672.

[5] Lo YM, Tein MS, Lau TK, et al. Quantitative analysis of fetal DNA in maternal plasma and serum: implications for noninvasive prenatal diagnosis. Am J Hum Genet, 1998, 62(4):768-775.

本章完整参考文献，请扫描以上二维码在线查看。若需下载，请登录 www.wpcxa.com "下载中心"下载。

无创诊断单基因病和胎儿外显子测序的研究进展

第 **27** 章

Liesbeth Vossaert, Roni Zemet, Ignatia B. Van den Veyver

引 言

先天性结构异常可影响 2%~4% 的妊娠，其主要由环境因素、遗传缺陷或多因素共同作用引起[1]。最新的数据支持既往观察的结果，即根据缺陷类型和所涉及的器官系统，约 30% 的先天性异常是由非整倍性引起的。染色体微阵列分析（CMA）可在胎儿先天性异常时提供 4%~7% 的总体附加诊断率[2-3]。当存在多个胎儿先天性异常时，这一数字将增加到 >10%，但仍有 60% 的病例未被诊断出来。这是因为该策略无法诊断超过 7000 种已知的单基因疾病，这些疾病共计影响了约 1% 的活产儿。对先天性异常胎儿的羊水样本进行产前基因检测或外显子组测序，结果表明单基因的新生突变和遗传致病变异是产前检测到先天性异常的重要原因。此外，扩大当前的携带者筛查能够筛出更多有孕育隐性单基因疾病患儿风险的携带者父母，满足了这些疾病的产前诊断测试需求[4]。尽管如此，大多数单基因疾病的检测也仅在高危妊娠中对有创手段获得的胎儿样本进行。目前单基因疾病尚未常规纳入无创产前筛查和检测，但是正在对循环胎儿游离细胞 DNA（cfDNA）或循环胎儿细胞的分析进行广泛研究，其主要用于无创产前诊断（NIPD）和单基因疾病筛查（NIPS）测定，其中部分技术已经在临床上应用。

示意图说明

迄今为止，对导致单基因疾病的致病变异的检测主要针对高危妊娠，需要羊膜穿刺术或绒毛膜绒毛取样（CVS），例如当胎儿在超声检查中被诊断为异常时，以及临床一线推荐的基因检测是 CMA 合并或不合并核型分析。当这些检查不能解释异常的原因时，通常采取进一步的基因检测，其中包括与临床表型相关的基因检测，以及越来越常见的全外显子组测序。此外，当由于重要的家族史或携带者筛查结果致使妊娠处于单基因疾病的高风险时，需要对羊水或 CVS 进行特定突变的检测。针对单基因疾病的无创胎儿 cfDNA 分析已得到小规模应用，且已经小规模引入了针对特定的显性单基因疾病的无创筛查。当患者拒绝上述诊断程序时，可以考虑这些检查，但其中许多测试尚未得到充分临床验证。本章综述了单基因疾病的无创和有创产前检测方法的新进展（图 27.1）。

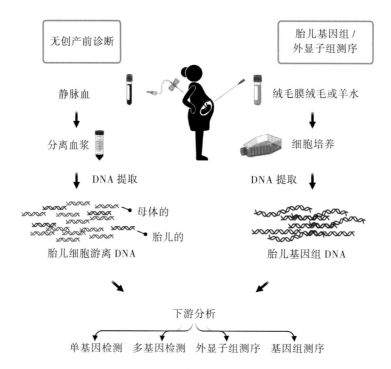

图 27.1　单基因疾病检测方法：有创产前诊断和有创取样后的胎儿外显子组 / 基因组测序（BioRender.com 创建）

单基因病的无创诊断

方法学

迄今为止，大多数无创产前检测的进展都集中于分析母体血浆中的循环胎儿 DNA（cfDNA），以筛查胎儿非整倍性（第 26 章），以及由小片段染色体拷贝数异常引起的特异性缺失和重复综合征。其中 cfDNA 分析也是对导致单基因病的单核苷酸变异（SNV）进行无创产前检查的主要方法。由于母体血浆中的 cfDNA 主要来源于母体，且来自凋亡滋养层的胎儿 cfDNA 量更少，因此 cfDNA

检测的一个重要参数是胎儿分数（FF），或所有胎儿滋养层来源 cfDNA 的比例。样本之间的 FF 差异很大，但通常为 5%~20%。对于男性胎儿的妊娠，可通过量化 Y 染色体衍生的 cfDNA 片段来估计 FF。而对于女性胎儿妊娠，则需要进行其他检测，例如通过聚合酶链反应（PCR）或二代测序（NGS）方法在信息多态性下精确定量胎儿等位基因 [5-6]，或者用更罕见的方法评估滋养层来源的 cfDNA 和母体 cfDNA 之间 RASSF1A 启动子的差异 DNA 甲基化 [7]。通常，FF ≥ 4% 是可以接受的，但一些分析可能需要较低的 FF。根据特定的胎儿 SNV 类型，使用不同策略进行循环 cfDNA 的下游分析（图 27.2）。

检测 cfDNA 中的父系遗传和新发变异

NIPD 能够检测由父系遗传或新发变异引起的常染色体显性疾病，旨在检测一种特殊的胎儿变异，这种变异表现为在母体野生型（WT）等位基因的高背景下，浓度约为 FF 的一半（图 27.2）。基于 cfDNA 的 NIPD 最早应用于 PCR 靶向测定 Y 染色体特异性序列，以确定胎儿性别 [8] 或 RHD 基因特异性序列，评估 Rh 阴性血型妇女的胎儿 RhD 血型 [9]。针对父系遗传性变异或基于超声发现的疑似新发显性遗传病，开发了基于 PCR 的检测方法，例如 PCR 联合限制性内切酶消化，用于检测导致软骨发育不全和致死性侏儒的 FGFR3 突变 [10-11]。还有一种灵敏度更高的方法，通过数字微滴 PCR 来检测这些突变 [5,12-14]。近期，基于 NGS 的突变检测技术逐渐成熟，其中部分被引入临床，可以检测特定基因或基因组中的多种潜在致病基因，筛查范围从 FGFR3 相关疾病和其他骨骼发育不良，到包括 30 个基因的更广谱的筛选通道 [15-17]。

检测 cfDNA 中的母系遗传变异

母系遗传变异的检测更为复杂，因为该变异也存在于 cfDNA 母体部分中。如果父母双方都是常染色体隐性遗传病相关基因的不同致病变异的杂合携带者，则可以进行 PCR 或 NGS 分析，以检测或排除胎儿 cfDNA 中父源致病变异的存在。在这种方法下，有创检测到的母体变异状态仅适用于那些以无创方式检测到父系变异的妊娠，有潜力将这些情况的诊断程序数量减少 50%。

近年来，已经研发出相对突变剂量（RMD）和相对单倍型剂量（RHDO）方法。这些是基于剂量的方法，可检测胎儿分数中是否存在母系遗传变异所伴随的等位基因比例的微小差异。RMD 可以直接评估 WT 变异和致病变异的相对比例，该比例在杂合子母亲的 cfDNA 母体部分中为 50 ：50。如果胎儿不继承该变异，则略微偏向 WT 变异；如果胎儿是杂合子或偏向致病性变异，则保持为 50 ：50；如果胎儿是该变异的纯合子，或者如果该变异是由胎儿遗传的，则朝致病方向变异。数字 PCR 和基于 NGS 的 RMD 方法已开发用于应对各种条件 [18-28]。在 RHDO 中，无论是独立变异还是相应多种变异共同作用，确定多重信息的单核苷酸多态性（SNP）剂量可获得更准确的结果[29-33]。该测定可用于变异类型、高度同源假基因[34] 或更复杂的基因组重排所致的难以直接靶向检测的基因或变异[35]。因此，只要有足够的覆盖范围，RHDO 不仅限于分析一种特定的致病变异，而且可同时应用于多种变异和基因的检测。为了建立 RHDO 并解释其结果，通常需要父母样本和未受影响或受影响的同胞样本进行验证。

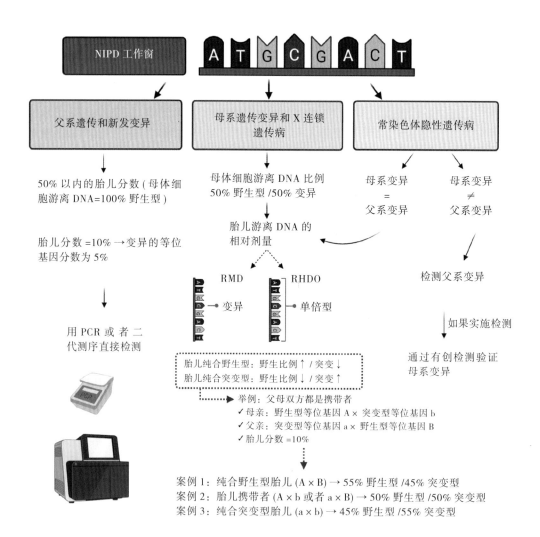

图 27.2　NIPD 的工作流程，无创产前诊断的设置取决于检测的基因和变异。RMD：相对突变剂量；RHDO：相对单体型剂量。使用 BioRender.com 创建

全基因组 cfDNA 分析

　　大约 10 年前，循环游离胎儿 DNA（cffDNA）基因组测序的潜力首次被

报道[36-38]，但高昂的测序成本阻碍了临床应用。Che 等近期描述了一种全新的全基因组 NGS 单倍体分析方法[39]。该技术名为 cffDNA 编码（cffDNA haplarithmisis），使用靶向捕获大约 250 000 个 SNP，其中包括约 250 个疾病相关区域，可以检测与单基因疾病及胎儿非整倍体相关的致病变异，但需要来自父母双方和其他家庭成员的样本，以建立完整的单倍型。Chan 及其同事发表了一种基于全基因组测序的相对等位基因剂量分析方法，以解决整个基因组中数千个 SNP 的母体遗传问题，并检测胎儿新发突变[40]。

临床结果和应用

在单基因疾病中应用无创检测远不如 NIPS 在非整倍体筛查中应用广泛。单基因疾病的 NIPD 大部分仍在研究，除了英国已在临床上用于诊断 *FGFR2* 和 *FGFR3* 相关疾病、胶原基因变异引起的骨骼发育不良、囊性纤维化、脊髓性肌萎缩症、Duchenne/Becker 肌营养不良症（DMD/BMD），以及一系列罕见单基因疾病中已知的家族性突变[41-42]。其他针对单基因疾病的无创筛查已在美国临床上实施，包括与 Noonan 谱系疾病、骨骼发育不良、颅缝早闭症及其他疾病相关的基因[15,26]。

胎儿性别和 RhD 血型确定是基于 PCR 的 NIPD 的最初应用之一，近期发表了一篇使用 NGS 方法进行无创 ABO 血型分型的研究[43]。确定胎儿 RhD 血型对管理 RhD 血型不相容导致胎儿和新生儿溶血性疾病风险的妊娠具有重要意义。已发表的 *RHD*-NIPD 研究的 meta 分析显示出了非常高的测试效率和实用性：2006 年涵盖 37 项研究的综述表明检测准确度超过 94%[44]，其中 16 项研究达到 100%；而近期的一项分析发现其灵敏度和特异度水平超过 99%，性能相当于标准新生儿血清学检测[45]。该检测现在已整合到一些国家 RhD 阴性妇女的产前保健中，但目前在美国并未广泛使用。

无创胎儿性别测定以及随后对 X 染色体上致病变异的特异性检测，对患有 X 连锁疾病的家庭有益。无创胎儿性别测定减少了对不累及女性携带者的 X 连锁疾病进行 CVS 或羊膜穿刺术的需求[46]，并且在胎儿生殖器不明确或疑似先天性肾上腺增生时具有价值，可指导孕妇使用类固醇激素进行产前治疗的决策[34,47]。尽管有这些益处，但人们仍对其用于性别选择性终止妊娠表示担忧。多个团队报道了特定的无创产前 DMD 诊断的高准确度，包括 Chan 等近期的一项研究。该研究为妊娠的 DMD 携带者母亲开发了一种 cfDNA 测试，无需先证者或其他家庭成员样本。

一种经临床验证的用于检测常染色体显性遗传病的 NIPD 主要针对导致新发显性骨骼发育不良的基因变异，例如 *FGFR3* 基因中的特定致病性变异，该变异将导致软骨发育不全和致死性侏儒，以及严重程度和预后情况不同的骨骼发育不良。其他例子包括 *COL1A1* 和 *COL1A2* 基因中的变异，可导致成骨不全，可能表现为严重的致死形式或较温和的形式。因此，早期准确的分子诊断对于妊娠管理决策和咨询非常重要。基于 cfDNA 的 NIPD 方法对 *FGFR3* 基因突变进行检测已被报道，其对常见热点突变[17,50] 以及 *COL1A1* 和 *COL1A2* 基因突变的灵敏度和特异度高达 100%[15,51]。

能够通过已有的基于 cfDNA 的 NIPD 方法检测的常染色体隐性遗传病，通常在人群中的患病率较高。其中包括 β 地中海贫血、镰状细胞病和 *HBB* 基因[52]变异引起的血红蛋白病，据报道其灵敏度和特异度从 75% 到 100% 不等，具体取决于 FF 和应用的检测方法等因素，而使用数字 PCR 和 NGS 比基于 PCR 的旧方法具有更高的准确性。基于 cfDNA 的 NIPD 方法对其他几种常染色体隐性遗传病也进行了探索，如囊性纤维化、先天性肾上腺皮质增生症、常染色体隐性多囊肾病和隐性骨骼发育不良[22,34,42,53]。

优势和局限性

NIPD 的优点主要是无创，从而避免了 CVS 或羊膜穿刺术相关的风险。此外，NIPD 可以在妊娠 9~10 周内进行，从而可以更早地做出妊娠管理决策。

因为 cffDNA 来源于胎盘，所以限制性胎盘嵌合体（CPM）对 NIPD 是一个潜在的限制。然而，与针对胎儿非整倍体的 NIPS 不同，CPM 对单基因疾病来说并不是重要的问题。cffDNA 的分析在技术上具有一定难度，通过 PCR 和 Panel 方法可以检测到的变异数量仍然有限。尽管已经发表了许多检测开发研究和一些验证研究，但 NIPD 的临床实用性仍然存疑，且无法检测到某些变异，如低拷贝数变异和结构变异。因此，需要做出更多努力来进一步扩大 NIPD 对单基因疾病的检测范围。2019 年，一项极具前景的研究[55] 描述了一种全面分析 cfDNA 的靶向捕获测序方法，适用于非整倍体（针对染色体 13、18、21、X 和 Y 的选定区域）、微缺失（包括 22q11.2、1p36、4p 部分单体综合征和史密斯 – 马盖尼斯综合征），以及 50 种常染色体隐性遗传病的已知致病变异。Che 等的另一项研究也描述了对非整倍体和单基因疾病同时进行全基因组分析。未来的技术改进应该有助于开发更全面的无创产前检测，以供临床使用。

胎儿外显子组测序

方法学

二代测序原理

基因组和外显子组测序是在核苷酸水平上检查基因组的技术。NGS 是通过大规模并行方式对整个基因组中许多分散、重叠的位点进行测序来实现的[56-57]。简而言之，对于 NGS 文库制备，基因组 DNA 被剪切成 50~400 nt 片段，连接到接头上并纯化。Panel 测序或外显子组测序包含一个富集步骤，以使用"DNA 诱饵"捕获目标基因区域。而后对 NGS 文库进行大规模并行测序，并快速准确地获得每个片段的核苷酸序列，然后将其与参考基因组比对，以检测潜在的序列变异[56-58]（图 27.3）。NGS 准确性的两个质量参数是测序深度和序列覆盖的广度。测序深度指的是每个碱基对重叠读数的数量；序列覆盖的广度是在足够测序深度覆盖下的参考序列分数。美国医学遗传学和基因组学学会（ACMG）建议平均深度 ≥ 100 倍，其中 90%~95% 的序列覆盖至少 10 倍，以用于诊断外显子组测序（ES）[59]。随着 NGS 技术的最新进展，临床实验室可以提供越来越好的测序深度和更短的结果周转时间（TAT），这对胎儿 ES 至关重要[60-61]。

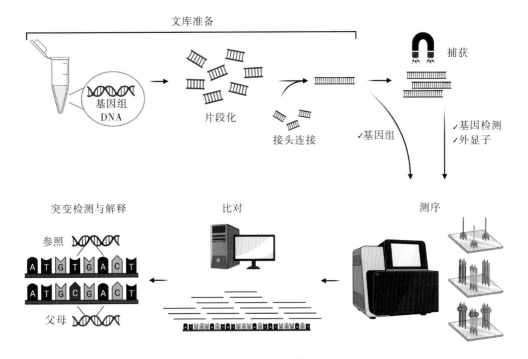

图 27.3 二代测序工作流程。使用 BioRender.com 创建

外显子组测序的分析和解释

在 ES 中，DNA 诱饵旨在捕获编码外显子以及外显子 – 内含子连接，这些连接占人类基因组的 1%~2%，但包含 85% 的致病变异[59]。鉴于人类基因组的高度变异性，每个经测序的外显子组存在 20 000~50 000 个变异，这些变异大多是良性的多态性，致使识别表型或疾病的致病变异成为一个繁琐的过程[62-63]。ACMG

为实验室发布了变异解释和报告指南，促进标准化变异分类为致病、可能致病、意义不确定的变异（VUS）、可能良性或良性[64]。这些变异被进一步分为与患者表型和测序指征相关或偶然发现相关的基因。然后根据健康人群中的变异频率、变异在家庭中的遗传和分离模式、临床变异数据库中的信息以及可用的患者报告，对临床上重要的变异进行优先级排序和解释，同时牢记不完全外显率或可变表达导致的例外情况[56,65-69]。导致基因产物缺失的无义、移码、剪接位点变异和缺失更有可能是致病的，而错义变异可产生不同影响，可通过额外的计算预测和来自动物模型或功能测定的数据来解释。最后，临床配合至关重要，需要临床医生、诊断实验室和其他科学家之间的协作和数据共享[70]。这在产前更具挑战性，因为表型信息仅限于产前成像中看到的特征，而这些特征会随着时间的推移在发育的胎儿中变化。此外，许多遗传条件的产前表型在现有数据库中未被很好地描述。因此，提倡采取措施改善当前临床数据库中的产前表型信息，并开发胎儿表型的国际登记处。值得关注的是，经报告的变异需要通过独立的方法进行验证，例如Sanger 测序。

考虑到经常发现新的基因－疾病关联，对 ES 数据的重新分析可能会揭示最初无法解释 ES 结果的患者的基因诊断[71]。对于非诊断性产前 ES 结果，如果随着时间推移出现新的表型，计划未来妊娠，或自初始检测后经过相当长时间，则应考虑重新分析。实验室应制订关于 ES 再分析及发布更新报告的明确政策[1,72-73]。

ES 的技术限制

NGS 无法涵盖所有的序列变异[57,65,74]，其对单核苷酸变异和小的插入 / 缺失表现良好，但 CG 含量高的区域难以捕获。由于共有序列是通过比对重叠短片段而构建的，因此与基因组内其他序列具有高度同源性的区域构建难度很大。这些高同源区域包括重复的基因或外显子、重复序列、短重复扩展、假基因和高度同源的基因家族。结构染色体异常或非整倍体可通过基因组测序（GS）检测，但目前不如 ES 有效。低水平嵌合变异的检测也有难度，但只要测序深度足够，就可以识别出来。此外，单倍型信息也有助于检测单亲二体性。

结　果

ES 在产前基因诊断中的临床应用

快速高通量 NGS 技术彻底改变了临床，尤其是产前基因诊断，因其以相对较低的成本提高了速度。目前，ES 和 GS 分析可以在几天内完成，并广泛用于儿童和成人人群，诊断率高达 25%~50%[56,75-77]。在生殖和产前医学中引入的 ES 和

GS 分析更为新颖 [72,74,78]，直到最近，单基因疾病的产前检测才不仅限于特定遗传疾病风险增加的罕见病例。更常见的是，胎儿呈新出现的表型或遗传状况时，使用单基因检测或多基因检测是无效的，因为产前表型并不能被很好定义。产前表型也可能存在遗传异质性，或者检测出的胎儿异常的致病基因未经报道，加之某些情况是多因素的共同作用，包括遗传和环境因素等。因此，需要更全面的 ES 方法用于产前诊断。

先证者分析与三重组学测序在产前 ES 中的对比

产前 ES 最好以三人小组进行，包括胎儿、母系、父系 DNA 一起进行测序和分析 [72]。对三个样本综合分析可以更快确定变异是新发还是遗传、亲本起源、双等位基因变异的阶段以及亲本携带者状态，以改进对变异致病性的解释。与先证者分析相比，三重组学测序显示出更高的诊断率（14%~23.6% vs. 24%~31%）[79-80]。对于仅先证者测序的情况，需要通过其他方式确认已识别变异的潜在致病性，包括家族内的变异离散分析 [72]。

当前的临床经验

产前 ES 的早期经验包括病例报告和小型诊断系列，有时也包含在更广泛的产后诊断系列中 [75-76,81-82]。2017 年，对超过 5 项可用研究进行回顾发现，报告中 ES 胎儿异常诊断率在 6.2%~80% 之间变化 [74]。近期，>50 例产前 ES 的更大规模研究（表 27.1）[83-89] 报告称，在加入非诊断核型和 CMA 结果后，结构异常胎儿的诊断率增加了 8.5%~31.5%，其中更复杂的胎儿异常比例较高，而纳入较少入选队列的研究报告比例较低 [85-86]。

一些研究考察了产前诊断中 ES 检测特定器官系统异常的优势，并强调了病例选择的重要性。在一项针对先天性肾脏和泌尿道异常（CAKUT）胎儿的研究中，在 CMA 分析阴性后，4/30（14%）的病例通过 ES 检测到了致病变异 [90]。对于骨骼发育不良，Chandler 等报告称全外显子组测序（WES）的诊断率为 81%（13/16）[91]。而对于非免疫性胎儿水肿，Sparks 等报告的诊断率为 29%（37/127）。此外，ES 也是 6.1% 的宫内胎儿死亡病例（15/246）的有效检测工具 [84, 92]。

产前 ES 对医疗管理的影响

寻找胎儿异常原因对预测预后、确定复发风险和指导临床管理具有重要意义。作为单一的综合检测，ES 可以防止"诊断漫游"，即减少诊断时间和连续检测的成本。产前了解基因诊断有助于指导分娩计划和有关围产期干预及治疗的决定。例如，代谢紊乱的产前诊断有助于早期新生儿治疗并改善长期结果，如尿素循环紊乱和丙酮酸脱氢酶缺乏症 [93]。成骨不全胎儿或患儿的宫内或产后间充质干细胞移植，以及 α 地中海贫血的干细胞移植 [94-95]，目前正在进行临床

表 27.1 近期大型产前 ES 研究概述

研究	病例数	研究设计	诊断率	潜在致病性变异
Sparks 等（2020）	127	三重/四重 WES（117），二重 WES（9）和仅先证者的 WES（1）；胎儿有不明原因的非免疫性胎儿水肿；正常核型/CMA 结果	37/127（29.1%）	12/127（9.4%）
Lord 等（2019）	610	三重 WES（596）和二重 WES（14）；胎儿有结构异常但核型/CMA 结果正常	52/610（8.5%）22/143（25.4%）多系统异常	24/610（3.9%）
Petrovski 等（2019）	234	三重 WES；胎儿有结构异常和正常核型/CMA 结果	24/234（10.3%）	46/234（19.7%）
Daum 等（2018）	77	仅先证者 WES（44）和三重 WES（33）；胎儿 DNA 或 POC、超声畸形或孤立性 NT；正常 CMA 结果	16/77（20.8%）·1/44（25%）仅先证者·5/33（15%）三重	未说明
Normand 等（2018）	146	仅先证者 WES（51）、三重 WES（33）或产前三重 WES（62）；胎儿或 POC，伴有结构异常和疑似孟德尔紊乱	46/146（31.5%）	未说明
Fu 等（2018）	196	仅先证者 WES（147）、三重 WES（49）；胎儿结构异常；正常核型/CMA 结果	47/196（24%）	25/196（12.8%）
Yates 等（2017）	84	三重/四重 WES（52）和仅先证者或二重 WES（32）；胎儿死亡或终止妊娠（结构异常后）	17/84（20.2%）	38/84（45.2%）

POC：流产物；WES：全外显子组测序

试验。随着基因治疗的发展，宫内治疗可能在不久的将来成为更多疾病的选择。产前基因诊断还可以改善子宫内胎儿干预的候选选择和结果预测，例如先天性膈疝的胎儿镜气管内闭塞治疗或左心发育不全综合征的产前心脏干预治疗。诊断出致命的遗传病可使父母就妊娠管理做出选择，包括在法律范围内终止妊娠、姑息治疗以及分娩方式和地点。建立诊断和遗传模式还可以指导复发风险咨询和未来的生殖选择，包括植入前基因检测、有针对性的产前检测或使用供体配子进行后续妊娠。

此外，产前 ES 数据已经为已知符合孟德尔遗传规律的遗传病的产前表型提供了新的信息，并可加速发现先前未知遗传病因的疾病候选基因。ES 还揭示了独特产前表型的新遗传病因，例如非免疫性水肿或囊性淋巴管瘤[83]以及产前致死性疾病[84,96]。

然而，ES 也增加了识别 VUS、与表型无关的偶然发现、ACMG 二级发现列表中基因变异的可能性，以及在三外显子组的情况下出现的偶然父母发现、错误分配的亲子关系和未公开的血缘关系[97]。

限　制

技术挑战

及时返回结果对于产前（三重）ES 至关重要，实验室应采取措施，通过优化测序设备、试剂、方案和工作流程来加快解释速度，以确保快速周转时间（TAT）。当直接从羊水或 CVS 样本中制备时，由于可用 DNA 的数量有限，因此可能需要进行细胞培养，导致 TAT 延长。此外，母体细胞污染可能会干扰胎儿结果的解释，必须排除。最后，ES 受限于一些相关基因的不完全覆盖。在产前，有限的时间框架有时会妨碍通过替代测序方法扩大候选基因的覆盖范围。

产前结果解读

已识别变异的最终解释考虑了与表型信息的相关性[1]，但这在产前尤其具有挑战性，因为来自胎儿成像的表型信息有限。胎儿异常的准确识别取决于成像设备的复杂程度、母体体质、胎儿位置、胎龄和检测提供者的经验；对胎儿结构异常的过度诊断和诊断不足都记录在册[74]。在产前，表型可能会随着发育的进展而演变或不完全渗透，且可能会遗漏细微的畸形特征。某些产后表型无法在产前评估，如智力障碍和代谢紊乱。

如何解释报告致病性的难度在产前诊断中被放大，且检测前和检测后的仔细咨询是必要的[1]。不同实验室可能有不同的 VUS 报告政策，这可能会导致严重的混乱和不确定性，并影响产前决策。通常，那些报道的基因只存在于符合胎儿表型的基因中，例如在常染色体隐性遗传条件下，如果 VUS 预测是有害的，那么很可能会解读为致病变异。

偶然发现和次要发现

ES 可识别胎儿或父母的偶然发现和次要发现。胎儿偶然发现包括与神经发育障碍、智力残疾或代谢状况相关的临床显著变异的相关基因，这些变异无法在产前进行检测。ACMG 建议报告已知会导致中度至重度儿童期疾病的基因中的高度外显性致病变异，但不报告常染色体隐性遗传病的携带者状态，以及女性胎儿中 X 连锁疾病的携带者状态[1]。ACMG 还建议，作为检测前咨询的一部分，应讨论在胎儿或父母外显子组中识别次要发现的可能性，并可选择不报告这些变异。测试前咨询的另一个重点是可能识别出错误的亲子关系和未公开的血缘关系，应优先与母亲私下讨论，让她在提供许可之前以保密的方式充分了解情况。如果血缘关系暗示一级或二级亲属之间的关系，实验室有义务将结果传达给负责评估临床相关性和调查滥用问题的转诊临床医生[97]。

访问障碍

评估新医疗技术的效益必须平衡自主、仁爱、无害和公平的伦理原则。尊重父母的自主权证明了父母作为其未来孩子决策者的身份，但要发挥这一作用，他们必须通过客观、全面和易于理解的检测前咨询来了解检测的影响。父母的自主权必须与其未来孩子的自主权进行权衡[98]，因为他们可能会根据基因数据选择终止妊娠，或者可能以不同的方式抚养孩子，这与成年期发病的疾病尤其相关。在报告 VUS、偶然发现和次要发现时，自主权还应与提供者的利益和非恶意责任相平衡[99]。在可操作基因中发现致病性变异后，可能采取的措施在产前和产后检测中有所不同，主要是因为存在终止妊娠的选择。对胎儿或父母次要发现的诊断，意味着不参与决策过程的其他家庭成员也处于风险之中。公平原则涉及公平获得医疗保健和医疗资源。产前 ES 是一项昂贵的测试，并非所有私人医疗保险公司或国家卫生系统可报销，其在研究环境之外仍然以相对较小的规模进行。

正在接受产前检查孕妇的遗传咨询是复杂而漫长的，特别是 ES，需要由受过个人风险评估和非指导性咨询原则培训的专业人员进行，他们可以在父母发现胎儿异常后压力增大时用通俗易懂的语言解释复杂的遗传概念（表 27.2）[100]。

诊断性产前 ES 和 GS 的成本效益尚未全面评估。除了测序成本之外，重要的因素还包括后续检测、检测前和检测后的咨询、变异解释、数据存储和重新解释等诸多成本。这必须与医疗保健系统节省的成本进行权衡，避免漫长而昂贵的"诊断漫游"，调整妊娠和围产期护理的管理计划，更明智地决定分娩时间、方式和地点，减少代谢风险因素，以避免新生儿代谢危机，或针对致命疾病启动保守治疗计划。

专业指导

在 2016 年的委员会意见中，美国妇产科医师学会（ACOG）表示，在临床试验范围之外，尚不建议常规使用 ES 和 GS 进行产前诊断[101]。2018 年，国际产前诊断学会、母胎医学学会和围产期质量基金会发表了一份关于胎儿基因组测序的联合立场声明，表明产前全基因组测序最好在研究环境中进行[72]，如果存在

表 27.2　产前 WES 遗传咨询的要素

检测前咨询

1. 测试是可选的

2. 有创操作（羊膜穿刺术或 CVS）的相关风险和知情同意

3. 父母双方都包括在内（三人测序），父母双方签署知情同意书

4. 母亲的独立同意选项，以解决可能的非亲子鉴定，并允许其拒绝测试

5. 使用已知的供体妊娠——讨论通知捐献者，并将其包括在同意书中

6. 结果的周转时间和延迟结果的可能性，包括出生后

7. 对诊断率的现实期望和有限的临床效用数据（PPV 和 NPV）结果类别，包括负面报告

8. 结果类别，包括负面报告

9. 不确定意义变异的可能性和报告政策

10. 胎儿和父母偶然发现和次要发现的可能性，包括成年期发病的疾病、携带者状态、报告政策和选择退出的选项

11. 结果对父母及其他家庭成员的影响

12. 发现错误的亲子关系和血缘关系的可能性

13. 数据共享和未来重新解释的重要性，尤其是在未来妊娠之前

14. 价格

15. 对未来可保性的可能影响

检测后咨询

1. 讨论检测前咨询的确认选项

2. 披露结果以及对胎儿及其家人的影响（预后和潜在治疗）

3. 必要时进行确认性验证

4. 完成有关妊娠、分娩和新生儿管理的决策

5. 报告结果对父母及其他家庭成员的影响

6. 讨论生育决定

7. 促进转诊和护理

8. 提供支持

CVS：绒毛膜绒毛取样；NPV：阴性预测值；PPV：阳性预测值

由具备特殊专业知识的多学科团队协调后例行测试依然无法诊断的特定病例，产前全基因组测序可能也是能够接受的。他们得出的结论是，由于验证数据不足及对其益处和缺陷的了解不足，无法支持将全基因组测序作为常规产前诊断测试。2020 年 1 月，ACMG 表示如果无法通过常规产前检查（核型和 CMA）对具有一个或多个显著异常的胎儿进行诊断，则可以考虑 ES，且三重分析优于先证者或二重分析[1]。他们表示，在怀疑特定诊断时，应首先使用单基因或 Panel 对该病症进行分子检测。但这可能很困难，因为产前表型可能是有限的或非典型的。最

后，他们指出，目前不支持在超声标志物提示非整倍体或复发性不明原因流产史的情况下应用 ES。

结论和未来展望

在检测到胎儿异常的情况下进行基因诊断，可以指导产前和围产期管理，以及未来的生殖选择。标准的基因检测仍有相当一部分病例未被诊断出来，而对单基因疾病的充分检测有助于缩小这一差距。目前估计 ES 在 8.5%~31% 的胎儿异常妊娠中发现了基因诊断，但仍需要更多的研究来解决与临床实用性、病例选择、变异解释、成本和访问相关的难题。迄今为止，调查整个外显子组或基因组中的单基因疾病所需的深度和覆盖范围，需要通过有创操作来获得胎儿 DNA，最好采用三重测序方法及时获得结果。cffDNA 的无创产前测序仍仅限于疾病特异性分析或较小的 panel，但已经报道了基于无创测序的 cffDNA 胎儿基因组测试的技术可行性 [15,37,39,42]。最后，从母体血液和宫颈管中分离完整胎儿细胞和滋养细胞的工作正在进行，有望成为胎儿 DNA 的无创来源 [102-105]。目前，时间和成本都使这些无法应用于临床，但随着技术的不断发展，其可能在未来成为现实。

参考文献

[1] Monaghan KG, Leach NT, Pekarek D, et al; ACMG Professional Practice and Guidelines Committee. The use of fetal exome sequencing in prenatal diagnosis: a points to consider document of the American College of Medical Genetics and Genomics (ACMG). Genet Med. 2020, 22(4):675-680.

[2] Hillman SC, McMullan DJ, Hall G, et al. Use of prenatal chromosomal microarray: prospective cohort study and systematic review and meta-analysis. Ultrasound Obstet Gynecol, 2013, 41(6):610-620.

[3] Wapner RJ, Martin CL, Levy B, et al. Chromosomal microarray versus karyotyping for prenatal diagnosis. N Engl J Med, 2012, 367(23):2175-2184.

[4] Gregg AR, Edwards JG. Prenatal genetic carrier screening in the genomic age. Semin Perinatol, 2018, 42(5):303-306.

[5] Barrett AN, Chitty LS. Developing noninvasive diagnosis for single-gene disorders: the role of digital PCR. Methods Mol Biol, 2014, 1160:215-228.

本章完整参考文献，请扫描以上二维码在线查看。若需下载，请登录 www.wpcxa.com "下载中心"下载。

人类流产的染色体异常、细胞遗传与分子分析综述

第28章

Kathy Hardy, Terry Hassold

引　言

人类流产的发生率十分惊人。根据涉及辅助生殖夫妇的研究，显然大部分胚胎在妊娠早期死亡。然而，即使是胎儿存活到 6~8 周的妊娠，也至少有 15%~20% 者以自然流产（SAB）终止。本章着重阐述染色体异常对自然流产的影响，总结用于检测流产的方法以及流产发生的因素。

自然流产分析：技术因素

组织样本的收集

用于评估自然流产原因的组织样本必须是内细胞团或胎儿来源的胚胎外组织。母体组织污染是无法确定流产原因的最常见但被低估的因素之一（图28.1a）。理想的组织样本是完整的早期流产物（图 28.1b）。这在许多情况下是难以实现的，绒毛膜碎片是另一种选择（图 28.1c、d）。这些碎片可以从已解剖的胎儿组织或未解剖的样本中获得。较晚胎龄的妊娠（12 周后）可以是胚胎外膜、脐带、胎盘或胎儿自身组织。重要的是，胎儿死亡和样本收集的时间差将对组织存活率产生不同影响。胚胎 / 胎儿先死亡，其次是脐带和胎盘，最后是胚胎外膜。因此，提供胎儿组织的结果是最可靠的。

方法学技术

自然流产样本既往使用常规细胞遗传学方法进行分析。这包括组织培养、制片、显带和分裂中期核型的显微镜分析。然而，随着分子技术的发展，自然流产的研究技术也不断发展。荧光原位杂交（FISH）可应用于不存在有分裂细胞

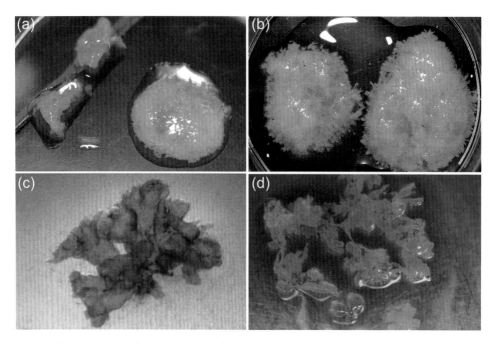

图 28.1　自然流产组织样本，用于细胞遗传学研究。（a）典型的样本包含母体蜕膜（左）和一个小胎儿（右）。母体组织较厚，呈橡胶状，而胎儿来源的组织（包括上覆的绒毛）具有更精细的膜。（b）双胎妊娠失败，有两个大小不同的完整囊。（c）通过解剖不含可识别的胎儿样品而获得的绒毛碎片。（d）绒毛形态多变，可能是相关染色体异常。该样品显示肿胀的水样绒毛（具有葡萄状外观），典型父亲来源的三倍体

的情况，或分裂中期形态不佳，无法识别单个染色体/染色体区域[1-3]。最初，FISH 还需要组织培养和制片。然而，随着探针技术越来越先进并覆盖全基因组，比较基因组杂交（CGH）方法变得可行[4-7]。这项技术仍然需要培养和制片的传统步骤，尽管可通过计算来测量荧光信号。应用蛋白酶分解组织，实验室可以将荧光技术应用于原始样品，从而克服需要组织培养的不足。近期，分子方法的发展引入了全基因组微阵列技术[8-9]。

　　上述每种方法都有优点和局限性[3,10-11]。传统的细胞遗传学受到组织培养失败、母体组织污染和母体过度生长的影响[12-15]。事实上，组织培养成功率从 37%[16] 至 95%[17] 不等。分析速度快、样本分析能力强和省时是分子分析方法优于经典细胞遗传学的优势。然而，分子分析方法也受到母体组织污染的影响[3,18-20]，尽管新技术可以利用单核苷酸多态性（SNP）区分母体组织和胎儿组织[9,19]。此外，基于阵列的技术会受到低质量 DNA 样本的影响[10,20]，胎儿材料包含不平衡基因组。因此，三倍体、四倍体和平衡结构重排等条件给基于阵列的方法带来了问题[18-19,21]，建议使用基于阵列法和 FISH 或流式细胞术的组合方法[20,22]。

染色体异常导致的自然流产：近 50 年的研究结果

20 世纪 60 年代和 70 年代的早期研究表明，一定比例的新生儿有染色体数目或结构的异常。事实上，Hook 和 Hamerton 对 50 000 余名新生儿进行了研究回顾[23]，发现约 1/200 的个体带有性染色体三体（47, XXX，47, XXY 和 47, XYY）以及 21 三体这一最常见的异常。晚期胎儿流产（即死胎）的研究表明染色体异常程度更高，但异常类型通常与新生儿类似[24]。

这些结果促使研究人员思考，临床上认为的常见自然流产（即流产发生于妊娠 6~8 周至 20 周）是否也可能是染色体异常引起的。Carr 及其同事[25]的研究发现，很大一部分自然流产归因于染色体异常，且异常类型比死产或新生儿更为多样。表 28.1~ 表 28.4 提供了自然流产的代表性数据。表 28.1 和 28.2 提供了细胞遗传学研究结果，表 28.3 和 28.4 列出了最新的分子遗传学研究。从这些分析中可以明确得出一些重要结论。

表 28.1　自然流产代表性细胞遗传学研究的方法学总结、研究数据和群体特征

研究	方法	年份（年）	产妇平均年龄（岁）	孕龄（周）	病例数
Creasy 等[26]	组织培养；G、Q 显带	1971—1974	—	8~38	941
Lauritsen[27]	组织培养；乙酸地衣红，Q 显带	1971—1973	—	< 16	255
Byrne 等[28]	组织培养；G 显带	1977—1981	—		1356
Andrews 等[29]	组织培养；G、Q 显带	—	25.9	9~28	154
Eiben 等[30]	直接制备；G、Q、C 银染	—	30.1	6~24	140
Ohno 等[14]	直接制备；G、Q、C 显带	—	30.8	6~16	144
Menasha 等[31]					
A 期	组织培养；非特异性显带	1990—1997	35.6	—	717
B 期	组织培养，直接制备；非特异性显带	1998—2002	36.6	—	1203
Cheng 等[32]	组织培养；G 显带	1995—2013	32.4	—	223
Choi 等[33]	组织培养；G 显带	2000—2013	30.3	< 10~20	164
Hardy 等[34]					
Hawaii	组织培养；非显带、Q 显带	1976—1985	28.1	2~32	2899
Emory	组织培养；Q 显带	1989—1992	32	—	1365
CWRU	组织培养；Q 显带	1993—1997	30.5	—	883
Perth-1	组织培养；G 显带	1996—2007	34.8	< 12	1188
Perth-2	组织培养；G 显带	2008—2015	35.1	< 12	1984

表 28.2　自然流产代表性细胞遗传学研究的核型结果总结

研究	正常（XY∶XX）	性染色体单体	三体	三倍体	四倍体	结构异常	其他	染色体异常（%）
Creasy 等 [26]	654 (1.27)	68	152	38	12	10	7	69.5
Lauritsen[27]	115 (0.92)	40	65	14	12	4	5	54.9
Byrne 等 [28]	816	86	301	85	28	17	23	39.8
Andrews 等 [29]	125 (1.23)	8	15	3	1	1	1	18.8
Eiben 等 [30]	72 (0.76)	5	43	10	1	2	7	48.6
Ohno 等 [14]	44 (0.83)	7	69	9	1	6	8	69.4
Menasha 等 [31]								
A 期	410 (0.33)	42	208	32	6	15	4	42.8
B 期	411 (0.71)	54	572	91	18	31	6	65.8
Cheng 等 [32]	98 (0.44)	16	73	8	6	9	13	56.1
Choi 等 [33]	81	12	53	6		6	6*	50.6
Hardy 等 [34]								
Hawaii	1433 (0.87)	263	844	180	66	69	44	50.6
Emory	530 (0.66)	96	529	87	38	45	40	61.2
CWRU	499 (0.66)	40	239	59	13	21	12	43.5
Perth-1	330 (1.60)	89	584	80	30	33	42	72.2
Perth-2	413 (2.93)	157	1048	167	49	58	92	79.2

表 28.3　自然流产代表性分子或分子细胞遗传学研究的方法学总结、研究数据和群体特征

研究	方法	年份（年）	产妇平均年龄（岁）	孕龄（周）	病例数
Zhang 等 [35]	组织培养；G 显带，基于 PCR 的微卫星基因分型，阵列 CGH	2006—2007	—	—	115
Gao 等 [22]	组织培养；G 显带，阵列 CGH，FISH，QF-PCR	—	32	<12	100
Jenderny[8]	组织培养；G 显带，QF-PCR	2002—2013	—	7~34	398
Levy 等 [9]	胎儿 DNA 来源组织；基于 SNP 的染色体微阵列	2010—2012	36.2	3~20	1861

表 28.4　自然流产代表性分子或分子细胞遗传学研究的核型结果总结

研究	正常（XY:XX）	性染色体单体	三体	三倍体	四倍体	结构异常	其他	染色体异常（%）
Zhang 等 [35]	45	7	46	4	6	2	5	60.9
Gao 等 [22]	39 (2.08)	4	49	4	0	3	1	61.0
Jenderny [8]	153 (0.94)	17	141	32	8	9	38	61.6
Levy 等 [9]	755 (0.86)	53	794	114	4	38	90	59.4

母体污染导致自然流产数据的解释复杂化

一般来说，核型分析是鉴定染色体数目或主要结构异常的方法。然而，在自然流产的情况下，可能缺乏胎儿来源的组织，或难以培养。结合母体来源的胎盘，46, XX 结果是自然流产的常见情况。根据自然流产的细胞遗传学研究结果，可明显看出母体污染的后果（表 28.2）。例如，整倍体样本间的性别比（即 46, XY∶46, XX）在不同研究中呈数量级变化，从近 3∶1 到 0.3∶1 不等，反映了包括母体组织样本污染的可能性差异。因此，不同研究中染色体异常的总体比例差异显著，最低染色体异常率通常与最低性别比例有关。

值得注意的是，使用基于单核苷酸多态性（SNP）方法的大型研究（Levy 等 [9]；表 28.4），排除了基因型信息与母亲一致的 528 例 46, XX 病例，将性别比有效地从约 0.4 提高到近 0.9。类似地，近期 Lathi 等 [19] 的分析中，特定类别的染色体异常并不明确，456 例 46, XX 结果中的 269 例被判定为母体污染。显然，基于 SNP 的分析将排除误判的 46, XX 结果。

对于细胞遗传学研究以及分子 / 分子细胞遗传学研究，我们的分析仅限于人群相对较大的研究（即 >100 例）。如果研究主要涉及反复流产或仅限于辅助生殖技术（ART）来源的妊娠，则被排除在考虑之外。我们试图仅在文献中有明确报道的情况下提供信息。然而，在某些核型不明确的情况下，我们剔除该病例，或将其分配至最可能的核型类别。

染色体数目异常是自然流产的主要原因

尽管存在上述问题，细胞遗传学研究（表 28.2）和分子 / 分子细胞遗传学研究（表 28.4）表明，染色体异常是自然流产的主要原因。事实上，在表 28.1~ 表 28.4 总共报告的 16 090 例流产中，9054 例（56.3%）存在染色体异常。

有趣的是，与活胎或死胎相比，自然流产的特征是多种染色体异常，其中大多数涉及单个缺失或额外整条染色体（即非整倍体）。最常见的单一特异性异常为性染色体单体（45, X），占表 28.1~ 表 28.4 报告病例的 6.6%。三体是最常见的异常类型,发生于 36.2% 的流产中。所有染色体的三体都已被发现,尽管某些(如 1 和 19 三体)极为罕见。相反,其他三体相当常见:16 三体是最常见的三体,连同 15、21 和 22 三体,共占所有三体类型的一半以上。重要的是,这些结果与近期人类 ART 植入前的胚胎研究相对一致。例如,与自然流产类似,15~22 号染色体在植入前胚胎中更可能以非整倍体状态存在,而不是较大的染色体 [36-37]。因此,自然选择消除了大量非整倍体在妊娠时间和临床识别时间之间的区别,某些染色体可能比其他染色体更易发生减数分裂的错误分离。

除了非整倍体异常外,自然流产常见两类多倍体:三倍体占病例的 6.4%,四倍体发生于 1.9% 的自然流产中。令人惊讶的是,染色体结构异常在新生儿病例系列中几乎与数目异常同样常见 [23],但在自然流产中不常见,仅占表 28.1~ 表 28.4 报告病例的 2.4%。此外,分子分析方法本应使识别细微的结构异常成为可能,但其初步应用似乎并未显著增加自然流产中染色体异常的频率 [9]。

孕妇年龄是影响自然流产染色体异常率的主要因素

令人惊讶的是,自然流产研究中,不同人群的染色体异常率差异很大,即使考虑到母体污染因素的明显差异。一般来说,异常水平似乎随着时间的推移而增加,20 世纪 70 年代至 80 年代的报告率通常为 40%~50%[26,28-29,38-42],而近期研究报告的发生率为 60% 及以上 [9,19,22,31,33,43-46]。

尽管这些差异的原因尚不清楚,但这可能反映了染色体异常胎儿的真实变化(如由于环境条件的变化)。或者,可能只是人口统计学信息随时间发生了变化。为了明确可能的原因,我们近期比较了五项不同自然流产的细胞遗传学研究结果:一项是 20 世纪 70 年代和 80 年代在夏威夷州火奴鲁鲁首府的研究,一项是 20 世纪 80 年代和 90 年代在佐治亚州亚特兰大市,一项是 20 世纪 90 年代在俄亥俄州克利夫兰市,两项是 20 世纪 90 年代至今的澳大利亚珀斯市。研究结果具有指导意义 [34,47]。与预期一致,染色体异常率随时间的推移而增加,早期异常率约为 40%~50%,近期研究的异常率超过 70%(表 28.2)。然而,对种族 / 族裔背景的分析未发现显著效应,胎龄差异也不是影响因素。事实上,染色体类型异常的检查表明,唯一不同的异常类型是三体,不同的三体可以由母亲年龄解释,即在最早的研究(在夏威夷进行)中,产妇平均年龄为 28.1 岁,而在近期的研究(在珀斯)中,平均年龄为 35.1 岁。综上所述,我们的结果表明,影响染色体异常率的主要变量是母亲年龄,其可改变母体减数分裂过程发生错误分离的可能性。这并不表示其他因素(如环境污染物)在介导染色体异常率方面没有作用,只是与产妇年龄相比,其他因素的影响程度都较小。

染色体异常是如何产生的？

对于许多人类遗传疾病，低频率染色体异常使直接研究潜在突变来源变得复杂；替代方法（如体外分析或动物模型的构建）是有必要的。然而，染色体数目异常并非如此。由于我们不了解的原因，人类的染色体数目异常至少比其他哺乳动物高一个数量级，这意味着有充足的材料用于研究。这些异常在自然流产胎儿中的发生率和种类，对于研究各类异常的来源很有帮助。这些研究依赖于多态性遗传（图 28.2 [48]），以解决有关异常来源的三个问题：

- 异常来源于父母哪一方，即额外或缺失的染色体来源于母亲还是父亲？
- 异常发生在哪个发育阶段，即减数分裂 I 还是减数分裂 II，在受精时还是早期卵裂？
- 异常重组是导致异常的原因吗？通过检查染色体多态性标记，染色体的重组"历史"可以回溯，并在染色体正常和异常的后代之间进行比较。这种方法已广泛用于研究异常重组在三体自然流产中的作用。

多态性分析在研究不同类型的染色体数目异常中的应用总结如下，见图 28.2 和图 28.3。

性染色体单体

与胚胎额外染色体的异常不同，45, X 涉及单个缺失的染色体，即 X 染色体或 Y 染色体。因此，只能指定可用的 X 染色体的亲代来源，并排除亲代来源缺失的性染色体。此类研究在自然流产和活产的特纳综合征患者中进行，具有相似结论[49-51]。具体而言，在约 100 例明确非嵌合的 45, X 病例中，约 70% 者具有单一的母体来源的 X 染色体，其余为 Xpat 病例。自然流产和活产病例的结果没有明显差异，表明单个 X 的父母来源不影响存活率。

然而，第二条正常或结构重排的性染色体嵌合体，在活产的特纳综合征个体中比在流产的 45, X 胎儿中更为常见，表明其与足月存活率相关[52-53]。此外，对活产 45, X 个体的研究表明，45, Xpat 与 45, Xmat 之间存在表型变异[54]。因此，尽管单个 X 染色体的亲本来源与足月存活率之间似乎没有相关性，但更微小的表型效应显然受到 X 来源的影响。

虽然我们可以获得有关性染色体单体的亲本来源信息，但由于缺乏"攻击性"染色体，我们无法研究其机制或错误来源阶段。然而，与性染色体三体相比，45, X 的高频率被认为来源于减数分裂非分离错误[49]，表明 45, X 来自不同的机制。性染色体的随机丢失（可能是在有丝分裂早期）是一种有吸引力的可能性，因为这会对 Xmat 病例产生明显的偏差。也就是说，假设 46, XX 和 46, XY 早期胚胎中 X 或 Y 染色体丢失的可能性相等，我们预期会产生 45, Y（可能是早期致死）和 45, X，其中 2/3 者将携带一条母体来源的 X 染色体。

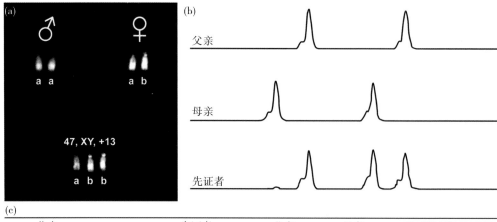

位点	先证者	父亲	母亲	MAT/PAT	R/N
着丝粒					
D14S742	ABC	AC	BC		N
MYH7	ABC	AB	AC		N
D14S581	AAB	AB	AB		-
D14S615	ABC	AC	BC		N
D14S49	AAB	AB	AC		R
D14S1432	ACC	AB	AC	MAT	R
D14S587	ABC	BB	AC	MAT	N
D14S1429	BCC	AC	BC		N
D14S588	ABB	BB	AB		N
D14S43	ABC	AA	BC	MAT	N
D14S1433	ABC	AB	BC		N
D14S617	ABB	BC	AB		N
D14S611	AAB	AA	AB		N
D14S1426	BCD	AB	CD	MAT	N
D14S1007	ABC	AC	BC		N

图 28.2 人类染色体异常的多态性分析。几种不同方法已被用于研究染色体异常来源。早期研究使用了血型标记（Sanger R, et al. J Med Genet, 1971, 8: 417-426），但逐渐被染色体异质性所取代。染色体异质性是常规细胞遗传学方法可检测到的可变标记，发生在 23 条常染色体中 8 条染色体的着丝粒周围区域。（a）Q 带染色体异质性分析的例子，表明了 13 三体病例的母体来源。基于序列的变异证明，DNA 多态性分析（早期涉及 RFLP，随后是小卫星、微卫星，以及最新的 SNP）成为分析染色体异常来源的标准技术。（b）基于微卫星的 14 三体分析，证明了父系来源的额外染色体。除了评估亲代来源外，DNA 多态性还广泛用于确定三体来源的减数分裂 / 有丝分裂阶段，以及非分离同源染色体之间发生的重组数量。（c）这类分析应用于 14 三体的例子。检测了 14 号染色体的多个多态性位点，其中四个位点提供了母体来源的证据。随后的分析侧重于，在单个多态位点，三体胎儿是否同时接受了两个母体等位基因（非简化，或"N"），或同一母体等位遗传基因的两个拷贝（简化，或"R"）。如果着丝粒周围位点是 N，则与减数分裂 I 错误一致；如果为 R，则为减数分裂 II 错误。因此，这种情况属于减数分裂 I 来源。最后，相邻位点 N 和 R 之间的切换表明，在母体减数分裂过程中发生了交换点，从而产生了额外的染色体。这种情况下，在减数分裂产生的三体中，14 号染色体同源染色体之间发生了两次交换

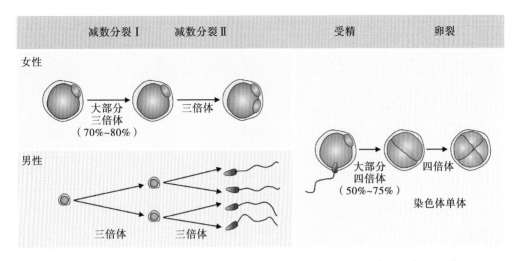

图 28.3　自然流产的染色体异常来源的研究总结。对染色体数目异常的分析结果表明，任何减数分裂阶段都可能发生错误（母亲的减数分裂Ⅰ和Ⅱ，父亲的减数分裂Ⅰ和Ⅱ），以及受精时和前几次卵裂。然而，某些时间点似乎特别脆弱。最重要的是，母体的减数分裂Ⅰ异常是导致三体和自然流产最常见的原因。此外，两个精子受精是三倍体的主要原因，而有丝分裂早期错误可能是四倍体和性染色体单体的原因

三　体

在过去的 25 年，亲本和减数分裂来源的人类三体被广泛研究。由于其临床重要性，21 三体受到最多关注，已分析了近 1000 例病例[55-56]。根据这些研究，21 号染色体错误分离的两个方面现在是清楚的。一方面，绝大多数 21 三体都涉及母体的减数分裂错误，例如在大型病例系列中，Sherman 等[57]观察到约 90% 的病例为母体来源，其中 70% 由于减数分裂Ⅰ错误，其余为减数分裂Ⅱ错误[58]。另一方面，减数分裂异常重组是三体的重要因素。事实上，绝大多数 21 三体病例似乎与以下三种类型之一有关：母体减数分裂Ⅰ错误导致重组失败，母体减数分裂Ⅰ的远端交叉错误，以及母体减数分裂Ⅱ的极近端交叉错误。由于减数分裂重组发生在哺乳动物的雌性胎儿卵巢，意味着一部分人类卵母细胞从一开始就倾向于发生减数分裂错误分离。然而，有趣的是，这些重组风险因素与唯一已知的 21 三体病因（即高龄产妇）之间的关系尚不清楚。Oliver 等[59]报道称，年轻女性的减数分裂Ⅰ型病例中端粒交换增加，较年长妇女减数分裂Ⅱ型病例的着丝粒周围交换增加，而母亲年龄与重组失败病例之间没有明确的线性关联。因此，三体的重组效应可能是复杂的，大概反映了这样一个事实，即 21 三体综合征有多种母体年龄依赖性和年龄非依赖性的发病途径。

21 三体与其他三体相比有何不同？考虑到 21 号染色体错误的复杂性，其他三体表现出相似性和差异性不足为奇。例如，与 21 三体类似，母体减数分裂错误在大多数三体中占主导地位，且在所有经过适当研究的三体中都观察到了重组错误，尤其是没有交叉[60]。然而，其在细节上存在差异。例如，18 三体涉及母体减数分裂 II 时的错误，而不是减数分裂 I[61]；16 三体是最常见的三体，与端粒交换有关，但很少（如果有的话）与重组失败有关[62]；47, XXY 可能来源于母亲[63]。因此，为了理解人类染色体不分离的原因，还有很长的路要走。有一个事实是明确的：如果我们想要防止减数分裂错误分离的发生，将需要很多"灵丹妙药"来完成这项任务。

三倍体

三倍体可由父亲的二倍体提供（双雄受精），或通过两个精子（分散）或一个二倍体精子的受精产生；或者，由于两次减数分裂的任何一次失败，三倍体可能来源于母体（双雌受精）。DNA 多态性分析表明，双精入卵是最常见的来源，占病例的 2/3 以上[64-65]。在其余的母系来源病例中，减数分裂 II 错误可能是单倍体的最常见来源[66]，尽管减数分裂 I 错误以及有趣的"dieggy"（即两个卵母细胞的融合）也有报道[63]。

与大多数其他染色体异常不同，三倍体的父母来源对表型有着深远影响。具体地说，雄性异型的三倍体通常在妊娠 10~20 周之间流产，流产胎儿结构发育有限，但胚胎外膜和绒毛发育良好[67]；事实上，雄性异型的三倍体在组织学上经常被诊断为基于绒毛结构的部分葡萄胎，如图 28.4c 和 d 所示（有关摩尔的讨论，参见文献 [68]）。相比之下，似乎有两种母体来源的三倍体。更常见的类型是妊娠早期流产，但有一部分病例胎儿发育良好，在妊娠晚期流产。事实上，极少数存活到足月的三倍体病例被认为是母体来源。因此，三倍体为印迹基因座的存在提供了重要例子，尽管特定基因座的表型功能尚不清楚。

四倍体

四倍体来源的研究很少。然而，几乎所有四倍体自然流产都是 92, XXYY 或 92, XXXX 核型，与 46, XY 或 46, XX 受精卵染色体加倍一致，且早期染色体异型性研究表明其由两组重复的染色体组成[69]。因此，大多数四倍体可能是染色体在第一次或早期胚胎细胞分裂时未能分裂而产生的。超四倍体和低四倍体发生很罕见，与染色体加倍一致。珀斯实验室近期的 2 例病例是超四倍体：94, XXYY, +16, +16 和 94, XXYY, +22, +22。1 例为亚四倍体——90, XX。

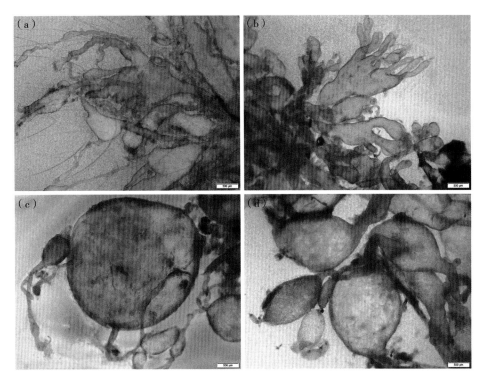

图 28.4　使用 Olympus SZ61 立体显微镜以及 Olympus DP22 相机和软件拍摄的绒毛图像，放大率为 2.5×10（25×）。图像（a）表示 47, XX, +16。图像（b）来自 47, XY, +16。两个图像呈现类似的绒毛叶异常分支。图像（c）和（d）表示具有 69, XXY 的两种不同的自然流产，可见大的水样绒毛结构，以及较小的绒毛

绒毛膜绒毛结构

关于早期三维绒毛结构显微观察的文献很少。珀斯实验室利用观察和拍照，发现了绒毛形态与染色体结构之间的相关性。既往组织学检查发现许多葡萄胎妊娠是水样绒毛与正常绒毛结构的混合。我们的三维图像展示了这些结构（图 28.4c 和 d）。这些绒毛可以与 16 三体进行对比（图 28.5a 和 b），其中绒毛呈现异常的绒毛树结构。正常男性胎儿和 X 单体染色体核型均显示简单的绒毛结构（分别见图 28.5a 和 b），胎盘发育所需的绒毛树结构很少。5~6 周正常男性胎儿的早期发育呈现简单的无分支绒毛（图 28.5c 和 d）。

总结：我们未来将向何处？

50 年来对自然流产的研究为我们提供了关于发病率和人类染色体异常来源的丰富知识。很显然，现在染色体数目异常是我们人类妊娠失败的主要原因；事

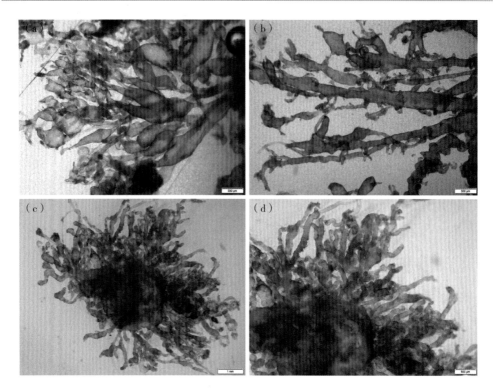

图 28.5　两种不同的 46, XY 病例（a, c, d）和 45, X 病例（b）的绒毛结构。图（a）分枝有限，末端绒毛肿胀。图（b）显示了 X 单体典型的长丝状绒毛部分。图（c）和图（d）是相同组织的两个不同放大倍数；（c）为 10×，（d）为 25×。绒毛显示出有限的分支，典型的 5~6 周妊娠，几乎没有绒毛树结构的证据

实上，可以认为其代表了人类最常见的原始突变类型。染色体异常的来源复杂，可发生于减数分裂的所有可能阶段、受精时以及早期有丝分裂期间（图 28.3）。然而，母体减数分裂错误尤为常见，是导致自然流产的最重要原因。这些现象在人群中的发生频率很高，可能是自然选择的压力，虽然进化的益处仍不清楚。

考虑到关于自然流产染色体异常的发生率和类型已有大量数据，是否有令人信服的理由继续进行这些分析？显然，临床上是有根据的，因为可能找到恢复生育率的原因以及预后价值。然而，从研究的角度来看，这显然是个"成熟"领域。有人认为，从中可以学到的东西很少。我们认为这是不对的，有两个原因。首先，我们关于自然流产的大部分信息来自传统的细胞遗传学，尽管这适用于检测染色体数目异常和大型结构异常，但分辨率不足以检测小型但可能与自然流产相关的结构重排。基于阵列和测序的方法提供了检测此类异常是否会导致自然流产的机会，我们认为这是未来临床研究的一个重要领域。其次，自然流产为检查自然妊娠的染色体异常来源提供了宝贵资源，并为 ART 妊娠提供了重要的对照组。我们已经看到了这种比较的效用，例如，比较 ART 来源的植入前胚胎与 SAB 相关胚

胎中不同非整倍体条件的类型和频率的研究[37]。近期"MeioMapping"研究表明[70]，也可以比较这类妊娠的特定染色体异常类型的来源机制。因此，尽管对自然流产的研究可能不再具有创新性或突破性，但仍有很多内容值得研究和学习。

致　谢

本章节综述是在 Hassold 实验室进行的，得到了 R37 HD21341 基金支持。

参考文献

[1]　Horiuchi I, Hashimoto T, Tsuji Y, et al. Direct assessment of triploid cells in mosaic human fetuses by fluorescence in-situ hybridization. Mol Hum Reprod, 1997, 3(5):445-450.

[2]　Jobanputra V, Sobrino A, Kinney A, et al. Multiplex interphase FISH as a screen for common aneuploidies in spontaneous abortions. Hum Reprod, 2002, 17(5):1166-1170.

[3]　Shearer BM, Thorland EC, Carlson AW, et al. Reflex fluorescent in situ hybridization testing for unsuccessful product of conception cultures: a retrospective analysis of 5555 samples attempted by conventional cytogenetics and fluorescent in situ hybridization. Genet Med, 2011, 13(6):545-552.

[4]　Bell KA, Van Deerlin PG, Feinberg RF, et al. Diagnosis of aneuploidy in archival, paraffin-embedded pregnancy-loss tissues by comparative genomic hybridization. Fertil Steril, 2001, 75(2):374-379.

[5]　Daniely M, Aviram-Goldring A, Barkai G, et al. Detection of chromosomal aberration in fetuses arising from recurrent spontaneous abortion by comparative genomic hybridization. Hum Reprod, 1998, 13(4):805-809.

[6]　Daniely M, Barkai G, Goldman B, et al. Detection of numerical chromosome aberrations by comparative genomic hybridization. Prenat Diagn, 1999, 19(2):100-104.

[7]　Fritz B, Hallermann C, Olert J, et al. Cytogenetic analyses of culture failures by comparative genomic hybridisation (CGH)-Re-evaluation of chromosome aberration rates in early spontaneous abortions. Eur J Hum Genet, 2001, 9(7):539-547.

[8]　Jenderny J. Chromosome aberrations in a large series of spontaneous miscarriages in the German population and review of the literature. Mol Cytogenet, 2014, 7:38.

[9]　Levy B, Sigurjonsson S, Pettersen B, et al. Genomic imbalance in products of conception: single-nucleotide polymorphism chromosomal microarray analysis. Obstet Gynecol, 2014, 124(2 Pt 1):202-209.

[10]　Caramins MC, Saville T, Shakeshaft R, et al. A comparison of molecular and cytogenetic techniques for the diagnosis of pregnancy loss. Genet Med, 2011, 13(1):46-51.

[11]　Hardy K, Hardy PJ. 1(st) trimester miscarriage: four decades of study. Transl Pediatr, 2015, 4(2):189-200.

　　本章完整参考文献，请扫描以上二维码在线查看。若需下载，请登录 www.wpcxa.com "下载中心"下载。

流产物

当前的检测方法和临床应用

第29章

Nasser Al-Asmar, Marcia Riboldi

引 言

　　流产是指胎儿存活前发生的妊娠丢失。这包括妊娠 20 周前的妊娠丢失或体重小于 500 g 的胎儿丢失。据估计，全球每年发生 2300 万次流产，相当于每分钟有 44 次妊娠丢失。尽管产科护理有了很大发展，但流产是妊娠早期观察到的最常见的并发症。在已确认的妊娠中，流产的总风险高达 15.3%（95%CI 12.5%~18.7%）。全球有 10.8%（10.3%~11.4%）的女性经历过 1 次流产，1.9%（1.8%~2.1%）的女性经历过 2 次流产，0.7%（0.5%~0.8%）的女性经历过 3 次及以上的流产 [1]。

　　早期流产的主要原因是存在染色体异常。高达 50% 的早期流产存在染色体异常 [2]，其余 50% 的流产和围产期妊娠丢失的原因多种多样。在所有报告的流产中，有 1/4~1/2 的流产原因不明。已确定的流产原因包括亲代或新发染色体畸变 [2]、抗磷脂综合征 [3]、遗传性易栓症，例如因子 V Leiden 和凝血酶原 *G20210A* 基因突变 [4-5]，先天性或后天性子宫异常 [6]，内分泌、自身免疫或同种免疫障碍 [7]，以及生活习惯的后果（如吸烟、肥胖或心理压力）[8-9]。一旦排除了子宫畸形、内分泌疾病和抗磷脂综合征，则应考虑父母染色体核型评估，尤其是当流产是由于染色体核型异常时 [10]。

　　对流产物（POC）的分析有助于诊断细胞遗传学异常，从而解释流产原因。确定 POC 核型对夫妇未来的生育有影响，因为这区分了非遗传性和遗传性染色体异常（例如相互易位携带者），并检测妊娠滋养细胞疾病（如葡萄胎形成），以帮助流产后诊断和随访。POC 分析对经历复发性流产（RPL）的女性也有帮助。RPL 定义为在妊娠早期或妊娠中早期连续两次或多次流产 [2]。虽然 RPL 的总体发病率很低，估计发生于不足 5% 的孕妇中 [11]，但异常胚胎染色体核型是复发性流产的最常见原因 [12]。

　　总之，POC 分析对于确定偶发性和复发性流产原因至关重要，且有助于估计未来妊娠的复发风险，从而提高健康足月妊娠的机会。

适应证

尽管分析每次自然流产都将是有用的，但流产分析对反复流产的夫妇以及接受辅助生殖技术（ART）治疗的不孕患者特别重要。

反复流产的夫妇

因性染色体和（或）常染色体异常而导致流产或非整倍体妊娠的夫妇，继续妊娠时胎儿非整倍体的风险增加。曾经历过三体妊娠的女性，尤其是 35 岁以上的女性，随后发生三体妊娠的风险增加。对于 35 岁以上的女性，如果有 21 三体妊娠史，则继续妊娠发生 21 三体的风险相对更高[13-14]。随着先前自然流产次数的增加，着床率和妊娠率降低，流产率增加[15]。

正在接受 ART 的不孕夫妇

在普通人群中，自然流产占所有已临床确认的早期妊娠的 15%~20%。自然流产中染色体异常的发生率约为 50%[2]。

然而，几项研究发现，与同龄对照组相比，接受 ART 的患者 POC 染色体异常的发生率更高[16]。一些研究报告称，不孕症患者的 POC 染色体异常率为 63%~76%，高于普通人群估计的 50%[17]。

其他研究表明，接受 ART 的不孕人群中不仅染色体异常的概率更高，而且染色体畸变的百分比和类型也因所采用的 ART 技术不同而异[18]。Martinez 等报道称，与体外受精（IVF）周期相比，宫内人工授精（IUI）周期流产中染色体异常的比例增加，而采用捐献卵母细胞进行 IVF 后 POC 的染色体异常率较低[18]。他们还明确了普通人群和不孕患者的染色体畸变类型不同；具体来说，接受 IVF 的女性中单体 X 的发生率是自然妊娠后自然流产女性的两倍，而自然妊娠后自然流产女性的多倍体发生率是接受 IVF 女性的两倍。

有严重男性因素的夫妇

Campos-Galindo 等[19]在 2015 年发表的文章中指出，对于使用自己的卵母细胞进行 IVF 的夫妇，当男性精子浓度低于 500 万 / 毫升时，会产生 75% 的异常结果，而当男性精子浓度高于 500 万 / 毫升时，会产生 51% 的异常结果。少弱精子症男性的运动力低，且（或）卵泡刺激素（FSH）水平高，表现出频繁的突触异常，可能是非整倍体和（或）二倍体精子产生的基础。这可能用以解释精子染色体异常导致的复发性流产风险增加[20-21]。因此，自然流产后应考虑男性因素。

暴露于内分泌干扰物的夫妇

内分泌干扰物（EDC）影响动物和人类的内分泌系统。人们越来越关注EDC对生殖健康的影响，并怀疑EDC暴露与自然流产之间存在联系，但研究有限[22]。环境中接触有毒金属与流产、胎儿生长受损、胎儿丢失以及新生儿死亡增加有关[23-25]。

双酚A（BPA）是最常见的EDC之一，被广泛用于制造日常用品，包括与食品直接接触的产品（塑料瓶、食品容器）、医疗设备和油漆。尽管目前关于EDC对流产率的影响知之甚少，但有几项研究表明，接触EDC与流产或其他不良产前结局之间存在关系[26-28]。Hunt等证明，每日口服BPA会导致雌性小鼠减数分裂非整倍体[28]。此外，在妊娠的前3个月接触BPA会干扰细胞生长，并影响人类的DNA甲基化[29]。因此，对于任何一方已知暴露于EDC的夫妇，应进行POC染色体分析。

最先进的技术：现今我们了解哪些？

组织收集

一旦发生流产，胎儿组织样本可通过手术方法回收，例如刮宫术（D&C）或子宫抽吸术。由于手术过程中母体和胎儿组织混合，这些方法存在母体细胞污染（MCC）的风险。在刮宫前进行宫腔胚胎镜检查（允许直接和选择性的胚胎和绒毛膜活检）可降低MCC的可能性，并避免误诊风险[30]。然而，子宫胚胎镜检查需要技术专家，在产科领域并不常见。以下介绍了通过D&C或抽吸与非整倍体的分子诊断相结合来检测POC中MCC存在的替代方法。

染色体分析的分子方法

自2008年以来，新兴技术已被用作可靠且准确的诊断方法的一部分，以评估22条常染色体和2条性染色体的非整倍性[31]。染色体比较基因组杂交阵列（aCGH）、二代测序（NGS）、细菌人工染色体微珠技术（BOB）、荧光原位杂交（FISH）、多重连接依赖探针扩增（MLPA）技术以及定量荧光聚合酶链反应（QF-PCR），克服了流产后POC中传统细胞遗传学技术的相关缺点，包括染色体制备不良和培养失败[32]。

随着技术的发展，目前的趋势是使用分子遗传学而非传统的细胞遗传学方法进行 POC 染色体评估，例如依赖于组织样本细胞培养的中期吉姆萨染色。分子方法更可靠，不需要细胞培养，避免了细胞培养失败的可能性，增加了信息性结果的比例。细胞培养失败是传统细胞遗传学方法的固有问题，但不是唯一问题。由于 MCC，细胞遗传学研究无法区分正常女性胎儿结果和正常女性结果。由于潜在的组织降解，标准核型分析也有很高比例的非信息性结果。分子技术的另一个优点是比传统核型分析的周期要短得多。最后，分子研究的分辨率更高。表29.1 显示了常规核型与分子分析的比较。

几个小组已经评估了 POC 的不同分子方法，包括 aCGH 和近来的 NGS。

表 29.1　分子方法相较于常规核型分析对染色体异常的 POC 评估的优势

传统核型分析	分子方法
需要体外细胞培养	不需要体外细胞培养
组织降解导致 42% 的检测无法提供信息	99% 可得到检测结果
33.3% 是由 MCC 引起的假阴性	排除由 MCC 引起的假阴性
2~4 周内获得结果	1 周内获得结果
低分辨率	比传统核型更高的分辨率

MCC：母体细胞污染
注：参见参考文献 [18]、[19]、[22]、[49]、[50]

比较基因组杂交（CGH）阵列

为了进行 aCGH，必须对每种类型的 POC 组织进行 DNA 提取。首先，使用手术刀刀片对一小部分组织进行机械剥离。然后进行 DNA 提取，而后用 Cy3 和 Cy5 荧光团标记 POC 的 DNA 样品和对照 DNA。标记的混合物可以在商业平台上进行组合和杂交，如 24sure BAC 阵列（Illumina Inc., San Diego, CA, USA）6~12 h。每个探针对不同的染色体区域具有特异性，并占据载玻片上的一个离散点。不同的点均匀分布，间隔为 1 Mb。通过杂交后每个斑点所采用的颜色来显示染色体的缺失或重复。使用激光扫描仪和特定软件检测荧光强度[31,33]。

单核苷酸多态性（SNP）阵列

为了进行 SNP 阵列，用磷酸盐缓冲盐水（PBS）冲洗组织样本，并使用标准化技术从母体蜕膜和血液中分离。接下来，再次在无菌 PBS 中冲洗组织，并将其解剖成小绒毛 / 胎儿样本（约 3mm^3），并放置于 1.5 mL 微绒毛管中。然后使用 QIAamp 循环核酸试剂盒（Qiagen, Hilden, Germany）从绒毛和母体血液样本中提取 DNA。根据标准方案在 Illumina Cyto 12 SNP 微阵列上检测纯化的 DNA[34]。

二代测序（NGS）

NGS 是目前最具创新性的技术。不同商业平台开发了用于非整倍体、嵌合体和片段非整倍性检测的试剂盒，包括：

● Ion Torrent 技术：简而言之，DNA 被扩增、纯化和定量（一个称为文库构建的过程）。接着进行克隆扩增（模板制备），而后进行模板富集。最后，将模板加载到测序仪器上。阴离子个人基因组机（PGM）测序器按顺序用一个又一个核苷酸淹没芯片。如果一个核苷酸在一个特定的微孔中与 DNA 分子序列互补，则其将被结合，氢离子将被释放。溶液的 pH 在该孔中变化，并被离子传感器检测到，将化学信号转换为数字信号（Thermo Fisher Scientific, Waltham, MA, USA）。软件将序列读取与分类在 2 Mb 箱中的参考人类基因组进行比对，每个箱的拷贝数差异在图中表示。利用该技术，可在 POC 中检测到单个和多个全染色体非整倍体，以及小的缺失 / 重复（del/dup）和嵌合（Ion Reporter 5.4）[35]。

● Illumina 技术：根据厂商的操作流程，使用 Covaris M220 进行 DNA 片段化，目标片段大小设置为 180 bp。按照 NEB Next 手册（NEB，E604S），使用 Illumina 的 NEBNext DNA 文库制备混合物，对 DNA 片段进行文库制备。使用安捷伦 2100 生物分析仪鉴定文库中的 DNA 大小。采用罗氏光循环仪 LC480 测量文库的浓度。将不同标签的库混合在一起。在 Illumina Hiseq2500 平台上使用 Illumino PE100 流动池进行测序。对于非整倍体分析，Illumina 流动池（单端长度为 41 bp）使用低深度测序策略的测序，每个样本读取约 10 Mb [36]。

采用 NGS 对 POC 进行分子分析

Igenomix 研究设计

以下描述了在 Igenomix 下进行的观察研究，包括使用 aCGH（n=675）或 NGS（n=1875）分析的 2531 个 POC 样本 [35]（图 29.1）。

方法论

通过 Igenomix 开发了 POC 分析方法，比较了 aCGH 和 NGS（图 29.2）。

解剖

进行多次取样以减少 MCC 的发生。在我们的实验室中，多重采样包括三次 POC 解剖，而不是仅一次。三次解剖使得一次或两次解剖可能属于母亲或妊娠携带者，而第三次属于胎儿。最后一个将在测序仪上进行染色体分析，并能够提供准确结果。在仅进行一次解剖的情况下，如果该样本为 MCC，若不进行短串联重复分析（STR；见下文），将出现正常女性的假结果。

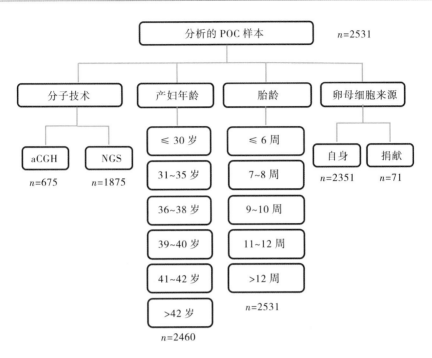

图 29.1　设计路线

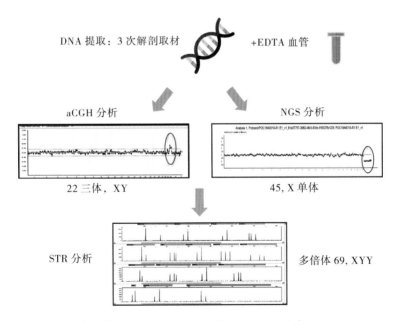

图 29.2　方法：解剖、分子分析（aCGH 和 NGS）以及 STR 分析

非整倍性检测的分子分析

分析染色体非整倍体的技术是 Illumina 公司（San Diego, CA, US）的 aCGH，以及 Thermo Fisher 科技公司（Waltham, MA, USA）的 NGS（见前文对这两种技术的描述）。

排除 MCC 和识别三倍体的补充研究

在评估 POC 时，MCC 是误诊或非信息性结果的主要来源。一项回顾性研究表明，在流产标本中，超过一半的正常 46，XX 结果是 MCC 引起的 [16]。此类错误可能导致误诊和（或）不适当的咨询建议。当自然妊娠或 ART 后发生流产时，准确的结果是医生和医疗团队提供适当生殖咨询的唯一途径。

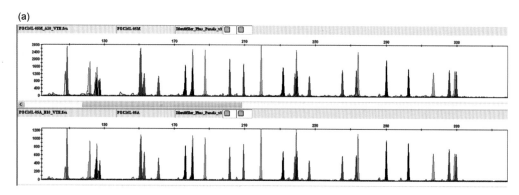

图 29.3a　母体细胞污染（MCC）。上图来自母亲或妊娠携带者的 DNA，下图来自胎儿的 DNA。所有等位基因在母亲和胎儿之间都是一致的，因此胎儿的样本不是来自胎儿，而是来自母亲，从而导致 MCC

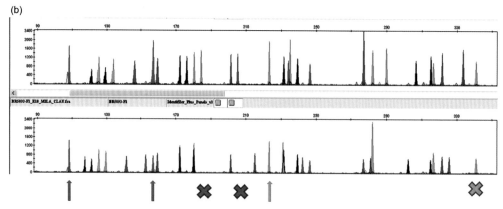

图 29.3b　无 MCC（排除）。上图来自母亲或妊娠携带者的 DNA。下图来自胎儿的 DNA。一些等位基因在母亲和胎儿之间是一致的（箭头）。有些等位基因存在于母亲中，但不存在于胎儿中（X 标记）。这意味着胎儿的样本来自胎儿，且没有被污染。在非整倍性分析后，样品被确定为正常或异常

为了排除 MCC 导致误诊的风险，STR 可以与 NGS 等分子方法联合进行非整倍体检测。使用 QIAamp®DNA 迷你血液试剂盒（Qiagen），提取 POC 样本DNA 和妊娠载体 DNA。采用 AmpFlSTR 标识符加试剂盒 PCR 方案（amp16str）（Thermo Fisher 科技公司）运行 PCR 和后续电泳，以检测或排除 MCC（图29.3a 和 29.3b）和三倍体（图 29.4，由 Ana Cervero 博士提供）。

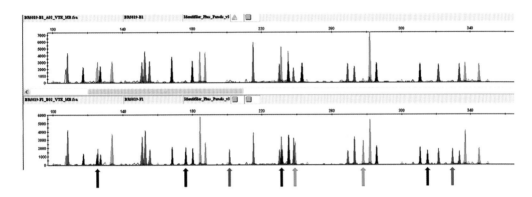

图 29.4　多倍体（三倍体）。上图来自母亲或妊娠携带者的 DNA，下图为胎儿的 DNA。在胎儿图示（箭头）上观察到额外的峰值，而不是在母体图示中。这意味着流产物是多倍体（本例中为三倍体）胎儿的结果

临床结果

我们小组使用 NGS/aCGH 和 STR 进行非整倍体检测，分析了 2500 余例 POC 病例：aCGH 675 例，NGS 1875 例。平均孕妇年龄为 35.3 ± 4.9 岁，发生自然流产的平均胎龄为 7.9 ± 2.8 周。在对胎儿组织块的不同位置进行 3 次解剖后，我们将 MCC 导致的非信息率降低至 12.8%。我们能够为 86.2% 的病例提供结果（正常或异常）。值得注意的是，每个 POC 样本被进行 3 次解剖，以最大限度地降低 MCC 发生率。我们还进行了一项内部研究，在发现前 3 个样本为 MCC 时，我们另外采集了 6~9 个样本。如果前 3 次解剖证实为 MCC，那么更多次数的解剖并不会改变结果。因此，当前 3 次解剖均为 MCC 时，我们建议不再行进一步解剖。我们发现 53.5% 的病例存在染色体异常。正如预期，三体是最常见的异常（74.3%），7.6% 的病例有多个非整倍体。在三体中，第 15、16 和 22 号染色体最为常见，分别为 13.3%、17.6% 和 16.6%。除三体外，2.3% 的病例中发现缺失 /重复。9% 以上的病例中发现 45, X 单体。有趣的是，我们还在 1.8% 的病例中发现了常染色体的单体。多倍性占 4.6%。表 29.2 列出了详细的结果。

表 29.2　STR+24 号染色体分析结果（aCGH 和 NGS）以及与发现的总异常相关的特定异常百分比

	例数 / 均数 ± 标准差	百分比（%）
总例数	2531	—
孕妇年龄（岁）	35.3 ± 4.9	—
胎龄（周）	7.9 ± 2.8	—
MCC	321	12.8
信息性结果	2506	99.0
正常结果	1016	46.5
异常结果	1169	53.5
三体	868	74.3
常染色体单体	21	1.8
性染色体单体	110	9.4
删除 / 重复	27	2.3
多倍体	54	4.6

MCC：母体细胞污染

按孕妇年龄分类的结果

　　我们还评估了有过流产经历的孕妇年龄。共分析了 2460 例 POC，结果按年龄分为五组：≤ 30 岁、31~35 岁、36~38 岁、39~40 岁和 ≥ 41 岁（图 29.5）。

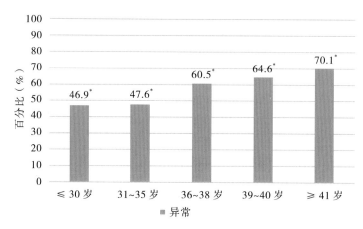

图 29.5　按孕妇年龄分类的染色体异常百分比。通过 Fisher 精确检验和 Kruskal-Wallis 检验以及 Dunn 多重比较检验分析数据：*$P < 0.05$

随着孕妇年龄的增加，染色体异常的百分比逐渐增加。多重非整倍体在大多数情况下是两种染色体异常的组合，随着孕妇年龄的增加而增加。性染色体的单体百分比似乎随着母亲年龄的增加而减少。分析后发现，孕妇年龄存在显著差异的最后一种非整倍体是多倍体。多倍体随着患者年龄的增加而减少（图 29.6）。

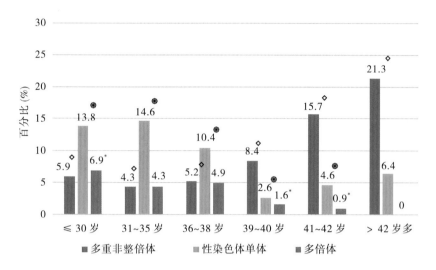

图 29.6　按孕妇年龄划分的多重非整倍体、性染色体单体和多倍体的百分比。Fisher 精确检验：* $P < 0.05$；⊛$P < 0.05$；◇ $P < 0.05$

按胎龄分类的结果

根据发生流产的孕周，对 2531 个分组样本进行评估（以周为单位）。这些组包括：≤ 6 周、7~8 周、9~10 周、11~12 周和 >12 周。

随着胎龄的增加，异常 POC 的百分比降低。在可被视为生物屏障的妊娠第 12 周后，异常 POC 的百分比减少了一半（60.3% *vs.* 34%）。有趣的是，性染色体单体的发生率随着胎龄的增加而增加，表明性染色体非整倍体对胎儿发育的不利影响较低。多重非整倍体随着胎龄的增加而减少，大多数在胎龄 ≤ 6 周时出现，导致早期胎儿停育。

胎龄与母体污染样本的百分比呈反比关系，这可能是由于获取样本所涉及的技术较难（图 29.7）。

按卵母细胞来源分类的结果

将结果分为两个亚组进行分析：用自身卵母细胞妊娠的患者和使用捐献卵母细胞妊娠的患者。拥有自身卵母细胞的患者与供体卵母细胞患者相比，其异常 POC 的百分比显著增加（54.5% *vs.* 29.7%；*P* < 0.001）。当研究不同亚型的非整倍体时，仅在性染色体上观察到显著差异（自身卵母细胞患者 9.1% *vs.* 供体卵母细胞患者 36.8%；*P* < 0.001）。在 80% 的性染色体单体病例中，父系性染色体的缺失被认为是原因之一，这与主要来自母体的常染色体非整倍体不同[37-40]（图 29.8）。

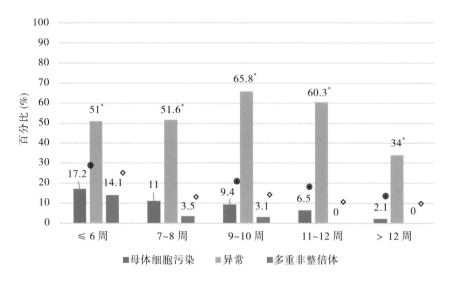

图 29.7　按胎龄划分的母体细胞污染、染色体异常和多重非整倍体的百分比。Fisher 精确检验和 Kruskal-Wallis 检验以及 Dunn 多重比较检验：● *P* < 0.05；* *P* < 0.05；◇ *P* < 0.05

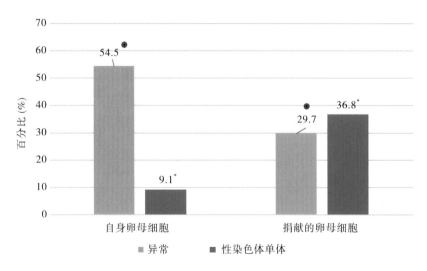

图 29.8　卵母细胞来源的染色体异常和性单体非整倍体的百分比。年龄 > 42 岁的患者被排除在外。Fisher 精确检验和卡方检验：● *P* < 0.001；* *P* < 0.001

POC 分子分析的局限性和优势

局限性

样品采集中胎儿组织的分离

避免或排除 MCC 且能够提供准确结果的重要限制之一是组织收集。正确收集胎儿组织的一般建议如下：

- 取最小尺寸为 3 mm × 3 mm 的组织样本（最好是不带血的小而干净的样本）。
- 去除组织样本中的大血块。
- 使用无菌盐水溶液清洗样品。
- 将组织放在无菌杯中，其中有足够的盐水覆盖样本。
- 在 D&C 之前或之后，从母亲或妊娠携带者身上抽取血液行进一步分析，以排除 MCC 或检测多倍体。应将血液提取到 EDTA 试管中，防止凝血。

图 29.9 显示了干净组织中蜕膜绒毛的外观（图 29.9a）和血液样本的外观（图 29.9b）。理想情况下，蜕膜呈粉红色，致密，叶状。与蜕膜相比，一旦绒毛被充分冲洗干净，其往往会漂浮起来，呈白色羽毛状外观。

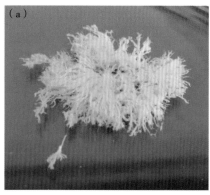 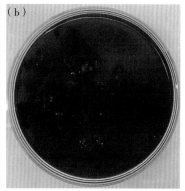

图 29.9 组织样本采集：（a）干净组织中的蜕膜绒毛；（b）血样蜕膜的绒毛

嵌合体

Shah 等发表了一项研究，比较了分析 POC 的 3 种不同技术：传统细胞遗传学分析、使用 SNP 的分子核型分析和阵列比较基因组杂交（aCGH）。

作者表明，由于母体细胞污染、平衡染色体重排、多倍体和胎盘嵌合，结果之间的总体不一致率为 33%。无论使用何种平台，在 18% 的样本中都可检测到嵌合现象[33]。具体而言，局限性胎盘嵌合体（CPM）的特征是胎儿和胎盘染色

体 / 基因组成之间的差异。在妊娠 9~11 周时，通过绒毛膜绒毛取样（CVS）的研究表明，约 2% 的存活妊娠局限于胎盘[33]。

检测低于平台分辨率的缺失 / 重复

NGS 技术改进了缺失 / 重复的检测，提供了比常规核型分析更好的分辨率。然而，其未检测到低于平台分辨率（6 Mb）的一些缺失 / 重复，导致误诊[41]。这些新发的微缺失在病例中的占比不足 1%。

优　势

信息量高

我们研究的最大优势之一是信息量高。在所有分析病例中，信息性结果占 99%，aCGH 为 99.1%，NGS 为 99%。这部分信息性结果的比例非常重要，因为常规核型分析的主要缺点之一是许多样本在细胞培养中会出现生长失败（10%~60%）[42-46]。

MCC 率低

在我们的研究中，出现 MCC 的样本百分比为 12.8%。aCGH 和 NGS 具有可比性，且在 MCC 率方面没有显著差异（aCGH 为 10.8%，NGS 为 13.6%）。一些使用分子技术（如 SNP 微阵列）的研究表明，MCC 的百分比超过 20%（22%）[34]。如上所述，我们的团队在临床计划之前进行了一项内部研究（未发表数据），在收到的 POC 样本的不同位置进行 DNA 提取。首先对这些样本进行 STR 分析，并与母体 DNA 结果相比较，以评估优化无母体污染的子样本鉴定所需的最小子样本数。这种多重采样包括 3 个、6 个或多达 9 个的 POC 解剖，而不仅仅是 1 个。在这项研究中，我们能够证实，在 3 个具有 MCC 特征的子样本之后，没有必要行进一步解剖以查看能否找到胎儿组织。由于多重采样，我们能够将 MCC 的百分比降至 13% 以下。

更短的周期

由于可以直接分析绒毛膜绒毛，因此分子分析中诊断的周期相当短。这比核型分析有优势，核型分析需要额外的步骤，如制备单细胞悬浮液、延长细胞培养、中期转化和染色体染色[36]。

更高的成本 – 效益

制定一个好的策略不仅可以获得良好的结果和信息量，而且可以降低患者的成本，这一点至关重要。Popescu 等开发了一种评估复发性流产（RPL）的方法，描述了流产组织的 24 号染色体微阵列[47]。在他们的研究中，当 POC 测试的 24 号染色体对微阵列评估与标准 ASRM RPL 检查评估相结合时，绝大多数（95/100；95%）的 RPL 患者确定了流产的明确或可能原因。只有 5/100（5%）的患者出现整倍体丢失且 ASRM RPL 检查正常，但在未确定可能或明确原因的情况下也出现了流产。所有其他流产均可通过流产组织的异常 24 号染色体微阵列分析、RPL 检查中的异常发现或二者的组合来解释。有趣的是，为了节省资金，建议患者检测的顺序首先是 POC 的 24 号染色体微阵列分析，如果获得了整倍体结果，则进行 ASRM RPL 检查。

结 论

与传统的细胞遗传学技术相比，将 NGS 等分子技术与 STR 相结合以确定所分析 DNA 的来源，有助于提高 POC 中染色体异常的分析效率。这些技术提高了具有信息性结果的样本百分比，并降低了母体 DNA 污染引起的假阴性和假阳性率。

展 望

分子 POC 技术可提供更准确的结果和更低的污染率。循环游离 DNA（cfDNA）在无法或很难从 POC 中获取材料的情况下可能有用，例如早期流产、组织降解或药物治疗后流产。为此，我们小组正在研发一种无创方法，用于临床流产中的非整倍体分析。Balaguer 等[48]的新方法评估了母体 cfDNA 检测作为临床流产中 POC 分析的可行替代方案。该研究共纳入 12 例病例，以分子 POC 分析为标准，两项研究的一致率为 90%。作者得出结论，对母体血液进行全基因组 cfDNA 检测是分析临床流产中染色体非整倍体的可靠工具。因此，刮除术或药物治疗前的 cfDNA 检测可以替代 POC 分析。由于样本量小，因此更大的队列研究对于提高 cfDNA 的检测性能至关重要。

POC 决策流程

流产后，所有女性（或夫妻）都应在必要时获得支持、随访和正式咨询。我们的实验室已经为经历过流产的夫妇制定了标准操作流程（图 29.10）。在妊娠早期流产后，收集 POC 和母体或妊娠携带者的血液。通过 NGS 评估 POC 的 24 条染色体筛查：

● 如果结果正常，则通过 STR 分析排除 MCC。如果分析显示没有 MCC，那么我们建议医生考虑流产的其他原因。

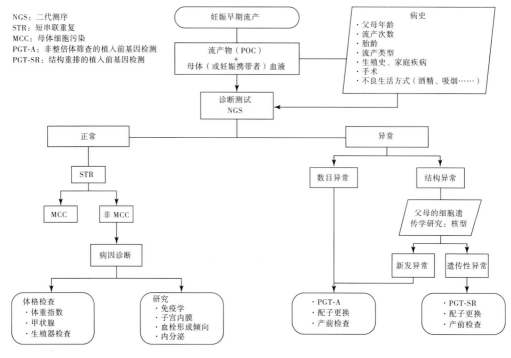

图 29.10 POC 决策流程

● 如果结果异常，则可能存在全染色体非整倍体或部分染色体（缺失 / 重复）的微小缺失（丢失）或重复（增加）。如果发现异常的缺失 / 重复，我们建议检查异常是新发还是遗传。在某些情况下，结果可能表明这对伴侣中的一方存在平衡的染色体重组。这种情况下，我们建议对双方进行核型分析，以确定进一步妊娠的流产风险。我们还建议对非整倍体或结构重排进行植入前基因检测（PGT）。其他选择包括更换配子或产前检查。

参考文献

[1] Quenby S, Gallos ID, Dhillon-Smith RK, et al. Miscarriage matters: the epidemiological, physical, psychological, and economic costs of early pregnancy loss. Lancet, 2021, 397(10285):1658-1667.

[2] Hassold TJ. A cytogenetic study of repeated spontaneous abortions. Am J Hum Genet, 1980, 32(5):723-730.

本章完整参考文献，请扫描以上二维码在线查看。若需下载，请登录 www.wpcxa.com "下载中心"下载。

妊娠期间母体与胚胎的信息交流

第30章

Anna Idelevich, Andrea Peralta, Felipe Vilella

引　言

　　20 世纪 70 年代中期的主流观点认为，子宫对围孕期事件来说是一个相当被动的贡献者，其提供适当的温度、pH 和营养，创造胚胎植入的最佳环境。随着时间的推移，这一观念发生了变化。在 21 世纪，子宫在多个阶段调节妊娠的机制愈来愈清晰，从维持精子膜的等离子体流动性，到妊娠的所有阶段，直至胎儿出生。研究表明，牛羊胚胎在囊胚期之前暴露于异常环境会导致"异常大后代"综合征 [1]。这些动物有严重的器官缺陷，表明子宫环境在植入期间提供了不仅限于物理化学因素的额外生物支持。

　　研究者对表观遗传学的兴趣激增以及新研究工具的出现，使我们明确了重要的新机制，包括微 RNA（miRNA）交换、DNA 甲基化等，其在子宫 - 胚胎相互作用中发挥着至关重要的作用，对良好的后代健康至关重要 [2]。从历史上看，20 世纪 90 年代的研究首次报道了配子、胚胎和母体生殖道之间存在信息交流。该报告显示，当与精子共培养时，输卵管上皮细胞重新产生蛋白质 [3-4]。虽然这些蛋白质的身份在当时还不清楚，但这些有趣的报告推翻了精子是"惰性"细胞的教条，并表明母体生殖道能够以分子方式对精子信号做出反应。随后的研究表明，使用原位杂交和微阵列等方法，输卵管中某些基因的表达会因暴露于精子、卵母细胞和胚胎而上调 [5-8]。目前有几种方法可以在母体中识别配子或胚胎，其中包括模式识别受体和整合素，但我们对这些受体和反受体的了解仍然有限。胚胎 -母体信息交流的另一种方式是，通过释放携带遗传物质、营养物质和细胞因子形式信息的细胞外囊泡，触发母体生殖道壁的反应。信息交换从干细胞分化到植入、蜕膜化 [子宫基质细胞分化为特化（蜕膜）细胞]、胎盘形成和分娩，直至后代出生均有发生 [9-13]。妊娠期间的"无线通信"领域正迅速发展，其对正常妊娠进程的重要性已无可争议。

　　美国女性不孕症的发生率约 12%[14]。其中只有一半的女性因子宫内膜异位症而不孕，其他人的病因不明[15]。在美国，约 1.6% 的新生儿来自体外受精（IVF）[16]。根据欧洲人类生殖和胚胎学会（ESHRE）的数据，自 1978 年全球首次试管授精以来，已有超过 800 万婴儿通过 IVF 出生[17]。为提高生育门诊的妊娠成功率、改进辅助生殖技术（ART），我们需要对这些技术的机制有更透彻的了解，如体外受精。本综述尝试总结妊娠阶段胚胎与母体之间信息交流相关因素的知识。我们首先介绍几种重要的循环因子，包括激素、细胞因子、趋化因子以及携带各种信号物质（如 miRNA）的细胞外囊泡，而后描述子宫和胎盘中循环因子的遗传及表观遗传反应。在本章，我们将介绍与胚胎和母体信息交流相关的文献。

胚胎移植

孕周环境的改变对于支持后代发育是必要的，这可以视为自然情况下对母体环境变化的适应性策略。器官之间的交互作用并不是生殖所独有的，其广泛存在于各种生理过程中，包括能量代谢稳态、骨形成、免疫反应等。例如，免疫系统 T 辅助细胞驱动免疫系统 B 细胞成熟，以产生抗体，这一过程是通过神经元多巴胺合成机制和多巴胺释放入突触实现的[18]。神经免疫交互应答已被证明对维持身体稳态至关重要，且涉及两种或多种细胞类型之间的复杂交互作用[19]。在过去的 20 年中，人们已经知道大脑区域（尤其是下丘脑）与周围器官（如脂肪、骨骼、胰腺和肌肉）之间的代谢交互作用，且已证明几种重要的神经递质以及脂肪因子（如瘦素）可以同时控制这些过程[20-23]。另一个例子是血管内皮细胞，其不仅可调节循环、血小板功能和动脉粥样硬化等病理状况，还能调节全身相关功能，如胰岛素、葡萄糖和脂质水平，内皮细胞功能失调是糖尿病和脂肪肝的发病机制之一[24-25]。

妊娠是一个高度复杂且受到严格调控的过程，依赖于宿主（母体）和新发育生物体（胎儿）之间的多种沟通渠道。妊娠始于受精，一个单倍体（23 条染色体）精子与一个单倍体卵子结合，形成一个二倍体（46 条染色体）单细胞合子，当其通过输卵管向子宫行进时，继续经历有丝分裂，形成囊胚。随着受精卵向子宫移动，囊胚继续分化并形成两层。成熟的囊胚由外滋养外胚层（TE）和内细胞团（ICM）组成。在植入时，胚泡附着在子宫内膜上，ICM 进一步分化成两种不同的细胞谱系，即外胚层（EPI）和原始内胚层（PE）。EPI 发育为胎儿，PE 和 TE 分别形成胎膜和胎盘[9-10,26]。妊娠依赖于囊胚在子宫容受的狭窄时间窗（称为植入窗口）内植入，该窗口外植入与自然流产的发生相关。子宫对可植入胚泡的敏感期可以分为 3 个经典阶段：容受前期、容受期以及不应期。人类排卵后进入容受前期（7 d；黄体早期），容受期（7~10 d；黄体中期），然后是不应期（7~10 d 到 28~30 d；黄体晚期），直到月经来潮[9-10,27]。容受期窗口关闭后，子宫是对胚胎不利的环境，胚泡无法着床。子宫由 3 个主要组织部分组成：上皮、间质和子宫肌层。由于囊胚附着于腔上皮，因此被认为是子宫容受的关键部位，可将信号传递至其他部位[28]。

受精卵着床的过程分为三个阶段：定位、附着（粘连）和穿透（侵入）。囊胚与子宫壁相遇时开始植入。第一步是从透明区（质膜周围的糖蛋白层）释放，这一过程称为"透明带孵化"。定位是囊胚和子宫上皮细胞之间的松散连接。通常，定位发生在子宫内膜的一个小隐窝中，使 ICM 与子宫壁结合。附着是最深入、最强的连接，滋养细胞附着并穿透子宫内膜，然后侵入，将胚胎嵌入子宫内膜。最终，滋养层细胞的突起与母体血液接触并形成绒毛膜绒毛，从而启动胎盘的形成[29]。

1914 年，华盛顿卡内基研究所胚胎学系的 Franklin P. Mall 及其继任者 George L. Streeter 将人类发育分为 23 个阶段或"发育分期"[30]。每个阶段都代表着发育时间线上的一个任意点，就像电影中的"定格"。在这一系列事件中，第 1 阶段从受精开始，此时卵母细胞被精子穿透，并以单细胞第一次有丝分裂时的父系染色体和母系染色体的混合结束。第 2 阶段以受精卵分裂为两个细胞开始，并以囊胚腔的出现结束。胚胎在受精后 2~3 d，直径为 0.1~0.2 mm。DNA 随着每次分裂急剧增加，但细胞逐渐变小，整个原生质团的体积减小。由 16 个卵裂球组成的高级胚胎因其外形类似桑葚而被称为桑葚胚。在第 3 阶段，囊胚腔首先出现在桑葚胚中，滋养层细胞发育，直到胚胎接触子宫内膜。胚胎受精后 4~5 d，直径为 0.1~0.2 mm。胚胎在脱离透明带之前会经历反复的塌陷和膨胀，这种现象被称为胚泡"呼吸"。当囊胚日龄为 7~8 d 时发生孵化，囊胚显著增大，滋养层形成紧密连接，在通常发生附着的部位出现小的纤维化滋养层突起。第 4 阶段为囊胚附着于子宫内膜的阶段。在附着区域，合体滋养层溶解子宫内膜上皮。上皮细胞质在细胞核出现前消失，导致细胞核在这些区域聚集，滋养层逐渐分化。第 5 阶段是胚胎植入子宫内膜时。滋养层中有两个不同的层：合体滋养层——较厚的外层，以及细胞滋养层——较薄的内层。第 5 阶段在受精后 7~12 d，胚胎直径从 0.3~1 mm 不等[30]。这些涉及胚胎植入的多个步骤是哺乳动物成功妊娠的关键特征。在大多数物种中，胚胎植入较为表浅，而在人类、小鼠和少数其他物种中，胚胎植入是间质性的，这被认为是进化遗传的特征[31]。

为了实现胚胎植入，子宫整体经历了重大的结构变化，称为蜕膜化过程。在园艺领域，"落叶"一词意味着成熟时脱落，指树叶在秋季凋落。子宫内膜厚度和血管化增加，若未妊娠，蜕膜层会在月经期脱落。在妊娠状况下，蜕膜层扩张，充满糖原和脂质，子宫腺体的大小和数量都会增加。在蜕膜化过程中，子宫基质细胞分化，并呈现特征性的多面体（花状）形状。许多小的微绒毛突起，称为子宫穹顶（或胞饮突），发育于子宫腔上皮的顶端表面。这些微绒毛形成单个多面体形状，仅在植入窗口期间出现，随后与囊胚相嵌连接。胞饮突的特点是存在整合素 [32-33]。基底膜和侧膜也会发生转化，特别是在不同的连接处 [28]。囊胚附着于宫腔上皮，与子宫间质蜕膜化的时间相重叠。

多种分子因子调控着床的复杂动态过程，包括子宫、胎盘和胚胎中的激素、细胞因子、差异表达受体和信号分子，以及转运物质的细胞外囊泡，进而连接发育中的胎儿和母体。尽管在胚胎-母体跨越交流的研究领域取得了重大进展，但关于控制这种交流的具体分子机制仍有很多未知之处。研究已发现子宫内膜容受性的几种组织学和生物标志物候选；但对此尚需达成共识 [32,34]。例如，即使存在特征性子宫内膜胞饮突，也有待证明其是一种重要的生物标志物 [35-36]。另一个挑战是当专注于一种潜在的生物标志物时，会减少探索其他生物标志物的努力 [32,34]。在下一节中，我们将尝试涵盖现有积累的知识，重点是对人类和动物的研究。

内分泌的影响

胚胎在子宫内的植入是最精细的过程之一，两种卵巢激素——雌激素（E2）和孕酮（P4）是调节植入过程中各阶段事件过渡的最重要因素，可支持母体和发育中的婴儿之间持续的相互作用 [10,27]。卵巢 E2 和 P4 对子宫容受性、植入（着床）、蜕膜化、胎盘形成和最终分娩的一系列事件至关重要。这两种激素都会影响妊娠过程中涉及的大量生长因子、细胞因子、转录因子、脂质介质和细胞周期调节剂 [9,37]。在小鼠中，在植入前第 4 天进行卵巢切除术会导致雌激素激增，而持续的 P4 治疗会使子宫处于静止状态，同时保持雌激素水平达到峰值时恢复的植入能力。这种"延迟植入"模型通常用于研究工作中 [38]。有趣的是，尽管 P4 是许多物种植入的绝对必要条件，但卵巢雌激素增加在非人类灵长类动物中并不重要 [10]。在人类中，28~30 d 的月经周期始于月经来潮。增殖期（卵泡期）受到来自生长中的卵泡 E2 水平升高的影响，导致上皮、间质和血管内皮增殖，以使子宫内膜再生。在月经周期的中期，促性腺激素，即卵泡刺激素（FSH）和黄体生成素（LH）激增，导致第 14 天排卵。早期分泌（黄体）期的特征是子宫内膜增厚、破裂卵泡形成黄体，随后 P4 升高，为着床做准备。在 P4 浓度升高的基础上出现 E2 水平增加，是容受窗口期的特征。在没有存活胚胎的情况下，则发生激素撤退和月经来潮。反之，植入的胚泡会分泌人绒毛膜促性腺激素（hCG）以维持黄体，妊娠便随之而来 [10]。

子宫内膜的强大形态变化——蜕膜化是囊胚植入的必要条件。子宫腺体使宫腔上皮内陷并变得更不规则，呈乳头状外观。出生时，人类子宫的腺体稀疏，并略微凹陷至基质中。在青春期，腺体向子宫肌层延伸，并形成一个盘绕的小管网络 [37]。关于行经动物的研究表明，新生儿期的 P4 治疗会损害腺体发育，严重影响生育能力[39-40]。实验数据还表明，P4治疗影响子宫内膜腺发生的核心基因表达，包括 *Wnt* 基因家族成员[41-43]，其表达和腺源性作用已在腺体和基质中得到证实[44]。子宫内膜腺体产生并分泌一系列分子，包括对胚胎存活十分重要的营养物质和生长因子。例如，子宫腺体产生白血病抑制因子（LIF）和血管内皮因子（VEF），二者都受卵巢激素的调控[45-46]（详见下文）。有趣的是，一些研究强调了可受孕和不孕女性之间腺体分泌物含量的差异，结果支持这些腺体分泌物与健康妊娠的相关性[47-48]。除了腺上皮发生变化外，基质亦发生重大变化，细胞分化并呈现多面体形状，这一过程也受到排卵后 P4 水平升高的驱动。

一般来说，这两种激素都是生育所必需的，因为缺乏雌激素受体 a（Era）的小鼠发育不良且无法生育，缺乏孕激素受体 A（PR-A）和孕激素受体 B（PR-B）的小鼠也是如此[49-50]。在妊娠期间，卵巢激素的表达模式是动态的，并具有特定的功能。PR 在胚胎植入前于腔上皮中短暂表达，但在胚胎植入时，腔上皮中的表达迅速下调，而基质中上调，持续于整个蜕膜化过程中[51]。具有上皮特异性 Esr1-/- 的小鼠表现出雌激素反应基因的异常表达，以及随后的植入失败[52]。具有上皮特异性 Pgr-/- 的小鼠也对 P4 治疗无反应，且由于胚胎附着缺陷、基质细胞蜕膜化和无法停止雌激素诱导的上皮细胞增殖而无法生育[51,53]。从机制上讲，这些小鼠的不孕症归因于印度刺猬因子（IHH）和白血病抑制因子（LIF）的低表达，这是植入的关键因素[51,54]。IHH 主要在上皮细胞中表达，并与基质中的修补（Patched）和平滑（Smoothened）受体相互作用，介导基质细胞增殖。LIF 是白细胞介素 -6 细胞因子家族的一员，对子宫容受性和着床至关重要，可与其受体 LIFR 结合，并与协同受体 gp130 结合，通过信号转换器和转录激活因子3（Stat3）发出信号，二者均可导致基因缺失后的着床失败[55-56]。在临床上，LIF 的作用仍未定论，因为在一个相对小的有多种不孕原因的过度刺激女性队列中，使用 LIF 并没有改善妊娠结局[57]。另一个被认为与植入和蜕膜化有关的卵巢激素依赖性因子是 Hand2，其消融通过上调成纤维细胞生长因子 - 细胞外信号调节激酶（FGF-ERK）信号传导导致不孕表型[58]。总体而言，类固醇激素通过双向的上皮 - 基质信号通道起作用，影响了对妊娠进展至关重要的大量下游因子。然而，也有一些基因被证明对 E2 和 P4 水平的依赖性较低，如同源框转录因子 Msx1[59]。小鼠基因研究表明，Msx1 表达对胚胎植入至关重要。随后的人类研究表明，在不孕夫妇的女性子宫内膜活检样本中，Msx1 蛋白（通常在分泌期子宫内膜中升高）的水平显著降低[60]。

孕激素抵抗作为一个迅速扩展的研究领域，与子宫内膜容受性降低有关[34,61]。P4 具有抗炎作用，并在植入时诱导免疫耐受。使用孕酮拮抗剂（如 RU-486）干扰 P4 作用，会导致流产和不孕[62]。此外，P4 水平的过早增加会降低胚胎移植的成功率，即使冷冻胚胎通常能进行后续的移植，也遵循此规律。当容受度最佳时，

P4 暴露存在 1~2 d 的时间窗口。总体而言，数据表明异常的 P4 暴露或抵抗会导致胚胎 – 子宫不同步。P4 还负责及时下调 ER，这种作用与整合素 aub3 的表达增加有关，而整合素 aub3 在囊胚与子宫的附着中发挥作用[34,63]。临床上，子宫内膜异位症与孕激素抵抗或孕激素信号传导无应答有关，可指导寻找适合这种效应的生物标志物[64]。

除了 E2 和 P4，另一种经过深入研究的影响妊娠的激素是人绒毛膜促性腺激素（hCG）。hCG 由囊胚的滋养外胚层产生，作为 LH 的拮抗剂，维持黄体，并帮助卵巢产生妊娠建立和进展所必需的 P4。子宫内膜上皮细胞通过激活 MAPK 信号通路和 Notch1 通路表达环氧合酶 2（COX2）和前列腺素 E 合酶（PGES）来响应 hCG，从而促进细胞骨架的重塑和蜕膜化[65-68]。随后，hCG 和 Notch1 水平的降低对于蜕膜化的完成必不可少，这伴随着胰岛素样生长因子结合蛋白 –1（IGFBP–1）和催乳素（PRL）的表达增加[37,67]。

旁分泌影响

妊娠早期胚胎与母体之间的信息交流已经研究了几十年。其曾被认为是精子和胚胎运输的简单介质，现在宫腔液被认为是胚胎 – 母体相互作用的重要模式，能够传递和（或）交换细胞因子、细胞外囊泡（EV）、营养物质和携带信息的移动 RNA，从而协调复杂的妊娠过程。在接下来的部分中，我们将总结在母体生殖道和发育中的胚胎附近区域释放和作用的因子。

细胞因子

植入前子宫环境中一些最重要的变化发生于免疫系统中。妊娠是一个"免疫学之谜"，因为有两个基因不同的个体共存。从理论上讲，胎儿和胎盘对父系组织相容性抗原的呈递应引起器官移植后同样的组织排斥反应。然而，母体免疫系统适应了两种抵消过程：一方面，可以防止感染；另一方面，可以防止免疫排斥，并允许半同种异源胚胎的生长[69-70]。蜕膜中的免疫细胞功能异常可导致各种产科并发症，如反复流产、早产和先兆子痫。在母体固有免疫系统中，蜕膜自然杀伤细胞（dNK）、巨噬细胞和树突状细胞（DC）占蜕膜白细胞群的很大一部分，其在调节滋养层侵袭、血管生成和血管重塑中发挥重要作用[70]。研究表明，妊娠早期人类蜕膜白细胞主要是 NK 细胞（70%）和巨噬细胞（20%），而 T 细胞的比例变化较大（10%~20%），DC、B 细胞和 NKT 细胞很少见。众所周知，绒毛外滋养层缺乏经典的主要组织相容性复合体（MHC）Ⅰ 类或 Ⅱ 类分子，但仍具有激活母体免疫系统并在妊娠期间产生抗父系 HLA 抗体的能力[72]。在子宫内，dNK 细胞受体库倾向于 HLA 识别[73]，且已被证明会增加炎症因子和促血管生成因子的分泌，例如 IL-1β、IL-6、IL-8 和 TNF-α[74]。近期一项研究证明了 dNK 介导的 HLA 周期在病毒感染期间的双重作用，即增加细胞溶解反应，为胎儿提供免疫耐受并促进胎盘生长[75]。NK 细胞还参与妊娠期间蜕膜螺旋动脉重塑，形成高容量、低阻力的血管，这对于增加胎盘和胎儿发育的血流量至关重要[76]。

　　另一种重要的白细胞类型，即巨噬细胞，似乎支持整个妊娠期间的各种过程。巨噬细胞有助于组织重塑，而且是强大的病原体传感器，表明其在蜕膜或胎盘感染的炎症反应中发挥核心作用。通常，巨噬细胞可分为两类：经典活化巨噬细胞（M1）和选择性活化巨噬细胞（M2）。M1 通过分泌 IL-12、IL-23、活性氧并诱导 T 辅助细胞 1（Th1）型反应参与炎症反应，而 M2 具有免疫抑制特性，参与组织重塑并促进 T 辅助细胞 2（Th2）型反应。本质上，M1 是诱导型一氧化氮合酶（iNOS）途径的产物，而 M2 是精氨酸酶途径的产物。这两种途径是拮抗的，其平衡影响着周围组织的微环境。在着床期，蜕膜巨噬细胞的极化模式向 M1 倾斜，之后开始过渡到 M1/M2 混合模式，此时滋养细胞与子宫内膜衬里建立连接，并侵入子宫基质。这种混合极化模式在子宫血管重塑过程中仍然存在，以便在妊娠早期和妊娠中期的早期建立足够的胎盘 – 胎儿血液供应。胎盘发育完成后，蜕膜巨噬细胞转变为以 M2 为主的表型，以防止胎儿排斥，允许胎儿生长直至分娩。

　　研究者尝试分析整个妊娠过程中母体血液信号分子水平的变化。Zhao 等使用液体芯片扫描技术，分析了妊娠大鼠 14 个时间点的 30 个循环因子[12]。该技术基于流式荧光杂交法（xMAP），集成彩色微球、激光技术、流体学以及最新的数学信号处理器和计算机编程算法。信号分子在妊娠晚期变化最大，在妊娠早期变化适中，而在妊娠中期相对稳定。在大鼠的妊娠早期（第 1~7 天；相当于人类妊娠的第 1 个 3 个月），LH 和脑源性神经营养因子（BDNF）的水平分别升高和降低。在此期间，精卵结合，融合形成受精卵。受精卵从输卵管移至子宫，向子宫内膜发出刺激信号，为胚胎着床做准备。与妊娠前水平相比，单核细胞趋化蛋白 1（MCP1）、白细胞介素 –10（IL-10）、IL-13 和生长相关癌基因（GRO）在第 5 天（相当于人类妊娠第 2 个月）升高。在此期间，母体 Th1 抑制而 Th2 激活，支持母体固有免疫和细胞免疫反应参与胎儿发育，提供抑制胎儿母体免疫排斥的机制。进入妊娠中期（第 9~19 天；相当于人类妊娠的第 2 个 3 个月），循环信号分子趋于稳定。生长激素（GH）和瘦素水平增加，促进肌肉生长和合成代谢。Th1 和 Th2 水平稳定，提示胎儿免疫系统调整和生长，母体对胎儿的免疫排斥减少，避免胎儿流产。在妊娠晚期（第 21~23 天；相当于人类妊娠的第 3 个 3 个月），IL-2、IL-6、IL-12p70、IL-18、干扰素 –g（IFN-g）、瘦素和 GRO 水平显著增加，而促肾上腺皮质激素（ACTH）和 BDNF 水平下降。此时母体 Th1 被迅速激活，意味着分娩时对母体和胎儿的免疫保护，为分娩做准备。既往研究也表明，

IL-2、IL-6、IL-18 与子宫扩张有关。产后的特点是血管内皮生长因子（VEGF）水平升高，修复受伤的组织。催乳素（PRL）增加，促进和维持泌乳。细胞间"无线"通信网络涉及超过 30 种细胞类型。总体而言，这项研究展示了大鼠从胚胎植入前到分娩后整个妊娠期间不同时间点的母体血清中信号分子（如细胞因子、趋化因子和激素）水平的常见变化。检测到的最明显的免疫反应是 Th1 在第 5 天转化为 Th2，即所谓的"Th2 现象"，可增强体液免疫并抑制固有和细胞免疫，以提供胎儿保护；在第 7 天，Th2 反向转化为 Th1，此时胎心发育完全，旨在激活胚胎的固有免疫。整个妊娠期间检测到的几种特征分子，需要进一步研究以探索其与人类妊娠的相关性。

在人类中，一些旁分泌因子已被证明与胚胎植入的各个阶段和妊娠进展有关。集落刺激因子 -1（CSF-1）促进人滋养层细胞分化为合体滋养层细胞，并引起胎盘催乳素的产生 [77]。据报道，几种金属蛋白酶与胎儿滋养层的侵袭能力有关，特别是基质金属蛋白酶（MMP）2 和 9 [78-79]。滋养细胞 MMP 受 IL-1b、肿瘤坏死因子 - α（TNF-α）、IL-1α、巨噬细胞集落刺激因子（MCSF）、转化因子 b（TGFb）、瘦素和内皮生长因子（EGF）的调节，由母胎界面的不同细胞分泌。子宫内膜细胞外基质（ECM）重塑对于胚胎成功植入和胎盘形成至关重要，多种 MMP 及其底物参与了这一过程。例如，MMP-14 和 ADAM10 存在于子宫内膜衍生的外泌体中，作用于 IL-8、TGFb、CD44、Notch 及其配体 DLL1，促进其生物活性 [80-83]。近期发表的一篇综述总结了 MMP 在胚胎 - 母体信息交流中的作用 [84]。

细胞外囊泡

细胞外囊泡（EV）是胚胎 - 母体信息交流领域的新参与者，近期受到了科学界的广泛关注。EV 是具有多功能潜力的封闭隔间，其生物起源、大小和运载物质各不相同 [13,48]。EV 的体积小，便于物质在局部地点的运输。EV 激活靶细胞表面受体，融合细胞膜内容物并释放载物。EV 的载物——蛋白质、脂质、遗传物质（DNA、RNA、miRNA 和其他 RNA 形式）反映了细胞的生理状态或起源，这一特性被用于寻找各种病理的生物标志物，如癌症 [85-87]。最初，EV 被认为只参与代谢废物的降解，但近期研究揭示了其不同特性和作用。根据起源和大小，EV 通常分为 3 类：凋亡小体、微泡和外泌体。最大的是凋亡小体（1~5 mm），在经历程序性细胞死亡或凋亡的细胞中，由细胞质膜出泡后形成。分子标记包括：磷脂酰丝氨酸（PS），充当吞噬细胞的"吃掉我"信号，尽管其在健康细胞中亦有描述；血小板反应蛋白；C3b 补体蛋白；VDAC1，一种在线粒体膜中形成离子通道的蛋白质；钙网蛋白，一种内质网蛋白 [13,88]。应该注意的是，一般来说，EV 标志物不是排他性的，且通常存在于多种 EV 类型中。由于这种重叠，标记物列表表明蛋白质富集于特定囊泡，而不是专属于特定囊泡。

微泡（100~1000 nm）一开始被描述为源自正常血浆和血清血小板的亚细胞物质。微泡的分子标记是 ADP- 核糖基化因子 6（ARF6）、整合素、选择素和 CD40 配体。微泡的研究主要集中于在凝血和癌细胞间通讯中的作用，因此也被称为肿瘤体。与凋亡小体和微泡不同，外泌体是病毒大小的小颗粒（30~150 nm），由细胞质膜向内出芽形成。外泌体来源于内溶酶体途径，代表了比微泡更均质的囊泡群体。长期以来，外泌体被认为是纳米尘埃，或电子显微镜下的尘埃。这种看法在过去几年发生了很大变化，其角色从残骸碎片演变为具有生物活性的颗粒 [89-90]。研究最多的是外泌体的免疫调节作用 [87,91]，其次是血管生成、血栓形成 [92] 以及癌症等疾病 [88]。外泌体的分子标志物包括：CD63、CD9、CD81、ALIX、TSG101、flotillin-1、HSC70 和 syntenin-1 [13]。载物分选进入外泌体这一过程涉及运输所需的内体分选复合物（ESCRT）和其他相关蛋白质。

一般来说，所有 EV 都被证明具有生物学和病理学作用，充当细胞间信息传递的信使。EV 参与免疫反应的调节，触发适应性免疫反应或抑制炎症 [93]。EV 通过多种机制抑制免疫反应：增强 T 细胞的功能，抑制 NK 细胞和 CD8+ 细胞的活性，并抑制单核细胞分化为树突状细胞。EV 对免疫激活的影响包括造血干细胞的增殖，以及单核细胞、B 细胞和 NK 细胞的激活。除了免疫调节外，EV 还可促进突触的可塑性，传递神经递质受体，在损伤后的组织再生中发挥作用，并调节细胞表型 [85]。

在不断发展的胚胎 – 母体信息交流领域，EV 近期才引起人们的兴趣。积累的数据显示，EV 在从配子成熟到着床的妊娠前期和整个妊娠期间均发挥关键作用 [94]。Ng 等首先描述了由人子宫内膜上皮细胞系 ECC1 产生的 EV，该细胞系含有特定的 miRNA 子集，在亲本细胞中无法检测到 [95]，后来证实存在于人类子宫液中。Burns 等证明妊娠绵羊的子宫液中存在 EV，外泌体标志物 CD63 和 HSP70 呈阳性，含有小 RNA（sRNA）和 miRNA [96]。Greening 等证明来自人子宫内膜上皮细胞高度纯化的外泌体蛋白质组受类固醇激素（雌激素和孕激素）的调节，并随月经周期而变化 [97]。Villela 等进行了一项精心设计的研究，结果显示小鼠胚胎通过滋养外胚层将 has-miR-30d 内化，导致附着相关基因（即 *Itgb3*、*Itga7* 和 *Cdh*）的间接过表达 [98]。在这项研究中，用 miR-30d 处理小鼠胚胎，可导致胚胎附着增加 [98]。同组研究还显示，miR-30d 缺乏会导致着床率下降和胎儿生长受损 [99]，而异质核核糖核蛋白 C1（hnRNPC1）与细胞间通信机制有关 [100]。这些发现支持了母体子宫内膜 miRNA 作为着床前胚胎转录组修饰剂的模型。对自然周期和激素替代治疗（HRT）周期的人子宫内膜液体活检（ELB）材料的分析显示了一组差异表达的 miRNA，包括 miR-30 家族成员 [101]。近期，胚胎被证明可通过释放包装在 EV 中的孕酮诱导蛋白（PIBF）来"反馈"，从而调节母体免疫反应 [11,102]。子宫腔液中 EV 的存在意味着子宫内膜 – 胚胎之间存在信息交流，尽管这些研究需要进一步的彻底探索。

EV 研究是快速发展但仍不成熟的领域，面临着诸多挑战。值得注意的挑战之一是缺乏基于细胞起源的不同类型 EV 的命名法。术语"外泌体"和"微囊泡"在许多已发表的研究中可以互换使用，因为对 EV 的生物起源尚不完全了解，提纯方案不一致，且其表征尚不明确[86]。关于 EV 在生殖生物学中的生物起源、途径和功能，仍有很多未知之处。EV 被认为是具有吸引力的药物靶点，且能够直接开发作为组织再生和免疫反应调节的潜在治疗剂[86]。

基因变异——受体和信号分子

子　宫

受精卵着床植入时，子宫的分子特征显示许多因子表达升高。

黏蛋白 1（MUC1）是一种高度糖基化的多态性黏蛋白样蛋白，由子宫内膜腔上皮分泌。MUC1 被认为是"植入的障碍"。在人类中，它被证明在黄体期和植入前阶段以孕酮依赖的方式表达[103-105]。MUC1 在有生育能力的女性中比不孕女性中更为丰富[106]。在狒狒身上，作为着床前阶段的标志，它也被证明是孕激素依赖而非雌激素依赖[107]。令人感兴趣的是，近期一项探讨有袋类动物和真兽类哺乳动物足月妊娠之间相似性的研究发现了植入的关键标志物，包括 MUC1、肝素结合 EGF 样因子（HBEGF），以及 IL-6、肿瘤坏死因子（TNF）和环氧合酶 2（COX2）等一系列促炎因子，证明胚胎植入在物种之间是一致的。有袋类动物与兔和人身上的胚胎附着反应和植入在转录组范围内是相似的[108]。具体而言，有袋动物研究观察到关键植入生物标志物骨桥蛋白的重叠，这是从 5 个人类微阵列实验中确定的唯一一致的植入窗口生物标志物[109]。

骨桥蛋白（OPN；也称分泌型磷蛋白 1，SPP1）是一种在子宫内膜上皮中表达的糖基化磷蛋白，与胚胎 - 上皮界面的附着和信号传导有关[110-111]。OPN 也是一种骨相关蛋白，由几种骨细胞类型、成骨细胞和破骨细胞，以及骨外细胞、皮肤、肾脏和肺产生。由于翻译后修饰的差异，OPN 的分子量范围为 41~75 kDa，具有细胞类型特异性的结构和功能[112-113]。OPN 在各种生理过程中发挥着重要作用，包括骨重塑、免疫调节、炎症和血管化，以及癌症发生等，目前已有多项研究评估 OPN 作为肿瘤进展生物标志物的效果[112]。全球基因表达的比较研究表明，在人类子宫内膜中 LH 激增后，OPN 水平会增加[114]；在胞饮突附近和蜕膜基质中可检测到 OPN[115]。此外，尽管 OPN 缺失的小鼠具有生育能力，但其妊娠率降低[116]。从机制上讲，OPN 与整合素相互作用，被归类为小整合素结合配体 N 连接糖蛋白（SIBLING）的成员，例如骨唾液酸蛋白（BSP）、牙本质基质蛋白（DMP1）等。OPN 与整合素的结合激活了整合素受体和细胞骨架蛋白，进而促进胚胎滋养外胚层的局灶性附着，但这种相互作用在子宫内膜容受性中的功能意义需要进一步研究[117]。

整合素是具有 a 和 b 亚基的跨膜糖蛋白，介导多个生物学过程，包括细胞间和细胞外基质（ECM）附着。一些整合素在宫腔上皮中组成性表达，而另一些则在月经周期中以空间和时间的方式受到调节[28,118-119]。现已发现 3 种整合素具有独特的表达模式，与女性的接受窗口相关：a1b1、a4b1 和 avb3[32-33]。其中，avb3 特征的研究最为深入。avb3 整合素出现在管腔和腺细胞表面的顶端，与着床窗口的开启相吻合，且其表达随着蜕膜的扩张持续到妊娠期[63]。avb3 整合素在上皮顶端表面的出现是由于其存在于亚核分泌颗粒中[63]。完整异源二聚体的表达受转录因子 HOXA10 的调控，其与 avb3 整合素的表达在子宫腺肌病、多囊卵巢综合征和子宫内膜异位症等条件下发生改变[32]。然而，这些观察结果被多项研究推翻，表明整合素和生育力之间没有可靠的联系[12-121]。

同源异形框蛋白 A10、A11（HOXA10、HOXA11）在蜕膜化中发挥作用，其在小鼠体内的缺失会导致植入缺陷[122-123]。HOXA10 缺失小鼠产生的胚胎数量正常，能够植入野生型代孕小鼠体内，而来自代孕小鼠的野生型胚胎不能植入 HOXA10 缺失小鼠体内[122,124]。HOXA11–/– 小鼠表现出与植入相关的相似表型[125]。在人类子宫内膜中，HOXA10 由上皮细胞和基质细胞以月经周期依赖性方式表达，并受孕激素的调节[126]。用 HOXA10 cDNA 转染的小鼠子宫内膜的微阵列分析确定了 40 个下游靶基因，包括簇集素（Clu）、磷酸甘油酸 3– 脱氢酶（3–Pgdh）和肿瘤相关钙信号转导 2（Tacstd2）[127]。

瘦素是一种调节能量代谢的脂肪因子。瘦素从脂肪组织中释放出来，在循环中传播，直至大脑中位于下丘脑核和其他部位的瘦素受体[20,128-129]。瘦素完全缺失（ob/ob 小鼠）不是致命的，但会导致早发性肥胖、骨骼和大脑发育迟缓、极端胰岛素抵抗、食欲过盛、免疫系统受损和不孕症[130]。有趣的是，通过外源性瘦素给药可以恢复 ob/ob 小鼠的生育能力，其特点是 LH 和 FSH 水平增加。然而，这些小鼠的生育能力并不能通过食物限制而恢复，表明瘦素独立于代谢而影响生殖系统[131-132]。瘦素作用于下丘脑 – 垂体轴，以影响类固醇激素的释放。在妊娠的小鼠和人类中，胎盘也被发现是瘦素表达的主要部位[130]。由于母体脂肪组织中的瘦素水平也有增加，因此尚不清楚胎盘来源的瘦素对胚胎发育的作用[133]。胎盘除了是瘦素合成的部位外，还是瘦素受体表达富集的部位，有人认为其可以调节母亲和胎儿之间的能量代谢状态[134]。

胎　盘

胎盘界面介导母体和胎儿之间的相互作用。为分析胎盘基因表达的变化，已做出了许多努力[135]。近期一项研究对来自两个人类足月胎盘的绒毛组织进行了单细胞转录组学分析，获得了 87 个单细胞转录组。这些转录组被分成三个大簇。通过激光显微切割从单个胎盘收集了合体滋养层的两个转录组，包括初级未分化子宫内膜间质成纤维细胞（ESF）的转录组和体外初级分化蜕膜细胞的转录组，进一步补充了这些数据。将单细胞数据与组织水平的数据进行比对，以估计细胞起源，发现前 25%（2108）表达最高的基因组成了全部胎盘 mRNA 的 80%。足月的滋养层细胞被认为是最丰富的细胞类型。基于已知滋养层标志物（KRT7、KRT8、GCM1、CYP19A1）和诊断基因的组合，单细胞基因表达谱被分成 5 个簇，其表达量比子宫细胞和免疫细胞中的表达高 10 倍以上。

表观遗传学变异

表观遗传调控被定义为染色体的可遗传变化，而不改变 DNA 序列。这些变化包括 DNA 甲基化、组蛋白修饰和非编码 RNA 的存在。换句话说，表观遗传学涵盖了在相同 DNA 序列的背景下，可以延续不同基因活动状态的机制[136]。DNA 甲基化是表征最好的表观遗传修饰，通过在胞嘧啶环的第 5 个碳上添加甲基（-CH3）以形成 5'- 甲基胞嘧啶，在此期间 S- 腺苷甲硫氨酸充当甲基供体。DNA 甲基化由 DNA 甲基转移酶（DNMT）催化：DNMT1、DNMT3A、DNMT3B 和 DNMT3L。DNMT1 是一种甲基化维持酶，负责在 DNA 复制后将半甲基化位点恢复为完全甲基化，而 DNMT3A 和 DNMT3B 主要参与新位点的甲基化，称为重新甲基化。在人类和其他哺乳动物中，DNA 甲基化主要发生于 DNA 序列中胞嘧啶鸟嘌呤（CG）二核苷酸的胞嘧啶碱基上。这些 CG 二核苷酸通常聚集在一小段 DNA 中，称为 CpG 岛，通常与启动子区域和基因的 5'端相关。一般来说，基因启动子中的 CpG 岛是"保持无甲基化"的，这允许活跃的基因转录，因其甲基化会抑制基因表达。然而，大多数 CpG 启动子区外的位点（转座子、基因体、基因间区）都是甲基化的，这表明甲基化在基因组的整体维护中起着重要作用。表观遗传修饰可通过生化方式逆转，且在发现 DNMT 多年后，TET 家族蛋白已被证明是导致 DNA 去甲基化的原因[137-140]。

组蛋白修饰是另一种表观遗传机制。组蛋白是一种基本蛋白质，充当 DNA 缠绕的线轴，将其包装成称为核小体的结构单元。一个组蛋白八聚体由四个核心组蛋白（H2A、H2B、H3 和 H4）的双拷贝组成，大约 146 bp 的 DNA 缠绕在其周围，包括一个核小体。研究表明，在特定氨基酸的尾部，组蛋白受到许多共价修饰，包括甲基化、乙酰化、磷酸化、苏酰化、糖基化和泛素化。该过程涉及许多酶，包括组蛋白甲基转移酶（HMT）、乙酰转移酶（HAT）、激酶和充当书写器的泛素连接酶，以及充当擦除器的酶，如组蛋白去甲基化酶、去乙酰化酶（HDAC）和磷酸酶，其能够从组蛋白尾部去除修饰标记。这些修饰为基因加入了转录抑制或转录许可的染色质结构。例如，组蛋白乙酰化通常会导致组蛋白 H3 中赖氨酸残基 4 的二甲基化或三甲基化（H3K4me2、H3K4me3）激活基因，而 H3K9me2/3 和 H3K27me3 修饰会抑制基因表达。一般来说，不同于 DNA 甲基化被认为提供了更稳定、长期的沉默机制，各种组蛋白修饰似乎发挥灵活、短期的调节作用，这对发育的可塑性十分重要[140-144]。

DNA 序列变异和表观遗传学密不可分。染色质状态可以影响转录因子结合，DNA 序列的多态性影响染色质状态。此外，多个表观遗传机制经常共同作用，以稳定遗传状态[145-146]。近期研究揭示了在生理和病理背景下，环境对模式生物和人类表观遗传特征影响的多个例子[147-149]。总体而言，DNA 很显然不是"生命之书"，表型取决于基因组组成、表观遗传成分和环境输入的特定组合[136]。

在早期胚胎发育过程中，高度甲基化的父系基因组被 TET 酶去甲基化，这种重新编程旨在消除基因记忆，并增加多样性[150]。细胞获得原始多能性，并时刻准备以更强的分化潜力退出多能性。组织和发育谱系具有不同的 DNA 甲基化模式[151]，这些模式在植入后早期出现，并由 DNMT3A 和 DNMT3B 介导[152]，但其产生的确切机制尚不清楚。此外，利用先进技术已经记录了组蛋白在着床前、受精和着床后状态的动态变化，从而可以对 H3K4me3（转录起始的组蛋白标志）的情况进行全景观察[153-154]。现在，通过从显微镜到全基因组染色质描述的转变，人们对染色质结构有了更好的理解[155]。延迟着床模型（在着床前卵巢 E2 激增前切除卵巢，通过注射 P4 维持）的研究表明，休眠囊胚中有更多异染色质，这种休眠状态可通过操纵 c-Myc 和 mTOR 通路来模拟[156-157]。近期的一份报告表明，人类囊胚期炎症反应基因的表达与其调控区域的开放染色质可及性相关[158]。这些研究非常重要，因为小鼠和人类的合子基因组激活是不同的，而人类早期胚胎发生过程中染色质调控的动态变化在很大程度上仍然未知。

表观遗传调控不仅发生于胚胎中，也发生于子宫中，增加子宫的接受能力。E2 和 P4 是调节妊娠期间生理事件的两种主要卵巢激素。据报道，ER 或 PR 启动子区 CpG 岛的异常 DNA 甲基化是子宫内膜癌的标志物，表明可通过表观遗传机制调节子宫[159-161]。此外，叶酸缺乏对两种受体的启动子 DNA 甲基化和基因表达均有影响[162]。对子宫容受性至关重要的因素，如 HOXA10 和 MUC1，已被证明受激素依赖性 DNA 甲基化的控制，这与女性不孕症有关[140,163]，子宫内膜 DNA 甲基化变化与女性从妊娠前过渡到妊娠期的基因表达相关[164-165]。有趣的是，对来自相同样本的转录组和相应 DNA 甲基化组的变化进行比较发现，在子宫内膜生物学许多重要的位点中，DNA 甲基化和基因表达存在关联[165]，这表明激素和子宫在表观基因组水平上存在相互作用。一些研究已经厘清了妊娠不同阶段子宫和胎盘的组蛋白乙酰化、甲基化和泛素化的变化[166-167]。与囊胚附着有关的已知转录因子，包括 Hand2 和 Msx2，已被证明能够募集表观遗传机制的成分，例如 Polycomb 复合物[168]。此外，在循环和 EV 中可稳定检测到小的非编码 RNA、miRNA 和环状 RNA（circRNA）。例如，miR–30d 在子宫内膜获得可接受性过程中上调[169]，其过表达可诱导子宫内膜上皮转录组和蛋白质组的变化[170]，并参与胚胎和子宫之间的相互作用，因为它由子宫分泌并被胚胎吸收[98]。外泌体相关的和游离的 hsa-miR–30d 通过滋养外胚层被胚胎内化，导致与小鼠胚胎粘连现象有关的某些分子基因编码的间接过表达——*itgb3*、*Itga7* 和 *Cdh5*[98]。其他被证明对着床很重要且可能介导胚胎 – 母体对话的 miRNA 家族是 miR200、Let7 和 miR–17–92 簇[171]。总体而言，强有力的证据表明，表观遗传机制的 DNA 甲基化、组蛋白修饰和非编码 RNA 成分并非独立发挥作用，而是以相互依赖的方式相互作用。

结　论

持续的母体 – 胚胎分子对话对母儿健康至关重要。这种语言是基于内分泌、旁分泌和自分泌的信号。尽管已经积累了很多知识，但关于循环因素如何影响发育中的胎儿基因，以及遗传和表观遗传变化如何转化为"可读"信息，还有很多尚待阐明。雌激素、孕激素、下游效应器控制基质的分化和子宫内膜的重塑，使其易于胚胎植入。胚胎以携带 miRNA 和其他物质的 EV 形式，向母体发送各种信号，然后母体做出反应（见图 30.1 中分泌期交互通信摘要的示意图）。确切

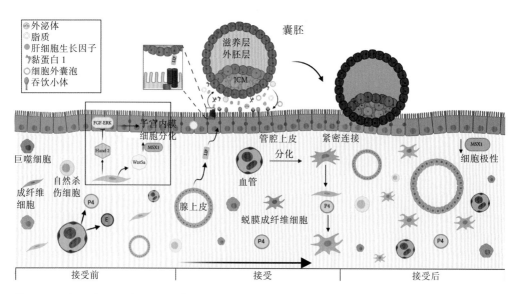

图 30.1　分泌期母胎交流的示意图。ICM：内细胞团；FGF-ERK：成纤维细胞生长因子 – 细胞外信号调节激酶；P4：孕酮；E：雌激素

的沟通途径尚不清楚，必须对其进行详细剖析。更好地了解与母胎信息交流有关的生理机制和分子，将有助于开发可靠的子宫内膜容受性生物标志物，从而能够利用这些新发现的分子来治疗不明原因的不孕症，提高健康出生率。

参考文献

[1] Young LE, Sinclair KD, Wilmut I. Large offspring syndrome in cattle and sheep. Rev Reprod, 1998, 3(3):155-163.

[2] Li Y, Hagen DE, Ji T, et al. Altered microRNA expression profiles in large offspring syndrome and Beckwith-Wiedemann syndrome. Epigenetics, 2019, 14(9):850-876.

[3] Ellington JE, Ignotz GG, Ball BA, et al. De novo protein synthesis by bovine uterine tube (oviduct) epithelial cells changes during co-culture with bull spermatozoa. Biol Reprod, 1993, 48(4):851-856.

[4] Thomas PG, Ignotz GG, Ball BA, et al. Effect of coculture with stallion spermatozoa on de novo protein synthesis and secretion by equine oviduct epithelial cells. Am J Vet Res, 1995, 6(12):1657-1662.

[5] Lee KF, Yao YQ, Kwok KL, et al. Early developing embryos affect the gene expression patterns in the mouse oviduct. Biochem Biophys Res Commun, 2002, 292(2):564-570.

[6] Fazeli A, Affara NA, Hubank M, et al. Sperm-induced modification of the oviductal gene expression profile after natural insemination in mice. Biol Reprod, 2004, 71(1):60-65.

[7] Long EL, Sonstegard TS, Long JA, et al. Serial analysis of gene expression in turkey sperm storage tubules in the presence and absence of resident sperm. Biol Reprod, 2003, 69(2):469-474.

[8] López-Úbeda R, García-Vázquez FA, Romar R, et al. Oviductal Transcriptome Is Modified after Insemination during Spontaneous Ovulation in the Sow. PLoS One, 2015, 10(6):e0130128.

[9] Dey SK. How we are born. J Clin Invest, 2010, 120(4):952-955.

[10] Cha J, Sun X, Dey SK. Mechanisms of implantation: strategies for successful pregnancy. Nat Med, 2012, 18(12):1754-1767.

[11] Szekeres-Bartho J, Šúćurović S, Mulac-Jeričević B. The Role of Extracellular Vesicles and PIBF in Embryo-Maternal Immune-Interactions. Front Immunol, 2018, 9:2890.

[12] Zhao M, Liu T, Pang G. Intercellular wireless communication network between mother and fetus in rat pregnancy-a study on directed and weighted network. Reprod Biol Endocrinol, 2019, 17(1):40.

[13] Simon C, Greening DW, Bolumar D, et al. Extracellular Vesicles in Human Reproduction in Health and Disease. Endocr Rev, 2018, 39(3):292-332.

[14] Jain T, Grainger DA, Ball GD, et al. 30 years of data: impact of the United States in vitro fertilization data registry on advancing fertility care. Fertil Steril, 2019, 111(3):477-488.

[15] Miller JE, Ahn SH, Monsanto SP, et al. Implications of immune dysfunction on endometriosis associated infertility. Oncotarget, 2017, 8(4):7138-7147.

本章完整参考文献，请扫描以上二维码在线查看。若需下载，请登录 www.wpcxa.com "下载中心" 下载。

PGT-M/SR/A 后妊娠的围产期和儿童结局

第31章

Malou Heijligers, Christine de Die-Smulders

引　言

植入前基因检测（PGT，曾称为植入前基因诊断）大约在 30 年前被引入 [1]。随着时间的推移，进行胚胎活检的技术发生了变化和发展，目前滋养外胚层（TE）活检可能是最常用的活检技术 [2-3]。随着程序效率的提高、成本的降低，以及全外显子组测序等新技术带来的基因诊断数量的增加，PGT 的应用正在增加 [4]。

对体外受精（IVF）后有 / 无卵胞质内单精子注射（ICSI）的后代健康的研究已经广泛开展，但结果仍存在矛盾，且不完全适用于 PGT 后的子代 [5-7]。活检是 PGT 与常规 IVF/ICSI 之间的一个重要区别 [1,4]。在考虑对胚胎发育的影响时，有创活检的安全性以及所进行基因检测的可靠性和误诊风险，都应被考虑在内。此外，父母因素可能是不同的，特别是在比较为治疗单基因遗传病（PGT-M）或结构重排（PGT-SR）而选择 PGT 的夫妇与选择 IVF 的夫妇时，因为在大多数情况下，前两种类型的夫妇不存在不孕或生育能力低下的问题。生育力低下本身被认为是后代出现若干健康问题的风险因素 [6,8]。此外，一部分选择 PGT-M 的女性本身可能患有遗传疾病，这也可能影响胎儿或围产期的结局。最后，在父母和（或）兄弟姐妹患有遗传疾病的家庭中长大，也可能影响后代的（社会情感）发育 [9-10]。

因此，在评估 PGT 后的子代健康状况时，应考虑多种因素。研究者已在短期随访研究中探讨了产科、围产期和儿童不良结局的风险，并为 PGT 妊娠和后代的随访提出了建议 [5,9,11-26]。然而，关注 PGT 后出生的青少年和成人健康的长期随访研究仍然很少。

健康和疾病的发育起源（DOHAD）假说

健康和疾病的发育起源假说于 20 世纪 90 年代被提出，正式名称为"成人疾病的胎儿起源"[27]。该假说指出，生命后期发生疾病的风险源于胎儿早期发育。在这一关键时期暴露于环境压力因素会对一个人的未来健康产生重大影响，尤其是对生长和新陈代谢。正如荷兰 Hunger Winter 研究中所探讨的，子宫内的营养压力以及孕产妇为预防孕吐使用的沙利度胺，是这种压力源广为人知的例子[28-29]。包括 PGT 在内的辅助生殖技术（ART）也被认为是可能的环境压力源。在 IVF 过程中，生殖道中存在的自然动态条件会丢失，而体外培养胚胎则增加了环境压力源。可能影响植入前发育的压力来源有培养基、pH、温度、氧气浓度、ICSI 的使用以及冷冻保存的应用[30]。除了 IVF 程序之外，PGT 过程中需要进行活检，这可能被证明是胚胎发育的额外压力源。关于早期胚胎环境影响的研究还报告了对（胎儿）围产期生长和出生体重等的短期影响[31]。不利的围产期生长随后会影响长期结果。

PGT-M/SR/A 后妊娠

众所周知，IVF 后妊娠的女性发生产科并发症的风险增加[6]。然而，关于这种风险增加的原因，文献报道并不一致。目前还不清楚这种风险增加是试管授精过程中的不良反应，还是由于父母生育能力低下，抑或是二者兼有[6,8]。这些风险是否也适用于 PGT 后的妊娠尚有争议。如果产科并发症的风险增加继发于 IVF 过程，那么这种风险也将存在于 PGT 妊娠中。此外，当并发症继发于父母生育能力低下时，PGT 后妊娠的风险会降低，甚至不存在。考虑父系生育能力低下的风险评估仅适用于 PGT-M/SR 后妊娠，因为非整倍体的 PGT（PGT-A）是作为常规 IVF 的附加程序提供的，因此适用于有生育问题的夫妇。

由于需要进行细胞活检，PGT 本身可能会增加产科并发症的风险。活检是获取遗传分析材料所必需的，通常在卵裂期或囊胚期进行（TE 活检）[2-3,32-33]。在前一种情况下，只对 3 d 的胚胎进行 1~2 个细胞活检，而在后一种情况下，可以对 5~10 个细胞进行活检。大多数关于 PGT 安全性的研究纳入了卵裂期活检后的妊娠。这些研究并未报告产科并发症的风险显著增加[11-14]。此外，TE 活检可能会增加产科并发症的风险，尤其是胎盘并发症，因为会去除将要形成胎盘的细胞。再者，TE 活检只能在胚胎冷冻保存后进行，这可能会增加额外的风险[15,25]。迄今为止，实际上只有少数研究报告了卵裂期或囊胚期活检 PGT 后产科并发症的风险，结果尚无定论；最常见的结果是前置胎盘和先兆子痫的风险增加[11-15,25]。

ART 的另一个已知风险是增加多胎妊娠的风险，从而增加产科并发症的风险[34]。多年来，由于对移植胚胎数量的严格规定，强烈推荐单胚胎移植（SET），IVF 后多胎妊娠的风险已经下降[35]。尽管研究报告称与自然妊娠后的活产相比，在有 / 无 PGT 的 IVF 中，SET 后单卵双胞胎的患病率更高[36-39]。潜在机制尚不完全清楚，但应用透明带操作技术可能会导致该风险是一种假设[36-38]。因此，PGT 后的妊娠可能会增加同卵双胞胎的风险以及伴随的产科风险。

围产期结局

PGT 后妊娠的围产期结局现已成为许多研究的主题[5,11-13,16-18]。关于 PGT 的一个主要担忧是胚胎活检导致先天性异常的风险增加，特别是由于常规 IVF 和 ICSI 已被证明与出生缺陷风险增加有关[6]。先天性异常可以在妊娠期间和出生后检测到。一些产前检测到的异常使胎儿无法存活，可导致宫内胎儿死亡或终止妊娠。关于先天性异常的报告区分了严重异常和轻微异常，以及孤立异常和多发性异常，后者有时是综合征的一部分。先天性异常被定义为结构、功能和遗传异常。那些没有严重的医疗、功能或美容后果的异常，被认为是轻微的。

在 PGT 后出生的儿童队列中，主要先天性异常率在研究之间略有不同，但大多低于 4%。心脏异常是最常见的[5,11-13,16-18]。这与 2%~3% 的先天性异常人群风险一致[40]。尚未报道多种先天性异常或综合征的风险增加。

宫内胎儿死亡和（或）新生儿死亡的风险被认为因 PGT 而增加。然而，在 PGT 的早期，多个胚胎的移植导致了更多的多胎妊娠。在对其进行分层后，围产期死亡率的风险与普通人群的风险相当[5,26]。近期报告得出结论，PGT 不会增加围产期死亡的风险。

出生参数也是围产期结局研究的一个重要课题。早期关于出生体重和妊娠期的研究报告显示，低出生体重和早产的风险均有增加。这些结果指标之间存在相关性，纳入更多早产儿的研究小组也报告了较高的低出生体重发生率[5,16,26]。在对多胎妊娠进行分层后，该风险降低，在一定程度上与常规 IVF 后的风险相当。近期关于该主题的研究还得出结论，PGT 不会增加低出生体重或早产的风险[5,12-13,41]。这些都是重要的结果，因为低出生体重与出生后住院风险增加以及晚年患心脏代谢疾病的风险增加有关，尤其是在快速追赶生长之后[42-44]。甚至有证据表明，PGT-M/SR 后出生的新生儿平均出生体重在较高的正常范围内[5,16-17]。冷冻胚胎移植是 TE 活检程序的一部分，也与出生体重增加有关[25,45-46]。确切的潜在机制尚不清楚，但控制性促排卵对子宫内膜容受性的影响，可导致新鲜自体 IVF 周期中子宫内膜发育异常，从而可能有助于改善冷冻胚胎移植后妊娠的围产期结局[45,47]。

总体而言，关于 PGT 后妊娠围产期结局的数据是值得深入研究的，其没有增加先天性异常、早产或低出生体重的风险。但应该考虑到，这些结论主要基于对卵裂期活检 PGT 的研究。TE 活检对这些结果测量的影响似乎值得讨论，但仍需要进一步探索。

误 诊

误诊被定义为 PGT 中使用的技术程序失败或检测结果解释不准确或不正确，可以因人为错误、内在（胚胎）错误或外在（技术）错误而出现[48]。错误识别或错误标记、胚胎嵌合、亲代污染或重组是此类错误的示例。尽管 PGT 实验室的质量标准很高，但仍不能完全防止误诊[48-49]。应用聚合酶链反应（PCR）的 PGT 误诊率通常估计 < 1%，而荧光原位杂交（FISH）的误诊率略高，通常估计 < 5%[48]。一项基于 PCR 的 PGT 评估研究显示，在两个细胞而非一个细胞上进行 PGT 时，使用多重方案以及在形态学良好的胚胎细胞上应用 PGT，对基于 PCR 的 PGT 有效性、稳健性和诊断价值有积极影响[49]。TE 活检的应用使评估更多的胚胎细胞成为可能，从而提高诊断的准确性[50]。此外，基因分析技术也将在不久的将来随着全基因组单倍分型以及核图谱的实施而发生变化。这些新技术可能适用于所有适应证，可以改进 PGT-M 前的实验室测试设计过程，从而提高 PGT 的总体可靠性[51-57]。然而，关于这一主题的评价研究尚未广泛进行，误诊仍将是 PGT 不可避免的因素[54,56,58]。因此，PGT 后的所有妊娠均应进行有创产前诊断（绒毛膜绒毛取样或羊膜穿刺术）[59-60]。可用的文献有限，但很明显只有少数夫妇选择在 PGT 后进行有创产前检查[5,58,61]。

误诊可分为不良（严重）或良性。不良误诊包括胚胎移植导致患者发生严重不良事件，例如受影响儿童的出生或受影响妊娠的终止。良性误诊的一个例子是移植携带隐性疾病基因但未受影响的胚胎。后者没有直接的健康后果，但与儿童未来的生殖风险有关。误诊还可能导致早期流产，或涉及未移植并因此被遗漏的胚胎[48-49,58]。关于误诊的数据很少报道，可能无法反映真实的误诊率，因为胎儿 /儿童随访和流产材料或未移植胚胎的遗传分析并非常规[4]。PGT-M 越来越多地用于治疗迟发性疾病，如遗传性癌症和亨廷顿病。在这些情况下，夫妻似乎更不可能选择有创产前检测[58,61]。结果是大多数 PGT 后代尚未达到成年年龄，因此仍有可能未发现误诊[58]。目前尚无关于 PGT 后误诊率的可靠数据。

儿童结局

文献中的儿童结局是根据身体健康数据（包括儿童生长）和儿童发育进行区分的。

身体健康

如前所述，快速追赶生长与某些健康问题的风险增加有关，如 2 型糖尿病、

心血管疾病和肥胖 [42-44]。PGT 后出生的儿童生长结果（包括体重指数、身高、体重、皮肤褶皱、腰围和头围）与自然出生参数的结果一致，显示幼儿没有实际异常 [17,19-22,24,62]。这些研究也报告了 PGT 对儿童血压的可测量影响。目前尚无关于 PGT 后出生的少年、青少年和成人的可比数据，成人数据对评估心脏代谢疾病风险的增加尤为重要，因为这些疾病在成年之前大多不存在。

为了评估身体健康状况，一些研究人员收集了有关 PGT 后儿童住院和医疗的数据。这些结果显示，无共同原因的医疗干预发生率略有增加。一种被提出的解释是父母担忧的影响，他们可能认为自己的孩子更珍贵，因为孩子是经过特殊治疗出生的，即 PGT。而 PGT 本身似乎并不会增加身体健康问题的风险 [20-22,24,62]。

发　育

儿童早期发育包括运动发育和神经功能、认知发育，以及社会情感或行为发育。

运动发育包括精细和粗大运动技能，可通过检查达到运动发育指标的年龄来评估。额外的神经学评估可以深入了解精神状态、运动与感觉技能、平衡与协调，以及反射。一些关于 PGT 后出生的幼儿研究报告称，他们在某些量表上的分数略低，即运动和精细运动功能 [17-20]，尽管在对接受 9 岁大龄儿童的后续研究中，PGT 没有明显影响 [17,21-24]。目前，尚不清楚 PGT 是否会影响儿童年幼时的运动技能，也不清楚某些研究中这一发现是否有其他原因。为了区分治疗效果和其他可能的原因，需要更大的样本量。

认知发育可通过测量受试者的智商来评估，例如考夫曼儿童智力测验（Kauffman Assessment Battery for Children）或韦氏学龄前及小学智力量表 [63-64]。几个研究小组测量了不同年龄儿童的智商 [9,18,20-23,65-68]。尚无研究者观察到异常的平均智商分数，甚至部分报告称，PGT 后出生的孩子平均智商分数略高于人口平均水平。这可能是由于选择 PGT 的夫妇多为高等教育水平，该发现与选择 ART 夫妇的平均教育水平的报告一致。这对未来的展望很重要，因为工作记忆是预测未来认知和社会情感发育以及学业成功的工具 [9]。总体来说，PGT 似乎不会导致不良的认知发育结果。

社会情感发育可通过家长、其他监护人和（或）教师填写的问卷进行评估 [9,18,20-21,66-68]。大多数评估该参数的研究报告都未显示精神或行为问题的高发迹象。一项研究确实报告了父母和老师在外化问题行为方面的分数间存在一些差异，但所有分数都在正常范围内，因此并不代表行为问题 [9]。该研究小组得出结论，这些结果不太可能是胚胎活检造成的。他们不能排除家庭背景起到了致病作用，因为该研究仅包括在 PGT-M/SR 之后出生的孩子，而这些儿童出生在可能因常见遗传疾病而产生心理负担的家庭中。

局限性

大多数关于妊娠结局和妊娠后生育后代的研究都包括了妊娠过程中卵裂期活检的数据，而 TE 活检目前在大多数 PGT 中心已经取代了卵裂期活检。在考虑培养时间、活检细胞的数量与来源以及冷冻技术的应用时，活检技术会有所不同。所有这些差异都可能影响讨论的结果测量。因此，缺乏关于当前应用的 PGT 技术安全性的知识。IVF 和 PGT 技术随着时间的推移不断发展，需要持续的随访计划来评估 PGT 后的子代健康状况。

截至目前，关于高龄 PGT 后的子代健康状况的知识也很匮乏。许多关于 PGT 后出生的青少年和成年人的问题可能已被提出，但目前尚未得到评估。同样，需要后续研究项目来填补这一知识空白。

总 结

总体来说，目前的证据表明，考虑到产科并发症、围产期健康以及幼儿身体健康和发育等结果指标，PGT 总体上是一种安全的程序。尽管不建议常规进行额外的产科检查，但为了验证遗传分析，应在 PGT 后的所有妊娠中进行产前检查。根据目前的结果，对 PGT 后出生的子代进行额外检查并无必要的证据。然而，PGT 所需的技术和程序正在发展，并随着时间的推移而迅速变化。因此，随访的数据往往过时，因为医疗保健提供者的后续评估落后于技术发展。PGT 后代的长期预后仍未明确。

参考文献

[1] Handyside AH, Pattinson JK, Penketh RJ, et al. Biopsy of human preimplantation embryos and sexing by DNA amplification. Lancet, 1989, 1(8634):347-349.

[2] Scott RT Jr, Upham KM, Forman EJ, et al. Cleavage-stage biopsy significantly impairs human embryonic implantation potential while blastocyst biopsy does not: a randomized and paired clinical trial. Fertil Steril, 2013, 100(3):624-630.

[3] Lathi RB, Massie JA, Gilani M,et al. Outcomes of trophectoderm biopsy on cryopreserved blastocysts: a case series. Reprod Biomed Online, 2012, 25(5):504-507.

本章完整参考文献，请扫描以上二维码在线查看。若需下载，请登录 www.wpcxa.com "下载中心"下载。

辅助生殖技术中的遗传咨询 第 **32** 章

Alyssa Snider, Juliana Cuzzi

什么是遗传咨询?

生殖遗传咨询是指向患者提供患者本人及其子代与胚胎的遗传健康信息的过程,以协助患者进行生殖保健与治疗。遗传咨询的一个核心原则是非指导性,明确规定患者知情后有能力根据遗传信息做出自己的医疗决策,咨询师应避免指导或强迫患者[1-2]。遗传咨询师的作用是通过在精心构建的社会心理框架内提供信息,促进患者学习并支持患者所做的决策。社会心理遗传咨询包括评估患者的情绪、状态、健康知识、受教育水平和社会关系网络。遗传咨询师通过关注社会心理因素,确保患者有能力理解、保留和适应新的信息,促进以患者为主导的决策,从而最大限度地提升积极的医疗效果[2]。

许多经认证的遗传咨询师、医生和护理执业师等可以通过实践和学习提供遗传咨询。提供遗传咨询的医护人员应接受过与患者沟通的专业培训。医护人员仅仅了解检测技术或流程是不够的。遗传信息是非常个体化的,且根据一个人的遗传构成做出的决定可能对本人、亲属及其胚胎产生深远的影响。经过认证的遗传咨询师也必须在其亚专业和执业类型的业务范围内开展工作。并非所有的遗传咨询师都有辅助生殖技术(ART)方面的经验,患者有时需要不同专业领域的咨询。适当将患者转诊至具有适用专业知识和工作环境的遗传咨询师,是非常必要的。

基因检测技术

携带者筛查是一种针对夫妻双方的遗传检测。携带者筛查的目的是在健康的患者群体中识别隐性和 X 连锁变异。如果夫妻双方都是同一隐性基因变异的携带者,或者女性是 X 连锁变异的携带者,那么就有可能将遗传病传给子代。识别这种风险可使一对夫妇考虑多种生育选择,包括自然妊娠进行产前诊断或利用胚胎植入前单基因遗传病检测（PGT-M）的 ART 方法，在妊娠前选择患病风险较低的胚胎。一些遗传病和特定变异体在某些种族人群中更为常见，因此可为夫妻双方提供基于种族设计的携带者筛查包。随着技术的进步以及对 IVF 技术获得的胚胎进行 PGT-M 机会的提高，许多生殖中心现在将种族扩展性携带者筛选作为其常规工作的一部分。

胚胎植入前非整倍体遗传学筛查（PGT-A）是评估植入前胚胎的染色体数目。整倍体胚胎的每条染色体都有两个拷贝，包含 1~22 号常染色体，以及两条 X 染色体或一条 X 和一条 Y 染色体。生长发育的遗传信息被编码于每条染色体的数百个基因中，因此拥有正常数量的染色体对胚胎的发育至关重要。非整倍体胚胎有一条或多条额外或缺失的染色体，通常无法存活。PGT-A 往往通过活检获得 3~10 个来自囊胚的滋养层细胞。评估活检样本的染色体拷贝数，可以提供每枚胚胎的发育潜力信息，决定哪些胚胎能够优先移植。理想情况下，可以选择发育潜力最佳的一枚整倍体胚胎移植。

胚胎植入前染色体结构重排检测（PGT-SR）与 PGT-A 类似，评估的是植入前胚胎的染色体拷贝数变异。与 PGT-A 不同的是，PGT-SR 旨在评估易位或倒位携带者及其配偶的胚胎染色体是否存在片段和完全失衡。PGT-SR 不能检测平衡易位，也无法区分无平衡易位的整倍体胚胎。健康携带者夫妇和平衡重排携带者的胚胎有望正常发育。

PGT-M 用于筛查植入前胚胎是否存在单基因疾病。PGT-M 可评估胚胎是否遗传了与疾病相关的变异或变异组合，便于优先考虑在 IVF 周期中移植风险较低的胚胎，甚至在妊娠之前就可以获得胚胎的遗传信息，从而通过决定是否移植胚胎来避免遗传病患儿的出生。

与产前诊断不同的是，PGT-M 必须检测每对夫妻，以确定高风险和低风险的单体型。确定单体型包括评估一组受影响和（或）未受影响的一级亲属之间共享的遗传连锁标记。这些连锁标记（如短串联重复）位于致病变异基因内及周围两侧。患者和受疾病影响/携带者亲属之间共享的连锁标记定义了高风险的单体型；患者和未受影响/非携带者亲属之间共享的遗传标记定义了低风险的单体型。在可能的情况下，胚胎检测包括直接评估连锁标记以及与疾病相关的变异体。如果无法直接检测变异体，只需要相关的亲属提供样本进行连锁分析，PGT-M 可以只使用连锁标记。由于植入前胚胎用于活检的细胞数量有限，因此需要精心设计检测方法。如此小的样本数量，使许多强大的技术无法直接检测产前或儿童/成人样本中的致病变异体。在可能的情况下，利用连锁分析和直接检测变异体可以提高植入前胚胎中超小样本的基因检测的准确性。

妊娠流产物分析（POC）是分析流产的胎儿组织，以评估妊娠丢失是否由染色体非整倍体引起。该组织最好由临床医生收集，但也可以由患者在家里收集。

母体细胞污染（MCC）是 POC 检测中经常出现的并发症，有可能导致假阴性结果；然而，如果使用多态性标记的分子分析等技术，就可以区分胎儿与母体 DNA，以识别和排除 MCC。如果证实存在 MCC，那么胎儿的检测结果没有参考意义。妊娠丢失中的大多数非整倍体是偶然事件引起的，但有时也需要分析父母核型，以评估是否存在染色体结构性重排。

精子非整倍体检测（SAT）是对精子样本中具有代表性的染色体进行非整倍体评估，以更好地了解男性因素所致非整倍体率异常的可能性。该检测可评估精子的质量，但不利于选择用于受精的整倍体精子。如果 SAT 检测发现精子的非整倍体率异常，则可以考虑使用捐献者的精子。

子宫内膜容受性分析（ERA）是一种评估胚胎移植最佳时机的检测。通过确定胚胎和子宫内膜的最佳同步时间来显著提高患者的妊娠机会。有些患者比常规时间更早或更晚进行胚胎移植就可以妊娠，否则无法妊娠。尽管该检测分析基因表达水平，但不属于常规意义上的基因检测，因此不在本章讨论。

遗传咨询的类型

建议在妊娠前分析遗传风险因素。收集既往史、生育史和家族史，以评估夫妻双方是否存在不孕不育相关的遗传史或风险因素。例如，如果个人和（或）家族有反复流产史和（或）出生的孩子合并染色体失衡或未指明的遗传病，则可能需要进行细胞遗传学分析，以评估相关配偶是否存在平衡易位。平衡易位的鉴定可以解释既往的不孕不育史，并通过 IVF 技术进一步指导胚胎的基因检测。分析家族史，评估是否存在单基因遗传病的任何症状，以及是否可以进行 PGT-M。可考虑扩展性携带者筛查和 PGT。遗传咨询包括收集患者的既往生育史和家族史，解释家族史并协调需要的基因检测。

检测前咨询是指在基因检测之前向患者介绍基因检测的情况，以便患者知情同意。患者有机会选择或拒绝检测，不应强制基因检测 [3]。检测前咨询包括讨论检测的益处、风险和限制。提供咨询时需要进行讨论，以确保患者被充分告知。预测性指导是检测前咨询的一个重要部分。告知患者可能的检测结果，以及这些结果会如何影响后续的医疗服务 [3]。预测性指导为患者提供了机会，以讨论他们对检测结果或结局可能做出的反应。这样的指导可以减少患者得知结果后的震惊、困惑、焦虑，以及对检测的后悔。检测前咨询为患者在检测后的医疗管理设定了预期。

检测后咨询包括对患者基因检测结果的回顾，涉及对检测准确性的讨论、对生育选择的讨论以及对下一步的指导。检测后咨询可以在公布结果时进行，也可以在随后的谈话中进行，甚至可以在医疗干预后进行。检测后咨询通常可以提供更详细的信息，着重于患者的具体结果。接受有效检测前咨询的患者通常在得知结果时对其结果有更好的理解，并且可以缓解收到失望结果所带来的情绪影响。然而，即使提供了检测前咨询，患者仍可能没有理解或保留关键信息。大多数患者在遇到负面结果时仍会感到惊讶，即使他们已被告知这些负面结果不太可能出现或很少发生。因此，评估患者对咨询内容的理解情况，并根据其结果和经历回顾相关信息，可能有一定的帮助。

遗传咨询师在不同的工作环境中执业[4]。例如，有些咨询师在生殖中心工作，有些咨询师在基因检测实验室工作。ART 领域经常合作基因检测实验室的遗传咨询师。虽然生殖医学中心聘用的 ART 遗传咨询师和 PGT 实验室聘用的遗传咨询师有相似的亚专业，但他们的角色却不完全相同。生殖中心的遗传咨询师擅长收集和解释家族史及生育史，适合为患者提供影响个人健康状况的遗传风险咨询。实验室的遗传咨询师对于该实验室提供的遗传检测十分专业。他们能够向患者提供所使用的技术、该技术特有的局限性、实验室操作流程和检测报告的咨询。实验室的咨询可能不适用于生殖中心的政策。生殖医学中心的遗传咨询师可能更擅长综合分析不同实验室的检测结果。除了 ART，还有产前、儿科、癌症护理等其他领域的遗传咨询师。适宜的转诊和医疗机构之间细致的交接将有利于患者的医疗管理。

不孕不育的遗传因素

一对年轻的健康夫妇在每个月经周期约有 25% 的机会妊娠[5]。不孕不育是常见的健康问题，困扰约 15% 有生育需求的夫妇[6]。随着科学研究的进步，我们发现越来越多的遗传因素与不孕不育相关。非整倍体胚胎是明确导致胚胎植入失败和流产的原因。胚胎非整倍体的发生率随着女方年龄的增加而增加，而高龄产妇是导致不孕症最常见的原因之一。性染色体的非整倍体与胚胎种植相关，并可能影响成人的生育能力。健康人的染色体也可以携带平衡结构重排，破坏配子发生，从而导致胚胎的基因不平衡。不幸的是，大多数导致不孕不育的相关遗传和分子因素仍然未知，约有 20% 的病例无法解释[7]。在以下部分中，我们将讨论可能影响男性和女性的染色体重排，以及导致男性和女性不孕不育最常见的遗传原因。

平衡染色体重排

尽管平衡染色体重排的携带者一般健康，但重排可导致妊娠或分娩困难。最常见的平衡结构重排是易位，即两条染色体的片段分离，然后重新连接到对等的染色体上。倒位也是常见的平衡结构重排，即一条染色体的片段分离，然后以相反方向重新连接。罗伯逊易位是特殊的易位类型，发生于近端着丝粒染色体13、14、15、21 和 22。染色体在着丝粒融合，导致染色体总数减少，两条染色体 p 臂上多余的柄发生良性丢失。根据不平衡的程度，平衡染色体重排可导致妊娠困难、自然流产或分娩多种先天性畸形的孩子。尽管携带者体内染色体平衡，但其配子的结构重排可能不平衡，从而导致发育异常。

某些个体的结构重排可以损害减数分裂，阻碍配子发生，特别是男性精子发生。精子生成阻断是可逆的，甚至在携带相同染色体重排的男性亲属中也是如此。在健康人群中，约 1/500 的个体携带平衡相互易位，约 1/1000 的个体携带平衡罗伯逊易位，这些概率在不育人群中可能更高。建议对有反复妊娠丢失史的夫妇进行细胞遗传学分析，因为约 50% 的夫妇存在平衡相互易位，24% 的夫妇存在罗伯逊易位，12% 的夫妇存在性染色体嵌合体，还有一些存在其他较少见的染色体变化[8]。

女性不孕症

高龄孕妇

卵子生成过程中，与年龄有关的高频减数分裂错误使高龄成为早期流产和不孕的重要风险因素[9]。大多数非整倍体可导致不良的妊娠结局。每条染色体都包含多种正常胚胎生长和发育所必需的基因，因此当胚胎没有正常的染色体数量时，女性无法健康妊娠。

大多数（50%~75%）妊娠丢失是染色体数目的随机增加或损失造成的，并且随着母体年龄的增加，发生率逐渐升高[10-11]。除了增加流产风险，孕妇年龄还会降低胚胎种植率，提高子代染色体综合征的患病风险，如唐氏综合征、18 三体综合征、13 三体综合征、特纳综合征和克兰费尔特综合征[12]。

35 岁以上的女性卵母细胞质量明显下降，尤其是染色体非整倍体。许多科学理论试图解释卵巢衰老的机制以及女性年龄对雌配子发生过程中染色体分离的影响，但均未达成共识。虽然非整倍体胚胎主要是由于母体减数分裂错误，但也可能由于男方精子发生减数分裂错误。然而，非整倍体的发生率与男方的年龄似乎没有关系。

45, X（特纳综合征）

特纳综合征是 X 染色体单倍体、嵌合型 X 染色体单倍体和 X 染色体结构变异导致的疾病，大约每 4000 例女性新生儿中就有 1 例是特纳综合征[13]。任何出现原发性闭经的女性，尤其是身材矮小的女性，都应该被评估是否为特纳综合征。嵌合型女性核型（45, X / 46, XX）与卵巢储备能力和雌配子的产生成正比，且与卵巢储备功能不良和卵巢早衰有关。此外，嵌合型妇女的流产风险升高[14-15]。

47, XXX（X 三体综合征）

每 1000 例女性新生儿中可出现 1 例 47, XXX 核型。在 95% 的病例中，多余的 X 染色体来自母亲，并与高龄孕妇有关[16]。大多数患有 X 三体综合征的女性有正常的身高、体重和智力。她们有正常的青春期前发育和生育能力，但绝经期提前，在 30 岁左右发病。有报道表示，有患者携带 4 个或更多 X 染色体的核型。未失活的 X 染色体基因量与该综合征的临床特征相关，该特征可以随着患者核型中 X 染色体数量的增加而变得更为显著[17]。

原发性卵巢功能不全与脆性 X 综合征相关

脆性 X 综合征发病的原因是 *FMR1* 基因中 CGG 三联体的扩增。携带前突变基因的女性并不患有脆性 X 综合征，但可以有一系列与基因前突变有关的特殊症状，包括原发性卵巢功能不全（POI）。携带完全突变基因的女性可被诊断为脆性 X 综合征，但由于 X 染色体失活以及另一条 X 染色体上存在一个功能完整的 *FMR1* 基因拷贝，因此女性患者的临床表现可能比全突变的男性更为温和。临床试验报告显示，*FMR1* 前突变可发生于 14%~20% 的家族性 POI 女性和 2%~5% 的散发性 POI 女性中[18]。

男性因素的不育症

男性不育症和各种因素有关。半数以上的不育男性原因不明（特发性）。男性不育症主要通过精液分析进行初步诊断。30% 的接受辅助生殖治疗的男性为原因不明的少精子症或无精子症。在不足 50% 的病例中，精子质量低下的病因已知。大约 15% 的非阻塞性无精子症患者和 4% 的中度少精子症患者是染色体异常携带者，因此建议患者首先进行核型分析[19]。

约有 10% 的无精症患者存在 Y 染色体缺失。该缺失区域为无精子症因子（AZF）基因座所在的染色体部分，即 Yq11 区域。Y 染色体长臂的这一区域有 4 个不重叠的子区域，分别是 AZFa、AZFb、AZFc 和 AZFd。这些区域涵盖了与特定的睾丸组织学相关的多个基因，其中无精子症患者最常发生位于 AZFc 的基因家族缺失[20]。

核型 47, XXY（克兰费尔特综合征）

每 1000 名男性儿童中可能有 1 名患有克兰费尔特综合征，且大约 3% 的不育男性患有该病[21]。在非梗阻性无精子症患者中，该病的发病率高达 1/7[22]。克兰费尔特综合征的严重程度与核型及合并 46, XY 嵌合体细胞相关。患有克兰费尔特综合征的男性通常为无精子症；嵌合型患者射出的精液中可见精子。非嵌合型 47, XXY 的男性通常不育，嵌合型（47, XXY / 46, XY）男性生育力下降，但可能保留功能性生殖细胞[23]。尽管有研究显示精子非整倍体率升高，但尚未发现这一情况会提高子代染色体异常的风险[6,21,24]。

核型 47, XYY

47, XYY 综合征，也被称为 Jacobs 综合征，在正常男性中的发病率为 0.1%。大多数患者具有生育能力[21]。文献曾报道染色体为 47, XYY 的男性体内存在不同的减数分裂。一些研究显示精子的非整倍体率并未提高，也有研究显示二倍体小幅增加，性染色体非整倍体和二倍体均增加[6,25]。Wong 等[26]研究了一例 47, XYY 不育患者的生精细胞和精子合并嵌合型 46, XY / 47, XYY 子细胞，其性染色体和常染色体二倍体增加。尚无研究提示这类患者子代染色体异常的风险明显升高[6,21]。

与 *CFTR* 基因有关的男性不育症

CFTR 基因的变异是导致囊性纤维化的原因，这是白种人中最常见的常染色体隐性疾病，平均 25 人中有 1 人为携带者。在患有囊性纤维化的男性中，至少有 95% 者由于先天性双侧输精管缺失（CBAVD）而不育[21]。*CFTR* 基因通过编码一种跨膜蛋白，来调控射精管、精囊、输精管和远端 2/3 附睾的形成。*CFTR* 基因突变是 CBAVD 的主要原因之一。遗传学研究表明，80%~97% 的孤立性 CBAVD 患者存在 *CFTR* 变异体，其中 63%~83% 的患者携带两个等位基因的变异体[27]。合并 CBAVD 和一种已知 *CFTR* 变异体的患者可能存在其他不确定的 *CFTR* 变异体，这种情况可能与囊性纤维化没有直接关系。

与基因突变有关的妊娠丢失

许多单基因遗传病与妊娠丢失有关，其中包括血红蛋白病和血栓性疾病。大多数染色体异常往往在妊娠前 3 个月或妊娠前影响胚胎发育，而单基因疾病可能导致妊娠后期出现发育问题，造成妊娠中晚期的妊娠丢失或死胎。

α 地中海贫血症，或称为血红蛋白巴特病，是一种血红蛋白病，可导致胎儿死亡。血红蛋白是由 α-球蛋白和 β-球蛋白分子组成的四聚体。α-球蛋白和 β-球蛋白分子结合比例的随机变化可影响血红蛋白的形成以及妊娠期间母体胎儿之间的氧气输送。α-球蛋白的每个等位基因上包含两个 α-球蛋白基因，在典型个体中共有 4 个拷贝。血红蛋白巴特病是由这 4 个 α-球蛋白拷贝缺失（–/–）引起的，可导致严重的胎儿宫内缺氧和胎儿水肿。α 地中海贫血症基因型 –/αα 在东南亚很常见，如果父母双方都是地中海贫血症携带者，则子代有 25% 的风险是血红蛋白巴特病患儿。对于有地中海贫血家族史的夫妇，建议进行生殖遗传咨询。

散发和复发性流产与血栓性疾病的基因突变相关，例如因子 V 莱登、凝血酶 G2021A（因子 Ⅱ）、抗凝血酶、蛋白 C 和蛋白 S 缺陷[28]。血栓性疾病是一组异质性疾病，可导致个体发生血栓栓塞、妊娠并发症和胎儿死亡。虽然这种疾病的机制尚不明确，可能与基因间相互作用相关，但凝血所必需的基因发生突变会引起绒毛膜血管形成和子宫 – 胎盘循环损伤，导致血栓形成，从而导致自然流产。

多个单基因与整倍体妊娠丢失相关，包括 RYR1、CHRNA1、DYNC2H1 等[29]。NLRP7 和 KHDC3L 基因与复发性二倍体葡萄胎妊娠有关[30]。近亲结婚等引起的杂合性丢失可增加隐性单基因病的发病风险，可能对胎儿的发育产生影响。建议进行扩展性携带者筛查，以评估单基因疾病的风险。应检测任何可能的基因，并可酌情考虑其他有针对性的或复发性流产的区段。

遗传方式

偶发非整倍体是指形成非遗传来源的非整倍体，是一种随机现象。母体减数分裂过程中发生错误是导致胚胎偶发非整倍体的最常见原因。染色体重排，如易位和倒位，能够以平衡的形式代代相传，也能够导致染色体不平衡，造成后代发育异常。复发性非整倍体的同源染色体可能由夫妻双方一人携带罗伯逊易位而引起。复发性非整倍体，尤其是复发性节段性非整倍体，可能由携带者夫妻存在平衡相互易位或倒位引起。

孟德尔遗传指的是单基因疾病，即单个核基因突变导致的遗传疾病[21]。其他遗传方式包括线粒体遗传（即突变发生在线粒体基因组上）和多因素遗传（即多种遗传、环境和随机因素共同致病）。这里将重点介绍常染色体显性遗传、常染色体隐性遗传和 X 连锁遗传模式，因为这些疾病与 PGT-M 相关。

常染色体显性遗传是指常染色体基因的一个等位基因发生突变便足以致病。患病个体通常有一个无功能的等位基因和一个有功能的等位基因。任何一个等位基因都可以传给后代，导致每个子代有 50% 的复发风险。有时可以在一个家族中看到显性遗传，代代相传并在兄弟姐妹之间遗传。有时显性遗传是一个新的基因变化所致，此时这个人可能成为家族中的第一个患者。

常染色体隐性遗传是指一种常染色体疾病的两个等位基因必须都发生突变才能致病。患病个体有两个无功能的等位基因，分别从携带者父母那里继承。仅一人为隐性基因单个变异的携带者时没有影响，但当夫妻双方都是携带者时，两个变异均被遗传的可能性为 25%，从而产生患儿。当一个孩子发病时，可能没有隐性疾病的家族史。该变异体可以代代相传而不引起疾病，直到偶然的机会夫妻双方都是携带者，子代便有可能发病。因此，携带者筛查可成为此类携带者夫妇的有效检测工具。

X 连锁遗传是指 X 染色体发生与疾病相关的突变。男性受影响的程度一般比女性严重。有些 X 连锁病症在男性中的症状非常严重，甚至致死。有些 X 连锁病症是显性遗传，而有些是隐性遗传。无论显性还是隐性，女性症状的严重程度差别很大，并且取决于两条 X 染色体中哪一条失活。当一个女性是 X 连锁病症的携带者时，有 50% 的机会将变异体传给子代。遗传该变异的女儿也将成为携带者，而遗传该变异的儿子则发病。当男性是 X 连锁病症的携带者时，会将变异与 X 染色体一起传给所有的女儿，因此女儿均是携带者；Y 染色体则被传给所有的儿子，因此儿子不受影响。

PGT-A 的遗传咨询

PGT-A 的适应证

PGT-A 适用于所有通过 IVF 治疗获得胚胎并进行活检的患者。无论母亲年龄或其他因素，任何胚胎都有可能是非整倍体的。由于胚胎非整倍体的风险与母亲年龄的增长呈正相关，因此高龄女性进行 PGT-A 的临床获益最大。一些研究表明，与仅根据形态学评分移植胚胎的对照组患者相比，35 岁以下进行 PGT-A 的女性持续妊娠率没有明显增加 [31]。许多 IVF 中心向所有接受 IVF 治疗的患者提供 PGT-A。患者可以选择进行 PGT-A 检测来挑选优先移植的胚胎，降低因移植非整倍体胚胎而流产的风险，并减少孩子出生时患有非整倍体综合征的风险，从而更好地避免随机事件。

PGT-SR 的适应证

与 PGT-A 相比，PGT-SR 仅适用于携带平衡重排的患者，如罗伯逊易位、相互易位或倒位。PGT-SR 不能用于或不适用于核型正常的夫妇或没有进行细胞遗传学分析的夫妇。由于易位导致不平衡的发生率增加，因此易位携带者可以不考虑年龄进行 PGT-SR。片段较大的易位更可能导致胚胎种植失败或早期流产，而较小的易位则更有可能维持发育到足月，并导致孩子出生后发生严重的并发症。PGT-SR 在这两种情况下都是适用的。实验室需要对患者的核型进行审查，且必须接受对每个胚胎进行检测。实验室将评估可能导致平衡重排携带者配子的潜在不平衡。一些案例因不平衡片段的大小导致技术受限而无法进行。不平衡易位是减数分裂过程中染色体分离的结果。相反，不平衡的倒位是由于减数分裂过程中发生重组，发生频率取决于倒位片段的大小，不平衡的配子倒位发生率增加。鉴于不平衡是由重组而不仅是由染色体分离导致的，因此与易位的病例相比，不平衡倒位的发生率更不稳定。例如，常见的 9 号染色体倒位，inv(9)(p11q13) 的倒位段很小，重组很少，没有观察到不平衡配子的发生率增加，且倒位被认为是良性的[32]。PGT-SR 不适用于这种倒位。此外，31% 的配子中可观察到 inv(3)(p25q21) 的重组染色体，这类患者适合进行 PGT-SR[6]。

PGT-A 的检测前咨询

PGT-A 的检测前咨询不需要完整的生育史，可供所有 IVF 患者选择。然而，如上所述，应询问患者的家庭、医疗和生育史，以评估任何潜在的不孕症遗传原因。应排除符合 PGT-SR 或 PGT-M 指征的病史。有复发性流产史的患者或既往生育染色体不平衡子代的患者，应在检测前进行核型分析，以排除潜在的染色体重排。基于 NGS 的技术可以在胚胎上进行，而无需考虑患者或配偶的核型状态；但基于 SNP 的技术可能不适用于非整倍体检测者（如来自克兰费尔特综合征男性）的胚胎。应询问患者的家族史，以筛查任何可能与单基因疾病相关的遗传状况。在体外受精治疗前应提供携带者筛查的结果，以备使用 PGT-M。

在确定胚胎非整倍体的风险时，应考虑卵子来源的母体年龄。大多数情况下，胚胎来源于接受试管婴儿治疗的女性患者。如果使用的是捐献者卵子，那么卵子捐献者的年龄将决定胚胎非整倍体的概率。非整倍体发生率可参考文献或 PGT 实验室，或其他生殖中心的数据。在图 32.1 中，我们提供了美国 Igenomix 公司检测的约 20 万个囊胚的年龄相关非整倍体率。

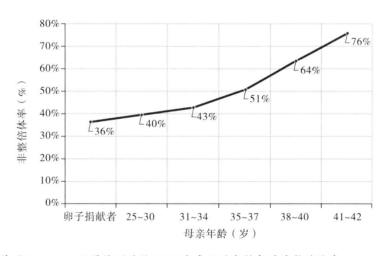

图 32.1　美国 Igenomix 公司检测的约 20 万个囊胚的年龄相关非整倍体率

从统计学角度看，单个试管婴儿周期检测的胚胎数量通常较少，与统计学预期可能存在偏差。因此，检测前应告知患者所有胚胎可能都会被诊断为非整倍体。患者应了解每个试管婴儿周期的预期胚胎数量，后续可能获得至少一个非整倍体胚胎进行移植。表 32.1 是来自 4 万个周期的数据，其中包括美国 Igenomix 公司检测的 20 万个左右的囊胚，结果显示每个周期至少有机会获得一个整倍体胚胎。

表 32.1　每个周期至少有机会获得一个整倍体胚胎

母亲年龄（岁）	每个 IVF 周期中有 1 个以上正常胚胎的概率
25~30	91%
21~34	89%
35~37	83%
38~40	68%
41~42	51%

　　PGT-A 的风险主要在于活检。研究表明，囊胚活检对胚胎活力的影响很小 [33-34]；但应参考患者所在中心的活检胚胎存活率。检测前咨询还应告知患者 PGT-A 技术的局限性，强调 PGT-A 不能检测"一切问题"，且不能保证诞生一个健康的婴儿。PGT-A 是一种染色体数目的筛选，无法评估非染色体拷贝数变化引起的遗传病，其中包括但不限于单基因疾病和多因素疾病。出生缺陷通常为遗传性，因此无法通过 PGT-A 检测。

　　检测的准确性是 PGT-A 的局限性之一，实验室的准确性通常为 98%。结果取决于作为胚胎代表的活检细胞的非整倍体情况。内层细胞团的细胞将发育成胎儿，因此为避免损害胚胎，无法用于检测。嵌合型胚胎是指胚胎有两个或更多具有不同染色体数量的细胞系。即使 PGT-A 技术可以检测活检中的嵌合体，也不能排除胚胎中的嵌合体，因此可能存在假阳性和假阴性。

PGT-SR 的检测前咨询

　　染色体重排导致的不平衡可以是独立的，也可以是年龄相关的自发性非整倍体结合在一起。因此，在评估 PGT-SR 患者的非整倍体率时，必须同时考虑与年龄相关的风险以及不平衡染色体重排的风险。

PGT-A 结果

整倍体胚胎

　　报告结果为整倍体胚胎意味着未检测到染色体失衡，且排除高于检测阈值的单体、三体和节段性非整倍体的胚胎。这些胚胎最有可能发育为一个健康婴儿。二倍体胚胎的持续妊娠和活产率各不相同，通常为 50%~70% 和 45%~65%，具体参考所在生殖中心的数据。一半以上的妊娠 12 周内流产是非整倍体所致。

因此，移植整倍体胚胎可以降低流产的风险。移植整倍体胚胎流产的风险为
7%~15%。

结果不确定的胚胎

结果不确定的胚胎由于没有可靠的结果，移植方式可以参考未进行检测的胚
胎。可以根据胚胎质量考虑是否重新进行活检。

不可用的全染色体非整倍体

具有全染色体非整倍体的非嵌合型胚胎通常无法存活。这类胚胎移植后很
可能无法着床，或者在妊娠前 3 个月流产 [35-36]。因此，建议向患者解释大多数
非整倍体与综合征无关，否则他们可能会求助于互联网来徒劳地研究并不存在
的综合征。

常染色体三倍体

有 3 种常染色体三体与三体综合征有关：21 三体（唐氏综合征）、18 三体（爱
德华兹综合征）和 13 三体（帕塔综合征）。21 三体胚胎流产的风险增加。如果
在分娩前发现染色体异常，只有 24% 的 21 三体胎儿可发育到足月。唐氏综合征
患儿存在不同程度的认知障碍和出生缺陷，包括特征性的面部特点和心脏缺陷。
唐氏综合征影响了大约 1/800 的人群。

18 三体综合征又称为爱德华兹综合征，是一种重要的染色体疾病，发生率
为 1/7500，约 95% 的 18 三体胎儿的孕妇会流产。患有 18 三体综合征的婴儿通
常存在宫内生长受限，患多种先天性畸形的风险增加，如心脏缺陷，通常在几个
月内死亡。

13 三体综合征又称为帕塔综合征，95% 以上的 13 三体胎儿的孕妇会发生流
产。13 三体综合征的患儿通常在几周或几个月死亡。13 三体综合征的患儿通常
合并多种先天性异常，例如心脏缺陷、大脑或脊髓异常。

性染色体非整倍体

性染色体非整倍体包括特纳（XO）综合征、X 三体（XXX）综合征、克兰
费尔特（XXY）综合征和 Jacobs（XYY）综合征。

尽管特纳综合征在女性中的发病率为 1/4000，但只有不足 1% 的 XO 胚胎能
够发育到足月，而发育到足月的胚胎可能是嵌合体胚胎 [13]。特纳综合征患者的
症状包括心脏、肾脏缺陷以及不孕症。患者智力大多正常，但是约 10% 的患者
需要接受特殊教育 [21]。患有特纳综合征的女性常常身材矮小，颈部有蹼，并且
卵巢早衰。

47, XXY 非整倍体可导致克兰费尔特综合征，1/1000 的男性新生儿为克兰费

尔特综合征患儿。尽管子代可能存活，但约 50% 的 47, XXY 妊娠最终流产。克兰费尔特综合征患儿在出生时没有特异表型。克兰费尔特综合征患者的身高可能高于平均身高水平，产生的睾酮较少，这可能会影响青春期发育和生育能力。患有克兰费尔特综合征的儿童可能存在学习障碍和语言发育延迟。

X 三体胎儿可存活，可导致 X 三体综合征。这在人群中较常见，在女性中的发病率为 1/1000。大多数 X 三体综合征的胎儿都能发育到足月。X 三体综合征患儿出生时并不具有可识别的表型，可能看起来比普通人高，且有学习障碍，但生育能力往往是正常的。

XYY 综合征患儿出生时症状不典型，通常智力正常，但学习障碍和行为问题的风险增加。成年后身高可能高于平均水平，生育能力应该是正常的。既往研究认为该病与攻击性或精神病理行为有关，但由于存在诊断偏差而被忽视。

节段性非整倍体

出现节段性非整倍体的胚胎可能存在部分染色体重复或缺失。PGT-A 的分辨率仅能识别足以影响整个胚胎发育的片段重复或缺失，而不是与特定综合征相关的微缺失或微重复。PGT-A 检测到的节段性非整倍体包括多个基因，因此可能会影响胚胎植入，导致胚胎发育异常和流产，或导致新生儿出现多种先天性畸形。一个健康的成年人胚胎出现节段性不平衡的情况很少，且不足以被 PGT-A 检出。有丝分裂会引起染色体缺失和复制，因此无论活检细胞是否为不平衡的嵌合体，胚胎本身都可以出现嵌合体 [37]。

嵌合型非整倍体

嵌合型胚胎是指在一个胚胎中发现两个染色体数量不同的细胞系。PGT-A 是评估活检细胞作为一个群体的染色体拷贝数变化，而不是单个细胞。如果发现存在拷贝数变化的胚胎，则其活检报告为嵌合体。嵌合程度是生物信息学分析的结果，而不是对非整倍体或整倍体细胞数量进行精确计算。活检细胞的嵌合水平无法直接代表胚胎的嵌合水平。胚胎可能含有类似比例的嵌合细胞、单倍体细胞群、非单倍体细胞群，或介于二者之间的任何比例的单倍体和非单倍体细胞。鉴于这些限制，当一个胚胎被报告为嵌合体时，应认为胚胎是嵌合体。

新近的数据显示，与单倍体胚胎相比，嵌合型胚胎植入、发育至足月或分娩健康活产婴儿的潜力降低；然而，与报告为非嵌合体的非整倍体胚胎相比，嵌合体胚胎确实有更大的潜力出现健康妊娠 [38-43]。几项研究显示，嵌合体胚胎有 15%~45% 的概率持续妊娠或活产。低水平嵌合的胚胎可能比高水平嵌合的胚胎有更高的生殖潜力。一些研究表明，低水平嵌合胚胎的生殖潜力可能几乎与整倍体胚胎一样高 [44-45]。还有研究显示，低水平和高水平嵌合型胚胎的种植潜力之间没有差异 [40-41]。我们必须考虑的是，不同研究设定的嵌合体阈值差异很大。嵌合非整倍体的类型似乎也是影响嵌合体胚胎种植潜力的一个因素。一些研究表明，节段性非整倍体胚胎的发育潜力最高[38,42-43]。另一些研究表明，多条染色体嵌合的胚胎发育潜力最低[43,46]。研究者提出了一些关于优先处理嵌合体胚胎的意见，但均未达成共识[43,47-50]。

嵌合体胚胎内的非整倍体细胞可能继续发育，而无法存活的非整倍体胚胎则不会发育成健康婴儿。妊娠期间非整倍体细胞可能生长，活产婴儿的部分组织或器官也可能出现非整倍体细胞，但这类情况很罕见[39,43,51]。有研究发现，不同的嵌合非整倍体胚胎存在多种先天性异常和（或）神经系统异常。虽然这些研究提供了与特定的嵌合非整倍体相关的临床特征的重要信息，但其记录的是自然受孕的妊娠和婴儿，而不是移植嵌合体胚胎的妊娠。因此，当使用循证方法进行咨询时，这种区别很重要[52]。

非整倍体结果的预测价值

PGT-A 是一种筛查检测，而非诊断性检测。由于缺乏可以对胚胎进行比较的诊断性检测，因此 PGT-A 没有筛查检测的性能指标，如阳性和阴性预测值。不同 PGT-A 结果的阳性预测值可能会有所不同，但无法准确测量。使用数据来计算 PGT-A 的预测值是一种值得借鉴的方法，但并不完美。已有一些研究以对应的妊娠/分娩率为参考点，计算了单倍体和非单倍体 PGT-A 结果的预测值[36,53]。这些研究表明，非整倍体结果的预测价值约为 65%，与持续妊娠/分娩的概率呈正相关；非整倍体结果的预测价值几乎为 100%，这是因为他们发现没有非整倍体移植可导致持续妊娠/分娩。这些研究不具备足够的预测价值来评估每个染色体的非整倍体、节段性非整倍体或复杂与混杂结果中的染色体。

高非整倍体率

患者经常想了解是否可以根据 PGT-A 的结果评估其健康状况或生育能力。通常情况下，答案是否定的。即使患者的非整倍体率高于年龄对应的非整倍体率，也很可能是随机发生，而不是因为这对夫妇存在异常。由于一个甚或多个试管婴儿周期通常只能获得少量的胚胎，因此看到所有胚胎均为非整倍体的结果也并不令人惊讶。在下一周期中，每个胚胎出现非整倍体的可能性也与既往周期中的结果无关。

PGT-A 结果中的非整倍体

我们偶尔可以看到患者的特定染色体上反复出现非整倍体。这种情况下，患者或其配偶可能是染色体平衡重排的携带者[54]，尤其是一个以上的胚胎中反复出现的节段性非整倍体缺失或重复。配子不平衡易位的携带者标志是一对与相互易位的每条染色体相对应的节段不平衡。罗伯逊易位，尤其是 der(13;14) 易位，可导致配子具有完全非整倍体的近端着丝粒染色体。由于 PGT-A 无法区分全年龄相关的不平衡染色体和偶发的非整倍体，这类情况可能更难发现。因此，有必要进行核型细胞遗传学分析，以确认卵子和精子来源的平衡重排。

PGT-A 妊娠女性的产前检测

咨询师应向接受 PGT-A 检测并移植优质胚胎的患者提供产前检测。PGT-A 不能替代产前护理和产前检查。PGT-A 是一种筛选工具，其检测对象为部分滋养层细胞，既无法评估内细胞团的质量，也不能排除嵌合体胚胎，因此可能出现假阴性的结果。

产前检查可分为两大类，即诊断性检查和无创检查。诊断性检查包括绒毛膜绒毛吸取术（CVS）和羊膜穿刺术，准确率超过 99%。样本可用于各种技术和专业检测，包括染色体微阵列（CMA）、细胞遗传学、FISH 分析、单亲失调（UPD）分析、甲基化研究、微缺失 / 重叠评估，以及单基因疾病的定向检测。CVS 的检测时间为妊娠 11~13 周，而羊膜穿刺在妊娠 15 周左右。CVS 和羊膜穿刺术分别需要对绒毛或羊水进行取样，手术导致的流产风险略有增加。无创产前检查（NIPT）需要抽取母体血液，因此不存在流产风险。NIPT 是一种筛查试验，有可能出现假阳性和假阴性，通常只筛查可能存活的常见非整倍体相关的染色体。在为妊娠接受多种治疗的女性中，无创检查非常受欢迎。当然，一些患者更重视诊断检测的准确性和全面性。

关于报告结果为嵌合体的胚胎在移植后应该进行哪种类型的产前检查，尚无正式建议。美国生殖医学会（ASRM）遗传咨询专业组的一个委员会发布了一份声明，提出了移植报告结果为嵌合体胚胎的患者妊娠后进行产前检查时应考虑的要点 [50]。有病例报告称患者移植嵌合体胚胎后，其胎儿持续为嵌合体 [51]，但这种现象似乎很罕见，因此部分专家认为诊断性检测的必要性并未高于潜在风险。母体血清中循环胎儿 DNA 来源于胚胎滋养层的胎盘细胞，而 CVS 同样收集来源于胚胎滋养层的胎盘绒毛细胞，因此羊膜穿刺术是唯一能直接评估胎儿细胞的检测。NIPT 提供了一种无创方法，但也是一种评估胎盘组织的有限的筛选试验。CVS 是一个全面的诊断检测，正常 / 整倍体的结果虽然可靠，但也存在局限性，即无法排除局限性胎盘嵌合（CPM），且存在一定的手术风险。羊膜穿刺术的优势在于通过羊水穿刺可以直接评估胎儿细胞，进行全面诊断，但也存在轻微的手术风险，并且只能在妊娠中期进行。咨询师应向患者介绍这些产前检查的利与弊，让患者根据自身情况做出最合适的决定。

PGT-M 的遗传咨询

PGT-M 的适应证

PGT-M 可成为妊娠前减少子代遗传病风险的一个强有力工具。PGT-M 最初是为筛选影响生活质量的严重遗传病研发的。随着基因检测领域的发展，尤其是扩展性携带者筛查的出现，PGT-M 已被用于检测各种严重程度的遗传病。例如，接受试管婴儿治疗的患者进行 PGT-A 胚胎活检时，可将 PGT-M 作为一些轻度疾病的次要或附加检测。一些 PGT-M 用于诊断进展较慢、成年后发病和（或）临床表现不一的疾病。在美国，美国生殖医学会在道德上允许这种情况的患者选择 PGT-M 并进行额外咨询，遗传咨询师也普遍支持[55-56]。在欧洲和其他国家，在这些情况下使用 PGT-M 可能受到联邦的监管。

在分析患者是否需要进行 PGT-M 检测时，必须认识到并非所有基因变异都会导致严重的疾病，有些基因变异是良性的。因此，在决定是否进行 PGT-M 检测时，患者必须了解遗传情况的潜在严重性和变异性。一些人无法接受生育一个相对轻度遗传疾病的孩子，而另一些人则更能接受遗传变异和疾病。不孕症患者可能难以获得足够数量的整倍体胚胎，但与没有自己的孩子相比，患者可能更接受生育一个具有轻度遗传病的孩子。在这种情况下，PGT-M 具有一定的临床局限性。

当然，还必须考虑具体的变异类型。与疾病相关的基因中存在意义不明的位点变异（VUS），可能不会导致疾病。VUS 的携带者可选择 PGT-M 来降低疾病风险，但鉴于 VUS 的致病性不确定，也可能从伦理的角度拒绝 PGT-M。随着遗传数据库中相关病例的不断补充，对变异类型的认知可能会逐渐改变。在决定是否进行 PGT-M 之前，应查询现有的变异类型信息。对良性或可疑良性的变异体进行 PGT-M 的临床价值有限甚至有害。再者，一些特定的变异体组合是良性的，即使该变异体与其他变异体组合时也具有致病性。因此，PGT-M 人员在明确患者是否适合 PGT-M 之前，必须整理每个变异体及其组合的意义。

此外，医疗服务提供者应自由公平地向有遗传病家族史的患者或携带者筛查为阳性的夫妇告知 PGT-M 检测的可能性。有些事情对部分个人或家庭来说可能是可以接受的，但对另外的个人或家庭来说可能有很大的影响，提供者应谨慎地代表患者做出主观的判断。

PGT-M 检测前的告知

在向患者介绍 PGT-M 技术时，需向其传达几个要点。首先，PGT-M 并不总是适用于每种遗传状况或每位患者。导致这种情况的遗传变异必须是已知的，且必须知道该遗传变异才能在胚胎上进行准确检测。如果患者患有某种遗传病但并未发现变异，则无法进行 PGT-M。如果基因检测既往没有确定疾病相关的基因变化，那么患者可能需要接受基因检测后才能评估是否行 PGT-M。基因检测需要时间，且在某些情况下无法明确致病变异。即使明确遗传变异体，开发变异检测或"开发探针"也需要有一定的预期。检测需要的时间可能超出预期并令人沮丧，尤其是与不孕症斗争的患者。在早期咨询讨论中，咨询师应告知患者需要一级亲属的 DNA 样本，并可能有机会从产前检查或患有绝症的亲属那获得并储存宝贵的 DNA 样本。此外，应告知患者在探针开发完成之前，PGT-M 检测永远不是一个有保障的选择。如无特殊情况，患者应在进行试管婴儿治疗之前进行 PGT-M 检测开发。

在进行 PGT-M 检测前，医生和患者都应了解检测结果将如何影响胚胎去向。风险较低的胚胎可以进行移植。如若结果提示所有胚胎都有患遗传病的风险，需要明确告知患者可能需要启动下一 IVF 周期进行 PGT-M 检测，或者移植已知有遗传风险的胚胎等情况。某些情况下，移植存在遗传风险的胚胎有违伦理要求。如果生殖中心的政策不允许移植有风险的胚胎，则应在检测前明确告知患者。最后，患者应该清楚地了解 PGT-M 是一个选择工具而非基因编辑工具。以现有的技术，PGT-M 不可能"治愈"胚胎的遗传病，而胚胎只能被选择。PGT-M 不应被视为产前诊断的替代品，而是考虑自然妊娠和产前诊断。

PGT-M 检测前咨询

咨询师应向患者提供咨询，以帮助患者了解所检测遗传疾病的再发风险。该风险与疾病的遗传模式相关，常染色体显性遗传病为 50%，常染色体隐性遗传病为 25%。X 连锁病症的复发风险取决于女性携带者的情况：显性 X 连锁病症为 50%，隐性 X 连锁病症为 25%。即使该疾病被认为是典型的隐性疾病，也应提醒女性携带者可能因 X 染色体失活而致病。

许多患者的胚胎在进行 PGT-M 活检时，可结合 PGT-A 进一步选择生殖潜力最高的胚胎。一些患者进行 PGT-M 检测的指征是不孕症，而另一些患者选择 PGT-M 是为了检测胚胎的单基因疾病。这两组患者都可能对非整倍体的高发生率和 PGT-A 结果的潜在复杂性感到惊讶，尤其是后一组。因此，对于同时进行 PGT-A 检查的 PGT-M 患者来说，不应忽视与年龄有关的非整倍体风险，这一点至关重要。将与年龄相关的非整倍体率与单基因疾病的复发风险相乘，并从 1 中减去这个数字，就可以计算出具有整倍体且遗传病风险较低的胚胎的概率。

PGT-M 的结果可能无法达到统计学预期。有风险和低风险的单倍体与非单倍体胚胎的比例可能随机增加。必须事先告知患者没有胚胎可供移植的可能性。

如果 PGT-M 检测作为 IVF 的主要目的，则必须在患者继续进行 PGT-M 前告知其体外受精治疗的潜在风险。与 PGT-A 类似，PGT-M 胚胎活检的风险很低，但应咨询进行活检的 IVF 中心，了解该诊所的具体风险值。即使 PGT-M 是患者的首要目标，也应充分告知 PGT-A 的风险和局限性。

检测前咨询需告知 PGT-M 的局限性。PGT-M 无法检测申请开发探针以外的单基因疾病。PGT-M 只评估胚胎是否遗传了患者和（或）配偶的变异体，不能筛选胚胎中可能与疾病相关的未识别变异体。如果致病原因是一个未识别或未被报道的独立变异体，则可能导致误诊。PGT-M 不是一个诊断工具，其准确率标准为 98%，结果可能出现假阳性或假阴性。PGT-M 无法筛查出生缺陷。

PGT-M 检测结果

检测结果通常分为黑白两类，即低风险（无变异 / 变异组合）和高风险（筛查的变异 / 变异组合阳性）。低风险的阴性胚胎可以进行移植。检测阳性的高危胚胎将被取消移植或降低优先级。显性条件的结果为阳性或阴性变异。隐性条件的结果为非携带者、携带者或受影响，其中携带者和非携带者有望不受遗传条件的影响。对于卵子来源为携带者的 X 连锁病症，男性检测结果是阳性或阴性，女性为携带者或非携带者。结果也可能是灰色，许多 X 连锁疾病的女性携带者及其胚胎呈 VUS 阳性。这种胚胎的临床管理通常需要提前讨论。

理想情况下，检测结果具有参考价值。检测结果有时会因等位基因缺失而变得复杂，无法解释所关注基因座上 DNA 无法扩增的情况。如果等位基因缺失影响所有的连锁标记和变异体本身，则胚胎会被报告为无信息。幸运的是，等位基因缺失通常只影响一个或两个连锁标记，从其余连锁标记中获得的信息足以提供一个可靠的诊断。事实上，PGT-M 分析使用多个连锁标记旨在提高获得信息的机会。等位基因缺失而出现无信息结果的胚胎可考虑重新活检和检测。

PGT-M 后妊娠女性的产前诊断

经 PGT-M 检测筛选胚胎且移植后妊娠的患者也应进行产前诊断。产前诊断的准确性优于 PGT-M。PGT-M 的准确率为 98%，而羊膜穿刺或 CVS 后的产前诊断准确率超过 99%。医院和政府机构设置了某些遗传病的产前诊断规范。无创产前检查（或称 NIPT）是一种强大的无创方法，可以筛查妊娠的唐氏综合征和其他染色体拷贝数异常的疾病。然而迄今为止，NIPT 还不能可靠地诊断单基因疾病。

移植 PGT-M 结果呈阳性的胚胎

大多数患者选择 PGT-M 是为了移植检测结果为阴性的低风险胚胎。不幸的是，非低风险胚胎（如果进行 PGT-A，则为二倍体）的情况并不罕见。患者需根据病情考虑是否移植带有风险等位基因的胚胎。对于一些患者来说，移植成年后发病或轻度遗传疾病检测呈阳性的胚胎可能是其拥有亲生孩子的唯一机会。ASRM 表明[57]，"存在有效且合理的依据来支持患者的决定，即协助移植基因异常的胚胎，或拒绝此类移植。"在患者做出这些困难的决定之前，咨询师应向患者提供病情变化的咨询，尤其是患者受到疾病的影响后可能对病情的严重性存在个人偏见。患者还应该考虑，在明知有遗传病风险的情况下，将孩子带到世上的情感和伦理负担。

参考文献

[1] Harper, P. Practical Genetic Counseling (7th ed.). Edward Arnold Ltd, 2010.

[2] Weil, J. Psychosocial Genetic Counseling. Oxford University Press, 2000.

[3] Uhlman, WR, et al. A Guide to Genetic Counseling (2nd ed.). Wiley-Blackwell, 2009.

[4] Snider AC, Isley LJ, Black LD. Scope of practice distinctions based on primary work setting for genetic counselors in assisted reproductive technologies. F S Rep, 2020, 2(1):80-87.

[5] Shah K, Sivapalan G, Gibbons N, et al. The genetic basis of infertility. Reproduction, 2003, 126(1):13-25.

[6] Gardner RJM, et al. Gardner and Sutherland's Chromosome Abnormalities and Genetic Counseling (Vol. 1). Oxford University Press, 2018.

[7] Uehara S, Hashiyada M, Sato K, et al. Preferential X-chromosome inactivation in women with idiopathic recurrent pregnancy loss. Fertil Steril, 2001, 76(5):908-914.

[8] Tharapel AT, Tharapel SA, Bannerman RM. Recurrent pregnancy losses and parental chromosome abnormalities: a review. Br J Obstet Gynaecol, 1985, 92(9):899-914.

[9] Grande M, Borrell A, Garcia-Posada R, et al. The effect of maternal age on chromosomal anomaly rate and spectrum in recurrent miscarriage. Hum Reprod, 2012, 27(10):3109-3117.

[10] Sugiura-Ogasawara M, Ozaki Y, Katano K, et al. Abnormal embryonic karyotype is the most frequent cause of recurrent miscarriage. Hum Reprod, 2012, 27(8):2297-2303.

[11] Werner M, Reh A, Grifo J, et al. Characteristics of chromosomal abnormalities diagnosed after spontaneous abortions in an infertile population. J Assist Reprod Genet, 2012, 29(8):817-820.

[12] Hunt PA, Hassold TJ. Sex matters in meiosis. Science, 2002, 296(5576):2181-2183.

[13] Gersen SL, Keagle MB. The Principles of Clinical Cytogenetics. Springer, 2013.

[14] Calanchini M, Aye CYL, Orchard E, et al. Fertility issues and pregnancy outcomes in Turner syndrome. Fertil Steril, 2020, 114(1):144-154.

[15] Sybert VP, McCauley E. Turner's syndrome. N Engl J Med, 2004, 351(12):1227-1238.

本章完整参考文献，请扫描以上二维码在线查看。若需下载，请登录 www.wpcxa.com "下载中心"下载。